国家卫生和计划生育委员会"十三五"规划教材

全国中等卫生职业教育教材

供医学检验技术专业用

病理检验技术

主　编　黄晓红　谢新民

副主编　宋长芹　方安宁

编　者（以姓氏笔画为序）

方安宁（安徽医学高等专科学校）

严青春（江西省赣州卫生学校）

宋长芹（山东医学高等专科学校）

陈海燕（山东省胸科医院）

赵　瑞（昆明卫生职业学院）

徐威威（山东省莱阳卫生学校）

黄晓红（山东省莱阳卫生学校）

盛文旭（山东省莱阳卫生学校）

谢新民（江西省赣州卫生学校）

人民卫生出版社

图书在版编目（CIP）数据

病理检验技术 / 黄晓红，谢新民主编. —北京：人民卫生出版社，2017

ISBN 978-7-117-24619-4

Ⅰ. ①病… Ⅱ. ①黄… ②谢… Ⅲ. ①病理学－实验诊断－中等专业学校－教材 Ⅳ. ①R446.8

中国版本图书馆 CIP 数据核字（2017）第 147395 号

| 人卫智网 | www.ipmph.com | 医学教育、学术、考试、健康，购书智慧智能综合服务平台 |
| 人卫官网 | www.pmph.com | 人卫官方资讯发布平台 |

版权所有，侵权必究！

病理检验技术

主　　编：黄晓红　谢新民

出版发行：人民卫生出版社（中继线 010-59780011）

地　　址：北京市朝阳区潘家园南里 19 号

邮　　编：100021

E - mail：pmph @ pmph.com

购书热线：010-59787592　010-59787584　010-65264830

印　　刷：天津安泰印刷有限公司

经　　销：新华书店

开　　本：787 × 1092　1/16　印张：27　插页：2

字　　数：674 千字

版　　次：2017 年 8 月第 1 版　2023 年 1 月第 1 版第 6 次印刷

标准书号：ISBN 978-7-117-24619-4/R·24620

定　　价：58.00 元

打击盗版举报电话：010-59787491　E-mail：WQ @ pmph.com

（凡属印装质量问题请与本社市场营销中心联系退换）

出版说明

为全面贯彻党的十八大和十八届三中、四中、五中全会精神，依据《国务院关于加快发展现代职业教育的决定》要求，更好地服务于现代卫生职业教育快速发展的需要，适应卫生事业改革发展对医药卫生职业人才的需求，贯彻《医药卫生中长期人才发展规划(2011—2020年)》《现代职业教育体系建设规划(2014—2020年)》文件精神，人民卫生出版社在教育部、国家卫生和计划生育委员会的领导和支持下，按照教育部颁布的《中等职业学校专业教学标准(试行)》医药卫生类(第二辑)(简称《标准》)，由全国卫生职业教育教学指导委员会(简称卫生行指委)直接指导，经过广泛的调研论证，成立了中等卫生职业教育各专业教育教材建设评审委员会，启动了全国中等卫生职业教育第三轮规划教材修订工作。

本轮规划教材修订的原则：①明确人才培养目标。按照《标准》要求，本轮规划教材坚持立德树人，培养职业素养与专业知识、专业技能并重，德智体美全面发展的技能型卫生专门人才。②强化教材体系建设。紧扣《标准》，各专业设置公共基础课(含公共选修课)、专业技能课(含专业核心课、专业方向课、专业选修课)；同时，结合专业岗位与执业资格考试需要，充实完善课程与教材体系，使之更加符合现代职业教育体系发展的需要。在此基础上，组织制订了各专业课程教学大纲并附于教材中，方便教学参考。③贯彻现代职教理念。体现"以就业为导向，以能力为本位，以发展技能为核心"的职教理念。理论知识强调"必需、够用"；突出技能培养，提倡"做中学、学中做"的理实一体化思想，在教材中编入实训(实验)指导。④重视传统融合创新。人民卫生出版社医药卫生规划教材经过长时间的实践与积累，其中的优良传统在本轮修订中得到了很好的传承。在广泛调研的基础上，再版教材与新编教材在整体上实现了高度融合与衔接。在教材编写中，产教融合、校企合作理念得到了充分贯彻。⑤突出行业规划特性。本轮修订紧紧依靠卫生行指委和各专业教育教材建设评审委员会，充分发挥行业机构与专家对教材的宏观规划与评审把关作用，体现了国家卫生计生委规划教材一贯的标准性、权威性、规范性。⑥提升服务教学能力。本轮教材修订，在主教材中设置了一系列服务教学的拓展模块；此外，教材立体化建设水平进一步提高，根据专业需要开发了配套教材、网络增值服务等，大量与课程相关的内容围绕教材形成便捷的在线数字化教学资源包，通过扫描每章标题后的二维码，可在手机等移动终端上查看和共享对应的在线教学资源，为教师提供教学素材支持，为学生提供学习资源服务，教材的教学服务能力明显增强。

　　人民卫生出版社作为国家规划教材出版基地,有护理、助产、农村医学、药剂、制药技术、营养与保健、康复技术、眼视光与配镜、医学检验技术、医学影像技术、口腔修复工艺等24个专业的教材获选教育部中等职业教育专业技能课立项教材,相关专业教材根据《标准》颁布情况陆续修订出版。

医学检验技术专业编写说明

2010 年,教育部公布《中等职业学校专业目录(2010 年修订)》,将医学检验专业(0810)更名为医学检验技术专业(100700),目的是面向医疗卫生机构,培养从事临床检验、卫生检验、采供血检验及病理技术等工作的、德智体美全面发展的高素质劳动者和技能型人才。人民卫生出版社积极落实教育部、国家卫生和计划生育委员会相关要求,推进《标准》实施,在卫生行指委指导下,进行了认真细致的调研论证工作,规划并启动了教材的编写工作。

本轮医学检验技术专业规划教材与《标准》课程结构对应,设置公共基础课(含公共选修课)、专业基础课、专业技能课(含专业核心课、专业方向课、专业选修课)教材。其中专业核心课教材根据《标准》要求设置共 8 种。

本轮教材编写力求贯彻以学生为中心、贴近岗位需求、服务教学的创新教材编写理念,教材中设置了"学习目标""病例/案例""知识链接""考点提示""本章小结""目标测试""实训/实验指导"等模块。"学习目标""考点提示""目标测试"相互呼应衔接,着力专业知识掌握,提高专业考试应试能力。尤其是"病例/案例""实训/实验指导"模块,通过真实案例激发学生的学习兴趣、探究兴趣和职业兴趣,满足了"真学、真做、掌握真本领""早临床、多临床、反复临床"的新时期卫生职业教育人才培养新要求。

全国卫生职业教育教学指导委员会

主 任 委 员 秦怀金

副主任委员 金生国　付　伟　周　军　文历阳

秘 书 长 杨文秀

委　　　员 张宁宁　胡小濛　孟　莉　张并立　宋　莉　罗会明
　　　　　　　孟　群　李　滔　高学成　王县成　崔　霞　杨爱平
　　　　　　　程明羡　万学红　李秀华　陈贤义　尚少梅　郭积燕
　　　　　　　路　阳　樊　洁　黄庶亮　王　斌　邓　婵　杨棉华
　　　　　　　燕铁斌　周建成　席　彪　马　莉　路喜存　吕俊峰
　　　　　　　乔学斌　史献平　刘运福　韩　松　李智成　王　燕
　　　　　　　徐龙海　周天增　唐红梅　徐一新　高　辉　刘　斌
　　　　　　　王　瑾　胡　野　任光圆　郭永松　陈命家　王金河
　　　　　　　封银曼　倪　居　何旭辉　田国华　厉　岩　沈曙红
　　　　　　　白梦清　余建明　黄岩松　张湘富　夏修龙　朱祖余
　　　　　　　朱启华　郭　蔚　古蓬勃　任　晖　林忠文　王大成
　　　　　　　袁　宁　赫光中　曾　诚　宾大章　陈德军　冯连贵
　　　　　　　罗天友

第一届全国中等卫生职业教育医学检验技术专业教育教材建设评审委员会

主任委员 邓鼎森

副主任委员 朱爱军

委　　员（按姓氏笔画排序）

艾尔肯·依布拉依木　刘忠立　刘建红　李　勇

郑小波　戚　林

全国中等卫生职业教育
国家卫生和计划生育委员会"十三五"规划教材目录

总序号	适用专业	分序号	教材名称	版次
1	中等卫生	1	职业生涯规划	2
2	职业教育	2	职业道德与法律	2
3	各专业	3	经济政治与社会	1
4		4	哲学与人生	1
5		5	语文应用基础	3
6		6	数学应用基础	3
7		7	英语应用基础	3
8		8	医用化学基础	3
9		9	物理应用基础	3
10		10	计算机应用基础	3
11		11	体育与健康	2
12		12	美育	3
13		13	病理学基础	3
14		14	病原生物与免疫学基础	3
15		15	解剖学基础	3
16		16	生理学基础	3
17		17	生物化学基础	3
18		18	中医学基础	3
19		19	心理学基础	3
20		20	医学伦理学	3
21		21	营养与膳食指导	3
22		22	康复护理技术	2
23		23	卫生法律法规	3
24		24	就业与创业指导	3
25	护理专业	1	解剖学基础 **	3
26		2	生理学基础 **	3
27		3	药物学基础 **	3
28		4	护理学基础 **	3

续表

总序号	适用专业	分序号	教材名称	版次
29		5	健康评估 **	2
30		6	内科护理 **	3
31		7	外科护理 **	3
32		8	妇产科护理 **	3
33		9	儿科护理 **	3
34		10	老年护理 **	3
35		11	老年保健	1
36		12	急救护理技术	3
37		13	重症监护技术	2
38		14	社区护理	3
39		15	健康教育	1
40	助产专业	1	解剖学基础 **	3
41		2	生理学基础 **	3
42		3	药物学基础 **	3
43		4	基础护理 **	3
44		5	健康评估 **	2
45		6	母婴护理 **	1
46		7	儿童护理 **	1
47		8	成人护理(上册)-内外科护理 **	1
48		9	成人护理(下册)-妇科护理 **	1
49		10	产科学基础 **	3
50		11	助产技术 **	1
51		12	母婴保健	3
52		13	遗传与优生	3
53	护理、助产	1	病理学基础	3
54	专业共用	2	病原生物与免疫学基础	3
55		3	生物化学基础	3
56		4	心理与精神护理	3
57		5	护理技术综合实训	2
58		6	护理礼仪	3
59		7	人际沟通	3
60		8	中医护理	3
61		9	五官科护理	3
62		10	营养与膳食	3
63		11	护士人文修养	1
64		12	护理伦理	1
65		13	卫生法律法规	3

续表

总序号	适用专业	分序号	教材名称	版次
66		14	护理管理基础	1
67	农村医学	1	解剖学基础 **	1
68	专业	2	生理学基础 **	1
69		3	药理学基础 **	1
70		4	诊断学基础 **	1
71		5	内科疾病防治 **	1
72		6	外科疾病防治 **	1
73		7	妇产科疾病防治 **	1
74		8	儿科疾病防治 **	1
75		9	公共卫生学基础 **	1
76		10	急救医学基础 **	1
77		11	康复医学基础 **	1
78		12	病原生物与免疫学基础	1
79		13	病理学基础	1
80		14	中医药学基础	1
81		15	针灸推拿技术	1
82		16	常用护理技术	1
83		17	农村常用医疗实践技能实训	1
84		18	精神病学基础	1
85		19	实用卫生法规	1
86		20	五官科疾病防治	1
87		21	医学心理学基础	1
88		22	生物化学基础	1
89		23	医学伦理学基础	1
90		24	传染病防治	1
91	营养与保	1	正常人体结构与功能 *	1
92	健专业	2	基础营养与食品安全 *	1
93		3	特殊人群营养 *	1
94		4	临床营养 *	1
95		5	公共营养 *	1
96		6	营养软件实用技术 *	1
97		7	中医食疗药膳 *	1
98		8	健康管理 *	1
99		9	营养配餐与设计 *	1
100	康复技术	1	解剖生理学基础 *	1
101	专业	2	疾病学基础 *	1
102		3	临床医学概要 *	1

续表

总序号	适用专业	分序号	教材名称	版次
103		4	药物学基础	2
104		5	康复评定技术 *	2
105		6	物理因子治疗技术 *	1
106		7	运动疗法 *	1
107		8	作业疗法 *	1
108		9	言语疗法 *	1
109		10	中国传统康复疗法 *	1
110		11	常见疾病康复 *	2
111	眼视光与	1	验光技术 *	1
112	配镜专业	2	定配技术 *	1
113		3	眼镜门店营销实务 *	1
114		4	眼视光基础 *	1
115		5	眼镜质检与调校技术 *	1
116		6	接触镜验配技术 *	1
117		7	眼病概要	1
118		8	人际沟通技巧	1
119	医学检验	1	无机化学基础 *	3
120	技术专业	2	有机化学基础 *	3
121		3	生物化学基础	3
122		4	分析化学基础 *	3
123		5	临床疾病概要 *	3
124		6	生物化学及检验技术	3
125		7	寄生虫检验技术 *	3
126		8	免疫学检验技术 *	3
127		9	微生物检验技术 *	3
128		10	临床检验	3
129		11	病理检验技术	1
130		12	输血技术	1
131		13	卫生学与卫生理化检验技术	1
132		14	医学遗传学	1
133		15	医学统计学	1
134		16	检验仪器使用与维修 *	1
135		17	医学检验技术综合实训	1
136	医学影像	1	解剖学基础 *	1
137	技术专业	2	生理学基础 *	1
138		3	病理学基础 *	1
139		4	影像断层解剖	1

续表

总序号	适用专业	分序号	教材名称	版次
140		5	医用电子技术 *	3
141		6	医学影像设备 *	3
142		7	医学影像技术 *	3
143		8	医学影像诊断基础 *	3
144		9	超声技术与诊断基础 *	3
145		10	X 线物理与防护 *	3
146		11	X 线摄影化学与暗室技术	3
147	口腔修复	1	口腔解剖与牙雕刻技术 *	2
148	工艺专业	2	口腔生理学基础 *	3
149		3	口腔组织及病理学基础 *	2
150		4	口腔疾病概要 *	3
151		5	口腔工艺材料应用 *	3
152		6	口腔工艺设备使用与养护 *	2
153		7	口腔医学美学基础 *	3
154		8	口腔固定修复工艺技术 *	3
155		9	可摘义齿修复工艺技术 *	3
156		10	口腔正畸工艺技术 *	3
157	药剂、制药	1	基础化学 **	1
158	技术专业	2	微生物基础 **	1
159		3	实用医学基础 **	1
160		4	药事法规 **	1
161		5	药物分析技术 **	1
162		6	药物制剂技术 **	1
163		7	药物化学 **	1
164		8	会计基础	1
165		9	临床医学概要	1
166		10	人体解剖生理学基础	1
167		11	天然药物学基础	1
168		12	天然药物化学基础	1
169		13	药品储存与养护技术	1
170		14	中医药基础	1
171		15	药店零售与服务技术	1
172		16	医药市场营销技术	1
173		17	药品调剂技术	1
174		18	医院药学概要	1
175		19	医药商品基础	1
176		20	药理学	1

** 为"十二五"职业教育国家规划教材
* 为"十二五"职业教育国家规划立项教材

前　言

本教材为全国中等卫生职业教育医学检验技术专业"十三五"规划教材之一。随着《国家中长期教育改革发展纲要（2010—2020年）》的颁布和实施，中等卫生职业教育进入了以人才培养为中心的结构优化和特色办学时代。"德育为先、能力为重、全面发展"的中职教育理念已得到广大教育者的认同，并在不断地普及、推广和落实。为了将中等卫生职业教育更快、更好地由"专业教育"向"素质教育"和"能力培养"的方向转变。本教材编写的指导思想是：以就业为导向，以岗位需求为标准，以实用、好用、够用为尺度。

编写过程中，我们在充分把握本教材的思想性、科学性、先进性、启发性、适用性（五性）的基础上，突出体现了病理检验技术的基本知识、基本理论、基本技能（三基）。针对中等卫生职业教育病理检验技术专业的特定目标、特定对象、特定限制（三特定），我们努力做到贴近临床、贴近岗位、贴近学生，使本教材既能起到传授知识，又能发挥培养能力、提高素质的作用。对上一版的《病理检验技术》和《免疫组织化学及分子生物学常用实验技术》教材有所创新、有所发展，将传承与创新有机地结合起来。本教材除了重点介绍病理检验的基本技术以外，还介绍了冷冻制片技术、诊断细胞学技术、尸体解剖技术、大体标本制作技术、免疫组织化学技术、分子生物学技术、远程会诊及病理档案的管理等有关内容。旨在通过本门课程的学习，使学生能够胜任各级医疗、教学和科研机构的日常病理检验技术工作，并为继续学习病理检验新技术、新方法打下坚实的基础。

《病理检验技术》是医学检验技术专业的一门专业技能课程，既要重视基本理论学习，同时还要重视实训课的学习，加强实训操作能力的培养，逐步掌握病理检验技术的操作程序及技巧，养成严谨、科学、认真的工作态度，为疾病的诊断、治疗、预防打下坚实的理论基础。本教材的特点是：①将上一版的《病理检验技术》和《免疫组织化学及分子生物学常用实验技术》合二为一；②根据中职学生的特点，本教材插入了案例教学、设立了知识链接、知识拓展、前沿知识、本章小结、复习题等知识模块，增加了本教材的知识性、适用性和趣味性；③在内容编写上紧密联系临床病理检验技术的质量控制，将临床病理检验技术的质量控制的相关标准、要求纳入各章节的内容中；④在病理检验技术基本理论、基本知识、基本技能的编写中力求使教材活泼受看，通俗易懂；⑤注重医学检验技术专业与其他专业课程、病理检验技术与临床病理检验的联系，为学生学习其他专业课打下良好的基础；⑥本教材准确、合理应用了各种图表、彩图，做到图文并茂，深入浅出。

本教材在编写过程中，得到了全体参编院校、医院领导的大力支持，全体编委为本教材的编写付出了大量的心血、精力和时间，在此表示衷心的感谢。同时，由于时间紧张和水平所限，本教材中难免有不尽人意或不当之处，敬请广大同仁批评指正，并提出宝贵意见或建议，以便我们及时地进行修正和提高。

本教材主要适用于全国中等卫生职业教育医学检验技术专业，旨在培养高素质、实用性的病理检验技术人才。此外，本教材也可作为高等卫生职业教育医学检验技术专业、临床病理检验技术人员的学习和参考用书。

黄晓红　谢新民

2017 年 4 月

目　录

绪论……………………………………………………………………………… 1

第一节　病理检验技术的任务和意义……………………………………… 1

一、病理检验技术的主要任务……………………………………… 1

二、病理检验技术的作用、地位及意义 …………………………… 2

三、病理检验的常用方法…………………………………………… 2

第二节　病理检验技术的发展与质量控制………………………………… 3

一、病理检验技术的发展与现状…………………………………… 3

二、病理检验技术的类型…………………………………………… 3

三、病理检验技术的质控标准……………………………………… 4

第三节　免疫组织化学的优势……………………………………………… 5

一、免疫组织化学的优点…………………………………………… 5

二、免疫组织化学在病理学诊断中的地位………………………… 6

三、免疫组织化学的发展与现状…………………………………… 6

第四节　分子生物学的发展与应用………………………………………… 7

一、分子生物学的建立与发展……………………………………… 7

二、分子生物学常用实验技术的应用……………………………… 8

第一章　病理检验技术人员的职责……………………………………………11

第一节　病理检验技术员的常规工作………………………………………11

一、病理标本及病理报告的收发工作………………………………11

二、协助病理标本的取材和尸体剖检工作…………………………14

三、组织学切片和细胞学制片工作…………………………………14

四、病理资料的管理和检索工作……………………………………14

五、药品、物资、仪器设备的管理和维护工作 ……………………15

六、病理大体标本的收集和制作工作………………………………15

第二节　病理检验技术员的职业道德………………………………………15

一、严肃认真的工作态度 ………………………………………………………… 15

二、严谨求实的工作作风 ………………………………………………………… 15

三、勇于创新的工作精神 ………………………………………………………… 15

第二章　病理科的基本设置、常用仪器设备与配置 ………………………………… 19

　第一节　病理科/室的布局和基本配置 ………………………………………… 19

　　一、病理科/室的布局和基本配置 …………………………………………… 19

　　二、病理科/室的人员配置 …………………………………………………… 20

　第二节　病理科/室的常用仪器设备及用途 …………………………………… 20

　　一、基本仪器设备及用途 ……………………………………………………… 20

　　二、细胞学制片仪器设备及用途 ……………………………………………… 24

　　三、免疫组织化学常用仪器设备及用途 ……………………………………… 24

　　四、常用玻璃器具及用途 ……………………………………………………… 24

　　五、常用器械、工具及用途 …………………………………………………… 25

　　六、常用染液及试剂 …………………………………………………………… 25

　第三节　病理科/室的特殊仪器设备及用途 …………………………………… 26

　　一、电子显微镜 ………………………………………………………………… 26

　　二、超薄切片机 ………………………………………………………………… 26

　　三、远程会诊系统 ……………………………………………………………… 26

　　四、多聚酶链式反应(PCR)仪 ………………………………………………… 26

　第四节　病理科目前应开展的基本检查项目 ………………………………… 27

　　一、常规石蜡切片检查 ………………………………………………………… 27

　　二、快速石蜡切片检查 ………………………………………………………… 27

　　三、冷冻切片检查 ……………………………………………………………… 27

　　四、特殊染色检查 ……………………………………………………………… 27

　　五、免疫组织化学检查 ………………………………………………………… 27

　　六、细胞学检查 ………………………………………………………………… 27

　　七、尸体解剖检查 ……………………………………………………………… 28

　　八、特殊检查 …………………………………………………………………… 28

第三章　病理常用玻璃器具的洗涤与处理 ………………………………………… 30

　第一节　清洁液(洗液)的种类及配制 ………………………………………… 30

　　一、清洁液的种类 ……………………………………………………………… 30

二、清洁液的配制方法 ··· 30

三、清洁液的使用注意事项 ··· 31

第二节　玻璃器皿的处理方法 ··· 31

一、新购置的玻璃器皿的处理方法 ··· 31

二、使用后的玻璃器皿的处理方法 ··· 32

第三节　载玻片的处理方法 ··· 32

一、新购置的载玻片的处理方法 ··· 32

二、使用后的载玻片的处理方法 ··· 32

第四节　盖玻片的处理方法 ··· 33

一、新购置的盖玻片的处理方法 ··· 33

二、使用后的盖玻片的处理方法 ··· 33

第四章　病理组织制片技术 ··· 35

第一节　概述 ··· 35

一、制片的种类 ··· 35

二、石蜡和冷冻切片的制作程序 ··· 36

第二节　组织的固定 ··· 39

一、组织固定的目的和意义 ··· 40

二、组织固定的常用方法 ··· 40

三、固定剂的性质和作用 ··· 41

四、组织固定过程中的注意事项 ··· 41

五、固定液的种类 ··· 42

第三节　组织脱钙 ··· 48

一、组织脱钙的种类、方法及应用 ··· 48

二、脱钙后的处理 ··· 51

第四节　组织的洗涤、脱水、透明、浸蜡及包埋 ··························· 51

一、组织的洗涤 ··· 51

二、组织的脱水 ··· 52

三、组织的透明（媒浸） ··· 54

四、组织的浸蜡（透蜡） ··· 55

五、组织的包埋 ··· 57

第五节　组织切片的制作 ··· 63

一、切片机具 ··· 63

二、组织切片法 ··· 67

第五章 病理组织切片常规（普通）染色 ························· 75

第一节 病理切片染色概述 ························· 75

一、病理切片染色的目的 ························· 75

二、病理切片染色的发展史 ························· 75

三、常用染料简介 ························· 76

四、染色的原理 ························· 83

五、常用染色术语的含义及意义 ························· 84

六、染色前、后的常规处理 ························· 85

七、染色过程的注意事项 ························· 87

第二节 苏木素-伊红染色 ························· 87

一、染色原理 ························· 87

二、染液的配制 ························· 88

三、染色程序 ························· 90

四、染色结果 ························· 93

五、染色过程中的注意事项 ························· 93

第六章 病理常用特殊染色 ························· 97

第一节 结缔组织复合染色 ························· 97

一、结缔组织复合染色的应用 ························· 97

二、常用染色方法 ························· 98

三、结缔组织染色过程中的注意事项 ························· 99

第二节 胶原纤维染色 ························· 99

一、胶原纤维染色的应用 ························· 99

二、常用染色方法 ························· 100

三、胶原纤维染色过程中的注意事项 ························· 101

第三节 网状纤维染色 ························· 102

一、网状纤维染色的应用 ························· 102

二、常用染色方法 ························· 102

三、网状纤维染色的注意事项 ························· 104

第四节 弹性纤维染色 ························· 105

一、弹性纤维染色的应用 ························· 105

二、常用染色方法 ························· 105

三、弹性纤维染色过程中的注意事项 ························· 107

第五节 肌肉组织染色 ························· 107

一、肌组织的构成及形态特点 ……………………………………………… 107

二、肌组织染色的应用 …………………………………………………… 108

三、肌组织的染色方法 …………………………………………………… 108

四、肌组织染色过程中的注意事项 ……………………………………… 110

第六节　脂质染色 ………………………………………………………… 111

一、脂质的构成成分 ……………………………………………………… 111

二、脂质染色的应用 ……………………………………………………… 111

三、常用染色方法 ………………………………………………………… 111

四、脂质染色过程中的注意事项 ………………………………………… 113

第七节　糖原染色 ………………………………………………………… 113

一、糖原的组成成分及特性 ……………………………………………… 113

二、糖原染色的应用 ……………………………………………………… 114

三、常用染色方法及注意事项 …………………………………………… 114

第八节　黏液染色 ………………………………………………………… 116

一、黏液的构成成分及特性 ……………………………………………… 116

二、黏液染色的应用 ……………………………………………………… 117

三、常用染色方法 ………………………………………………………… 117

第九节　淀粉样物质染色 ………………………………………………… 120

一、淀粉样物质的性质 …………………………………………………… 120

二、淀粉样物质染色的应用 ……………………………………………… 120

三、常用染色方法 ………………………………………………………… 121

第十节　色素染色 ………………………………………………………… 122

一、黑色素染色 …………………………………………………………… 122

二、含铁血黄素染色 ……………………………………………………… 124

三、胆色素染色 …………………………………………………………… 125

四、脂褐素染色 …………………………………………………………… 126

第十一节　核酸染色 ……………………………………………………… 128

一、核酸的分布与组成 …………………………………………………… 128

二、核酸染色的应用 ……………………………………………………… 128

三、常用染色方法 ………………………………………………………… 128

四、核酸染色的注意事项 ………………………………………………… 130

第十二节　神经组织染色 ………………………………………………… 131

一、尼氏体染色 …………………………………………………………… 131

二、神经纤维染色 ………………………………………………………… 132

三、神经髓鞘染色 ………………………………………………………… 134

四、神经胶质细胞染色 …………………………………………………… 137

第十三节　神经内分泌细胞染色 ……………………………………………… 140

一、腺垂体细胞染色 ……………………………………………………… 140

二、胰岛细胞染色 ………………………………………………………… 142

三、弥散神经内分泌细胞染色 …………………………………………… 143

四、肾上腺嗜铬细胞染色 ………………………………………………… 145

第十四节　病原微生物染色 …………………………………………………… 146

一、细菌染色 ……………………………………………………………… 146

二、真菌染色 ……………………………………………………………… 148

三、螺旋体染色 …………………………………………………………… 149

四、乙型肝炎表面抗原染色 ……………………………………………… 151

第十五节　酶组织化学染色 …………………………………………………… 152

一、碱性磷酸酶染色 ……………………………………………………… 153

二、酸性磷酸酶染色 ……………………………………………………… 154

三、非特异性酯酶染色 …………………………………………………… 154

四、琥珀酸脱氢酶染色 …………………………………………………… 155

第十六节　其他组织细胞的染色方法 ………………………………………… 156

一、肥大细胞染色 ………………………………………………………… 156

二、基膜染色 ……………………………………………………………… 157

三、尿酸盐染色 …………………………………………………………… 158

第七章　细胞学检验技术与细胞学诊断 ………………………………………… 165

第一节　细胞学检验技术 ……………………………………………………… 165

一、概述 …………………………………………………………………… 165

二、细胞学标本的采集 …………………………………………………… 165

三、细胞学制片 …………………………………………………………… 166

四、细胞的固定 …………………………………………………………… 167

五、细胞的染色 …………………………………………………………… 168

第二节　细胞学检查与诊断 …………………………………………………… 170

一、概述 …………………………………………………………………… 170

二、应用范围 ……………………………………………………………… 170

三、细胞学检查与诊断的优缺点 ………………………………………… 171

四、注意事项 ……………………………………………………………… 171

第三节　细胞形态学变化 ……………………………………………………… 172

一、正常上皮细胞与脱落后的形态变化 ………………………………… 172

二、常见正常非上皮细胞的形态变化 …………………………………… 173

三、良性上皮细胞变化 …………………………………………………… 174

四、核异质细胞 …………………………………………………………… 175

五、肿瘤细胞学 …………………………………………………………… 176

第四节　细胞学诊断方式 ……………………………………………………… 178

一、直接诊断法 …………………………………………………………… 178

二、间接诊断法 …………………………………………………………… 178

第五节　液基细胞学检查与诊断 ……………………………………………… 178

一、妇科液基细胞学检查与诊断 ………………………………………… 179

二、其他液基细胞学检查与诊断 ………………………………………… 179

第六节　细胞学检验的质量控制 ……………………………………………… 180

一、严格管理 ……………………………………………………………… 180

二、规范操作 ……………………………………………………………… 181

三、坚持复查制度 ………………………………………………………… 181

四、建立室内和室间质控联系 …………………………………………… 181

第八章　尸体剖检技术 ………………………………………………………… 184

第一节　尸体剖检的概念和意义 ……………………………………………… 184

一、尸体剖检的概念 ……………………………………………………… 184

二、尸体剖检的意义 ……………………………………………………… 184

第二节　尸体剖检过程和记录 ………………………………………………… 185

一、尸体剖检过程及方法 ………………………………………………… 185

二、尸体剖检过程记录 …………………………………………………… 188

第三节　尸体剖检注意事项 …………………………………………………… 190

第四节　尸体剖检过程中的分工与配合 ……………………………………… 191

一、主检医师 ……………………………………………………………… 191

二、技术员 ………………………………………………………………… 191

第九章　病理大体标本制作技术 ……………………………………………… 193

第一节　大体标本的一般处理 ………………………………………………… 193

一、大体标本的收集 ……………………………………………………… 193

二、大体标本的取材与整修 ……………………………………………… 193

三、大体标本的固定与保存 ·· 195

第二节 大体标本的原色保存 ·· 195

一、凯氏(Kaiserling)法 ·· 196

二、凯氏(Kaiserling)改良法 ··· 196

三、Pulvertaft 法 ··· 196

四、柯氏(Klotz)法 ··· 197

第三节 大体标本的染色方法 ·· 197

一、脂肪组织染色法 ··· 197

二、组织淀粉样物质染色法 ·· 197

三、含铁血黄素染色法 ··· 198

第四节 病理大体标本的裱装和封存 ·· 198

一、玻璃标本缸标本的裱装与封存方法 ·· 198

二、有机玻璃标本缸的制作及标本的裱装与封存方法 ································ 200

三、标本储存与陈列 ··· 201

第十章 病理资料管理与检索 ··· 204

第一节 送检单和登记簿的管理 ·· 204

一、送检单的管理 ··· 204

二、登记簿、索引卡的建立 ··· 205

三、尸检资料的管理 ··· 205

四、其他资料的管理 ··· 205

第二节 切片、蜡块及大体标本的管理 ·· 205

一、切片的保管 ··· 206

二、蜡块的保管 ··· 206

三、大体标本的管理 ··· 206

第三节 病理资料的外借制度 ·· 207

第十一章 免疫组织化学技术和应用 ··· 210

第一节 免疫组织化学基本理论 ·· 210

一、抗原 ··· 210

二、抗体 ··· 212

三、抗原抗体反应 ··· 214

第二节 免疫组织化学基本技术 ·· 216

一、免疫组织化学标本的取材、固定、切片及注意事项 ······························ 216

二、免疫组织化学常用仪器的使用方法 ……………………………………… 219

三、免疫组织化学常用液体及抗体的配制 ……………………………… 221

四、载玻片的防脱片处理 …………………………………………………… 224

五、抗原的修复 ……………………………………………………………… 225

第三节　免疫组织化学的常用染色方法 …………………………………… 229

一、免疫组织化学常用染色方法 …………………………………………… 229

二、免疫组织化学染色过程中的注意事项 ……………………………… 245

三、常用免疫组织化学染色方法的评价 ………………………………… 246

四、免疫组织化学染色结果的判断原则 ………………………………… 248

五、假阳性、假阴性及背景着色的原因 ………………………………… 249

第四节　免疫组织化学的应用 ……………………………………………… 252

一、免疫组织化学的应用范围 …………………………………………… 252

二、免疫组织化学应用中的注意事项 …………………………………… 254

三、各种组织及其常见肿瘤的免疫组织化学 …………………………… 258

第十二章　原位杂交技术 …………………………………………………… 302

第一节　核酸分子杂交概论 ………………………………………………… 302

一、DNA 的变性和复性 …………………………………………………… 302

二、核酸分子杂交原理 …………………………………………………… 304

三、核酸分子杂交技术 …………………………………………………… 304

第二节　核酸探针 …………………………………………………………… 304

一、核酸探针的概念 ……………………………………………………… 304

二、核酸探针的种类和制备 ……………………………………………… 304

三、核酸探针的标记 ……………………………………………………… 305

第三节　原位杂交 …………………………………………………………… 308

一、原位杂交概述 ………………………………………………………… 308

二、光学显微镜下原位杂交 ……………………………………………… 309

三、电子显微镜下原位杂交 ……………………………………………… 315

第四节　原位杂交在病理学中的应用 ……………………………………… 316

一、病毒性疾病研究中的应用 …………………………………………… 316

二、肿瘤研究中的应用 …………………………………………………… 316

第十三章　聚合酶链式反应（PCR）技术 ………………………………… 319

第一节　PCR 技术的基本原理及特点 ……………………………………… 319

一、PCR 技术的基本原理 ………………………………………………… 319

　　二、PCR 技术的特点 ··· 320

第二节　PCR 反应体系的组成和作用 ······················· 321

　　一、组成成分 ··· 321

　　二、PCR 反应体系中各组分的作用 ······················ 321

第三节　PCR 反应模板的制备 ································· 322

　　一、新鲜组织标本或冷冻组织中 DNA 的提取 ·········· 322

　　二、固定和石蜡包埋组织中 DNA 的提取 ················ 323

　　三、培养细胞中 DNA 的提取 ······························· 324

　　四、常见临床标本中 DNA 和 RNA 的提取 ·············· 325

第四节　PCR 技术的基本操作 ································· 328

　　一、PCR 技术的设备、材料 ································· 328

　　二、试剂 ·· 328

　　三、操作步骤 ··· 328

第五节　PCR 产物检测与分析 ································· 329

　　一、琼脂糖凝胶电泳法 ··· 329

　　二、凝胶摄影 ··· 331

第六节　其他 PCR 技术 ··· 332

　　一、原位 PCR 技术 ·· 332

　　二、反转录 PCR 技术 ··· 333

第七节　PCR 技术的应用 ······································· 333

　　一、PCR 技术在肿瘤诊断中的应用 ······················ 333

　　二、PCR 技术在其他方面的应用 ·························· 334

第八节　PCR 扩增仪的使用与维护 ························· 335

　　一、PCR 扩增仪的变温方式 ································· 335

　　二、一般使用方法 ·· 336

　　三、安装与维护 ··· 336

第十四章　细胞凋亡的常用检测方法 ······················· 339

第一节　概论 ··· 339

　　一、细胞凋亡的概念 ··· 339

　　二、细胞凋亡的特征 ··· 339

　　三、细胞凋亡与细胞坏死 ······································ 340

　　四、细胞凋亡的生物学意义 ··································· 341

　　五、细胞凋亡与肿瘤 ··· 342

第二节　细胞凋亡的检测方法 ……………………………………………………… 342

　　一、形态学方法 ………………………………………………………………… 342

　　二、琼脂糖凝胶电泳法 ………………………………………………………… 343

　　三、原位末端标记法 …………………………………………………………… 344

第十五章　显微摄像技术 ……………………………………………………………… 346

第一节　光学显微镜简介 …………………………………………………………… 346

　　一、普通光学显微镜 …………………………………………………………… 346

　　二、特殊光学显微镜 …………………………………………………………… 349

第二节　显微摄像技术 ……………………………………………………………… 350

　　一、显微摄像的仪器设备 ……………………………………………………… 350

　　二、显微摄像装置的使用与调试 ……………………………………………… 351

　　三、胶片的选择 ………………………………………………………………… 352

　　四、曝光时间的确定 …………………………………………………………… 353

　　五、放大倍数的测定 …………………………………………………………… 353

　　六、滤光片的选择 ……………………………………………………………… 353

　　七、组织切片的要求 …………………………………………………………… 353

第三节　数码显微摄像系统 ………………………………………………………… 354

　　一、数码摄像系统的组成 ……………………………………………………… 354

　　二、数码摄像的优点 …………………………………………………………… 354

第十六章　电子显微镜技术 …………………………………………………………… 357

第一节　概述 ………………………………………………………………………… 357

　　一、电镜的种类 ………………………………………………………………… 357

　　二、电镜的基本构造 …………………………………………………………… 357

　　三、电镜的成像原理 …………………………………………………………… 358

第二节　超薄切片技术与透视电镜 ………………………………………………… 358

　　一、超薄切片技术 ……………………………………………………………… 359

　　二、超薄切片染色技术 ………………………………………………………… 360

第三节　扫描电镜技术 ……………………………………………………………… 361

　　一、扫描电镜的工作原理 ……………………………………………………… 361

　　二、扫描电镜标本的制作 ……………………………………………………… 361

第四节　电镜冷冻制样技术 ………………………………………………………… 362

　　一、快速冷冻技术 ……………………………………………………………… 362

二、冷冻超薄切片技术 ··· 362

三、冷冻蚀刻技术 ··· 362

第五节　免疫电镜技术 ··· 363

一、免疫铁蛋白技术 ··· 363

二、免疫电镜胶体金标记技术 ··· 363

三、免疫电镜技术应注意的问题 ·· 365

第六节　电镜细胞化学技术 ··· 365

第十七章　远程病理诊断 ··· 368

第一节　概述 ··· 368

一、远程病理诊断的概念 ·· 368

二、远程病理诊断的意义 ·· 368

第二节　远程病理诊断系统的组成 ··· 369

第三节　远程病理诊断数据和图像的采集、处理与传送 ·············· 369

一、数据和图像的采集 ·· 369

二、数据和图像的处理 ·· 370

三、数据和图像的传送 ·· 370

实验 ··· 372

实验1　参观病理科的布局、设备 ·· 372

实验2　洗液的配制和新购置的玻璃器皿、载玻片、盖玻片的洗涤 ········ 372

实验3　使用过的玻璃器皿、载玻片、盖玻片的洗涤 ···················· 374

实验4　固定液、脱水剂、透明剂、浸蜡剂的配制 ······················ 375

实验5　组织块的固定、脱水、透明、浸蜡 ······························· 376

实验6　磨刀 ·· 376

实验7　组织块的包埋与石蜡切片 ·· 377

实验8　冷冻组织的包埋与冷冻切片 ·· 378

实验9　常用染液的配制 ··· 379

实验10～11　石蜡切片的苏木素-伊红染色步骤 ·························· 380

实验12～13　冷冻切片的苏木素-伊红染色步骤 ·························· 381

实验14　结缔组织、胶原纤维、网状纤维、肌组织染色 ················· 382

实验15　脂肪、黏液、糖原染色 ·· 384

实验16　细胞学制片及染色 ··· 386

实验17　观摩尸体剖检过程 ··· 387

实验 18　大体标本的制作　···　387

实验 19　免疫组织化学标本的取材、固定、切片　·······················　388

实验 20　免疫组织化学技术常用液体、抗体的配制及常用仪器的使用方法　··········　391

实验 21～22　载玻片的防脱片处理和抗原的修复　·····················　393

实验 23～25　免疫组织化学常用染色方法(1)　·························　395

实验 26～28　免疫组织化学常用染色方法(2)　·························　398

实验 29　肝硬化乙型肝炎病毒(HBV-DNA)的原位杂交检测　············　400

实验 30　乙肝病毒的 PCR 检测　·······································　402

参考文献　···　403

绪　　论

绪论

学习目标

1. 掌握病理检验技术的主要任务；免疫组织化学的优点。
2. 熟悉病理检验技术的作用、地位及意义；病理检验的常用方法；病理检验技术的类型；病理检验技术的质控标准；免疫组织化学在病理学诊断中的地位和分子生物学常用实验技术的应用。
3. 了解病理检验技术的发展与现状；免疫组织化学的发展与现状；分子生物学的建立与发展。

第一节　病理检验技术的任务和意义

一、病理检验技术的主要任务

病理检验技术属于病理学技术范畴，病理学技术是指在病理学的临床及科学研究工作中使用的各种技术方法。病理检验技术的主要任务是通过应用各种科学的方法、手段和工具，将病变组织或细胞制成切片或涂片，经过染色，并在显微镜下观察、分析疾病，最终作出病理学诊断的技术，以探讨疾病的发生发展规律。病理检验技术的主要任务有以下几个方面。

（一）明确疾病的诊断

临床上有些疾病没有明显的器质性病变，只是在功能和代谢上发生了某些改变时，这些疾病不需要进行病理学检验，只需要通过临床相关检查，即可明确疾病诊断。但对于大多数有明显器质性改变的疾病，病理学检验和诊断仍然是最可靠、最正确的诊断。临床检查发现的包块、影像学检查发现的占位性病变、内镜检查到的肿块和溃疡等，只有通过病理学检查，才能明确病变的性质和诊断。

（二）提高临床的诊断和治疗水平

通过病理学检查，明确疾病诊断，将病理诊断结果反馈给临床医生，有利于临床医生总结经验、汲取教训、指导临床医生选择正确的治疗方案，提高临床医生的诊断和治疗水平。

（三）指导临床的分期、分级

肿瘤的体积、浸润的深度和广度、有无基底膜和血管的浸润、有无局部淋巴结和远处淋巴结的转移、有无远处组织器官的转移等形态学改变是临床肿瘤分期、分级的重要指标，这

1

些指标的获取均有赖于病理学检验。

（四）为临床选择治疗方案提供理论依据

临床上，只有当疾病的诊断明确了，依据明确的病理诊断，才能制订出合理的、有效的、针对性较强的治疗方案。所以，病理学检查为临床治疗方案的选择提供了理论依据。如颈部淋巴结结核和恶性淋巴瘤，在临床上均可表现为颈部淋巴结肿大，但两者的治疗方案是不同的，若为淋巴结结核，则应抗结核治疗；若为恶性淋巴瘤，则应抗肿瘤治疗。

（五）为临床推断预后提供相关信息

临床上与肿瘤预后相关的因素主要有：肿瘤的组织学类型、肿瘤的分化程度、肿瘤的浸润深度、肿瘤的转移情况等，这些相关因素均为病理学检验的研究范畴，这些因素均需要通过病理学检验方能获得，将病理学检验观察到的有关预后的信息提供给临床，有助于临床推断病人的预后。

（六）观察疾病的发展及疗效

通过对病人进行定期的活体组织检查，可以了解疾病的发展和变化情况，观察、分析疾病的治疗效果。如已被确诊为子宫颈上皮内瘤变的病人，在治疗后进行定期活检，并加以比较，可以了解病情的发展状况和治疗效果。

（七）为教学和科研积累资料和经验

在病理学检验过程中，经常会得到一些典型的病例和典型的标本，将其制作成教学标本，用于病理学的教学工作中。同时，病理学检验还可为病理学及临床其他学科的科学研究积累大量的资料，可以进行回顾性研究，为临床研究的可靠性、准确性提供理论依据。

二、病理检验技术的作用、地位及意义

病理学的发展离不开病理技术的进步，病理学的理论和技术缺一不可，互为依存，互相促进，两者的结合决定着病理学的进展。回顾过去病理学的历史，无一不是新技术的发明和应用的结果。实践证明，无论是在科研还是临床病理诊断工作中，病理检验技术的质量和水平都是至关重要的。没有高质量的病理切片和染色，就难以作出正确的病理诊断，甚至导致误诊、漏诊、误治。临床上遇到的疑难病例不少都是由于组织固定不良、取材不充分、切片过厚、染色质量较差等技术因素，所造成的诊断困难。因此，熟练掌握病理检验技术，是做好病理学工作的前提和基础。

三、病理检验的常用方法

根据病理检验材料的来源和性质的不同，临床病理检验常用的方法主要有以下几种。

（一）组织学检查

组织学检查是指从病人体内取出病变组织，通过固定、取材、脱水、包埋、切片、染色和组织学观察，最终作出组织学诊断的检验方法。组织学检查是临床病理检验中最重要的一部分内容，也是目前临床病理检验中应用最多、最广泛的一种检查方法。组织学检查又可分为以下几种。

1. 活体组织检验　是指通过钳取、刮取、摘取、切取、穿刺等方法，从病人体内取出病变组织，进行组织制片、染色及组织学观察，最终作出组织学诊断的检验方法。

2. 手术标本检验　是指对各种手术切取的标本进行组织制片、染色，然后进行显微镜下观察，最终作出组织学诊断的检验方法。

3．术中快速病理检验　术中快速病理检验主要包括冷冻切片、快速石蜡切片、术中细胞学检验等技术，其中以冷冻切片最常用。术中病理检验的主要目的是为了指导临床选择手术方案。术中快速病理检验主要适用于以下几种情况：①明确病变性质：术中快速病理检验尤其是在区别炎症性病变和肿瘤性病变、良性肿瘤与恶性肿瘤时，具有重要的意义；②明确手术方案及范围：通过术中快速病理检验可了解恶性肿瘤的浸润、扩散情况，指导临床确定手术方案及范围；③了解本次所取标本状况：通过术中快速病理检验还可了解本次所取标本是否为出血及坏死组织，标本周围有无浸润，能否满足病理诊断的需要。

术中快速病理检验也存在着一定的局限性，如取材范围有限、临床要求明确诊断的时间较短、采用组织制片方法有限等。因此，病理技术人员必须做到技术娴熟、准备充分、动作迅速、仔细精准。由于冷冻切片时，组织在短时间内迅速冷冻，可导致组织细胞水肿、细胞内或组织间出现冰晶等改变，使组织学图像不够清晰或典型；快速石蜡切片制片和染色过程中，因反复加热，可使组织变形、变硬，也影响图像的质量。所以，冷冻切片、术中快速石蜡切片的组织学图像有时不如常规石蜡切片的组织学图像清晰，导致术中快速病理诊断的准确率不如常规石蜡切片诊断的准确率。有时术中快速病理不能明确诊断时，不应勉强发报告，应等待常规石蜡切片的结果，以明确诊断。

（二）细胞学检验

细胞学检验是通过穿刺抽取、刮取、涂抹等方式，从病人体内取出病变细胞，制成涂片，并通过固定、脱水、染色和显微镜下观察，作出细胞学诊断的方法。细胞学检验具有组织损伤轻、操作简单、经济实惠、快速、病人痛苦小等特点。细胞学检验也是临床病理检验的重要内容之一，主要应用于某些疾病和肿瘤性疾病的诊断。目前，还多用于肿瘤的普查工作，如对宫颈癌、食管癌、肺癌等肿瘤的筛查。

（三）尸体解剖检查

尸体解剖检查简称尸检，是对死者的遗体进行全面、系统的解剖和检查，最终作出死亡原因的诊断方法。尸体解剖检验在法医案件中起着重要作用。

第二节　病理检验技术的发展与质量控制

一、病理检验技术的发展与现状

伴随着病理学事业的不断进展，病理检验技术也经历了漫长的发展历程。最初人们用解剖刀剪进行尸体解剖检查，建立了器官病理学；显微镜被应用于病理学研究以后，借助于组织制片和染色技术，创立了细胞病理学；20世纪电子显微镜问世，超微病理学的发展，也有赖于超薄切片技术；近年来随着分子生物学和免疫学技术的不断进步和完善，又相继出现的分子病理学及免疫病理学的分支。这些技术上的进步，大大拓宽了病理学的研究范围，促进了病理学的发展，病理技术人员的队伍也不断壮大，已经成为病理学研究和应用领域的重要力量。保证和提高病理检验技术质量，不断研究和开发新技术，是病理学发展的需要。

二、病理检验技术的类型

病理检验技术的类型包括传统病理学技术和现代新技术。传统的病理学技术又可分为基本技术和特殊技术。

（一）基本技术

病理检验的基本技术是指福尔马林固定、石蜡包埋、组织切片、苏木素 - 伊红染色。是目前临床病理检验中应用最多、最基本的方法，故又称为病理检验技术的常规工作。

（二）特殊技术

病理检验的特殊技术是指在常规病理检验技术的基础上，为明确疾病的诊断或科研工作而补充使用的技术方法，主要包括特殊染色、酶组织化学、免疫组织化学、细胞培养等技术。目前，仍然是病理学的基本技术，广泛应用于基础和临床病理学的研究和日常工作中。

（三）新技术

随着医学科学技术的不断创新和发展，冷冻切片、超薄切片、快速组织处理、分子生物学、原位杂交、图像分析、远程会诊等新技术，正在被广泛地普及和推广。

三、病理检验技术的质控标准

近几年来，为提高病理学诊断质量，规范和促进临床病理工作，依据《中华人民共和国执业医师法》精神，结合医院病理科工作的特点，在《临床技术操作规范·病理学分册》中，对病理检验技术的质量控制提出了严格的标准，并要求全国各医院病理科及各院校病理教研室按照标准去做，具体要求如下：

1. 医院病理科和承担医院病理科任务的医学院校病理教研室的主要临床任务是通过活体组织病理学检查（简称活检）、细胞病理学检查（简称细胞学检查）和尸体剖检（简称尸检）等作出疾病的病理学诊断（或称病理诊断）。具有一定规模的病理科，应积极开展教学、培训病理医师和科学研究等项工作。

2. 病理学诊断是病理医师应用病理学知识、有关技术和个人专业实践经验，对送检的病人标本（或称检材，包括活体组织、细胞和尸体等）进行病理学检查，结合有关临床资料，通过分析、综合后，作出的关于该标本病理变化性质的判断和具体疾病的诊断。病理学诊断为临床医师确定疾病诊断、制订治疗方案、评估疾病预后和总结诊治疾病经验等提供重要的、有时是决定性的依据，并在疾病预防，特别是传染病预防中发挥重要作用。

3. 病理学诊断报告书（或称病理诊断报告）是关于疾病诊断的重要医学文书。当涉及医患间医疗争议时，相关的病理学诊断报告书具有法律意义。病理学诊断报告书应由具有执业资格的注册主治医师以上（含主治医师）的病理医师签发。各医院可酌情准予条件适宜的高年资病理科住院医师试行签署病理学诊断报告书。低年资病理科住院医师、病理科进修医师和非病理学专业的医师不得签署病理学诊断报告书。

4. 病理学检查是临床医师与病理医师为确立疾病诊断而进行的合作行为，是有关临床科室与病理科之间特殊形式的会诊。临床医师和病理医师双方皆应认真履行各自的义务和承担相应的责任。

5. 病理学检查申请单是临床医师向病理医师发出的会诊邀请单。病理学检查申请单的作用是：临床医师向病理医师传递关于病人的主要临床信息（包括症状、体征、各种辅助检查结果和手术所见等）、诊断意向和就具体病例对病理学检查提出的某些特殊要求，为进行病理学检查和病理学诊断提供重要的参考资料或依据。病理学检查申请单是疾病诊治过程中的有效医学文书，各项信息必须真实，应由主管病人的临床医师亲自（或指导有关医师）逐项认真填写并签名。

6. 临床医师应保证送检标本与相应的病理学检查申请单内容的真实性和一致性，所送检材应具有病变代表性和可检查性，并应是标本的全部。

7. 病人或病人的授权人应向医师提供有关病人的真实信息（包括姓名、性别、年龄、病史和可能涉及诊断需要的隐私信息）。病理医师应尊重和保护病人的隐私。病人或病人的授权人应保证其自送检材的真实性、完整性和可检查性。

8. 病理科应努力为临床、为病人提供优质服务，遵照本规范的要求加强科室建设，制订完善的科室管理制度，并实施有效的质量监控。

9. 病理科工作人员应恪尽职守，做好本职工作。病理医师应及时对标本进行检查和发出病理学诊断报告书，认真对待临床医师就病理学诊断提出的咨询，必要时应复查有关的标本和切片，并予以答复。病理科技术人员应严格执行本规范的技术操作规程，提供合格的病理学常规染色片、特殊染色片和可靠的其他相关检测结果，并确保经过技术流程处理的检材真实无误。

第三节　免疫组织化学的优势

免疫组织化学（immunohistochemistry）技术是应用免疫学及组织化学原理，对组织切片或细胞标本中的某些化学成分进行原位的定性、定位或定量检测的技术。其基本原理是利用抗原与抗体的结合具有高度特异性的特点，将组织或细胞中的某种化学物质提取出来，作为抗原或半抗原，通过免疫动物获得相应的特异性抗体，再以此抗体去检测组织或细胞中的相应抗原。由于抗原与抗体结合形成的免疫复合物是无色的，所以，显微镜下无法观察到抗原、抗体的反应产物。为此先将已知抗体上标记上显示剂（如酶、金属离子、放射性核素等），通过组织化学显色反应使之呈现一定的颜色，再借助于光学显微镜、荧光显微镜或电子显微镜观察其颜色变化，从而确定组织或细胞内是否存在相应的抗原（抗体）或抗原抗体复合物。组织或细胞中可作为抗原、半抗原的物质主要有蛋白质、多肽、酶、核酸、激素、多糖、磷脂、受体及病原体等，均可用相应的特异性抗体进行检测。有时也可用已知标记的抗原检测抗体。

一、免疫组织化学的优点

（一）高度的特异性

抗原抗体反应是特异性很强的反应，具有高度的识别能力，只有在组织和细胞中有交叉抗原存在时，才会出现交叉反应。在抗原识别上可达到单个氨基酸水平或更细微水平，这是其他组织化学方法难以达到的和无法媲美的。

（二）高度的敏感性

免疫组织化学技术最大限度地保存了组织或细胞内的待测物质（即抗原），或采用各种增敏方法，使抗体稀释上千倍、上万倍甚至上亿倍仍可在组织细胞中与抗原结合，如此高的敏感性使免疫组织化学技术在常规诊断中的应用越来越广泛。

（三）方法统一，定位准确

免疫组织化学操作方法和步骤大致相同，且方法简便。尤其是可在组织和细胞中进行抗原的准确定位，而且还可以同时在同一组织细胞中对多种抗原进行定位，从而使病理学研究由单一、静止的形态描述，过渡为结构、功能及代谢三位一体的动态观察，这是免疫组织化学的一个突出优点。

（四）形态与功能相结合

免疫组织化学提供了一种将形态和功能变化结合起来研究的新方法，在病理诊断中具有很重要的地位。如内分泌肿瘤，可通过免疫组织化学技术检测肿瘤细胞分泌的激素类型、含量，以了解肿瘤细胞的功能状态，并将其功能状态与肿瘤细胞的形态相结合，来研究疾病发生、发展的规律。

二、免疫组织化学在病理学诊断中的地位

免疫组织化学提供了一种敏感性高、特异性强、方法统一、定位准确，并能将形态和功能变化结合起来的一种新型的研究方法，在病理诊断中具有很重要的地位。尤其是在提高病理诊断的准确性方面效果明显。在免疫组织化学技术应用之前，约10%的肿瘤诊断比较困难，采用免疫组织化学检查后，有50%~80%疑难病例可以得到明确诊断。在临床上免疫组织化学主要用于确定转移性恶性肿瘤的组织起源、激素及其相关蛋白检测、癌基因蛋白检测、微小转移灶的查找、评价肿瘤细胞增生程度、确定肿瘤分期、指导肿瘤治疗、研究某些病原体与肿瘤发生的关系等。

三、免疫组织化学的发展与现状

免疫组织化学技术的发展是一个逐步认识和实践的过程，早在20世纪30年代 Reiner 和 Heidelberger 等就开始将偶氮染料连接到抗体分子上，但由于这种标记抗体的灵敏度很低，无法用来识别细胞中的微量抗原物质。1941年 Coons 及其同事们首次用荧光素标记肺炎链球菌黏多糖抗体，检测小鼠肺组织内肺炎链球菌相应抗原，从而建立了免疫荧光技术，开创了免疫组织化学的新时代，被公认为免疫组织化学的创始人。1958年，Riggs 等合成了新的稳定的荧光标记物（异硫氰荧光素），使免疫荧光技术迅速推广，应用领域也日益扩大。目前它与亲和组织化学、现代激光、电子计算机、扫描电镜和双光子显微镜等技术相结合，发展为定量免疫荧光技术。荧光激活细胞分类器的应用，激光共聚焦显微镜的问世，使免疫荧光技术更前进了一步。但是由于免疫荧光技术通常需要用新鲜冷冻组织标记，荧光素作为显示剂标记切片背景不够清晰，不能与 HE 染色切片对照观察，且阳性荧光容易淬灭，无法长期保存，用于观察标记结果的荧光显微镜价格昂贵，因此限制了本技术的推广应用。20世纪60年代初，Nakane 和 Pierce 把辣根过氧化物酶标记在免疫球蛋白分子上，从而开创了免疫酶标记技术。20世纪70年代初，Sternberger 等人在此基础上又作了改进，建立了非标记抗体酶法以及 PAP 法。随后又发展了许多新的免疫组织化学方法，如卵白素 - 生物素复合法（ABC 法）、葡萄糖氧化酶 - 抗葡萄糖氧化酶法（GAG 法）、碱性磷酸酶 - 抗碱性磷酸酶法（APAAP）、葡萄球菌蛋白 A 法（SPA 法）、链霉菌抗生物素蛋白 - 过氧化物酶连接法（SP 法）、免疫胶体金银染色法（IGSS 法）等。1975年 Köhler 和 Milstein 建立了杂交瘤细胞技术制备单克隆抗体，其专一性明显高于多克隆抗体，非特异性交叉免疫反应明显减少，抗体的质量和效价稳定。1987年 Chris 等采用多抗、单抗、直接法、间接法及 ABC 法相结合进行了三重免疫组织化学染色法，使病理诊断的准确率又有了进一步提高。免疫酶标记技术敏感性高、定位准确、对比度好、容易判断、可用于冷冻或石蜡组织切片标记，并且能长期保存。用苏木素等试剂复染，从而能与形态学结构相结合，既可以用光学显微镜观察，还可用于免疫电子显微镜观察。

20世纪90年代以来，由于新技术、新方法的引入，特别是分子生物学、分子遗传学的飞速发展，使原位杂交技术、原位 PCR 技术在临床上广泛应用。各种新抗体不断问世，特异性越来越高，从而使免疫组织化学的应用越来越深入，在疾病病因和发病机制的研究、外科病理、肿瘤病理的诊断及鉴别诊断、基因产物的表达、细胞功能动态分析等方面，起着非常重要的作用，现已成为疾病诊断和研究中不可缺少的重要技术手段之一。

第四节　分子生物学的发展与应用

分子生物学(molecular biology)是指在分子水平上研究生命现象的科学。用于验证分子生物学理论并将其运用到生产、生活实践中的方法，称之为分子生物学实验技术。

一、分子生物学的建立与发展

（一）分子生物学及其技术的诞生和发展

1871年，Friedrick Miescher 从死亡的白细胞核中分离出脱氧核糖核酸(DNA)。1924年，Fenlgen 首创 Fenlgen 染色法，测定了细胞核内的 DNA。1940年 Braechet 应用 Unna 染色，测定了细胞中的 RNA。Casperson 采用紫外显微分光光度法检测了细胞中 DNA 的含量。1944年 Avery 等对肺炎链球菌转化试验的研究首次证明：控制某些遗传性状的物质是 DNA，而不是蛋白质。

在此前后的数十年间，科学家们对 DNA 和 RNA 进行了大量的研究工作，Erwin Charga 对不同来源的 DNA 进行分解，并测定出四种核酸碱基的含量，发现腺嘌呤(A)与胸腺嘧啶(T)的含量相等，鸟嘌呤(G)与胞嘧啶(C)的含量相等，但是 A+T/G+C 的比值随不同来源的 DNA 而异。Mauricl Wikins 等用 X 线衍射法测出了 DNA 纤维的模式，阐明了其结构、螺旋性质、线性分子的直径、相邻碱基间的距离以及每个螺旋内碱基的大约数量等资料。在此基础上，1953年 Watson 和 Crick 总结了前人的工作，提出了 DNA 双螺旋结构模型，阐明了 DNA 自我复制的机制。1958年 Crick 提出了"中心法则"，标志着分子生物学的诞生。

1961年，法国科学家 F. Jacob 和 J. Monod 发表了他们对调控基因研究的成果，提出了操纵子学说。1961年 Nirenberg 用人工合成的 mRNA 破译出第一个遗传密码，到1969年确定了全部遗传密码，人们了解了大多数生物遗传信息的表达方式。1970年 Temin 和 Baltimore 在研究只含有 RNA 的病毒时，发现了反转录酶，该酶能以 RNA 为模板合成DNA，进一步完善和发展了"中心法则"。

1963年，科学家们首次用无机物合成蛋白质，开创了蛋白质研究的新纪元，我国科学家于1965年首次人工合成胰岛素，为分子生物学的发展作出了新的贡献。1973年 Coben 建立了体外重组 DNA 的方法，标志着生物工程的诞生。1983年 Ti 质粒被用做转化植物细胞的载体。1985年 PCR 技术首次以文形式出现。

（二）分子生物学及其关键技术的建立

由于分子生物学关键技术的发明和不断完善，使分子生物学理论有了重大的突破，其中主要的关键技术有以下几种。

1. DNA 分子的切割和连接技术　1970年 Smith 发现了第一个Ⅱ型限制性核酸内切酶 Hinf Ⅰ可对 DNA 分子进行体外切割。1972年 Herbert Boyer 发现了 EcoR Ⅱ型限制性核酸

7

内切酶,随后又陆续发现了数百种,每种酶都有其特异的碱基识别点,这些酶可供人们随意地对 DNA 进行切割。1967 年有 5 个实验室几乎同时发现了 DNA 连接酶,它可使人们很方便地将已经切割或破碎的 DNA 连接起来。运用这些技术 Paul Berg 和他领导的研究小组,于 1972 年首先完成了世界上第一次 DNA 体外重组实验。

2. 噬菌体和质粒载体的发现　1970 年 M. Mandel 和 A. Hige 发现大肠杆菌经过氯化钙处理后,能吸收 λ 噬菌体的 DNA。1972 年 S. Cohen 的实验证明,经氯化钙处理的大肠杆菌也能摄取质粒的 DNA。这标志着大肠杆菌转化体系的建立。1973 年 S. Cohen 在质粒研究的基础上,把编码非洲爪蟾核糖体的基因与 PSC101 质粒重组,并导入大肠杆菌体内。结果显示:非洲爪蟾的基因在大肠杆菌细胞内转录出相应的 mRNA 产物。这说明真核细胞的基因可以被转移到原核细胞中,并能成功地表达其功能。

3. Southern 印迹杂交技术　Southern 印迹杂交技术是 Southern 于 1975 年在琼脂糖凝胶电泳基础上建立起来的。他先将酶切的 DNA 分子用琼脂糖凝胶电泳按分子量大小分离,然后将琼脂糖凝胶变性,再把其中的单链 DNA 转移到醋酸纤维薄膜上,这种滤膜可用于核酸杂交。这种技术被广泛应用于基因测序、定性、定量和疾病检查等方面。

4. PCR 技术　1985 年 Kary Mullis 建立了一种体外特异性扩增 DNA 片段的技术,称为聚合酶链式反应(PCR)技术。因为 PCR 技术可在几小时内将几个拷贝的 DNA 放大数百万倍,它极大地简化了传统的体外 DNA 重组技术,使人们很容易对目的 DNA 进行分析、鉴定。1990 年 Hoss 等建立了原位 PCR 技术,既能分辨带有靶 DNA 的细胞又能确定靶 DNA 在细胞中的位置。

二、分子生物学常用实验技术的应用

分子生物学技术已广泛应用于生物学、遗传学、微生物学、肿瘤学、法医学等与基础医学和临床医学有关的各个领域,促使这些学科向分子水平发展。

(一)在病理工作中的应用

随着分子生物学技术的发展,病理诊断工作跃上了一个新的台阶,表现出强大的活力。

1. 原位杂交技术　是核酸杂交技术的一种,具有以下三个优点:①稳定性好:在病理工作中,常用的免疫组织化学技术是通过抗原抗体反应,将两者结合起来,它们的长度仅为 5~10 个氨基酸。而原位杂交技术是通过两个生物大分子中的单链 DNA 和它的互补靶DNA,依靠碱基配对的原则紧密结合,因此,它比抗原抗体的结合更牢固;②敏感性高:有少量病毒感染或存在微量肿瘤基因时,在没有转录为蛋白质前,免疫反应检测不到,而通过原位杂交则很容易检测到这些极少量的病毒或肿瘤基因;③特异性强:使用的 DNA 探针都是通过克隆基因或从单个细菌克隆中分离到的 DNA 片段。这些单克隆探针可用放射性核素或非放射性物质标记,通过检测标记物来显示待测的基因或基因产物。

2. PCR 技术　是一种基因放大技术,用于病理诊断的 PCR 技术有:PCR 原位杂交技术、原位 PCR 技术、免疫 PCR 技术,都是在组织切片上直接进行的,然后经过免疫组织化学、原位杂交、抗原抗体反应来显示扩增产物。可用于疾病的诊断、发病机制的探讨以及各种病毒、癌基因的检测。

(二)其他方面的应用

1. 在细胞凋亡中的应用　细胞凋亡时 DNA 的断裂是逐渐进行的过程,使用核酸探针标记在断裂的 DNA 3' 末端既可进行凋亡细胞的检测,又能准确反映细胞凋亡的生物化学和形态学特征。

2. 在 DNA 重组中的应用　DNA 重组是按照人们的意愿，在体外对 DNA 分子进行重新组合的技术，也称为基因工程。它的迅猛发展可以使人们：①通过重组 DNA 可形成新的杂种生物，改变了人们长期以来"种瓜得瓜，种豆得豆"的观念；②缩短了生物进化时间；③能按照人们的意愿改造生物的表型；④用于疾病的病因分析、诊断、预防和治疗；⑤用于基因序列测定，如人类基因组计划。

3. 在蛋白质工程中的应用　蛋白质工程是从 DNA 水平上改变基因开始，按照人们的设计定做蛋白质的技术，以获得人们所期望的某种新型蛋白质，或创造自然界根本不存在的蛋白质，如人源化单克隆抗体的制备，因此，也称第二代基因工程。应用 DNA 重组技术把编码小鼠单克隆抗体 CDR 基因，转移到人类自然抗体分子的基因上，利用这个方法已经使单克隆抗体人源化，制备的"生物导弹"克服了对人的免疫原性。

本章小结

　　本章主要介绍了病理检验技术的主要任务；病理检验技术的作用、地位及意义；病理检验的常用方法；病理检验技术的类型；病理检验技术的发展与现状；病理检验技术的质控标准；免疫组织化学在病理学诊断中的地位；免疫组织化学的发展与现状；分子生物学的建立与发展；分子生物学常用实验技术的应用等内容，其中病理检验技术的主要任务；病理检验技术的作用、地位及意义；病理检验的常用方法；病理检验技术的类型；病理检验技术的质控标准；免疫组织化学在病理学诊断中的地位；分子生物学常用实验技术的应用等内容为本章的重点内容。

复习题

一、名词解释

病理检验技术、病理检验基本技术、病理检验特殊技术、活体组织检查、细胞学检查、免疫组织化学技术、PCR 技术

二、填空题

1. 病理检验技术的主要任务有：_____、_____、_____、_____、_____、_____、_____。

2. 病理检验的常用方法有：_____、_____、_____。

3. 常用的组织学检查的种类有：_____、_____、_____。

4. 病理检验技术的类型有：_____、_____、_____。

5. 免疫组织化学的优点有：_____、_____、_____。

6. 分子生物学诞生的标志是：_____。

7. 推动分子生物学理论迅速发展并有重大突破的关键技术是：_____、_____、_____、_____。

8. 分子生物学常用实验技术在病理工作中的应用：_____、_____。

9. 分子生物学常用实验技术在其他方面的应用：_____、_____、_____。

三、选择题

单项选择题

1. 下列关于病理检验技术的主要任务描述中,错误的是(　　)
   A. 提高临床诊治水平　　　　　　　B. 指导临床分期、分级
   C. 不能提供判断预后的相关因素　　D. 明确诊断
   E. 指导临床选择手术方案

2. 下列属于病理检验的最基本技术是(　　)
   A. 常规石蜡切片染色技术　　　　　B. 特殊染色技术
   C. 免疫组织化学技术　　　　　　　D. 冷冻切片技术
   E. 分子生物学技术

3. 下列属于病理检验新技术的是(　　)
   A. 特殊染色　　　　　　　　　　　B. 酶组织化学
   C. 免疫组织化学　　　　　　　　　D. 细胞培养
   E. 原位杂交

多项选择题

1. 下列属于病理检验特殊技术的是(　　)
   A. 特殊染色技术　　　　　　　　　B. 细胞培养技术
   C. 免疫组织化学技术　　　　　　　D. 石蜡切片染色技术
   E. 酶组织化学染色技术

2. 下列属于病理检验新技术的是(　　)
   A. 远程会诊技术　　　　　　　　　B. 图像分析技术
   C. 原位杂交技术　　　　　　　　　D. 超薄切片技术
   E. 分子生物学技术

四、简答题

1. 简述病理检验技术的作用、地位及意义。
2. 简述病理检验技术的质控标准。
3. 简述免疫组织化学在病理诊断中的地位。
4. 简述如何学好病理检验技术这门课程。

第一章 病理检验技术人员的职责

01章

学习目标

1. 掌握病理检验技术员的常规工作。
2. 熟悉病理检验技术员的职业道德。
3. 培养全心全意为人民服务和严肃认真、一丝不苟的工作态度。

第一节 病理检验技术员的常规工作

病理检验技术人员是基层医疗、教学和科研机构中不可缺少的技术力量，是完成病理学研究或临床病理学诊断的得力助手，是医院病理科的主要管理者。病理检验技术人员的工作质量和技术水平直接影响着病理诊断的准确性、可靠性和及时性，是病理科（室）工作质量综合评定的重要内容，同时，病理检验技术人员的工作质量和技术水平也是病理科（室）质量控制和质量监督的重点方面。病理检验技术员的常规工作主要有以下几个方面：

一、病理标本及病理报告的收发工作

（一）送检申请单和标本的收检

送检申请单和标本的收检是病理检验技术员首要的而且非常重要的一项常规工作。病理检验技术员应同时接受同一病人的送检申请单和标本。

1. 收验送检申请单时应注意的事项

（1）认真仔细检查送检申请单上要求填写的项目是否填写完整、清晰。包括：①病人的基本情况（姓名、性别、年龄、职业、病人的床位号、住院号、送检院别、送检科室、送检日期、送检部位、标本数量等）；②临床情况（病史、症状、体征、实验室检查结果、影像学检查记录、手术或内镜所见、既往病理检查情况、临床诊断等）；③病人的联系方式（包括病人详细的家庭地址、邮编、联系电话或其他联系方式），以便必要时进行联络，并有助于随访工作。

（2）验收人员不得对送检申请单中由临床医师填写的各项内容进行改动。

2. 收验送检标本时应注意的事项

（1）收到送检标本后，要认真检查送检标本的标记是否牢附于放置标本的容器上。

（2）认真核对送检的标本与送检申请单上的联号条、姓名、送检单位和送检日期等的标记内容是否相符。

（3）对于送检的微小标本，必须对照送检申请单认真核对送检容器内或滤纸上是否确

有组织及其数量。

（4）认真检查标本是否已经固定，固定液的种类和量是否合适。

（5）必须仔细检查标本是否有干涸或腐败现象。细胞学检查的标本是否新鲜。

如发现送检申请单或送检标本有疑问时，应立即与送检医师联系，并在申请单上注明情况，及时纠正。

3. 有以下情况的送检申请单和标本不予以接收

（1）送检申请单与相关标本未同时送达病理科。

（2）送检申请单中填写的内容与送检标本不符合。

（3）标本上无病人姓名、送检单位及科室、送检部位等标记。

（4）送检申请单内填写的字迹潦草不清。

（5）申请单中漏填重要项目。

（6）标本严重自溶、腐败、干涸等。

（7）标本过小，不能或难以制作切片。

（8）其他可能影响病理检查可行性和诊断准确性的情况。

对于病理科不能接收的申请单和标本一律当即退回，不予存放。

（二）送检申请单和标本的编号及登记

病理检验技术员应在收验合格的送检申请单上签名，注明验收的日期，并及时、准确、逐例编定病理检验号，逐项在活检标本登记簿上进行登记或录入计算机内。严防病理号的错编、漏编、错登、漏登。

根据标本性质的不同，进行分类编号，分类方法如下：

活体组织检查标本：编号以"外"或"S"为字首编号。

体液检查标本：编号以"液"或"F"为字首编号。

实验动物标本：编号以"动"或"E"为字首编号。

尸体解剖标本：编号以"尸"或"A"为字首编号。

各类送检标本的编号，可按年度分类逐例编号，也可统一连续编号，如S20160028，表示活检标本，2016年第28例。总之病理标本的编号，应以方便查找为原则。

（三）标本固定前的预处理和固定

将收检合格的标本以编号标记，进行固定。固定前要根据标本的不同，进行相应处理，以保证固定充分。送检标本如为有腔器官，应常规予以剖开，黏膜面向上平铺于木板上，用大头针固定，然后将标本面朝下浸于固定液中。常见器官的剖开方法如下：

1. 食管标本　应首先确定切除的范围，分辨其上下切端（可参考送检单，通常下切端较长，而且有线结扎），从病变的对侧纵向剖开，然后钉于软质木板上固定。

2. 胃标本　对照送检单，确定胃切除标本的类型，常见的有胃部分切除、胃大部切除和全胃切除等。远侧胃大部切除常带有少许十二指肠，胃底贲门部则带有小段食管。一般沿胃大弯剪开或沿病变对侧剪开胃壁，解剖出各组淋巴结并取下大网膜，或连同大网膜一起平铺钉于木板上，放入固定液中固定12～24小时。

3. 肠管标本　确定送检肠管为小肠、结肠或直肠标本，再用剪刀沿肠系膜对侧剪开肠管，肿瘤性病变则沿肿瘤对侧剪开肠壁，黏膜面向上平铺钉于木板上，固定12～24小时。

4. 胆囊标本　需及时沿胆囊纵轴自胆囊底至颈部剪开，及时固定，否则黏膜很快发生自溶。观察并记录胆汁的量、颜色与性状，有无胆石、肿物等。

5. 喉标本 一般因肿瘤而切除。首先确定标本类型，可分为部分喉切除、次全喉切除及全喉切除标本。辨明标本的上、下和前、后方位，一般沿背侧中线纵向割开喉腔，钉于木板上，固定12～24小时。

6. 肺标本 确定标本类型为一侧肺、肺叶或肺段切除，根据新鲜标本的病变情况，可选用下列方法之一进行处理：

（1）用剪刀纵向剪开全部主支气管及其分支，然后用刀自肺门向外，沿肺长轴切成平行的肺片，置于固定液中，表面覆盖浸泡固定液的纱布。

（2）经主支气管灌注甲醛固定液，结扎或夹住支气管，固定12～24小时。如为结核标本，需固定48小时以上。

7. 肾标本 首先测量其大小，称其重量。然后沿肾脏长轴于外侧缘的中部向肾门剖开，暴露肾实质、肾盏、肾盂，并找出输尿管，纵向切开至肾盂，然后固定。也可将甲醛固定液经输尿管注入肾脏，然后结扎输尿管固定。

8. 膀胱标本 可为膀胱部分切除或全膀胱切除。全膀胱切除标本可选用下列一种方法处理：

（1）经尿道切缘于膀胱前壁作"Y"形剪开，展开膀胱后将其钉于木板上固定。

（2）用注射器经尿道端向膀胱内注入甲醛固定液，膀胱充盈后结扎尿道端，放入固定液内固定12～24小时。

9. 子宫标本 根据所送标本类型采取相应处理方法。子宫次全切、全子宫切除及子宫根治术标本，应先测量标本大小，辨别子宫的前后位置：子宫前壁两侧有子宫圆韧带断端；子宫前壁腹膜返折较浅，后壁腹膜返折较深；全切子宫，子宫颈后唇较前唇略大。然后可选用如下方法之一剖开子宫：

（1）自子宫颈口前壁正中向上至子宫体中心或子宫底中点切开，然后分别向两侧子宫角切开，整个切口呈"Y"或"T"形，放入固定液固定。

（2）用刀自子宫颈至两侧子宫角部作水平切面，将子宫分成前后两部分，放入固定液中固定。

10. 输卵管标本 测量其长度和管腔最大直径，切开方法有两种：

（1）一般分别在峡部、壶腹部及近伞端作多个平行横切面，不要完全离断，然后固定。

（2）输卵管明显增粗，若有妊娠或肿瘤时，多作纵向切开后固定。

送检标本如为体积较大的实体器官或肿瘤标本，应在测量其大小和称其重量后，作最大径切面，平铺于固定容器内，底部垫以脱脂棉固定。也可根据标本大小，向两侧每间隔1～2cm作多个平行切面，不要完全离断，留有少许组织以便检查时恢复原状。如为单纯切除或根治切除乳腺标本，应首先测量皮肤及整个标本大小，然后用利刀通过乳头和肿物中央切开乳腺，不要离断，放入固定液中固定。

（四）登记和送交病理报告单

一般情况下，病理科应自接受送检标本后5个工作日以内，签发该例病理学诊断报告书。由于某些原因（包括深切片、补取材制片、特殊染色、免疫组织化学染色、脱钙、疑难病例会诊或传染性标本延长固定时间等）延迟取材、制片，或是进行其他相关技术检测，不能如期签发病理学诊断报告书时，应以口头或书面告知有关临床医师或患方，说明迟发病理学诊断报告书的原因。

病理医师完成病理报告后，病理检验技术员应先将病理诊断结果登记在登记簿上或录入计算机中存档备查，然后将报告单送交给临床医师或病人及家属，在发送病理报告时，必须严格履行经收人员签字制度。

二、协助病理标本的取材和尸体剖检工作

在进行病理取材或尸体解剖之前，病理检验技术人员应协助和配合病理医生进行相关资料和文件的审查、核实，提前做好各项准备工作，如检查常用器械、固定液及必需物品等是否齐全。操作过程中病理检验技术人员主要做好记录、核查和助手等工作。参与尸体解剖检查的开颅、缝合、尸体的料理和标本的处置。取材和尸体解剖检查后将所用器械进行整理、清洗、消毒，分类存放，妥善保管，以备再用。

三、组织学切片和细胞学制片工作

病理组织切片和细胞学制片，是病理检验技术人员的主要工作，也是病理检验技术过程中的重要环节之一。良好的病理组织切片和细胞学制片，可以充分显示组织和细胞的结构、形态，是病理诊断的客观依据，组织切片和细胞学制片的质量直接影响到病理诊断的准确性和时效性。合格的病理组织切片和细胞学涂片应该是组织完整、无污染、切片厚薄均匀、方位正确、摊裱平整、无刀痕裂口、着色鲜艳、红蓝分明、对比清晰、封固剂适宜无外溢、盖片下无气泡、标签粘贴牢固、病历号准确清晰且无涂改。制片工作一般应在取材后 2 个工作日内完成（不含进行脱钙、脱脂等需要特殊处理的标本）。在制作组织切片和细胞学涂片过程中，一定要严格按照《临床技术操作规范 - 病理学分册》和医院病理科规范化管理、质量控制细则中的要求去做，要认真做好组织块、蜡块、切片数量和形状、送检申请单、取材记录单、组织切片数、细胞涂片数量等的核查和移交工作，严禁错号、漏号的发生。制片完成后，技术人员应对切片与其相应的病理学检查记录单或取材工作记录单认真进行核对，确认无误后，将制备好的切片连同相关的病理申请单及取材工作单等一并移交给有关的病理医师，交接双方经核对无误后，办理移交签字手续。石蜡切片 -HE 染色的优良率应≥85%。在制片过程中，如果出现了意外情况时，技术室人员应及时向病理医师和科主任报告，设法予以补救。如临床要求作术中快速诊断，应提前预约，以便做好充分准备，及时完成制片。切片需做特殊染色和免疫组织化学检查时，应设有对照，按时完成。送检细胞学检查的标本，应及时进行制片（涂片、印片、压片），并按照要求进行常规固定和染色。

四、病理资料的管理和检索工作

病理检查的各项资料，包括常规活检、手术中快速活检、细胞学检查和尸检等的文字资料（含电子信息资料）、非文字资料（蜡块、切片等）以及其他相关资料均有重要的医疗、科研和教学价值，因此要妥善管理，不得丢失。各种病理学检查的文字资料均应装订成册保存。病理科的送检单、蜡块、切片应长期妥善保存，不得霉变、虫蛀，切片不得黏着，按编号顺序分别存入档案柜中，以便查询。有条件的病理科应使用微机档案管理，以便检索。病人查询病理学检查资料的期限：门诊病人为送检后 15 年；住院病人为送检后 30 年。对无保留价值的活检标本，一般自签发病理学诊断报告书之日起保存 2～4 周后，方可弃去。普通病理尸检标本应自签发病理学诊断报告书之日起保存 3 个月后，再处理剩余的组织。有教学价值的典型病变标本，应妥善保存，以备制成陈列标本。

五、药品、物资、仪器设备的管理和维护工作

病理科所用的物资、药品、器材等均应登记造册，做到账目清楚，账物相符。对药品和器材要妥善保管，易吸潮的化学药品，用过后应封闭严密，以免潮解失效。怕光的药品应放在避光处保存。配制的试剂应贴以标签，注明试剂名称、浓度（剂量）和配制日期。仪器的使用应严格按照说明书要求进行，贵重仪器用过后应填写使用登记卡，以保证正常运转。器械用过后应擦干、清点，并涂凡士林以防锈。

六、病理大体标本的收集和制作工作

对于有教学价值的大体标本，应登记编号保存。制作瓶装大体标本时，应先冲洗，然后修整出便于观察的切面，瓶装后用 10% 甲醛溶液（福尔马林）、饱和盐水或者保色保存液封存。有条件可自制有机玻璃标本缸，裱装封存陈列标本。

第二节　病理检验技术员的职业道德

病理检验技术人员不仅是医疗、教学和科研机构中不可缺少的技术力量和得力的助手，而且还是医院病理科的主要管理者。病理科（室）也是医院为病人服务的一个重要窗口，通常病理检验技术人员需要经常与病人或病人的家属进行沟通和交流，因此，病理检验技术人员必须树立以人为本，全心全意为病人服务的思想，树立良好的医德医风和科学、严谨的工作作风，具有认真负责、严谨求实、一丝不苟的工作态度。由于病理检验工作在临床医疗实践中的特殊作用，要求病理检验技术人员必须具备以下的业务素质。

一、严肃认真的工作态度

病理诊断不同于临床检验科室发出的数据性报告，也不同于超声波、X 线、CT 及磁共振检查等作出的影像学诊断，病理诊断是检测医院临床诊治水平的"金标准"，是具有权威性的最终诊断，关系到临床治疗方案的选择和制订，关系到病人的生死存亡，所以病理检验工作责任重大，从标本进入病理科（室）到发出诊断报告书，要经历多个技术流程，在这些过程中的任何一个环节上出现差错，都可能会给病人造成严重的后果或无法挽回的损失。作为病理检验技术人员一定要具有高度的责任心、严肃认真的工作态度和牢固的法律、法规观念。

二、严谨求实的工作作风

实践证明，没有高质量的病理切片，就难以作出正确的病理诊断，甚至导致误诊、误治。在临床疑难病例的病理会诊中，往往不是因为病变不典型，而造成诊断困难，常常是由于病理制片质量较差，达不到诊断要求，难以进行满意的观察和分析，而造成诊断困难。因此，熟练掌握病理检验技术，严谨求实、精益求精地对待每一项技术操作，确保和不断提高切片质量是对病理检验技术工作者的基本要求，也是做好病理检验工作的前提和基础。

三、勇于创新的工作精神

由于病理检验技术具有涉及面广，应用仪器、设备较多，理论性、专业性和实践性强

15

的特点，所以学习和掌握病理检验技术，不仅需要有扎实的普通文化课和医学基础学科的理论知识，而且还需要对每一项技术都要在实际工作中进行较长时间的磨炼，才能真正掌握其技能和技巧。在学习和工作中不但要继承和发展传统的病理检验技术，还要勇于实践，积极探索，善于积累和总结，不断开展和创新病理检验的新技术、新方法，提高病理检验技术水平。近年来，病理学的发展越来越依赖于技术的进步和方法的改进、更新，病理检验技术人员不仅要掌握病理学技术的基本理论，具有娴熟的基本技能，还应具有不断跟踪、学习、掌握新技术、新方法的能力。所以，作为一名出色的病理检验技术人员，还应同时具备创新精神，有进行创造性劳动的能力，可以改进或改良现有的技术方法，甚至开发或建立新的技术方法，为病理学科的发展和临床病理检验工作作出更大的贡献。

 本章小结

　　本章主要从两个方面讲授了病理检验技术员的职责。一方面是病理检验技术员的六项常规工作，主要包括病理标本及病理报告的收发工作；协助病理标本的取材和尸体剖检工作；组织学切片和细胞学制片工作；病理资料的管理和检索工作；药品、物资、仪器设备的管理和维护工作；病理大体标本的收集和制作工作。另一方面是病理检验技术员应具备的职业道德。

 复习题

一、名词解释
病理检验技术员的职责、标本固定前的预处理

二、填空题
1. 病理检验技术员的常规工作有：_____、_____、_____、_____、_____、_____。

2. 病理送检申请单和标本的收检工作包括：_____、_____、_____、_____。

3. 病理检验技术员的职业道德包括：_____、_____、_____。

三、选择题
单项选择题

1. 病理检查申请单的作用是（　　　）
   A. 临床医生向病理医生传递病人的主要信息
   B. 临床医生向病理医生传递诊断意向
   C. 临床医生向病理医生提出某些特殊要求
   D. 为病理医生提供重要参考资料和依据
   E. 以上全部

2. 病理科有义务要求临床医生在送检标本时做到（　　　）
   A. 申请单内容的真实性和一致性
   B. 为了保护病人的隐私电话告诉病理医师病情，而不必写在申请单上

C. 为了安慰病人可以不在申请单上写癌或恶性肿瘤

D. 为了照顾贫困的病人,可以使用别人的医保卡

E. 为了科研留取部分标本

3. 临床医生在送检病理标本时应该做到( )

A. 申请单内容的真实性和一致性

B. 送检病变标本要具有代表性

C. 送检病变标本要具有可检性

D. 切除标本全部送检

E. 以上全部

4. 病理诊断报告书发送的要求是( )

A. 5 个工作日完成诊断工作

B. 因客观原因延迟报告时,应口头或书面告知医师或病人

C. 病理报告应该发到有关临床科室

D. 发送与接受病理报告的人员应该履行签字手续

E. 以上全部

5. 初检病理医师的重要工作职责是( )

A. 向临床医师了解病人的信息

B. 了解大体检查(巨检)的描述

C. 了解既往的病理学检查资料

D. 提出初诊意见,送主检病理医师复查

E. 全面仔细阅片

6. 病理科自接受送检至签发病理报告书的时间是( )

A. 3 个工作日   B. 4 个工作日

C. 5 个工作日   D. 6 个工作日

E. 7 个工作日

7. 住院病人的病理资料保存年限应是( )

A. 10 年   B. 15 年

C. 20 年   D. 25 年

E. 30 年

8. 送检标本自签发病理诊断报告之日后应该保存多长时间( )

A. 1 周   B. 2~4 周

C. 5 周   D. 8 周

E. 12 周

9. 门诊病人的病理资料保存年限应是( )

A. 5 年   B. 10 年

C. 15 年   D. 20 年

E. 30 年

四、简答题

1. 简述收验送检申请单时应注意的事项。

2. 简述什么情况下的送检申请单和标本不予以接收。

3. 简述病理申请单和标本应如何进行编号。

4. 简述良好的病理组织切片和细胞学涂片的特点。

5. 简述常见组织、器官（胃、肠、子宫、食管、肺、肾等）固定前的预处理。

第二章　病理科的基本设置、常用仪器设备与配置

学习目标

1. 掌握基本仪器设备及用途；细胞学制片仪器设备及用途；免疫组织化学常用仪器设备及用途；常用玻璃器具及用途；常用器械、工具及用途；常用染液及试剂；常规石蜡切片检查；冷冻切片检查；免疫组织化学检查；细胞学检查。
2. 熟悉病理科/室的布局和基本配置；病理科/室的人员配置；快速石蜡切片检查；特殊染色检查；尸体解剖检查。
3. 了解电子显微镜；超薄切片机；远程会诊系统；多聚酶链式反应（PCR）仪；特殊检查。

第一节　病理科/室的布局和基本配置

一、病理科/室的布局和基本配置

病理科/室的用房面积和布局应满足工作需要。根据工序和功能的不同，需设置多个病理工作室，相互协作以保证科室工作的正常运行。2009年国家卫生部《病理科建设与管理指南（试行）》要求：二级综合医院病理科至少应当设置标本检查室、常规技术室、病理诊断室、细胞学制片室和病理档案室；三级综合医院病理科还应当设置接诊工作室、标本存放室、快速冷冻切片病理检查与诊断室、免疫组织化学室和分子病理检测室等。其他医疗机构病理科应当具有与其病理诊断项目相适应的场所、设施等条件。

病理科/室的布局还应符合生物安全的要求，基于对工作人员和周围环境的切实保护，需明确划分出污染区、半污染区和清洁区，各区之间应有缓冲区。

（一）污染区

污染区的污染源主要包括送检标本中的病原体和各种有毒有害的化学试剂等。属于污染区的病理工作室需安装紫外线灯等消毒设备、空气净化通风设备和污水处理设备。

1. 标本接收室　接收核对送检的病理标本，并编号登记。

2. 标本检查室　对送检标本进行肉眼大体观察和取材。配备直排式专业取材台、大体标本摄影系统、冷热水、溅眼喷淋龙头、空调等。

3. 标本存放室 取材后剩余的标本应保存至病理报告发出后 2 周，以备复查及补充取材。标本存放室应配备标本储存柜等。

4. 快速冷冻切片室 用于手术中快速冷冻切片和 HE 染色。配备低温恒冷切片机和用于手工染色的各种染色缸，有条件的可以配备全自动组织切片染色机。

5. 细胞学制片室 配备振荡器、离心机和液基薄层制片机等。

6. 尸体解剖室 配备尸检台、大体照相设备、空调等。

（二）半污染区

半污染区的污染源主要指各种有毒有害的化学试剂。属于半污染区范畴的工作室需安装空气净化通风设备和污水处理设备。

1. 常规技术室 病理技术综合工作区。配备脱水机、石蜡包埋机、石蜡切片机、HE 染色工作台等。

2. 免疫组织化学室 配备手工染色工作台、孵育盒、高压锅等。有条件的病理科可配备全自动免疫组化染色机。

3. 分子病理检测室 配备生物安全柜、分光光度仪、多聚合酶链式反应（PCR）仪等。

（三）清洁区

清洁区不存在病原体和有害试剂。

1. 病理诊断室 配置显微镜、电脑、病理图文分析系统、打印机等。

2. 病理档案室 病理科应当加强对病理档案的保存和管理，其中病理切片、蜡块和阳性涂片保存期限为 15 年，阴性涂片保存期限为 1 年。病理档案室需配备申请单存放柜、蜡块存放橱及切片存放橱等。

3. 标本陈列室 配备分隔存放橱及标本陈列橱等。

4. 独立的淋浴间

二、病理科/室的人员配置

病理科的人员配备和岗位设置应满足完整病理诊断流程及支持保障的需要。其中医师按照每百张病床 1～2 人配备，承担教学和科研任务的医疗机构应适当增加。病理科技术人员和辅助人员按照与医师 1:1 的比例配备。病理科专业技术人员应当具有相应的专业学历，并取得相应专业技术职务任职资格。

1. 病理医师 负责病理标本的取材、病理诊断和出具报告等工作。

2. 病理技术人员 负责常规病理技术工作，包括常规切片、冷冻切片、细胞涂片的制作和染色。还参与特殊染色、免疫组织化学、原位杂交、聚合酶链式反应（PCR）、协助医师尸体剖检等技术工作。

3. 辅助人员 负责病理标本接收登记和病理检验报告的收发、档案的管理等工作。

第二节 病理科/室的常用仪器设备及用途

一、基本仪器设备及用途

（一）取材台

病理取材台用于对送检组织标本的肉眼检查和取材。配备照明装置、通风系统、供水排水系统及紫外线消毒装备等。有条件的病理科还配备大体标本摄影系统。

（二）包埋盒

包埋盒用于容纳取材后的组织块，便于标记病理号及进行后续的各种组织处理。目前病理科使用的包埋盒主要分为以下两种：

1. 铝制或铜质包埋框　根据工作量的需要，制作 L 形（直角形）的大小不同铝制或铜质包埋框，或制作活页式铜质包埋框，一次可包埋多个蜡块。

2. 通用一次性塑料包埋盒　在临床病理检验中通用塑料包埋盒的使用越来越广泛。取材前，先将塑料包埋盒在打号机上打印相应的病理号，每取材一块组织都放进有相应病理号的塑料包埋盒内，确保每个送检组织制成的组织蜡块上的号码与送检申请单上的病理号码相一致。如果不使用打号机，可用铅笔在塑料包埋盒上写上病理号，铅笔所写的号码也不会被甲醛、乙醇、二甲苯和丙酮等试剂脱色，但在浸蜡前容易被擦花或抹掉，应多加注意。

（三）脱水机

病理技术中通常所说的组织脱水是指取材后组织的补充固定、脱水、透明和浸蜡整个过程。脱水机可以自动完成整个脱水过程，常用的脱水机主要有以下两种：

1. 开放式组织脱水机　装备有多个试剂缸和蜡缸，其中试剂缸内加入相应的固定液、脱水试剂和透明试剂；蜡缸中加入切片石蜡，并调节相应的温度使石蜡保持在熔化状态。脱水时，组织按照设定的程序依次进入每个试剂缸和蜡缸中浸泡，从而达到组织脱水的目的。

2. 全自动封闭式脱水机　与开放式脱水机不同的是，全自动封闭式脱水机除配有多个试剂缸和蜡缸外，还设有一个组织处理缸。脱水过程中，待处理的组织放置于组织处理缸内，无须分别进入每个试剂缸和蜡缸中浸泡，而是试剂缸内的试剂或蜡缸内的石蜡会按照设定的程序分别注入组织处理缸中，浸泡达到时间后自动排出，脱水机始终处于封闭状态。封闭式脱水机具有脱水时间短、处理效果好、不受温度因素影响、有害试剂挥发少等优点。

不使用脱水机的病理室应配备多个带密封盖的试剂缸、蜡缸和烤箱等进行人工组织脱水处理。

（四）电热包埋器

电热包埋器用于室温较低时加热蜡液，防止包埋过程中蜡液过快凝固。可用电钨丝或灯泡自制电热包埋器。有条件可购置石蜡包埋机。

（五）石蜡包埋机

石蜡包埋机（图 2-1）用于组织的石蜡包埋。主要包括熔蜡系统和制冷系统，由熔蜡缸、包埋模加热槽、组织储存槽、加热工作台、冷冻工作台等部分组成。熔蜡系统可根据工作需要，校准自动操作装置的时间后，自动启动并熔蜡；制冷系统的冷台可促使熔蜡的凝固。

图 2-1　石蜡包埋机

（六）包埋镊

包埋镊主要用于包埋时组织块的镊取和切片时蜡片的镊取、展片。可选用大、中、小三种不同的弯头镊。有些型号的组织石蜡包埋机本身即配备恒温包埋镊。

（七）切片机

切片机是制作组织切片的主要仪器设备，可将各种组织切成薄片（厚度以 μm 计），以便染色和镜检。目前病理科常用的切片机包括石蜡切片机和冷冻切片机等。

1. 石蜡切片机 主要用于组织的常规石蜡切片制作。包括轮转式切片机、推拉式切片机、摆动式切片机和雪橇式切片机等多种机型，其中最常用的是轮转式切片机（图 2-2），该机型使用方便，切片速度快。石蜡切片机主要由机械传动结构系统、样本夹头、切片刀架、废片槽等部分组成。根据使用切片刀还是一次性刀片选择相应的刀架；样本夹头也有通用塑料包埋盒夹头和普通蜡块夹头两种对应配置。

2. 冷冻切片机 主要用于制作快速冷冻切片。冷冻切片机一般是由轮转式切片机或推拉式切片机加上制冷装置而成。过去常用的制冷装置有二氧化碳冷冻装置和半导体冷冻装置，随着制冷技术的发展和制冷设备的不断更新，目前临床病理室最常用的是恒冷箱冷冻切片机（图 2-3），其制冷原理与电冰箱相同，利用压缩机通过制冷剂循环制冷，能够使组织块快速冷冻变硬，以利于被切成薄片。

图 2-2 轮转式切片机

图 2-3 恒冷箱冷冻切片机

（八）磨刀机或磨刀石

切片刀经过多次切片后不再锋利或有缺口，需在磨刀机上用研磨砂（膏）进行磨刀，或使用优质磨刀石手工磨刀，使刀锋恢复锋利。使用一次性刀片的病理科则不需配制磨刀机。

（九）摊片烤片机

摊片烤片机（图 2-4）用于组织蜡片的展片、捞片及烤片。由恒温水浴装置和烤片装置构成，组织蜡块切片后在 42～45℃恒温水中展开，使蜡片平滑没有皱褶，完全展开后捞起贴附到载玻片上。然后放在烤片装

图 2-4 摊片烤片机

置（一般设定在 55℃ 左右）中把水分烤干并将组织蜡片中的石蜡熔化，使组织牢固贴在载玻片上。如无此设备可自制温水浴，用小功率电炉加热搪瓷碗内温水摊片；用恒温箱烤片。

（十）全自动组织切片染色机

全自动组织切片染色机可根据不同的需要进行石蜡切片、细胞涂片或冷冻切片的常规染色。在计算机控制下染色机可自动完成包括烤片、切片脱蜡、染色、流水冲洗、脱水和透明的整个染色过程，取出后即可进行下一步的封片。

不使用自动染色机的病理室应配备多个带密封盖的试剂缸、蜡缸和烤箱等进行人工组织脱水处理。

（十一）染色架

染色架作为染色过程中盛放载玻片的装置。载玻片垂直插入其中，能够有效避免玻片之间相互紧贴。常为铜制或不锈钢制，规格一般为 26～30 片装。自动组织切片染色机会配备其专用配套的染色架。

（十二）自动封片机

自动封片机可自动完成组织切片、细胞涂片等各种染色片的封片操作。能使用一般常用的各种封固剂，并可以选择湿性或干性两种封片模式。有些型号的封片机可以与染色机整合成一体化工作站，能自动完成从烤片到 HE 染色以及最后封片的全过程。

（十三）光学显微镜

在病理技术和诊断中，常用的显微镜主要有普通光学显微镜、多人共览显微镜、荧光显微镜、偏光显微镜和照相显微镜等。

1. 普通光学显微镜 用于观察经过各种染色的组织切片和细胞学制片。

2. 多人共览显微镜 用于多人同时观察同一切片，是带教学生和进行病理讨论常用的显微镜。多人共览显微镜是在普通显微镜的基础上，连接出多个目镜，使用主显微镜的操作者和其他目镜上的观察者在镜下可以同时看到相同的图像，并配备电子标记箭头，在镜下看到需要标示的部分可以直接将箭头移到这个区域。

3. 荧光显微镜 在特殊染色和免疫荧光组织化学技术中，用于观察被荧光染料染色的组织细胞或与荧光素标记抗体结合的抗原物质。

4. 偏光显微镜 在普通显微镜的基础上加装起偏镜和检偏镜等装置，使普通光改变为偏振光，能够观察具有双折光性的物质。

5. 照相显微镜 照相显微镜在显微镜上加装照相机和照相目镜，用于拍摄在显微镜下观察到的组织细胞图像。与显微镜配套的显微成像系统可将显微镜下观察到的组织细胞图像传送到计算机上进行编辑、打印、储存和制作病理学检查图文报告。

（十四）其他基本仪器设备

除上述仪器设备外，以下仪器物品也属于病理科应配备的基本仪器设备。

1. 恒温箱 主要用于熔蜡、浸蜡、烤片及溶液加热等。

2. 电冰箱 用以冷藏标本、蜡块、切片，保存抗体、染液、药品、试剂以及切片用冰等。

3. 电子天平及药匙 用于称量染料和试剂配制各种染液和溶液。

4. pH 试纸 用于配制各种染液和溶液时测定其 pH。

5. 定时钟 用于染色的时间控制。

6. 钻石笔或记号笔 主要用于组织切片或涂片的标号，防止错号。

7. 搪瓷杯 容量 500ml、1000ml，用于沉淀包埋蜡、熔蜡。

8. 电热炉及石棉网 用于染液的配制和载玻片、盖玻片的煮沸清洗。

二、细胞学制片仪器设备及用途

1. 普通离心机 细胞学涂片制作时，需将胸腔积液、腹水、胃液、脑脊液、尿液、血液及渗出物等液体送检样本加入离心管内，用离心机离心沉淀以富集有效成分。

2. 微型振动器 用于振荡离心管，将管底富集到的沉淀物振离管壁，并使沉淀物均匀散开，以便于进行下一步的涂片。

3. 自动细胞离心涂片机 离心时利用离心力将细胞均匀甩在载玻片上，可一并完成液体送检标本的离心及涂片。

4. 液基薄层自动细胞制片机 采用薄层细胞学检测技术（TCT）完成细胞涂片的自动制片过程。处理过的样本经过低速离心后可制成均匀单层的细胞薄片，能显著改善病理细胞学制片质量。不仅常用于宫颈/阴道脱落细胞学检查，还广泛应用于痰液、尿液、胸腹水、脑脊液、灌洗液及各种细针穿刺样本的细胞学制片。

三、免疫组织化学常用仪器设备及用途

1. 微波炉 用于抗原修复和固定。

2. 微量加样器 各种不同规格的加样器，用于试剂的稀释和滴加。

3. 微型振动器 用于滴加试剂后切片的震动，以加速分子的运动。

4. 恒温水浴箱或湿盒 用于滴加试剂后的孵育，以防止干燥，保证染色效果。

5. 自动免疫组化染色机 由计算机控制自动化完成从烤片开始到脱蜡、抗原修复、内源酶封闭、滴加抗体孵育、缓冲液冲洗、显色剂显色以及苏木精复染的整个免疫组化染色全过程（图2-5）。

图2-5 自动免疫组化染色机

四、常用玻璃器具及用途

1. 染色缸 根据实际需要选用大小不同的直立式或卧式带盖染色缸，使溶液不易挥发和便于观察溶液变化。5片装或10片装的立式小型染色缸常用于特殊染色或细胞学染色。

2. 标本瓶 有盖圆柱瓶，瓶盖外缘和瓶口内缘需有磨砂面，以防止液体挥发。瓶体大小以能放置染色架为合适，装盛组织脱水剂、透明剂及染液，用于组织和切片的脱水、透明和染色。

3. 培养皿 用于盛装蛋清甘油。

4. 酒精灯 用于染液配制或包埋过程中的加热。

5. 配制试剂用具 不同规格的量筒、量杯、烧杯、三角烧瓶、漏斗、吸管、滴管、滴瓶、试剂瓶、酒精比重计、蒸馏水瓶、玻璃棒及研钵等，所需数量可依据实际情况而定。

6. 载玻片 用于切片和涂片制作。依据需要可选用不同规格厚度、大小的载玻片。常

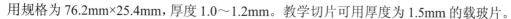

用规格为 76.2mm×25.4mm，厚度 1.0～1.2mm。教学切片可用厚度为 1.5mm 的载玻片。

7．盖玻片　应购置不同大小，如 18mm×18mm，20mm×20mm，22mm×22mm，24mm×24mm，24mm×32mm 等规格的盖玻片，依据组织块大小合理选择使用。

五、常用器械、工具及用途

1．标本巨检器械　解剖刀、手术刀、剖验刀、单面刀片、手术剪（尖头、圆头）、眼科镊和剪（弯、直）、有齿及无齿镊子、血管钳、卵圆钳、普通剪刀、不锈钢尺、钢锯、有盖搪瓷盘等。用于送检标本的剖检、取材。

2．尸体剖验器械　可购置尸解器械包或手术器械包。

3．五金工具　铁钳、板锉，电烙铁，锤子，大、中、小螺丝刀，活动扳手，电表及万用电表等，用于仪器的日常维修和大体标本的制作。

六、常用染液及试剂

（一）染液

病理切片染色最常用到的染液是苏木素（hematoxylin）和伊红（eosin）染液，使用这两种染液的染色方法简称 HE 染色法，是组织学和病理学最广泛应用的基本染色法，又称常规染色法。

1．苏木素染液　细胞核染色剂。苏木素本身并没有染色能力，经过氧化变成酸性染料苏木红，苏木红与媒染剂中的铝或铁结合形成带正电荷的蓝色色精，此时染液成碱性。细胞核内的 DNA 两条链的磷酸基向外，带负电荷，呈酸性，与带正电荷的苏木精碱性染料结合而被染成蓝色。苏木素染液配制方法很多，各有特点，最常用的是 Harris 苏木素液。

2．伊红染液　细胞质染色剂。伊红为酸性染料，在水中离解成带负电荷的阴离子，与细胞质中蛋白质的氨基正电荷相结合而染色，细胞质、红细胞、肌肉、结缔组织等可被伊红染成不同程度的红色或粉红色。

（二）盐酸乙醇分化液

0.5%～1% 盐酸乙醇主要用于苏木素染色后，可以脱去细胞核中过多结合的染料和细胞质中吸附的染料，从而保证细胞核和细胞质的染色分明、结构清晰，这个过程被称为染色的分化作用。

（三）固定剂

固定剂用于固定组织，使组织细胞形态及细胞内的物质尽量接近于生活时的状态。常用的固定剂有 10% 甲醛液、80%～95% 乙醇、中性缓冲甲醛液、乙醇 - 甲醛液（A-F 固定液）、Zenker 固定液等。其中中性缓冲甲醛液为病理标本的首选固定液。

（四）脱水剂

脱水剂可以将固定水洗后组织内的水分逐渐置换出来，以利于后续透明剂和石蜡或火棉胶的渗入。属于脱水剂的有乙醇、丙酮、异丙醇、正丁醇、叔丁醇等。其中乙醇为最常用的脱水剂。

（五）封固剂

封固剂主要用于染色后组织切片的封固。应根据染色剂与染色组织性质选用相应的封固剂。中性树胶为应用最广泛的封固剂；甘油明胶封固剂为脂肪染色的标准封固剂。

第三节 病理科/室的特殊仪器设备及用途

随着新技术的发展和病理检验的需要，为了对一些特殊病例进一步明确诊断，提高病理学诊断水平，病理科除配备能完成常规病理技术的基本仪器设备外，还需要配备一些特殊的仪器设备。

一、电子显微镜

电子显微镜用于细胞超微结构的观察。在临床病理诊断中主要应用在某些恶性肿瘤的分类和鉴别诊断、肾小球微小病变和各亚型肾小球肾炎以及某些肌病的诊断。按结构和用途可分为透射性电子显微镜和扫描式电子显微镜。

1. 透射性电子显微镜 常用于观察普通显微镜难以分辨的细胞超微结构，其特点是利用透过样品的电子束来成像。由于电镜电子束穿透力能力低，样品的厚度、密度等会影响到最后的成像质量，因此需要制备厚度在100nm以下的超薄切片。目前在临床病理诊断中，透射电镜主要用于辅助诊断肾小球和肌肉等疾病的病理学诊断。

2. 扫描式电子显微镜 主要用于观察组织细胞表面的形态结构。其电子束不穿过样品，仅以电子束尽量聚焦在样本表面的局部区域，然后一行行地扫描整个样本。在临床病理诊断中较少应用。

二、超薄切片机

超薄切片机用于制作供透射性电子显微镜观察的超薄切片。制作超薄切片的组织需要特殊固定和特殊的材料（如环氧树脂）包埋，常用的超薄切片厚度为50～70nm。

三、远程会诊系统

远程病理学会诊系统是一种远程医疗诊断系统，它通过现代通信技术进行病理医学信息的传输，实现远距离病理会诊、教学和科研等，形成一个集医学研究，诊断，信息共享的多媒体网络系统。通过此系统克服地域障碍，整合病理专家资源，实现远程专家会诊、远程教学等，减少疾病的诊断和治疗在时间上的延误，帮助边远地区的医疗单位解决病理诊断难的问题。

四、多聚酶链式反应（PCR）仪

多聚合酶链式反应（polymerase chain reaction, PCR）又称无细胞克隆技术，是在体外试管内对DNA特定序列进行高效快速扩增的一项技术，它可以成百万倍地特异性扩增目的DNA片段。具有特异、敏感、产率高、快速、简便、重复性好、易自动化等突出优点。根据DNA扩增的目的和检测的标准，可以将PCR仪分为普通PCR仪，梯度PCR仪，原位PCR仪，实时荧光定量PCR仪四类。

随着新仪器和新设备的不断开发和推广使用，各种自动化仪器设备逐步代替病理检验技术流程中的人工操作。开发和配置新仪器和新设备，其目的是为了提高工作效率和病理学诊断的水平，是实现病理检验室设置现代化的需要。

第四节 病理科目前应开展的基本检查项目

病理科是疾病诊断的重要科室，负责对取自人体的各种器官、组织、细胞、体液及分泌物等标本，通过大体和显微镜观察，运用各种病理技术进行分析，结合病人的临床资料，作出疾病的病理诊断。病理科目前应开展的基本检查项目包括：

一、常规石蜡切片检查

按操作规程制出合格的组织切片，完成临床常见病、多发病的病理诊断。根据标本的种类不同，常规制片应在取材后1～2个工作日内完成，内镜小的活检、穿刺等需连续切片不少于6片。病理诊断报告应在5个工作日内发出，疑难病例和特殊标本除外。

二、快速石蜡切片检查

属于手术中快速活体组织病理学检查之一。目前较普及的快速石蜡制片法为超声波快速处理仪石蜡切片法，主要应用于手术过程中，需在很短的时间内完成快速石蜡 -HE 染色切片的制作。接收手术标本后需要在 30 分钟内作出病理诊断，为确定手术的类型和范围提供依据或参考。

三、冷冻切片检查

属于手术中快速活体组织病理学检查之一。恒冷箱切片机制备冷冻切片是目前最适用的方法，手术中快速病理诊断报告需在 30 分钟内发出，为确定手术的类型和范围提供依据或参考。

四、特殊染色检查

特殊染色可以显示特定的组织结构或其他的特殊成分，是常规染色的必要补充，在病理诊断中起到辅助作用。依据临床病理诊断的需要，开展常用特殊染色检查。每种特殊染色，必须有科室的操作规范和技术规程。每一批次的特殊染色必须设阳性对照，可利用组织中的内对照。更换新的染色试剂后，必须使用染色阳性和阴性的组织进行验证。

五、免疫组织化学检查

免疫组织化学技术，简称免疫组化，可以在组织切片或细胞涂片上原位显示细胞中的抗原以及抗原的分布和含量，以了解相关抗原在组织和细胞中的变化。单纯的免疫组化染色结果不能作为最终诊断，必须由病理医师结合形态学综合判断。依据临床病理诊断的需要，开展常用免疫组化检查项目。每一批次的免疫组化染色必须设阳性对照，可利用组织中的内对照。更换抗体后，必须使用阳性和阴性组织进行有效性验证。

六、细胞学检查

细胞学检查依据细胞标本来源不同，包括脱落细胞学检查和针吸细胞学检查。脱落细胞学检查是利用生理或病理情况下，自然脱落下来的细胞标本作为检查对象，如痰、胸腹水、胃液、尿液、脑脊液、宫颈涂片等送检标本；针吸细胞学是利用细针穿刺，吸取病变部位的少量细胞标本作为检查对象，如淋巴结、甲状腺、乳腺肿块穿刺以及经皮穿刺等送检标本。病理科自接收送检标本至签发细胞病理学诊断报告书的时间，一般情况下为1～2个工作日，疑难病例和特殊标本除外。

七、尸体解剖检查

与临床医师密切配合，开展新生儿尸检和成人尸检。尸检病理学诊断报告书在50个工作日内发出，可提供死者所患的主要疾病和死因，难以作出明确结论时，可仅提交病变描述性尸检报告。

八、特殊检查

除上述的检查项目外，病理科还开展如肿瘤药物敏感性检测、肿瘤易感基因检测、荧光原位杂交（FISH）检测、远程病理会诊等特殊检查项目。

本章小结

通过本章的学习，熟悉病理科的布局、工作程序，掌握病理科常用设备仪器的名称及作用，了解病理科日常开展的各种检查项目，提高对病理科工作重要性的认识。

（陈海燕）

复习题

一、解释概念

伊红染液、细针细胞学检查、显微成像系统、多聚合酶链式反应（PCR）

二、填空题

1. 病理科的布局需符合生物安全的要求，为了切实保护工作人员和周围环境，需明确划分出_____、_____和_____，各区之间有缓冲区。

2. 苏木素染液的配方有很多，各有特点，其中最常用的配方是_____。

3. 石蜡包埋机用于组织的石蜡包埋。主要包括_____和_____两套系统，其中_____可根据工作需要，校准自动操作装置的时间后，自动启动加热熔蜡；_____可促使熔蜡的凝固。

4. 用于苏木素染色后，起分化作用的试剂是_____。

5. 目前临床病理室最常用的冷冻切片机是_____，其制冷原理是利用_____。

6. 能够满足多人镜下同时观察同一切片，常用于带教学生和进行病理讨论的显微镜是_____。

三、选择题

1. 下列病理科工作室，不能被划分到污染区的是（　　　）

    A. 病理取材室   B. 细胞学制片室

    C. 冷冻切片室   D. 病理诊断室

    E. 尸体解剖室

2. 不属于医院病理科特殊设备的是（　　　）

    A. 超薄切片机   B. PCR 仪

    C. 病理远程会诊系统   D. 摊片烤片机

    E. 电子显微镜

3. 二级综合医院病理科必须设置的科室不包括以下哪一个（　　　）

    A. 病理档案室   B. 细胞学制片室

    C. 常规技术室   D. 分子病理检测室

    E. 病理诊断室

4. 常规石蜡组织切片的厚薄用（　　　）表示

    A. 纳米   B. 微米

    C. 厘米   D. 分米

    E. 米

5. 苏木素染液将细胞核染成蓝色是由于（　　　）

    A. 细胞核内的 DNA 两条链的磷酸基向外，带正电荷，呈酸性，与带负电荷的苏木精碱性染料结合而被染色

    B. 细胞核内的 DNA 两条链的磷酸基向外. 带负电荷，呈碱性，与带正电荷的苏木精酸性染料结合而被染色

    C. 细胞核内的 DNA 两条链的磷酸基向内. 带负电荷，呈酸性，与带正电荷的苏木精碱性染料结合而被染色

    D. 细胞核内的 DNA 两条链的磷酸基向外，带正电荷，呈碱性，与带负电荷的苏木精酸性染料结合而被染色

    E. 细胞核内的 DNA 两条链的磷酸基向外，带负电荷，呈酸性，与带正电荷的苏木精碱性染料结合而被染色

6. 最常用的脱水剂是（　　　）

    A. 乙醇   B. 丙酮

    C. 异丙醇   D. 盐酸

    E. 甲醛

7. 不属于常用盖玻片规格的是（　　　）

    A. 18mm×18mm   B. 20mm×20mm

    C. 22mm×22mm   D. 24mm×24mm

    E. 26mm×26mm

8. 下列哪种溶液被推荐为病理标本固定的首选液（　　　）

    A. 10% 甲醛液   B. 80%～95% 乙醇

    C. 中性缓冲甲醛液   D. 乙醇 - 甲醛液（A-F 固定液）

    E. Zenker 固定液

四、简答题

1. 简述病理科应配置的基本仪器设备及其主要用途。

2. 病理科应开展的基本检查项目包括哪些？

3. 简述免疫组织化学常用仪器设备及主要用途。

第三章　病理常用玻璃器具的洗涤与处理

学习目标

1. 掌握清洁液的配制方法；清洁液的使用注意事项；新购置的载玻片的处理方法；使用后的载玻片的处理方法；新购置的盖玻片的处理方法；使用后的盖玻片的处理方法。
2. 熟悉清洁液的种类；新购置的玻璃器皿的处理方法；使用后的玻璃器皿的处理方法。

第一节　清洁液（洗液）的种类及配制

一、清洁液的种类

通常用的清洁液是重铬酸钾的硫酸溶液，其成分是重铬酸钾、浓硫酸和蒸馏水。重铬酸钾与硫酸作用后形成不稳定的铬酸而进一步生成铬酐，铬酐和浓硫酸中的三氧化硫均具有氧化作用。清洁液去污作用强，实验室常用之清洁各种玻璃器皿。

可依据需要选用不同浓度的清洁液配方：

1. 重铬酸钾 300g，浓硫酸 300ml，蒸馏水 3000ml。
2. 重铬酸钾 80g，浓硫酸 120ml，蒸馏水 1000ml。
3. 重铬酸钾 100g，浓硫酸 250ml，蒸馏水 750ml。

二、清洁液的配制方法

在配制清洁液时需严格按照操作流程进行，注意安全，必要时穿戴好耐酸手套、耐酸围裙、防护镜等，做好防护措施。

1. 为了使重铬酸钾更易溶解，配制前需用研钵将其研细。研磨过程中扬起的重铬酸钾粉末有害健康，需在通风柜中进行操作，并戴好防护口罩。

2. 配制清洁液需使用可耐受高温的玻璃或搪瓷容器。首先向大烧杯中加入蒸馏水，垫石棉网将水稍微加热，倒入重铬酸钾粉末，用玻璃棒搅动使之充分溶解后，冷却至室温。

3. 沿着烧杯壁或玻璃棒向重铬酸钾溶液中缓慢加入浓硫酸，边加边用玻璃棒搅拌均匀。切不可将重铬酸钾溶液直接倾倒入浓硫酸内，以致发生爆沸，导致烧伤。当加入浓硫酸时，会产生高热，滴加搅匀需谨慎操作，注意不要让液体溅出或玻璃器皿爆碎。

4. 配好的清洁液应冷却至室温，再小心的转移到盛放容器中，加盖封口保存。

三、清洁液的使用注意事项

1. 清洁液中的硫酸具有强腐蚀作用，玻璃器皿不宜浸泡时间太长，应按时将器皿取出冲洗。

2. 清洁液仅限用于洗涤玻璃和瓷质器皿，不适用于金属和塑料等器皿。

3. 清洁液中的铬能被玻璃吸附，所以不适于洗涤微量玻璃仪器，以避免造成分析误差。

4. 清洁液遇到乙醇会猛烈反应以致着火，所以应避免与乙醇接触。

5. 玻璃器皿投入前应保持干燥，以免清洁液被水稀释而降低其效力。

6. 含大量有机物的器皿应先用水冲洗，并以刷子蘸取肥皂液擦拭，再用自来水反复冲净，在投入清洁液前尽量将有机物去除。否则会因为有机物过多，而加快清洁液的失效。

7. 将玻璃器皿浸泡入清洁液时，应使其周壁全部浸没在液体中。操作时小心勿将液体溅出。万一不慎溅到皮肤或衣物上应立即用大量清水冲洗。

8. 盛放清洁液的容器应始终加盖保存，在使用过程中尽量避免长时间敞口放置，否则容易吸水、氧化导致清洁液过快失效。

9. 新配制的清洁液呈红褐色，可反复多次使用，当其逐渐变为墨绿色时说明已失效，不能继续使用，需重新配制。

10. 清洁液失效后不能直接倒入下水道，为避免造成环境污染，首先在废液中加入硫酸亚铁，使残留有毒的六价铬还原成无毒的三价铬，再加入废碱液或石灰使三价铬转化 $Cr(OH)_3$ 沉淀，最后埋于地下。

第二节　玻璃器皿的处理方法

一、新购置的玻璃器皿的处理方法

（一）洗涤方法

新购置的玻璃器皿表面常附着有游离的碱性物质，使用前需洗涤干净。

1. 先用毛刷或海绵沾上肥皂、洗衣粉或去污粉等洗涤剂浸泡洗刷玻璃器皿。

2. 再用自来水彻底冲洗至无泡沫。

3. 放入 1%～2% 盐酸水溶液中浸泡数小时（以中和残余的碱性物质）。

4. 取出后用自来水冲洗干净，再用蒸馏水洗 2～3 次。

（二）干燥方法

玻璃器皿内壁上附着的水均匀地形成水膜，既不凝聚成滴也不成股流下，表示已经清洗干净。洗净后的玻璃器皿不能用纸或抹布擦干，以免将污物或纤维留在器壁上而污染器皿。可以依据不同的条件选用不同的干燥方法。

1. 晾干　不急用的玻璃器皿均可用此法干燥。洗净后需放在清洁环境处倒置，防止落入灰尘。常将器皿放置在安有斜木钉的架子上或带有透气孔的玻璃柜内，使其自然晾干水分。

2. 烘干　洗净的玻璃器皿控去过多水分后，放在温箱中烘烤以缩短其干燥时间。也可放在红外灯干燥箱中烘干。此法适用于一般的玻璃器皿。

3. 吹干　急用的玻璃器皿也可用电吹风吹干。

二、使用后的玻璃器皿的处理方法

每次使用后的玻璃器皿都必须及时彻底清洗干净，以供下次使用，尤其是特殊染色、免疫组化，其器皿清洁要求更加严格，方法如下：

1. 先用自来水冲洗，把残余药液或染液洗去。
2. 然后用毛刷蘸取洗衣粉擦洗干净。
3. 自来水反复冲洗干净后自然晾干。
4. 把晾干的器皿轻轻放入清洁液内浸泡24小时。
5. 取出器皿，用自来水彻底冲洗干净，再用蒸馏水冲洗2～3次。
6. 把器皿倒置于有孔架上自然晾干或温箱中烤干，备用。

第三节　载玻片的处理方法

一、新购置的载玻片的处理方法

高质量的免洗载玻片，加工过程中已经过相应的处理，购买后可直接使用。对不洁净载玻片的处理方法常用的有以下两种：

（一）清洁液浸泡法

1. 将待洗的载玻片逐片投入清洁液中浸泡过夜（5～12小时）。
2. 用长柄镊子将载玻片取出，充分流水冲洗，将残留在玻片上的清洁液清洗干净，再用蒸馏水清洗2～3次。
3. 在95%乙醇中浸泡片刻（浸泡95%乙醇不仅可去除玻片上的水膜，避免干燥后表面留下水渍影响玻片的清晰度和折光度；还因乙醇具有易挥发的特点，能够缩短玻片干燥的时间）。
4. 取出载玻片，用洁净绸布擦干或放在37℃温箱中烘干，边角整齐的放入载玻片盒中，存放于37℃温箱内备用（注意：在浸泡、冲洗、烘干过程中，将载玻片保持散开状态，避免互相紧贴影响清洗效果）。

（二）洗衣液煮沸法

1. 将待洗的载玻片逐片放入1%的洗衣粉水溶液中加热煮沸5～20分钟。（煮沸过程中洗液必须完全淹没玻片，若露出液面与空气接触会在玻片上产生雾状斑痕。）
2. 待冷却后用自来水充分冲洗，蒸馏水冲洗2～3次，放入95%乙醇中浸泡片刻。
3. 取出干燥后整理入盒存放，备用。

二、使用后的载玻片的处理方法

为了节约资源，可回收使用过的载玻片，不需要保留的使用后的载玻片经过处理后可以重新使用。处理方法：

1. 将使用后的载玻片放在酒精灯上加热，待盖玻片下的树胶熔化后，将盖玻片剥落浸入二甲苯中，使树胶完全溶解，以便清洗。
2. 使用后的载玻片的洗涤方法与新购置的载玻片基本相同，但用洗衣粉水溶液煮沸的时间应延长至 30 分钟左右,使载玻片上的染料等残留物自行收缩脱落或溶解,再用毛刷经自来水充分刷洗,以完全清除残留物质。对有划痕、毛光、钙化变白的载玻片需剔除,废弃不用。

第四节　盖玻片的处理方法

一、新购置的盖玻片的处理方法

1. 将盖玻片逐片投入清洁液中,浸泡 1～2 小时左右(由于盖玻片小、薄且易碎,不宜浸泡时间过长,否则过度腐蚀会使其变得更薄脆而增加损耗)。

2. 捞出盖玻片,经流水将残留其上的清洁液反复冲洗干净,再用蒸馏水冲洗 2～3 次(蒸馏水可清洗掉自来水中含有的细小杂质,以免影响显微镜下的切片观察)。

3. 然后投入 95% 乙醇中浸泡数分钟,再转入无水乙醇中浸泡,使用前用洁净绸布擦干或在温箱中烤干备用。

二、使用后的盖玻片的处理方法

使用后的盖玻片由于经高温烘烤后,质脆易碎,需谨慎洗涤。洗涤方法如下:

1. 将盖玻片逐片置入预先配好的 1% 洗衣粉液中,煮沸 1 分钟,离火,待沸腾水泡平下后,再行煮沸,反复 2～3 次即可(煮沸时间不宜过长,否则会使玻片发生钙化现象而变白)。

2. 取出后用温水浸泡降温,再用自来水充分冲洗,投入 95% 乙醇中浸洗一下,再入无水乙醇浸泡,使用前用洁净绸布擦干或在温箱中烤干备用。

📖 本章小结

　　通过本章的学习,将理论指导与实际操作相结合,掌握病理常用玻璃器皿、载玻片、盖玻片的洗涤与处理的操作流程及技巧。

（陈海燕）

 复习题

一、填空题

1. 清洗盖玻片时,在清洁液中浸泡的时间不宜过长是因为_____。

2. 新配制的清洁液呈_____色,可反复多次使用,当其逐渐变为_____色时说明已失效,不能继续使用,需重新配制。

3. 使用清洁液时应小心操作勿将液体溅出,一旦不慎溅到皮肤上应立即采取的措施是_____。

4. 使用后的载玻片的洗涤方法与新购置载玻片基本相同,其不同在于_____,直至使载玻片上的染料等残留物自行收缩脱落或溶解。

二、选择题
单项选择题

1. 新购置的玻璃器皿需在 1%～2% 盐酸溶液中浸泡清洗,是因为器皿表面残留（　　　）

A. 尘埃   B. 沙粒

C. 游离碱   D. 微生物

E. 脱模剂

2. 玻璃器皿清洗干净的标志是（ ）

A. 透明

B. 肉眼看不到赃物

C. 内壁上的水凝结成水珠

D. 内壁上的水成股流下

E. 内壁上附着的水均匀地形成水膜

3. 洗净后的玻璃器皿，下列干燥方法哪一项是不正确的（ ）

A. 倒置在带有透气孔的玻璃柜内晾干

B. 用纸或抹布擦干

C. 温箱中烘干

D. 电吹风吹干

E. 红外灯干燥箱中烘干

4. 新购买盖玻片的处理步骤不包括以下哪一项（ ）

A. 清洁液中浸泡1~2小时左右

B. 95%乙醇中浸泡数分钟

C. 无水乙醇中浸泡

D. 蒸馏水冲洗2~3次

E. 1%的洗衣粉液中煮沸20分钟

三、简答题

1. 简述清洁液的配制方法及其使用注意事项。

2. 使用后的盖玻片想回收再利用需要经过哪些处理？

3. 如何处理新购置的载玻片？

第四章 病理组织制片技术

学习目标

1. 掌握制片的种类；石蜡和冷冻切片的制作程序；组织固定的常用方法及注意事项；组织脱钙的种类、方法及应用；组织的脱水、透明、浸蜡、包埋；常规石蜡和冷冻切片的制作。
2. 熟悉常用固定剂的性质、作用及种类；脱钙后的处理；切片机具的使用、注意事项及维护；快速石蜡切片的制作。
3. 了解组织固定的目的和意义；组织的洗涤；火棉胶切片的制作。

第一节 概 述

病理组织制片技术即病理常规制片技术，是指通过肉眼观察组织或器官的形态变化，将其经过一系列的处理制作成组织切片，借助显微镜观察形态结构上的细微变化，对疾病作出病理学诊断的技术。

病理组织制片技术一般包括以下基本技术流程：固定、取材、洗涤和脱水、透明、浸蜡、包埋、切片、摊片和烤片、染色、封片等。这些技术流程互相关联，互相影响，技术处理是否得当直接影响组织制片技术的质量，而组织制片质量是病理医师在显微镜下作出正确病理诊断的基础。因此，在进行病理组织制片技术操作中，一定要严格遵守操作规程，严肃认真地对待每一项技术流程，确保切片质量。

一、制片的种类

病理组织制片技术的应用从 1665 年由 Hooke 发现细胞开始，已有 300 多年的历史，应用临床也有 100 多年的历史。最早应用的只是冷冻切片，随后又利用石蜡包埋组织，制成石蜡切片，成为目前应用最广泛的切片技术。后来又出现了明胶切片、火棉胶切片、树脂包埋切片等。

（一）组织切片技术

大部分组织必须依靠切片机将组织切成薄片，并进行染色，才能显微镜下观察。在将组织切成薄片前，必须设法使组织内部渗入足够的支持物，使组织保持一定硬度，然后使用切片机进行切片。渗入到组织中的支持物有多种，如石蜡、明胶、火棉胶、树脂、碳蜡、塑料等。由于支持物不同，包埋方法不同，组织切片方法也不相同。常用的有以下几种。

35

1. 石蜡切片技术 是将组织经过固定、脱水、浸蜡等操作处理，使石蜡浸入组织中，包埋形成蜡块，再用切片机将蜡块切成适宜厚度薄片的技术。是目前临床、科研最为广泛应用的切片技术。

2. 冷冻切片技术 是一种在低温条件下，快速冷冻组织进行切片的方法。冷冻切片技术不经过固定、脱水、透明、浸蜡、包埋等操作过程，极大缩短了制片的时间，是最为简便快捷的制片技术。冷冻切片技术的应用，对临床手术病人的术中快速病理诊断具有非常重要的作用。另外，在某些科研工作中也有相应的应用。

3. 火棉胶切片技术 是将组织按常规方法固定、脱水，即刻将组织移入火棉胶中，浓度经过逐步增加，形成火棉胶块，再入三氯甲烷中硬化，进而切成厚度适宜的切片技术。适用于大块组织或较坚硬的组织的制片。火棉胶切片技术可避免纤维和肌肉组织的过度硬化，减少纤维组织的收缩和扭转，有利于保持组织原有的结构和形态的完整性。但其制作需要时间较长，切片较厚，操作复杂，价格也较昂贵。

4. 树脂包埋切片技术 适用于不脱钙骨髓活检组织、肝和肾活检组织以及淋巴结组织检查等，可观察细胞的微细结构。树脂选用亲水性甲基丙烯酸 -2- 羟基乙基酯，组织不需要脱水，对细胞形态影响较轻，聚合后较硬，适合作薄切片，但组织块应较小。

5. 碳蜡切片技术 碳蜡，即聚乙烯二醇，为水溶性蜡。根据分子量的不同，碳蜡可有400、800、1000、1500、4000 等多种，常用于组织包埋的熔点分别是 38℃和 52℃左右的 1500和 4000 两种。常温下是固体石蜡状，加温后熔化为液体。组织经固定水洗后，可直接浸蜡包埋。切片方法与普通石蜡切片相同。优点是操作程序少，节省时间。组织不经有机溶剂，对抗原、脂肪和类脂的保存较好，组织结构清晰，而且切下的蜡片漂在水面上可自然展平，制片较为容易。但由于碳蜡吸水性强，展片和蜡片较难保存。

6. 塑料包埋切片技术 是将组织标本包埋在坚固的塑料聚合体（有机玻璃）中制作切片。常用的包埋材料有甲基丙烯酸乙二醇和环氧树脂类，甲基丙烯酸乙二醇主要用于骨髓活检，有助于对造血细胞的识别。塑料包埋制作切片时，不必脱去作为包埋介质的塑料，便可直接进行各种染色。用塑料包埋切片能制备高质量的组织切片，与石蜡切片相比，具有细胞收缩小、结构清晰、分辨力高等优点，但由于操作复杂，费时又费力，故除骨髓等有特殊要求的切片外，很少会有人使用此方法。

（二）组织非切片技术

组织非切片技术是指不用切片机，不经过切片步骤而制成组织切片的方法。根据材料性质的不同，有不同的处理方法。包括整体封藏法、涂片法、压片法、磨片法、铺片法、组织直接印片法，这些方法操作简便快捷，可根据材料制片的需要进行选择使用。整体封藏法主要用于生物学对小生物（如蚊虫等）的整体制片；涂片法广泛用于血细胞、组织器官穿刺物及脱落细胞的检查；压片法主要用于对寄生虫或幼虫包囊的检查；磨片法主要用于不脱钙牙和骨组织的制片，观察组织的一般结构；铺片法主要用于疏松结缔组织、肠系膜等软组织的制片；组织直接印片法是采用新鲜送检的病变组织，用载玻片轻轻接触病变切面，即可把细胞印在玻片上，染色后观察，可作为快速病理诊断的辅助方法之一。

二、石蜡和冷冻切片的制作程序

（一）石蜡切片的制作程序

石蜡切片的制备过程包括固定、取材、洗涤和脱水、透明、浸蜡、包埋、切片、贴片与拷片、脱蜡、染色、封片等步骤。一般的组织从固定到封片制成切片需要数日,切片可以长期保存使用。

1. 标本预处理及固定　根据送检标本的不同,采用了不同的预处理。用适当的固定液浸泡新鲜标本,迅速凝固或沉淀细胞和组织中的某些物质、终止细胞的一切代谢过程、防止细胞自溶或组织变化、使组织硬化,尽可能保持其活体时的形态结构。固定能使组织硬化,有利于切片的进行,而且也有媒浸作用,有利于组织着色。应根据所需要显示的内容来选择适宜的固定液。固定液的用量通常为标本的4~5倍,固定时间则根据标本的大小、松密程度以及固定液的穿透能力而定,固定时间从1小时至数天,通常为数小时至24小时。

2. 取材　组织取材是制作切片的一个重要环节之一。根据教学、科研及临床病理检验的具体要求取自人体(外科手术切除标本、活检标本、尸检标本)或动物体,取材者需要掌握解剖学、组织学、病理学的基本理论知识,还要掌握实际操作技术。每个组织器官的取材都有一定的部位和方法,不能任意切取组织作为制片材料。根据要求选取病变处、病变与正常组织交界处进行取材,尽量避免选取病变坏死区。组织块大小应为(1~2)cm×1cm×(0.3~0.5)cm。标本必须新鲜,最好于离体后2小时内固定,搁置时间过久蛋白质分解变性,导致细胞自溶及细菌滋生,而不能反映组织活体时的形态结构。

3. 洗涤与脱水　洗涤是为了除去固定后组织内沉淀的固定液结晶。如洗涤不彻底或未洗涤,组织内的结晶会影响后期的染色效果。洗涤的方法多数用流水冲洗。

固定后或洗涤后的组织内充满水分,若不除去水分则无法进行透明、浸蜡与包埋处理,原因在于透明剂多数是苯类,苯类和石蜡均不能与水相融合,水分不能脱尽,苯类无法浸入。酒精为常用脱水剂。为了减少组织块的急剧收缩,应使用从低浓度到高浓度递增的顺序进行,通常从30%或50%乙醇开始,经70%、85%、95%直至无水乙醇,每梯度时间为1至数小时。

4. 透明　无水乙醇不能与石蜡相溶,还需用能与乙醇和石蜡相溶的媒浸液,替换出组织内的乙醇。组织块在这类媒浸液中浸泡,呈现透明状态,此液即称透明剂,透明剂浸泡过程称透明。常用的透明剂有二甲苯、苯、三氯甲烷、正丁醇等,各种透明剂均是石蜡的溶剂。通常组织先经无水乙醇和透明剂各半的混合液浸泡1~2小时,再转入纯透明剂中浸泡。透明剂的浸泡时间则要根据组织块大小及囊性或实质性器官而定。

5. 浸蜡与包埋　通常先把组织块放在熔化的石蜡和二甲苯等量混合液浸泡1~2小时,再先后移入2个熔化的石蜡液中浸泡3小时左右。浸蜡应在高于石蜡熔点3℃左右的温箱中进行,以利于石蜡浸入组织内。选好包埋面,将浸蜡后的组织块放在装有蜡液的包埋框或蜡模中,摆好组织块位置,并用镊子轻压至底部(将一次性包埋盒放在蜡模上)待蜡液自动或冷台冷却后,即可放入冷水或冰箱中冷却,做成含有组织块的蜡块。如果包埋的组织块数量多,应进行编号,以免差错。石蜡熔化后应在蜡箱内过滤后使用,以免因含杂质而影响切片质量,且可能损伤切片刀。通常石蜡采用熔点为56~58℃或60~62℃两种,可根据季节及操作环境温度来选用。

6. 切片　包埋好的蜡块用刀片修整后,夹在轮转式切片机的蜡块钳内,使蜡块切面与切片刀刃平行,旋紧。切片刀的锐利与否、蜡块硬度是否适当都直接影响切片质量,可用热水或冷水等方法适当改变蜡块硬度以利于将组织块切成薄片。通常切片厚度为3~5μm。

7. 贴片与烤片　用黏附剂将展平的蜡片牢附于载玻片上,以免在以后的脱蜡、水化及染色等步骤中两者滑脱开(即脱片)。常用黏附剂是蛋白甘油。首先在洁净的载玻片上涂抹薄层蛋白甘油，再将一定长度蜡带（连续切片）或单个蜡片的光滑面朝下置于温水（42℃左右）中，并用镊子帮助展平后，选择完整、无刀痕、厚薄均匀的蜡片，黏附于载玻片一端的中外 1/3 交界处。将载玻片放入 45～58℃温箱中烤片，也可放在 37℃ 温箱中干燥，但需适当延长烤片时间。

8. 切片脱蜡及水化　干燥后的切片需脱蜡及水化才能在水溶性染液中进行染色。用二甲苯脱蜡，再经高浓度到低浓度乙醇至蒸馏水（水化）。如果染料为醇溶性的，则将切片移至与醇溶性染液的乙醇浓度相近似时，即可染色。

9. 染色　染色的目的是使细胞组织内的不同结构，呈现不同的颜色，以便于观察。未经染色的细胞组织其折光率相似，不易辨认。经染色可显示细胞内不同的细胞器、内含物及不同类型的细胞组织。染色剂种类繁多，应根据观察要求及研究内容采用不同的染色剂及染色方法，还要注意选用适宜的固定剂，才能取得满意的结果。

10. 切片脱水、透明和封片　染色后的切片尚不能在显微镜下观察，需经梯度乙醇脱水（乙醇梯度由低浓度到高浓度），在 95% 及无水乙醇中的时间可适当加长，以保证脱水彻底；如染液为乙醇配制，则应缩短在乙醇中的时间，以免脱色。二甲苯透明后，迅速擦去组织块周围多余的液体，滴加适量（1～2 滴）中性树胶，再将洁净盖玻片倾斜放下，以免出现气泡，封片后即制成永久性组织切片，在光镜下可长期反复观察。掌握各种染色方法、切片厚度、适宜的染色时间，才能达到较好的染色效果。

（二）冷冻切片的制作程序

冷冻切片是一种在低温条件下使组织快速冷却到一定硬度，然后进行切片的方法。因其制作过程较石蜡切片制作简便、快捷，而应用广泛。冷冻切片制作过程中不需要对组织固定、脱水、透明、包埋等手续，避免组织细胞中可溶性物质的分解，并能较好保存细胞的原有形态，因而较适合于脂肪、神经组织和一些组织化学的制片，并作为快速切片方法已广泛应用于临床病理诊断。

1. 取材　选取新鲜标本，离体后立即取材（最好 2 小时内），防止组织细胞发生自溶性变化。

2. 速冻　为了较好地保存细胞内的各种成分，或满足临床快速诊断的需要，一般在取材后要求立刻对组织块进行速冻，使组织温度骤降，以缩短时间，减少冰晶的形成。冷冻切片法是实验室最常用的速冻切片方法。

3. 包埋　样品托上涂一层包埋胶，将速冻组织置其上，若时间允许可将载有速冻组织的样品托放入 4℃冰箱，预冷 5～10 分钟，让包埋胶浸透组织。然后取出样品托置于速冻架，进行速冻约 10 分钟。

4. 切片和贴片　恒温冷冻切片机为较理想的冷冻切片机，其基本结构是将切片机置于低温密闭室内，故切片时不受外界温度和环境影响，可连续切薄片至 5～8μm。切片时，低温室内温度以 -20～-30℃为宜，温度过低组织易破碎。抗卷板的位置及角度要适当，载玻片附贴组织片时，切勿上下移动。

5. 固定　切好后室温下放置片刻，入固定液中固定 2～5 分钟。

6. 染色　冷冻切片附贴于载玻片后，立即进行快速 HE 染色（可在酒精灯上加热进行，以缩短染色时间）。

不同组织切片的目的各不相同，所以制片的方法和程序也不完全相同，操作时可根据组织特点和工作实际需要适当增加或减少某个步骤，仍可获得理想的结果。但对于初学者必须掌握切片制作的基本程序,以便在今后工作中尽快掌握切片技术。现将组织切片制作程序总结如图4-1。

图 4-1 组织切片制作程序示意图

第二节 组织的固定

固定是指将临床送检的组织、尸体解剖组织和实验动物组织浸入适宜的化学试剂,或通过某些方法,使细胞内的物质尽可能保持在其生活状态时的形态结构和位置的过程。所用化学试剂称为固定剂或固定液。

在组织病理学中,不管是组织切片,还是电镜标本乃至大体标本的保存,都必须进行及时的、适当的、有效的固定。组织只有经过固定,才能完成随后的一系列程序,直至切片的最后完成。除冷冻切片可不经固定直接切片外,固定是制作其他组织切片不可缺少的步骤,良好的固定是制成优质组织切片的基础,也是特殊染色、组织化学、免疫组织化学和组织原位分子杂交等技术赖以成功的基础。

一、组织固定的目的和意义

(一)组织固定的目的

1. 能防止细菌的腐蚀。细菌无处不存在,它们随时都可污染腐蚀未经处理的组织。固定液可以固定任何蛋白质,凡有生命的生物体都由蛋白质组成,蛋白质被固定,生命就停止,细菌也就失去了活力。

2. 破坏溶酶体酶,防止细胞自溶。组织离体后,失去氧的供应,细胞死亡,溶酶体膜破坏,并释放出溶酶体酶,将细胞溶解,称为自溶。固定可立即杀死细胞,并将溶酶体膜性结构及溶酶体酶固定,阻止自溶发生。

3. 保存细胞固有的物质,凝固或沉淀细胞内物质,使细胞或组织基本上保持与原有的生活状态一样。细胞的固有物质,即细胞核、内质网、线粒体、高尔基体、溶酶体、过氧体、细胞骨架、组织液、抗原、糖原等。这些物质如果不将其及时固定,是很容易丧失的,尤其是溶酶体,很容易受到破坏。

4. 使组织硬化,便于制片。刚离体的组织,除了骨组织以外,都是柔软的组织,尤其是胃肠道的组织,如果在没有固定时就取材,效果比较差,不是取材不规整,就是厚薄不均,黏膜和肌层很容易分开,因此,要获得规整标致的组织块,就必须将标本彻底固定,再行取材。

5. 某些具有传染性的标本,能防止疾病的扩散。病理标本种类繁多,成分复杂,具有传染性的病种也不少,如结核、肝炎、麻风、性病等。对于此类标本,应进行彻底的固定后,再行取材。

6. 可增强染色的作用。组织经过及时的固定,切片可呈现鲜艳的染色效果,而如果未经及时固定的组织,切片观察时细胞核核染色不清楚,呈淡灰色。

7. 改变细胞折光率,利于观察。固定可使不同的细胞或细胞内各种物质对染料的亲和力不同,并产生不同的折光率,便于显微镜下观察。

(二)组织固定的意义

凡需进行病理检验的各种组织均需要固定。因为细胞死亡后,如不及时固定,细胞在溶酶体的作用下会溶解破坏,组织细胞结构难以保持。若有细菌繁殖则会引起组织腐败。若用于免疫组织化学染色的标本,固定则是为了保存组织细胞内的抗原性,使抗原物质不发生弥散和丧失。所以,组织切片的质量取决于适当而完全的固定,若组织固定不良,在后续的切片制作过程中,是无法加以纠正的。

二、组织固定的常用方法

构成组织细胞的主要成分是蛋白质、脂类和糖类,应根据观察目的和诊断要求,选用相应的固定液和固定方法,使其凝固或沉淀。常规组织切片,使用一般固定液即可,若要观察特殊物质,则应采用特殊的固定液和固定方法。在固定过程中,还要根据组织的大小、温度、固定液的新旧等因素,来确定固定的时间。常用固定方法有以下几种。

1. 浸泡固定法 指将送检标本直接浸入固定液中进行固定的方法。病理活检、尸检的标本均可用此法，是临床病理最常用的固定方法。用于浸泡固定液的量不得少于标本体积的 4～5 倍。在切取组织时，宜用锋利的刀、剪，并要求轻轻使用镊子，以免挤压、破坏组织的结构。有特殊要求者应选定相应固定液，如检查糖原，固定液应选无水乙醇。

2. 注射或灌注固定法 指将固定液直接注入或灌注到血管、管腔内，使整个器官或组织充分固定的方法。注射固定法常用于体积过大的组织，灌注固定法多用于整个器官（如经支气管灌注固定肺）或尸体（如经颈总动脉注入固定整个尸体）的固定。

3. 微波固定法 指在微波的作用下，使浸入生理盐水或固定液中组织内的分子发生运动，产生热量，致使蛋白凝固、组织固定的方法。此方法用时短，3～5 分钟即可。经微波固定的组织，具有染色后核膜清晰、染色质均匀、组织结构收缩较小、无污染等优点，但微波辐射穿透力较弱，大块组织固定时，其中心部位常达不到固定要求。目前主要用于少量或小块组织快速制片时的固定。

4. 蒸汽固定法 指利用固定液加热产生的蒸汽固定组织中可溶性物质的方法。主要用于可溶性物质、小而薄的标本、血液或细胞涂片及某些薄膜组织的固定。常用固定剂有甲醛、锇酸等。

三、固定剂的性质和作用

理想的固定剂应该具备下列几种性质。

1. 渗透性强。固定剂必须能迅速渗入组织，这样组织内各种成分才能尽快地被固定在原位置，而不致弥散。

2. 组织在固定液的作用下，不应发生显著的收缩和膨胀现象。实际上经过固定后的组织，由于蛋白质发生凝固或沉淀，必然导致组织出现不同程度的收缩或膨胀。因此，良好的固定剂应尽量减少组织发生这类变化。

3. 固定剂应该有利于组织切片的染色。固定剂可与组织细胞内蛋白质结合改变其折光率，而且也能与染料结合增强着色效果。

4. 固定液同时也是一种较好的保存液。

临床上，无论是单一固定液，还是混合固定液都能够完全达到固定要求。各种固定剂性能和作用不尽相同，因此，对标本的固定应根据组织的制片目的和要求去选择适当的固定剂。

四、组织固定过程中的注意事项

1. 组织固定越新鲜越好。标本应新鲜，取材应及时。取材后应及时将组织块放入固定液中，以便尽可能地保存组织细胞的形态结构和抗原性。若固定不及时，组织会干涸、自溶、腐败。如果要获得某些酶的染色时，固定越早越好。

2. 固定的组织块不宜过大。凡是需要固定的组织，不宜过大、过厚。如果组织较大、较厚，固定液不易渗透到组织块中央，导致组织块中央因固定不及时而发生自溶。因此，对于较大、较厚的组织，必须先进行处理，切成小块或薄片再行固定，这是最佳的处理方法。如遇到胃肠道的器官，则应将其剪开，放平钉于木板上，再行固定。若非特急病例，最好在固定后再取材，因这类组织黏膜和肌层容易分离，未经固定时，难以取得最佳组织块。对于富含酶类的组织和器官，如肝、肾、脾等更要及时处理，否则更容易出现自溶现象。

3. 固定容器宜大。为方便固定组织的取放，应选择瓶口较大的容器进行固定。为避免组织贴壁，可在容器底部铺垫脱脂棉或纱布，并定时轻轻搅动固定液或摇动容器，以利于固定液向组织内均匀渗透。

4. 固定液的量要充分。固定液量的足够与否决定着组织固定的成败。一般固定液的量应为被固定组织体积的4~5倍，也可达10~20倍。对于较大的标本，若露出容器的标本固定时，原则上是不让其暴露部分被吹干，因此，对于这种标本，应用脱脂棉或纱布，浸湿固定液后，盖于标本表面，以免使标本被风干，影响制片效果。

5. 对不同类型的组织应合理地选择适当的固定液。固定剂是一种化学试剂，有液体和固体之分，一般使用较多的是液体，而固体固定剂如多聚甲醛，则多用于实验研究的组织固定。固定剂的种类繁多，成分复杂，对组织的作用不尽相同，有的固定液对于组织有膨胀作用，有的固定液对于组织有收缩作用。因此，固定液的选择正确与否决定着切片质量的好坏、染色效果。

6. 组织固定的时间应适宜。固定所需时间与固定液的种类、组织大小、室温等因素有关，多数组织固定需12~24小时，大标本固定时间需1~2天。若时间过短，固定液不能充分浸透组织块，会影响组织固定的效果。若组织固定时间过长，甲醛溶液会产生一种酸，影响核的染色。对于固定时间很长的陈旧性标本，制片后切片染色不鲜艳。长时间的固定的标本往往会出现福尔马林色素，尤其是造血器官的标本，更应注意。另外，固定时间过长的标本，可降低抗原的活性。

7. 安全防护。任何固定液对人体都有损害作用，因此固定液的容器必须密闭，以防挥发损伤器官和眼睛，忌用手与固定剂直接接触，以免损伤皮肤。

五、固定液的种类

组织制片过程中所使用的固定液种类繁多，每种有各自的用途和特点。由单一化学物质组成的固定液叫单纯固定液。由多种化学成分组成的固定液称为混合固定液。通常，单一固定剂要想使组织固定后达到某种特殊染色要求是比较困难的。因此，在标本固定中为达到某种特殊染色要求时，可使用含两种或两种以上成分的混合固定液。

（一）单纯固定液

1. 甲醛（formaldehyde） 甲醛是一种无色气体，溶于水成为甲醛溶液。甲醛是一种还原剂，极易挥发，具有强烈刺激性气味。甲醛原液的浓度为37~40%。常用作固定剂的浓度为10%的甲醛溶液，又称为福尔马林液，实际含甲醛为4%。

10%甲醛溶液的配制方法：取37~40%甲醛溶液1份加水9份混合而成。

10%的甲醛溶液是一种使用广泛、简便的固定剂，同时也是一种良好的标本保存液。当甲醛原液长期存放，可有白色沉淀物形成，即副醛，其中含有甲酸成分，使溶液呈酸性，可影响细胞核的染色。因此，常在备用的甲醛中宜加入少量的碳酸镁，或碳酸钠，或大理石块，以中和甲酸。如需快速固定可将10%的甲醛溶液加温到70~80℃，经10分钟，小块组织即可达到固定要求。此固定液应密封并保存于阴凉处，保存时间不宜过长，通常现配现用。

优点：①固定均匀，渗透力强；②组织收缩较小，保存固有物质好；③能良好的保存糖、脂肪及脂类物质；④对染色体、线粒体、高尔基体，具有良好的固定作用；⑤能增加组织韧性，有利于切片；⑥成本较低。

缺点：①含杂质成分较多，如甲醇等，可钝化酶类，影响反应。②含有甲酸时，可导致固定液呈酸性，影响染色。③可产生福尔马林色素，影响观察。④可溶解尿酸盐类结晶。⑤易挥发，可导致标本干涸，并污染环境。

经 10% 的甲醛溶液长时间固定的标本，甲醛氧化产生的甲酸（蚁酸）与组织中血红蛋白结合，形成棕色的福尔马林色素。因此，在制片前应注意充分的流水冲洗。一般流水冲洗 24 小时或更长时间，否则，沉淀的甲酸会影响染色结果。

除去组织中的福尔马林色素，方法有两种。

（1）Schridde 法：用 75% 乙醇 200ml，加入浓氨水 1ml，将石蜡切片脱蜡后放入该溶液中处理 30 分钟，再用流水冲洗后染色。若色素沉淀仍存在，可延长浸泡时间即可解决。该法对组织无损害。

（2）Verocay 法：用 80% 乙醇 100ml 加入 1% 氢氧化钾 1ml，将石蜡切片脱蜡后置入该溶液中浸泡 10 分钟，再用流水冲洗 2 次，每次 5 分钟，然后再放入 80% 乙醇浸洗后，即可染色。

目前，一般不提倡单独使用 10% 甲醛固定液固定临床病理标本和尸检标本，因单独使用 10% 甲醛固定液固定标本时，会影响组织中某些抗原的表达，使免疫组织化学检测阳性率明显降低。

2. 乙醇（酒精，alcohol）　为无色透明液体，可与水以任何比例相溶。乙醇是一种还原剂，不能与重铬酸钾、锇酸等氧化剂混合使用。固定液浓度以 80%～95% 的为宜，具有硬化、固定、脱水等作用。

优点：①高浓度乙醇能较好的保存尿酸盐结晶和糖原等物质：因尿酸盐结晶和糖原能溶于水，故不宜用含水的固定液进行固定，应选用高浓度乙醇作固定液。②对纤维蛋白和弹力纤维有良好的固定作用。③兼有脱水作用：用乙醇作为脱水剂时，应从低浓度到高浓度乙醇逐级脱水，不应直接进入高浓度乙醇脱水。④乙醇是一种良好的有机溶剂，可溶解组织内的苯类物质，将苯置换为乙醇，乙醇与水以任何比例相溶，乙醇承担着除去苯和连接水的作用，使水易进入组织内，即为水化作用。水化过程中的乙醇浓度应从高浓度到低浓度。⑤乙醇也可用作标本保存液。福尔马林为陈列标本的常用保存液，但因福尔马林含有杂质较多，液体易被酸化，时间久之，标本会逐渐变微黄色或淡黄色，影响美观。如用乙醇作标本保存液可减轻颜色的改变。⑥乙醇还可与其他试剂混合配成混合固定液：这种固定液可缩短固定时间，并在固定的同时，兼有对组织脱水的作用。

缺点：①乙醇渗透力较弱，固定速度较慢：当用乙醇固定组织时，组织表面固定良好，但因在组织表面形成了一层蛋白膜，可阻挡固定液向里渗透，造成组织中央固定不佳的现象。因此，乙醇适合于小或薄的标本固定。②乙醇可使组织明显收缩变硬：因高浓度的乙醇对组织有显著的收缩作用，可使组织变硬易碎，难以切片，故用乙醇作为固定剂时，不宜直接进入高浓度乙醇，可先用 80% 乙醇固定数小时后，再移入 95% 的乙醇固定，这样可避免组织过度收缩、变硬。③乙醇是一种还原剂，易被氧化为乙醛，再变为乙酸，故乙醇不能与重铬酸钾、锇酸、铬酸等氧化剂混合。④乙醇可溶解脂类和色素物质：在进行脂类、类脂和色素物质染色时，因乙醇可溶解脂类和色素物质，故不能用含有乙醇的固定液去固定组织，也不能用乙醇进行脱水。⑤乙醇还可与盐酸混合配制成分化液，可脱去组织表面已着染的多余染液，在用上述盐酸乙醇分化液处理切片时，必须在显微镜下仔细观察，适时终止分化，以防过度脱色。

3. 醋酸（乙酸、冰醋酸 acetic acid） 纯醋酸为无色,具有强烈刺激性的酸性液体,易挥发。温度低于17℃时呈固体状,形成冰样结晶体。醋酸能以各种比例与水及乙醇混合,固定液浓度为0.3%～5%。

优点:①能迅速固定染色质,有助于染色。用醋酸配成的固定液,其作用快,固定效果均匀,对于染色质的固定快,因此,用其作固定的切片染色好,在配其他染色液如明矾苏木素和伊红时,常常需加入一定量的醋酸,以促进染色。②能使组织尤其是富含纤维的组织膨胀,故不能单独使用。但在混合固定液中有抗其他试剂使细胞皱缩的作用。因此,醋酸常同酒精配制成为混合固定液来抵消经过固定所引起组织的高度收缩和硬化的作用。③用醋酸固定后的组织不必水洗、即可直接投入50%或70%乙醇之中。④醋酸的渗透性很强,一般较小的组织块只须1小时即可。

缺点:①不能作为单一的固定剂。冰醋酸在实际应用中,常被作为添加剂来使用,如许多种固定液,都加入了冰醋酸。另外,在苏木素和伊红染液中,也常加入了冰醋酸。②不能凝固蛋白质,不能保存白细胞颗粒、红细胞及含血铁黄素等。③高浓度醋酸可溶解脂肪及类脂,并使线粒体和高尔基体被破坏或变形。

4. 重铬酸钾（$K_2Cr_2O_7$） 为橘红色有毒性的块状结晶体,溶于水,不溶于乙醇,为一种强氧化剂,所以其水溶液不应与乙醇、福尔马林等还原剂相混合使用。在某些情况下,同福尔马林混合固定标本时,只能在使用前相混合,过久即失去固定作用。固定液使用浓度为1%～3%水溶液。

优点:①能固定脂肪及类脂物。未酸化的重铬酸钾虽不能沉淀蛋白质,但可使蛋白质变为水溶性,还可以保护磷脂类,亦能固定类脂物,使其不溶解于脂溶剂。因此,可以固定高尔基体和线粒体。②重铬酸钾的穿透速度快,用重铬酸钾（或铬酸）固定的组织几乎完全不会发生收缩,但经乙醇脱水时,则收缩明显。③经重铬酸钾固定的组织,酸性染料着色良好,但碱性染料的着色较差。④为髓鞘及嗜铬细胞优良的媒染剂。

缺点:①不能沉淀蛋白质,它必须和醋酸配成混合固定液,pH为3.75时,会使染色质和细胞质硬化,产生铬酸,沉淀蛋白质。②具有毒性及产生高温。在配制液体时,如清洗剂,当加入硫酸时,可产生很高的温度,并挥发出刺鼻的气体,应特别注意。③它不能长期固定组织,经它固定的组织应充分用流水冲洗12～24小时后保存于80%乙醇中。

5. 苦味酸（picric acid） 是一种具毒性的黄色结晶体,味苦,在空气中干燥时有爆炸性,故需保湿保存,最好是储存在一层水下。它在水中的溶解度随室温而变化,常配制成饱和水溶液储藏,其饱和度为0.9%～1.2%。

优点:①苦味酸能沉淀一切蛋白质。苦味酸与蛋白质结合形成苦味酸盐,遇水时,其中有的部分可溶于水,因此在一般情况下,组织经苦味酸或含有苦味酸的固定剂固定后,这种水溶性苦味酸盐在与水接触前需先经乙醇处理使其呈不溶性,可以70%乙醇浸洗,在乙醇内加上少量碳酸锂或氨水即可被洗去。或者是不经水洗,直接投入70%乙醇脱水。②苦味酸溶于乙醇、二甲苯,固定后的组织经乙醇脱水即可。即使不能全部洗去,亦不妨碍染色,脱水乙醇虽被染黄,但亦不失其脱水效果。③苦味酸也是一种良好的组织染色剂,经苦味酸固定剂固定的组织作三色染色可使颜色对比鲜艳。④苦味酸有软化皮肤的作用。皮肤组织用苦味酸或其混合液固定时,易于制作完整切片,无硬化现象。⑤苦味酸沉淀红细胞,可移走铁离子,特别是仅少量存在时可使RNA抵抗核糖核酸酶的消化。

缺点:①对脂肪、类脂无固定作用。②渗透力较弱,一般很少单独使用。③苦味酸固定液固定组织不宜超过 24 小时,时间过长对苏木精等碱性染料染色不利。

6. 铬酸（CrO_3） 为暗红色或带暗紫色的块状结晶,具有强酸性及腐蚀性,剧毒,易潮解,应置于暗处。铬酸为强氧化剂,不能与乙醇、福尔马林等还原剂混合使用。铬酸与乙醇,乙醚少许接触即可引起爆炸。用于固定的浓度为 0.5%～1%。

优点:①铬酸可沉淀所有的蛋白质,适用于核蛋白固定。②对脂肪无固定作用,但可固定线粒体和高尔基体。③不溶于水,可保存糖类。④铬酸的沉淀作用强,一般在混合固定液应用。

缺点:①铬酸对组织穿透能力弱,一般组织需固定 12～24 小时。②铬酸固定的组织有收缩作用。③铬酸固定的组织宜避光保存,以防蛋白质溶解。④经铬酸固定的组织必须彻底流水冲洗(≥24 小时),否则影响染色效果。

7. 氯化汞(升汞、二氯化汞) 为白色粉末或针状结晶,剧毒,需严格保管使用。氯化汞易升华,能溶于水和乙醇。一般用其 5%～7% 饱和水溶液作为固定剂。

优点:①对蛋白质有沉淀作用,可固定蛋白质,但对脂类和糖类无固定作用。用氯化汞饱和液固定组织时,应在临用时须加 5% 冰醋酸。固定 2～3mm 厚的组织块需经 6～18 小时,然后用水洗 24 小时,再保存于 80% 乙醇中。②细胞核及细胞质染色清晰。

缺点:①氯化汞的穿透能力低,只宜固定薄片组织。②氯化汞单独使用组织收缩明显,因此常与醋酸或铬酸配成混合固定液使用。③凡用含氯化汞的固定剂固定的组织如超过规定时间会使组织过度硬化,而难切薄片。④用含氯化汞的固定液固定的组织易产生汞盐沉淀。切片时会损伤切片刀,所以在脱水前应予以洗去。常用方法是用 70% 乙醇加入少量碘(0.5%)浸洗,再进行充分的冲洗或以 70% 乙醇洗后进行脱水。也可在切片染色前用含碘的 70% 乙醇漂洗数分钟,再以 5% 硫代硫酸钠漂洗,水洗后进行染色。⑤氯化汞腐蚀金属,混有此试剂的固定液不能使用金属容器盛装或用金属镊子夹持。氯化汞有剧毒,应妥善保管。

8. 四氧化锇(锇酸) 为微黄色结晶,剧毒。四氧化锇为强氧化剂,不能与乙醇、甲醛等混合。常用 1%～2% 的水溶液作为固定液,主要用于电镜制片,常用于后固定。

优点:①四氧化锇是脂肪和类脂质的固定液,用以显示脂类(例如髓脂类)。②四氧化锇能使单个细胞或小组织的微细构造得以极好地保存。

缺点:①在操作四氧化锇时应小心,因其气体有刺激性,会引起结膜炎。遇热和光时易还原,故应贮于冷暗处。平时溶液密闭有色瓶中,并置于冰箱内。②四氧化锇的渗透力弱。组织块如超过 2～3cm 厚度则穿透不良和不均。③四氧化锇常与铬酸、醋酸、重铬酸钾等混合使用,固定后的组织需经流水冲洗,否则在脱水乙醇中易被还原产生沉淀,不利于核着色,在每 10ml 溶液中内加入 1 滴饱和氯化汞水溶液有助于制止还原作用。

9. 丙酮 为易燃易挥发的无色液体,可与水、醇、三氯甲烷、醚等多种溶液混合。

优点:丙酮使蛋白质沉淀,渗透力强。广泛用于组织化学中各种酶的固定。尤其是用于磷酸酶、脂酶、氧化酶的固定。

缺点:对核的固定欠佳,使组织剧烈收缩。丙酮作用基本与乙醇相同,但对糖原无固定作用。

10. 三氯醋酸 为无色易潮解的结晶体,水溶液呈强酸性,易溶于醇和醚。应密封于冷处保存。其作用与醋酸相似,常用于混合固定液的配制。

三氯醋酸可使蛋白质沉淀,对组织有膨胀作用。同时三氯醋酸也是一种良好的脱钙剂。

（二）混合固定液

1. 中性甲醛液

配方：40% 甲醛　　　　　　　　120ml

　　　磷酸二氢钠（无水）　　　4g

　　　磷酸氢二钠　　　　　　　13g

　　　蒸馏水　　　　　　　　　880ml

中性甲醛液是目前临床病理工作中使用最多的固定液和标本保存液。其具有渗透力强、组织收缩小、染色效果好的特点。能满足常规 HE、免疫组织化学及原位杂交等分子生物检测的固定要求。中性甲醛液还能保存大多数抗原物质，提高免疫组化检测的阳性率。固定时间一般为 6～24 小时。中性甲醛液配制后应密封并在阴凉处保存。

如果每 100ml 的福尔马林固定液中加入 5ml 的吡啶，则可调整 pH 为 7。不过，这些方法不能永久保持其 pH。如希望使其长期保持中性，则需以磷酸缓冲液作溶剂进行配制。其配制方法如下：

10% 福尔马林　　　　　　　　　　1000ml

磷酸二氢钠（NaH_2PO_4）　　　　4.0g

磷酸氢二钠（Na_2HPO_4）　　　　6.5g

2. 乙醇 - 醋酸 - 甲醛混合液（AAF 固定液）

配方：95% 或无水乙醇　　　　　85ml

　　　醋酸　　　　　　　　　　5ml

　　　40% 甲醛　　　　　　　　10ml

AAF 固定液兼有固定和脱水作用，对脂类、糖原、蛋白质固定速度快。常温下，固定 30 分钟后组织可直接放入 95% 乙醇中脱水。此液既是固定剂，也是保存剂，组织可较长时间存放其中保存备用。AAF 固定液常用于快速脱水和固定以及冷冻切片的快速固定。AAF 液对细胞膜蛋白质和细胞内某些结构有一定破坏作用，可能会影响免疫组织化学色效果。

3. 乙醇 - 甲醛混合液（AF 固定液）

配方：95% 或无水乙醇　　　　　90ml

　　　40% 甲醛　　　　　　　　10ml

AF 固定液同时兼有固定及脱水作用，尤其适用于皮下组织中肥大细胞的固定。固定后的组织块可直接移入 95% 乙醇脱水，也不用水洗，缩短了脱水时间。此液也可用在快速石蜡切片检查。

4. Bouin 固定液

配方：饱和苦味酸水溶液　　　　75ml

　　　40% 甲醛水溶液　　　　　25ml

　　　醋酸　　　　　　　　　　5ml

Bouin 固定液是一种良好的外科活检标本常规固定液，渗透迅速，固定保存均可，使用前配制，组织固定较均匀，组织收缩少，也可作媒染剂使用。Bouin 固定液适用于大多数组织和器官，对结缔组织染色，尤其三色染色更为理想。此液对脂肪的固定效果好，尤其对含脂肪的乳腺组织、淋巴结和脂肪肿瘤标本的固定效果好。对皮肤及肌腱等较硬的组织具有软化作用。固定时间以 12～24 小时为宜。组织块固定后呈黄色，乙醇脱水时即可脱去颜色，无需特殊处理。

Bouin 固定液偏酸,而且具有一定毒性,应避免与皮肤接触或吸入。

5. Zenker 固定液

配方:重铬酸钾　　　　　　　　2.5g

　　　氯化汞　　　　　　　　　5g

　　　蒸馏水　　加至　　　　100ml

　　　冰醋酸(临用时加)　　　5ml

Zenker 固定液为组织学和病理学常用固定液。胞核和胞质染色均清晰,对免疫球蛋白染色最好,对病毒包涵体、某些肿瘤标本(如横纹肌肉瘤和恶性畸胎瘤)的固定效果也较好。但对含血量较多的标本(如肺梗死、淤血的脾)不宜使用。一般大小的组织块固定时间为 12～36 小时,加热可缩短固定时间。固定后需流水冲洗 12 小时。染色前需经脱汞处理。此固定液不能用金属容器盛放,也不能用金属镊子夹取固定后的组织块。

6. Helly 固定液(Z-F 固定液)

配方:重铬酸钾　　　　　　　　2.5g

　　　氯化汞　　　　　　　　　5.0g

　　　蒸馏水　　加至　　　　100ml

　　　福尔马林(临用前加)　5ml

Helly 固定液是将 Zenker 固定液中的醋酸以福尔马林替代,故又称为 Zenker 福尔马林固定液。Helly 固定液是临用时加入甲醛,因其加入后于 24 小时后可发生沉淀而失效,故用时应特别注意。Helly 固定液中重铬酸钾未经酸化,对细胞质固定较好,特别适用于显示细胞质内某些特殊颗粒,对胰岛、腺垂体各种细胞有良好显示效果。Helly 固定液是白细胞颗粒的优良固定剂,因此凡是白细胞或造血器官(如骨髓、脾、肝)等,均可用此液固定。

7. Carnoy 固定液

配方:无水乙醇　　　　　　　　60ml

　　　三氯甲烷　　　　　　　　30ml

　　　冰醋酸　　　　　　　　　10ml

Carnoy 固定液能很好地固定细胞质和细胞核,特别适合于固定外膜致密组织,亦适用于糖原及尼氏体固定,但不能保存脂类,不适合脂肪染色,也不能作保存剂。用于脱氧核糖核酸(DNA)和核糖核酸(RNA)的固定。Carnoy 液穿透力强,一般组织固定 2～3 小时后即可直接投入 95% 乙醇和纯乙醇中进行脱水,因此也可作快速固定的固定剂,厚度 2～9mm 的小块组织仅需 30 分钟即可,外检胸腹水经过离心沉淀后,将沉淀物用 Carrnoy 液固定可制作石蜡切片。每次用前临时配制,长时间放置会影响固定效果。

8. Müller 固定液

配方:重铬酸钾　　　　　　　　2.5g

　　　硫酸钠　　　　　　　　　1.0g

　　　蒸馏水　　加至　　　　100ml

Müller 固定液固定作用缓慢,固定均匀,收缩小,多用于媒染和硬化神经组织。不适用于一般细胞学染色。除用于骨骼标本外,此液是一种不常用的固定剂。固定时间数天至数周,在固定过程中,需要每日更换新液并置暗处,固定后的组织用流水冲洗,再放入乙醇中脱水。

9. Orth 固定液(Müller 固定液 + 福尔马林)

配方:重铬酸钾　　　　　　　　2.5g

硫酸钠	1.0g
福尔马林（临用时加入）	10ml
蒸馏水　　加至	100ml

一般以 Müller 固定液为备用液，用前以 9 份 Müller 固定液加 1 份福尔马林混合而成，因为重铬酸钾是氧化剂，福尔马林为还原剂，混合后久放即失去固定作用。

Orth 固定液可用于胚胎组织、神经组织和脂肪组织的固定，其特点是渗透力强，组织收缩较小。Orth 液对染色质，线粒体有较好的固定效果。

固定 0.5cm 的标本块需 3～4 日，每日需更换新液，标本固定后要充分水洗，然后进行脱水包埋。如固定过久，标本变脆，颜色由棕黄转变为黑色，则不能制作切片，标本经固定后如不能及时制片时，应将标本保存于福尔马林内或 70% 乙醇中。

第三节　组织脱钙

组织里存有钙盐可妨碍常规方法制作良好切片。骨组织、牙及钙化的组织，经过固定后，必先将钙盐除去使组织软化，才能进行常规切片。如脱钙不全则切片易撕开或碎裂并损伤切片刀刃。脱去钙盐的过程称为脱钙。在脱钙过程中，往往需要用酸处理，酸在脱钙的同时，对骨组织的有机物质会造成一定损害。因此，在脱钙前，先将骨组织或钙化的组织锯成 4～5mm 的薄片，按常规固定充分，然后进行脱钙。

一、组织脱钙的种类、方法及应用

脱钙的方法有多种，常用的有以下几种：

（一）酸性溶液脱钙

1. 脱钙液的配制

（1）硝酸 - 间苯三酚液

配方：浓硝酸　　　　　　　10ml

　　　间苯三酚　　　　　　1g，通风橱内混合。混合时会产生浓的棕黄色双硫磷烟雾。

　　　然后加 10% 硝酸　　100ml

时间：骨组织块 5mm 厚，脱钙时间 12～24 小时。

优点：硝酸 - 间苯三酚液脱钙速度非常快，大概是所有脱钙液中速度最快的一种脱钙液。

缺点：①细胞核染色很差。②如果脱钙时间太长对组织有较大的损害。③用 5% 硫酸钠液中和，然后充分流水冲洗至少 24 小时。④用化学方法测试不能确定脱钙的终点。

（2）硝酸水溶液

配方：浓硝酸　　　　　　　5～10ml

　　　蒸馏水　　加至　　　100ml

时间：厚度 5mm 骨组织块，脱钙 12～24 小时。

优点：①硝酸水溶液是一种迅速的脱钙液。②对组织损害较少，细胞核着色比福尔马林 - 硝酸液要好。③组织可直接通过 70% 乙醇去除酸。

缺点：脱钙时间必须仔细控制防止过度脱钙损害组织。

（3）福尔马林 - 硝酸液

配方：40% 甲醛　　　　　　5ml

| 浓硝酸 | 10ml |
| 蒸馏水 | 85ml |

时间：5mm 厚的骨组织块，脱钙时间需要 1～3 天。

优点：①福尔马林 - 硝酸液是一种迅速的脱钙液。②该液脱钙的组织比间苯三酚 - 硝酸液细胞核染色好。③可作为紧急活检脱钙用。④该液和 5%～10% 硝酸水溶液一样对组织几乎没有损害。

缺点：①该液对细胞核作用较慢，使细胞核着色较差。②用 5% 硫酸钠液中和，然后充分流水冲洗至少 12 小时。

（4）Perenyi 液

配方：10% 硝酸	4 份
0.5% 铬酸	3 份
无水乙醇	3 份

时间：5mm 厚的骨组织块，脱钙时间需要 2～7 天。

优点：①该液是一种温和的脱钙液，可能由于铬酸和乙醇的存在可以抑制组织泡软。②细胞核和细胞质微细结构着色均好。③推荐该液作为常规脱钙使用。④组织脱钙后不需要碱性液中和和流水冲洗。脱钙组织直接移到 90% 乙醇中。

缺点：①脱钙较慢，因此，紧急情况下不能使用。②用化学方法测试不能确定脱钙的终点。

（5）Von Ebener 液

配方：饱和水溶液氯化钠	50ml
蒸馏水	50ml
浓盐酸	8ml

时间：厚度 5mm 骨组织块，脱钙 3～7 天。

优点：①细胞核染色相当好。②不需要水洗，脱水时酸就会首先被脱出来。

缺点：使用化学方法测试不能确定脱钙的终点。

（6）甲酸液

| 配方：甲酸 | 10ml |
| 10% 福尔马林盐 | 90ml |

时间：厚度 5mm 骨组织块，脱钙时间需要 3～7 天。

优点：①脱钙同时可以对组织固定。②对细胞核染色比较好。③推荐用于小块组织和牙齿脱钙。

缺点：①脱钙比较慢，不推荐作为常规标本脱钙使用。②不推荐作为密质骨脱钙使用。③要用 5% 硫酸钠液中和，然后充分流水冲洗至少 18 小时。

（7）三氯醋酸液

| 配方：三氯醋酸 | 5g |
| 10% 福尔马林盐 | 95ml |

时间：厚度 5mm 骨组织块，脱钙时间需要 5～8 天。

优点：①对细胞核染色好。②脱钙之后不需要水洗，酸乙醇可以去除。

缺点：①脱钙作用慢，仅仅推荐用作骨的细针脱钙。②不推荐作为密质骨脱钙使用。

（8）Flemming 液

| 配方：1% 铬酸 | 15ml |

2% 四氧化锇	4ml
冰醋酸	1ml

Flemming 液虽然是一种固定液，但也可作为微细骨针脱钙用。液体需要新鲜配制，并在容器底部会形成沉淀。脱钙后如果直接通过乙醇可以形成不能溶解的色素。脱钙之后标本必须充分流水冲洗去除过多的铬盐。使用化学方法测试不能确定脱钙的终点。用苏木精染色时细胞核受抑制。

（9）AFIP 甲酸 - 柠檬酸钠液

配方：A 液：甲酸　25ml，蒸馏水　25ml

B 液：枸橼酸钠（结晶）　10g，蒸馏水　50ml

临用时 A 液和 B 液等量混合

AFIP 甲酸 - 柠檬酸钠液每日换 1 次，因为柠檬酸钠可以和钙离子螯合，具有促进脱钙的作用。

（10）蒋维中（Jangweizhong）液

配方：盐酸	80ml
甲酸	70ml
三氯化钙	50g
冰醋酸	25ml
甲醛	100ml
生理盐水	900ml

蒋维中液脱钙迅速，0.5cm 厚的松质骨 6～20 小时就可以完成脱钙。对组织影响极小，染色效果好。配制简便，脱钙后不需要用碱性液中和。

（11）10% 盐酸福尔马林液

配方：40% 甲醛	5ml
浓盐酸	10ml
蒸馏水	85ml

10% 盐酸福尔马林液脱钙比较迅速，对组织影响极小，染色效果好。配制简便，脱钙后流水冲洗。一般用于骨髓或含钙成分较少的组织脱钙。

（12）30% 盐酸福尔马林液

配方：40% 甲醛	5ml
浓盐酸	30ml
蒸馏水	65ml

30% 盐酸福尔马林液脱钙迅速，对组织影响极小，染色效果好。配制简便，脱钙后流水冲洗。

2. 脱钙方法　将组织置于脱钙液中，每日更换新鲜液，最好早晚各一次，直至组织软化为止。脱钙液容积应不少于组织体积的 20 倍。每半日或一日检查组织脱钙程度，及时终止脱钙。致密骨组织一般需 2～3 日。如果不够，可以延长脱钙时间，但不宜过长，否则影响染色。冬季室温过低时可加温脱钙，温度不可超过 40℃，以免损坏组织。

（二）螯合剂脱钙

乙二胺四乙酸（EDTA）是一种良好的脱钙螯合剂。为有机化合物，有结合某些金属的能力，能结合钙盐，15% 的溶液即起脱钙作用。组织用此方法脱钙，对组织破坏性小，即使放置数月亦不引起对组织的破坏，不产生气泡，不影响染色，如果加温至 37℃，可以加快脱钙速度。

配方：EDTA　　　　　　　25g

蒸馏水　　　　　　　200ml

氢氧化钠（NaOH）　　约 2.5g（调整 pH=7.0）

时间：厚度 5mm 骨组织块脱钙时间需要 7-21 天。

优点：①经 EDTA 脱钙的组织染色结果好。②对组织的结构损害小。③用化学方法测试可以确定脱钙的终点。

缺点：①脱钙速度相当慢，不适合常规标本脱钙使用。②脱钙后组织会稍微变硬。

脱钙方法：经 10% 中性福尔马林液固定后，将组织移到 20～30 倍体积的用磷酸盐缓冲剂缓冲的 EDTA 脱钙液中，脱钙 10～30 天或更长时间。多数组织脱钙 2 周～3 月即可，每周更换一次新液。

（三）电解脱钙法

电解脱钙法是指在脱钙液中通过电流，使之发生电解作用而加速脱钙过程。

配方：25% 盐酸　　　　　　50ml

25% 甲酸　　　　　　200ml

蒸馏水　　　　　　　750ml

优点：①脱钙速度快。②适用于大多数组织的脱钙。

缺点：①对组织有一定的损害。②脱钙后需硫酸钠进行碱处理。

脱钙方法：用一个直径约 30cm 的烧杯或玻璃缸作电解槽，加入电解液。将需脱钙的组织用铂金丝或钨丝一端缠绕数圈，置于一个塑料多孔有盖的容器内，铂金丝或钨丝另一端连接电源正极，在电解液内再放入一根铂金丝或钨丝与电源负极相连，通入 6V 直流电，电流强度 1～2A，可通过调节两电极的距离来控制。电解液温度不宜超过 40℃，一般在 2～6 小时即可脱尽。用流水冲洗数小时，入 5% 硫酸钠溶液进行碱处理。

二、脱钙后的处理

1. 脱钙后的组织须经水洗 24 小时，目的是除去组织中经无机酸浸渍后过多的酸，以免影响染色。

2. 修去锯面的薄层组织，切成适当大小的组织块，进行常规处理。

3. 用酸性液脱钙后的组织，苏木精染色时间适当延长，伊红染色时间应缩短，可使染色达到较好的对比度。

第四节　组织的洗涤、脱水、透明、浸蜡及包埋

一、组织的洗涤

（一）洗涤的目的

组织经固定后，将渗入到组织内的固定液或未与组织结合的固定液及沉淀物清洗掉的过程，称为洗涤。洗涤的目的是用冲洗剂将组织内固定液洗涤干净，避免组织内残留固定液，妨碍制片和染色。特别是对陈旧性标本，一定要用流水彻底冲洗，尽可能降低组织的酸

性程度,减少甲醛色素。对使用混合固定液固定的组织更应及时冲洗,以利于脱水、染色和切片。

(二)洗涤的方法

1. 水溶性固定剂　甲醛溶液固定的标本需用流水冲洗。冲洗方法是将组织放入广口瓶中,瓶口罩好纱布并用线扎紧,防止组织块漏出。用一根粗细适当的胶管,一端接自来水,一端插入瓶底,使水从瓶底缓慢流出而更新。也可将组织块放入洗涤筐,在水盆内冲洗。应注意水流不应过急,防止破坏组织完整性。对于过小组织(如穿刺组织),多次换水浸泡即可。冲洗时间与标本种类、组织块大小及固定时间有关。新鲜标本固定时间短,需及时脱水的,冲洗时间短;对固定时间较长的组织,则需长时间流水冲洗。一般来说,小块组织冲洗时间为2~4小时;大块组织、尸检组织冲洗24小时。

2. 乙醇溶剂固定剂　一般不需要洗涤。如果需要冲洗,则须用与固定液中乙醇浓度相近或略低的乙醇浸洗。不能用浓度相差大的乙醇,更不能用水直接冲洗。

3. 特殊固定剂

(1)含苦味酸的固定剂,可用50%或70%乙醇浸洗。苦味酸所留的黄色在70%乙醇中可自行脱去。洗涤时,乙醇中可加入少量饱和碳酸锂水溶液,直至乙醇不变色即可。

(2)含有氯化汞的固定剂,流水冲洗后,放入70%或80%乙醇中洗涤,在乙醇中加少量用70%乙醇配制的0.5%碘酒以洗去组织内沉淀的汞,棕色消失后继续冲洗,最后用5%硫代硫酸钠或70%乙醇脱碘。

(3)含有铬酸、锇酸的固定剂,流水冲洗12~24小时,含重铬酸钾固定剂,也可用亚硫酸钠溶液或1%氨水溶液。

二、组织的脱水

(一)组织脱水的目的和原则

脱水是指用某些溶剂逐渐将组织内水分置换出来,以利于透明剂和包埋剂渗入的过程。所用的溶剂称为脱水剂。

组织经固定和冲洗后,含有大量水分,而水与苯、石蜡是不相融合的,所以组织在透明包埋前必须置换出标本中的水分。因此,脱水剂必须是与水在任何比例下均能混合的液体。

要想制作出优良的切片,组织脱水是重要的环节。而组织脱水程序的熟练掌握是制片好坏的关键所在。故组织脱水应遵循以下原则:

1. 使组织内水分脱干净,但不使组织脱水。

2. 脱水剂自低浓度至高浓度进行,否则造成组织强烈收缩或发生变形,不利于包埋和切片。

3. 外检、尸检、实验动物中的脑组织、淋巴结,有条件时应单独设置程序进行脱水。

4. 穿刺小标本如肾穿刺组织、胃肠镜活检组织、支气管镜活检组织、肝穿刺组织、皮肤活检组织及其他小组织,应单独设置脱水程序,最好不要与大组织同时进行脱水。

5. 脱水时间要与脱水机的运转功能和脱水剂的新旧程度来确定。

(二)脱水剂的种类

脱水剂必须具有以下两种特性:

1. 能与水在任何比例下混合。

2．能与透明剂在任何比例下混合。

脱水剂根据其特性一般分为：

1．**单纯脱水剂** 组织在脱水后必须再经透明剂透明方可浸蜡。如乙醇、丙酮等。

2．**脱水兼透明剂** 组织在脱水后即可直接浸蜡，不必经中间溶剂如二甲苯之类的透明剂。如正丁醇、异丁醇、环己酮等。

（三）常用的脱水剂

1．**乙醇** 是最常用的脱水剂，可与水在任何比例下相混合。

优点：脱水能力强，能使组织硬化，又能较好地与透明剂二甲苯相溶。

缺点：易使组织收缩、变脆。为了避免这些缺点，脱水时应先从低浓度开始，逐步递增浓度，不要在高浓度乙醇中停留时间过长或温度过高。

脱水顺序：通常要依次经过下列七缸乙醇：70% 乙醇、80% 乙醇、90% 乙醇、95% 乙醇Ⅰ、95% 乙醇Ⅱ、无水乙醇Ⅰ、无水乙醇Ⅱ。对于少数柔嫩组织应从 50% 或 30% 乙醇开始脱水。

脱水时间：应根据组织块大小、性质和类型分别安排，一般每缸 2～4 小时。组织在低浓度乙醇中的脱水时间可以长些，在高浓度中要短。

脱水的注意事项：①从低浓度乙醇开始逐渐升到高浓度乙醇，以保持组织中的水分完全脱净；②脱水缸必须加盖。因为乙醇很容易吸收空气中的水分，尤其是高浓度乙醇；③脱水时乙醇量要充足，应该是组织块的 20～50 倍；④大、小标本最好分开脱水；⑤脱水的乙醇应适时更换。使用后的无水乙醇可加入硫酸铜吸收水分，当浑浊、变黄或滴于水中出现乳白色时，说明乙醇中已溶解了过量的脂类，应及时更换。

2．**丙酮**

优点：脱水速度快、脱水能力比乙醇强，兼有固定作用。

缺点：组织收缩作用比乙醇强，且价格高。很少单独使用，一般在快速脱水或固定兼脱水时用。

脱水顺序：丙酮Ⅰ、丙酮Ⅱ、丙酮Ⅲ。

脱水时间：一般每缸 1～3 小时。

丙酮因脱水速度快，不易褪去切片的颜色，故可用于甲基绿派洛宁染色的脱水，能较好显示 DNA 和 RNA。

3．**正丁醇**

优点：①兼有脱水和透明两种作用。正丁醇可与水、乙醇相混合，还能溶解石蜡。因此，不仅可以替代乙醇用于脱水，还能代替二甲苯起透明剂作用；②较少引起组织收缩、硬化等不良结果。

缺点：脱水能力较乙醇弱。

脱水顺序：一般用法是将组织脱水至 90% 乙醇后，移入正丁醇脱水 12～24 小时后浸蜡。

正丁醇易挥发，吸入后可引起头痛，使用时应注意安全。

4．**叔丁醇** 是异丁醇的一种。无毒，常温下为无色透明液体或固体（25℃以下），有樟脑香味，易溶于水、乙醇和二甲苯，也是石蜡溶剂，有脱水兼透明作用，可单独或与乙醇混合使用。与正丁醇比，它不易使组织收缩、变硬，脱水后可不经透明直接浸蜡，常用于电镜标本制作的中间脱水剂。

5. 异丙醇　是乙醇的良好替代品，不含水，可替代无水乙醇。脱水后对组织的收缩、硬化作用较小。因价格较高，故在常规制片中很少使用。不适用于火棉胶包埋法。

6. 二氧乙环(Dioxan)　二氧乙环是一种有毒物质，易挥发(使用场所必须通风)，能同水、乙醇、二甲苯相混合并能溶解石蜡，是一种既可以脱水，也具有透明效果的液体。脱水一般可从70%开始，再经过90%至纯二氧乙环，然后浸入石蜡。二氧乙环脱水对组织无收缩和硬化等不良现象，对较硬的组织或易收缩的组织可使用二氧乙环。

(四)自动脱水机

随着病理技术的发展，传统的手工作业脱水已逐步被自动组织脱水机(图4-2)取代。自动组织脱水机的最大优点是其能完全代替人工使组织块按程序自动浸入各种试剂进行脱水、透明、浸蜡，极大地提高了工作效率。

图4-2　生物组织自动脱水机

自动组织脱水机结构和性能各异，使用前应熟悉机器的使用说明及注意事项，按程序操作。使用时，首先要在各试剂缸内按顺序放入相应试剂，依据组织块处理的具体要求，设定各步骤运行程序、所需时间、温度等，然后将组织块放入升降主轴提篮内，确定无误后方可启动程序。机器启动后，不要随意变动，使用过程中要注意运行情况、温度、时间控制等是否准确，检查试剂的量和性质，及时补充和更换。

若因意外导致自动组织脱水机停止工作时，可按下列方法处理组织块：用二甲苯多次脱蜡后，移入由高浓度至低浓度系列的乙醇中处理直至水化。如果组织块较软，则需重新脱水，由低浓度到高浓度系列乙醇处理，每种浓度中浸泡30秒，干枯的组织经水化后应用1%的醋酸软化，水洗后再进行脱水、透明和浸蜡2～4小时，之后包埋、切片和染色。

三、组织的透明(媒浸)

用某些化学试剂将组织中的脱水剂置换出来，以利于浸蜡及包埋，因组织块浸入这些试剂后，折光系数发生改变而出现半透明状态，故称透明。此过程所使用的化学试剂称为透明剂。

(一)透明的目的

组织脱水后，组织中无水乙醇已取代了水，但无水乙醇不能与石蜡相溶合，需用既能与乙醇相溶又能与石蜡相溶的媒浸液(透明剂)，替换出组织中的乙醇。目的是使石蜡渗透到组织中去，达到包埋的支持作用。透明是制片过程中很重要的环节，能在脱水剂和石蜡间起到"桥梁作用"。

（二）常用的透明剂

1. 二甲苯 是最常用的透明剂，它能与乙醇、丙酮相混合，又是石蜡的溶剂。二甲苯是无色、透明、易挥发、不溶于水的液体，有毒。

优点：透明作用极强。

缺点：易使组织收缩、变形、硬化变脆，故组织块在二甲苯液中留置的时间不宜过长。透明时间要根据组织块大小、器官特性及环境温度来定。小块组织以 30 分钟为宜，较大组织块可适当延长，最好不超过 2 小时。室温高于 15℃，透明时间可适当缩短，低于 12℃，应适当延长。结构较坚韧组织（如子宫肌瘤）透明时间可适当延长。

透明顺序：二甲苯 I、二甲苯Ⅱ，每缸浸泡 15～20 分钟左右。

透明彻底的组织呈棕黄色或暗红色玻璃样透明状。如果组织进入二甲苯 30 分钟以后还不变色，或中心有白色，说明脱水不彻底，应返回无水乙醇脱水。

二甲苯必须保持无水，若二甲苯中含有水分，易被组织吸收而影响透明程度。因此，二甲苯透明时应在有盖器皿中进行，钳夹组织块的镊子必须干燥，天气潮湿时更应予以注意。在二甲苯中滴入数滴液体石蜡而呈现云雾状时，表示其中已含有水分，需用无水硫酸铜做脱水处理后，方可使用。

二甲苯为有毒易挥发液体，使用过程中要注意安全。废旧的二甲苯不能随意丢弃，应交指定部门回收。

2. 苯和甲苯 与二甲苯相似，易挥发，吸入后可引起中毒，故操作时应在通风橱或空气较流通处进行。透明较慢，组织收缩小，不易使组织变脆。苯适用于致密结缔组织、肌肉及腺体等组织的透明。甲苯多用于切片染色后的透明。

3. 三氯甲烷（氯仿） 极易挥发，微溶于水，能溶于乙醇、醚、苯等。透明能力差，透明时间可长达 24 小时，不易使组织变脆。多用于大块组织的透明。使用时应在容器内放置无水硫酸铜。

4. 香柏油 为一种柏树树脂，溶于乙醇，是乙醇脱水后的良好透明剂，透明能力弱，组织收缩、硬化轻微，透明时间可长达 24 小时。不适用于组织块的透明，常用于染色后切片的透明。对致密结缔组织或硬组织（如皮肤、肌肉等）的透明效果较好。

5. 冬青油 为无色油状液体，易溶于醇、醚及冰醋酸，难溶于水。透明能力弱，透明时间长，约需数小时甚至几天。通常将冬青油与苯甲酸甲酯按 5∶3 的比例混合使用，可用作骨组织石蜡切片的透明剂。

四、组织的浸蜡（透蜡）

组织经透明后置入熔化的石蜡内浸渍，使石蜡分子浸入组织，将透明剂完全置换出来的过程，称为浸蜡。石蜡是最常用的浸透剂，用其他浸透剂（如火棉胶、明胶等）渗入组织内部的过程称浸透。用火棉胶代替石蜡，称为浸胶。浸蜡的目的是将透明剂完全置换取代，用石蜡等物质的硬度使组织的硬化，利于切片。

（一）浸蜡的目的和方法

浸蜡的目的是用石蜡取代组织中的透明剂，并渗入组织内部，使软组织变为适当硬度的蜡块，以便切片。

采用不同的浸透剂，其操作方法有所不同。常用石蜡为浸蜡剂。为了使石蜡充分透渗组织，将其中的透明剂完全置换出来，标本需经过三道熔化的石蜡浸渍才能完成。在第一次石蜡中加入少量二甲苯或用低熔点的软蜡,然后再浸入高熔点的硬蜡,效果会更好。在更换蜡杯时要有一定的间隔时间,以避免将组织内含有的二甲苯带入下一杯蜡液中,而影响浸蜡效果。最好每天打开第一道石蜡容器盖子,让透明时带入的二甲苯挥发。浸蜡所用的石蜡中有杂质应过滤,以防其附着在组织上,造成切片刀刀刃损坏、切片破碎或划痕增多。

浸蜡时间应根据组织的种类、大小及室温的高低确定,一般以3～4小时为宜。时间过长,常造成组织变硬、变脆,切片易碎而不成张;时间不足,组织较软,难以切成完好的切片。一般浸蜡的温度应高于石蜡熔点2～4℃。同时,还应考虑环境温度,一般在气温较高的季节,使用高熔点的硬蜡;在气温较低的季节,使用低熔点的石蜡。

组织块的厚度不同、使用的化学药品不同,脱水、透明、浸蜡时间也不尽相同(表4-1,4-2,4-3)。

表4-1 不同厚度组织块的脱水、透明、浸蜡时间

处理步骤	操作步骤	时间(小时)		
		<2mm	2～4mm	4～6mm
脱水	70% 乙醇	1	3	3
	80% 乙醇	1	3	3
	90% 乙醇	1	3	3
	95% 乙醇Ⅰ	1	1.5	2
	95% 乙醇Ⅱ	1	2	3
	无水乙醇Ⅰ	1	1.5	2
	无水乙醇Ⅱ	1	2	3
透明	二甲苯Ⅰ	0.5	1	2
	二甲苯Ⅱ	0.5	1.5	2
浸蜡	石蜡Ⅰ	0.5	1.5	2
	石蜡Ⅱ	1	2	3
	石蜡Ⅲ	1	2	3

表4-2 活检组织的脱水、透明、浸蜡时间

处理步骤	操作步骤	时间(分钟)
脱水	丙酮Ⅰ	5
	丙酮Ⅱ	30
	丙酮Ⅲ	30
透明	三氯甲烷Ⅰ	30
	三氯甲烷Ⅱ	30
浸蜡	石蜡Ⅰ	15
	石蜡Ⅱ	20
	石蜡Ⅲ	20

表4-3　尸检、活检组织的脱水、透明、浸蜡时间

处理步骤	操作步骤	时间（小时）	
		尸检组织	活检组织
脱水	70% 乙醇	4～10	1～2
	80% 乙醇	4～10	1～2
	90% 乙醇	4～10	1～2
	95% 乙醇 Ⅰ	4～10	1～2
	95% 乙醇 Ⅱ	4～10	1～2
	无水乙醇 Ⅰ	2～4	0.5～1
	无水乙醇 Ⅱ	2～4	0.5～1
透明	二甲苯 Ⅰ	1～2	15～30分钟
	二甲苯 Ⅱ	0.5～1	15分钟
浸蜡	石蜡 Ⅰ	0.5～1	0.5～1
	石蜡 Ⅱ	1～2	1～2
	石蜡 Ⅲ	1～2	1～2

（二）浸蜡剂的种类

1．石蜡　是最常用的浸透剂，有高熔点和低熔点之分。一般使用的石蜡熔点是56～58℃。熔点为54℃以下的石蜡为低熔点石蜡，用于显示酶和保存抗原活性。经石蜡浸蜡包埋的组织，有利于组织切片的连续性，展片平整，烤片方便，结构保存较好，资料保存可靠。

2．火棉胶　由浓硝酸和浓硫酸作用于脱脂棉而得。极易燃烧，易溶于纯乙醇、乙醚的等量混合液中，也溶于丙酮、丁香油等。目前使用火棉胶浸入组织较少，多用于染色前的覆盖液。

3．碳蜡　为聚乙烯二醇，为水溶性，用于碳蜡切片。

4．明胶　是一种肽分子聚合物质，有片剂和粉剂。易溶于温水而不易溶于冷水，用于明胶切片。

五、组织的包埋

组织块经过浸透剂浸透后，埋入石蜡或其他包埋剂包成一定形态，具有一定韧度和硬度，便于在切片机上夹持和切成薄片的过程，称为包埋。用于包埋的物质分水溶性（如碳蜡、明胶等）和非水溶性（如石蜡、火棉胶等）两类。

（一）包埋的目的

用一种特质的模具把组织块包埋，经过凝固后组织块被埋藏于包埋剂内成为一个组织蜡块。因蜡块保持一定的硬度和韧性，故可用切片机切成薄片。同时，也利于组织块的保存。

（二）包埋方法

不同的包埋剂，其包埋的方法也不相同，常用的包埋方法有以下几种。

1．石蜡包埋法　石蜡包埋法是显微镜切片技术中最常用的方法。用石蜡包埋的组织块常称为蜡块。它有许多优点，操作简易便于掌握，可进行连续切片，蜡块经编号处理后易于收藏保存。石蜡包埋法又分为以下几种：

（1）常规石蜡包埋：一般较硬的组织用较硬的石蜡，柔嫩的组织用较软的石蜡包埋。包

埋模具多选用活页式铜制包埋框，一次可包埋多个蜡块。也可选用"L"形金属框或其他材质的包埋框（盒）。用于包埋的石蜡应在温箱内多次熔化、充分沉淀后使用，有杂质时应过滤。多用熔点为56℃石蜡，蜡温以高出石蜡熔点2～3℃为宜，石蜡温度过高易造成组织烫伤，过低使组织和石蜡出现裂隙而影响切片。石蜡种类的选择还应根据环境温度做相应调整，以便组织块具有合适的硬度。夏天用较硬的石蜡，冬天用较软的石蜡。

1）包埋过程：常规石蜡包埋人工操作流程如图4-3。随着科技发展，自动包埋机（图4-4）已广泛地用于病理检验，极大地提高了工作效率，对切片质量的提高也起到一定的促进作用，其操作流程如图4-5。

2）包埋面的选择：①一般情况以组织块最大面为包埋面。②管囊状结构（如脉管、消化管、输尿管、肿物囊壁等）的组织以横断面为包埋面。③皮肤组织或被覆上皮组织，包埋面应垂直于上皮面。④带有病变特点的组织，或对包埋面有特殊要求的组织应按预先标记的包埋面包埋。

3）包埋注意事项：①组织块应严格分件包埋。包埋时，一定要认真核对组织块的病理号、块数和医师对包埋面的要求。②包埋所用石蜡有杂质应过滤后再使用。③严防各种异物污染，勿将无关组织（如缝合线、异物等）埋入蜡块内。④包埋过程要操作迅速，以免组织块在尚未包埋妥当前熔蜡凝固。可用酒精灯或包埋器加热，防止熔蜡凝固。⑤包埋蜡的温度与组织块的温度应接近，以免引起组织块与周围蜡块的脱裂。⑥夹持组织块的镊子不可加热过高，以免烫伤组织。

（2）体液标本的包埋：体液标本，如痰液、胃液、尿液、胸腔积液和腹水等，一般不做包埋或切片，如需做病理切片检查时，也可用石蜡包埋。对于痰液标本，应选取含有血液或较实的可疑部分，用擦镜纸包好，先经AAF固定液或4%甲醛溶液固定，再按石蜡切片的常规方法依次进行脱水、透明、浸蜡和包埋。对于新鲜胃液、尿液、胸腔积液和腹水等标本，应先倒去上面的澄清液体，再将下面较浑浊的液体放入离心管中，以2000～3000r/min的转速离心15分钟，倒去上清液，以AAF固定液或4%甲醛溶液固定沉淀物，再按石蜡切片的常规方法依次进行脱水、透明、浸蜡和包埋。

图4-3　常规石蜡包埋人工操作流程　　　　　图4-4　生物组织自动包埋机

图 4-5 常规石蜡自动包埋机操作流程

（3）胃镜标本的包埋：胃镜标本往往较小，若同时将多块组织包在一起，制成一个蜡块，不易包在同一平面，包埋方向难以掌握。因此，可将已固定的胃黏膜活检组织放在滤纸上，使黏膜面与滤纸垂直，用擦镜纸包好，按石蜡常规切片进行脱水、透明、浸蜡，然后采用固体蜡包埋法包埋，即用加热的无齿镊子，在预先制好的蜡块表面熔出相应的小孔，取出擦镜纸中已浸蜡的组织块，按黏膜面（事先已标记或根据组织形状判断，若带有黏膜肌，因黏膜肌收缩，组织常呈马蹄形，凸面即为黏膜面。若组织为片状，竖起包埋即可）与蜡块垂直方向放入小孔中，之后将蜡块表面烫平即可。

（4）快速石蜡包埋法：在不具备冷冻切片条件的单位，进行快速病理诊断，或因组织块太小太碎，不适合冷冻切片制片时，可用快速石蜡包埋法，一般 10～15 分钟即可完成。应用时，要求切取的组织块应薄小，并且从固定到浸蜡的全过程均需加温。其操作流程如图 4-6。

超声波快速组织处理仪通过水浴加温和超声波振荡，使组织通透性增强，分子运动加快，从而使组织处理时间缩短，较人工处理的效果更好。其操作流程如图 4-7。

图 4-6　快速石蜡包埋法人工操作流程

图 4-7　超声波快速组织处理仪操作流程

2. 火棉胶包埋法　火棉胶切片常用于大块组织的制片（如整个眼球或神经组织等）。用火棉胶包埋，可避免纤维组织、肌肉组织的过度硬化，减少纤维组织的收缩和扭转，有利于保存原有的组织结构。其操作流程如图 4-8。

固定、水洗后的组织块放入50%、60%乙醇中各6~12小时

70%、80%、90%乙醇各6~24小时

95%和无水乙醇各12~24小时

乙醚和无水乙醇等量混合液24小时

2%火棉胶液24~48小时

4%、8%火棉胶液各24小时至数周

16%火棉胶液1周

在平底玻璃皿中用16%和30%火棉胶液包埋组织

用盖遮挡并留出缝隙，使火棉胶液缓慢蒸发

用手指轻压火棉胶检查硬度，以不出现指纹为宜

倒入2倍量三氯甲烷，硬化12~24小时

修去组织周围多余的火棉胶，移入80%乙醇硬化6小时

将胶块底部紧贴一小木块，同时浸入乙醚乙醇混合液中，待稍溶后加少许胶，使胶块与木块黏合

待乙醚乙醇混合液挥发后，再次经80%乙醇硬化

切片

图4-8 火棉胶包埋法操作流程

3. 碳蜡包埋法 组织经固定水洗后，可直接浸蜡和包埋，切片方法和普通石蜡切片相同。优点为操作程序少，节省时间，组织不经有机溶剂，对抗原和脂肪及类脂的保存好，组织结构清晰，而且切下的切片漂在水面后可自然展平，制片较为容易。缺点是其吸水性强，展片和蜡块保存都较困难。因此，碳蜡冷却时不能与水或冰直接接触。其操作流程如图4-9。

4. 明胶包埋法 明胶包埋法包埋，需预先配好 5%、10% 和 20%~25% 明胶液备用。其配制是：取 5g、10g 或 20~25g 明胶，分别溶于 0.5%~1% 的酚水溶液，放置37℃温箱内过夜或 24 小时，任其自行溶解，即配成 5%、10% 和 20%~25% 明胶液。其操作流程如图4-10。

图 4-9 碳蜡包埋法操作流程

图 4-10 明胶包埋法操作流程

5. 石蜡半薄切片包埋法 常根据组织类型进行脱水、透明和浸蜡。

（1）穿刺组织和细小的活检组织：95% 乙醇脱水 2 小时，每 30 分钟更换新液 1 次→无水乙醇脱水 2 小时，每 30 分钟更换新液 1 次→浸入无水乙醇 - 三氯甲烷等量混合液 30 分钟→三氯甲烷透明 2 小时，每 30 分钟更换新液 1 次→ 60～62℃ 石蜡浸蜡 3 小时，每 1 小时更换新液 1 次。

（2）一般软组织块（厚度不超过 2mm）：95% 乙醇脱水 2 小时，每 30 分钟更换新液 1 次→无水乙醇脱水 4 小时，每 1 小时更换新液 1 次→浸入无水乙醇—三氯甲烷等量混合液 1 小时→三氯甲烷透明 3 小时，每 1 小时更换新液 1 次→ 60～62℃石蜡浸蜡 3 小时，每 1 小时更换新液 1 次。

（3）皮肤、平滑肌等韧性较大的组织块（厚度为 2mm）：95% 乙醇脱水 2 小时，每 30 分钟更换新液 1 次→无水乙醇脱水 2 小时，每 30 分钟更换新液 1 次→浸入松脂醇 18～24 小时，更换 2 次→三氯甲烷透明 3 小时，每 1 小时更换新液 1 次→ 60～62℃石蜡浸蜡 4 小时。

在 60～62℃石蜡中加入松香（占总量 4%～6%），经混合调匀后用作包埋剂，组织包埋前可先在其中浸透 30～60 分钟。

6. 树脂包埋法　树脂包埋法适用于不脱钙骨髓活检组织，肝、肾穿刺活检和淋巴结组织等，可观察细胞的微细结构。树脂选用亲水性甲基丙烯酸 -2- 羟基乙基酯，组织不需脱水，对细胞形态影响小，聚合后较硬，适合制作薄切片。

包埋流程：取材（组织块应小）→组织块及时放入合适固定液固定→组织块移入浸透剂，4℃浸透 24～48 小时→胶囊或塑料小盒包埋（包埋前用浸透剂加适量催化剂配成包埋剂）→ 4℃聚合 2～4 小时。

树脂浸透剂、催化剂和包埋剂的配方见表 4-4。

表 4-4　树脂浸透剂、催化剂和包埋剂配方

		肝、肾和淋巴结组织	不脱钙骨髓组织
浸透剂	甲基丙烯酸羟乙酯	80ml	84ml
	聚乙二醇 -400	16ml	6ml
	过氧化苯甲酰	0.8ml	0.6ml
催化剂	聚乙二醇 -400	15ml	15ml
	N-N 二甲基苯胺	2ml	1ml
包埋剂	浸透剂 : 催化剂	25 : 1	50 : 1

第五节　组织切片的制作

一、切片机具

（一）切片机

切片机是切制薄而均匀组织片的机械，是制作组织切片的专用设备。切片功能将各种组织块切成数微米厚的薄片，用于显微镜观察。

1. 切片机的种类

（1）按结构分类：根据结构的不同，切片机可分为轮转式、滑动式、推动式（雪橇式）、摇动式、振动式和冷冻式等。

1）轮转式切片机（图 4-11）：最常用于石蜡切片，使用方便，切片质量高，切片厚度可在 1～30μm 调节。若组织块处理较好，可切出理想的连片。工作原理是由一个转动的重轮带动螺纹轴或齿轮，使组织块的夹具或刀台向前推进，同时做上下平面摆动，推进的距离靠刻度调节器控制。此种切片机机体较重，稳定性好，非常适用于切制石蜡切片。

2）滑动式切片机（图 4-12）：可用于石蜡切片、碳蜡切片和火棉胶切片，不能连续切片，切片较厚，仅可在 20～50μm 调节。多用于特殊组织，如眼球、内耳、脑等切片。其组织块夹具固定不动，通过切片刀的滑动进行切片。

图 4-11 轮转式石蜡切片机 　　　　　　图 4-12 滑动式石蜡切片机

3）振动式切片机（图 4-13）：主要用于免疫组织化学和酶细胞化学观察的切片，还用于未经固定和冷冻的新鲜组织切片，切片厚薄可在 10～100μm 调节。主要工作原理是通过刀的振动进行切片。

4）冷冻式切片机（图 4-14）：在切片机的主机上安装冷冻的附件装置，即成为冷冻切片机，其种类较多，根据是否恒温分为开敞式（室温）和恒冷箱式两大类。

图 4-13 振动式切片机 　　　　　　图 4-14 恒冷箱式冷冻切片机

（2）按用途分类：根据用途不同，切片机可分为石蜡切片机、火棉胶切片机、冷冻切片机、超薄切片机等。

1）石蜡切片机：能将用石蜡包埋的组织块切出一定厚薄的切片，都可称为石蜡切片机。石蜡切片机种类繁多，按其基本工作原理分为轮转式、滑动式、摇动式、推动式（雪橇式）等类型。最常使用的是轮转式石蜡切片机。

使用时，一般先锁上旋转重轮，使其不能转动，再用组织块夹具夹紧组织块，将切片刀安在刀架上并旋紧固定螺钉，使其不能有任何摆动，然后将刀慢慢推向蜡块，直到刀刃刚好触及蜡块为止。再将调节器调至要切的厚度，放开卡锁，旋转重轮，即能按需要厚度切片。切片时，可先用手动前进或先将厚度调节器调到较大刻度，进行初步修片，待组织块切到较完整的平面时，再调整到所需的厚度进行切片。

2）火棉胶切片机：用于火棉胶包埋组织切片的切片机。多为滑动式切片机，是靠切片刀的滑动进行切片，而固定组织块的夹具不动。多用于脑、眼球、脊髓、内耳等特殊组织的切片，切片较厚，可达 20～50μm，很少用于连续切片。

3）冷冻切片机：凡在切片机主机上安装冷冻附件装置的切片机都可以称为冷冻切片机，分为开敞式（室温）和恒冷箱式两类。开敞式冷冻切片机是将组织块承托台改换成急速冷冻装置（液体 CO_2 制冷装置或半导体制冷装置），由于温度不易控制，切片技术难度大，切片厚 8～15μm，不易连续切片，目前已很少使用；恒冷箱式冷冻切片机是将轮转式切片机置于 -30℃低温密闭冷冻箱内，利用压缩机通过制冷剂循环制冷，切片时不受外界温度和环境影响，可连续切 4～8μm 的薄片，主要用于术中新鲜组织快速病理诊断和组织化学、免疫组织化学研究及病理诊断。

4）超薄切片机：是制作供透射电子显微镜用超薄切片的切片机。它可将各种包埋剂包埋的样品用玻璃刀或钻石刀切成 50nm 以下的超薄切片。超薄切片机有机械推进式和金属热膨胀式两种类型。机械推进式是用微动螺旋和微动杠杆来提供微小推进；金属热膨胀式是利用金属杆热胀冷缩时产生的微小长度变化提供推进。

2. 切片机的维护　切片机是一种精密仪器，日常必须注意维护和保养。使用时必须严格遵守操作规程，每次使用后应及时、充分清洁，并涂抹优质机油防止生锈。不用时，套上防尘罩，避免切片机部件受灰尘及有机溶剂污染。不能随意拆卸零部件，以免影响精度。不常用的切片机也应注意随时保养和维护，防止生锈、发霉。

（二）切片刀

切片刀是切片机的重要部件，是切制良好切片的重要设施。切片刀不锋利，刀刃有缺口或弯曲，保养不良等常造成切片质量不合格。

1. 切片刀的种类　切片刀的长短不一，一般有 4cm、8cm、14cm、18cm 等不同规格。根据切片刀的结构式样又分为以下几种：

（1）平凹型（a 型）：刀身一侧凹下，一侧为直线，刀面较薄。分为两种，一种是深平凹型（b 型）切片刀，刀身一侧的凹度较大，仅适用于火棉胶切片；另一种为小凹度刀，刀身一侧的凹度较小，适用于石蜡切片。

（2）平楔型（c 型）：刀身两侧均无凹度，两边平直，适用于冷冻切片和轮转式切片机的石蜡切片。

（3）双凹型（d 型）：刀身两侧均有凹度，幅度较大。适用于轮转式切片机的石蜡切片。

（4）薄型：也称为一次性刀片，需配置专用刀架。一般用于小型石蜡切片。

（a 型）平凹形	（b 型）深平凹形	（c 型）平楔形	（d 型）双凹形

2. 刀背套与刀柄 刀背套供磨刀时套于切片刀背上,沿长径有一缺口,由此缺口套于切片刀的刀背上,架起刀身,使刀刃接触磨石或磨砂玻璃板。刀背套有金属和塑料两种。目前多使用塑料的,因其简单、轻便,借塑料的弹性即可固定在切片刀上。无论哪种刀背套,在使用时都必须分别在其一端和切片刀的一端做上标记,以防止磨刀时两头调换刀背套。

刀柄有木制和塑料制作两种,通常是用长螺钉固定于刀的侧面,方便于磨刀时反刀。若用磨刀机磨刀就不用刀背套和刀柄,只要调节磨刀机上的磨刀角度即可。

3. 磨刀与被刀 理想的切片刀的刀刃应在两个平坦切割面间形成笔直细线。一把锋利的切片刀能将石蜡切片切到 $2\mu m$ 并连续成条而无压缩。如果刀刃比细胞还厚,则它对细胞的破坏要比切割的大。因此,磨刀是从事切片技术的一项基本技能,必须锻炼和掌握。磨刀分为手工磨刀和磨刀机磨刀两种方法。

(1) 手工磨刀

1) 操作流程:①准备好磨石:磨刀前用软布擦净磨石表面的尘垢,防止磨刀时使切片刀产生缺口。若为油石磨石,则用机油或液状石蜡作为润滑剂。②准备好切片刀:在切片刀上套好刀背套,装妥刀柄,在磨石面中央滴入少量的稀润滑油或液体石蜡并均匀抹开,以便增加磨擦密度,以刀刃向前的方式把刀平放于磨石的一端。注意观察刀背套的大小是否与刀刃的角度相符,刀背套的外缘应与刀刃及磨石成一直线,这样磨刀不仅省力,而且能保证质量。若刀背套大于刀锋的角度,会将原有的刀锋磨得较小,所形成的刀刃也很小;若刀背套小于原有的刀锋角度,会使刀锋磨得较大,不易使刀刃锋利。③具体方法:将磨石放在一条粗面(或铺一层湿布)实验台上,右手握住刀柄,左手拇、示、中三指握住刀背远端,刀刃朝向磨刀者前方,将切片刀从磨石的右下角刀端向磨石的左上角向前斜推进至刀跟,将刀刃从上面翻转,翻转时刀夹不能离石,此时刀刃向着磨刀者。将刀横向移动使刀跟的刀刃处于磨石前端的中心,再斜着拉回。此时再将刀刃从上面翻且将刀横向移动使切片刀在磨面上处于原来的位置。切片刀应与磨石全部接触到,反复进行。由于手法的习惯不同,也可以从磨石的左上角向右下角推进,翻转后再从左下角向右上角拉回,只要将刀与磨石全部磨到。每次磨刀需 15～30 分钟。④检查刀刃是否锋利:通常用手指指腹轻摸刀刃,如果感到好像一排极其细密针刺的触觉,说明刀口已锋利。也可用显微镜检查,锋利的刀刃在放大 10×10 倍时呈细密均匀的锯齿状。⑤结束工作:切片刀磨好后,应先脱去刀背套,然后再卸刀柄,以免发生伤人事故。将磨石、刀背套、刀柄清洗干净,擦干后收藏。

2) 注意事项:①磨石表面平滑,刀刃平贴石面。②磨刀时,左右手均匀压迫整个刀刃,避免倾斜,并要防止油腻的手指从刀面滑开。③磨刀时,手指应保持正确位置以使用力均匀易于滑动。④刀刃要全部均匀磨到,保持刀刃平直。⑤推动刀的速度不宜快,刀在磨石上要平稳前进。⑥应把磨石全部磨到,以免磨石表面变成马鞍形状。

(2) 被刀:磨好的切片刀有时需用被刀带进一步处理,使刀锋更加锋利并耐用。按磨刀的方式用专门的皮带对磨好的切片刀进行处理的方法,称为被刀,也称为篦刀。用于被刀的专用皮带称为被刀带。使用时将被刀带一端挂于墙上,用左手捏住皮带的另一端,右手持刀。被刀与磨刀的动作相反,刀背向前,刀刃向后,将刀缓慢推至皮带的一端,刀背紧贴被刀带翻转,再反方向移动。被刀一般需 20～30 次。

(3) 磨刀机磨刀:磨刀机磨刀可克服手工磨刀费时费力的缺点。目前使用的磨刀机主要有两种类型,一种磨石是天然的,切片刀固定不动,磨石按设置的距离或转速转动,磨到一定时间后将刀翻转,磨刀的另一面;另一种磨石被玻璃盘取代,由持刀器夹持着刀在玻璃盘上按调好的角度有节律地推进,在持刀器将刀抬起、翻转时,玻璃盘即转动一定的角度,如此反复进行。其操作流程如下:

1)接通电源和检查机器运行情况,检查完毕,关闭电源。

2)将切片刀装在刀架上,调整刀的角度,使刀刃面与磨板吻合。

3)磨板上均匀涂上研磨剂或机油。有的机器有粗磨、细磨两种磨板,应分别使用研磨剂。一般细磨即可,若刀刃磨损较大则需先粗磨,后细磨。

4)调整转速,设置翻刀频率,可选择5秒,10秒或25秒。

5)调整研磨时间,一般30~60分钟。

6)启动机器,按机器设定程序进行磨刀,随时注意机器运转情况。

7)磨刀完毕,及时关机,取下刀,将刀及磨板清洗擦拭干净。

在使用磨刀机磨刀时应注意以下几点:①切片刀的角度调整好后不能随意变动。②在磨刀过程中应随时注意机器运转情况。③无自动翻刀的机器,应注意刀刃两面的研磨时间、转速要一致。④磨刀机应定时滴加润滑油,平时不用时盖好防尘罩。

二、组织切片法

常用的组织切片方法有石蜡切片、冷冻切片、火棉胶切片。

(一)常规石蜡切片的制作

组织经石蜡包埋后制成蜡块,用切片机将蜡块切成适宜厚度的薄片的过程称为石蜡切片。一般的切片厚度要求在4~6μm,特殊情况可以切到1~2μm。需观察病变的连续性时可制作连续切片。另外,以石蜡包埋的组织块便于长期保存。因此石蜡切片是目前各种切片制作方法中最普通常用的一种方法。

1. 切片前的准备

(1)蜡块准备:切片前应先将蜡块组织周围多余的石蜡修去,此过程称修蜡或修块。组织块上下边缘及左右两侧的蜡边都要修齐、修平,蜡边以距离组织2mm为宜,太窄易损坏组织,太宽则影响后续的展片;两侧的蜡边如不平行,切片时会导致蜡带弯曲。修切蜡块时要少量切掉蜡边,如果大片修切易使蜡块断裂,组织露出,遇此情况应重新包埋;修整好的蜡块用冷水或置入冰箱冷却,以增加硬度,便于切片。

(2)切片用具准备:①切片刀:预先磨好切片刀备用或备好一次性刀片。②载玻片及盖玻片:准备充足数量的载玻片、盖玻片。载玻片和盖玻片经清洁液、95%乙醇处理备用。③将载玻片均匀涂抹薄层蛋清甘油,占载玻片2/3(蛋清甘油的配制:取新鲜鸡蛋清30ml,甘油30ml。将两液混合,用玻璃棒搅匀。用粗孔滤纸或数层纱布过滤,加1~2粒麝香草酚结晶防腐即可使用。平时置4℃冰箱保存)。④调试好摊片、烤片仪:摊片水温为42~45℃,烤片温度在60℃左右,如无此设备可自制温水浴,用小功率电炉加热搪瓷碗内温水摊片,用恒温箱烤片。⑤大、中号优质毛笔(用于操作蜡片)、记号笔、铅笔或钻石笔(用于在载玻片上写编号)、眼科弯镊等。

2. 石蜡切片制作过程 石蜡切片多使用轮转式切片机。操作步骤如下:

1)将切片刀安装到切片机刀架上,调整好刀的角度,一般为20°~30°。

2)将修好、冷却的蜡块固定在切片机组织块夹具上。

3)调整组织块夹具的调节螺旋,使蜡块切面与刀口平行。向前推动刀架使切片刀靠近蜡块,调整至合适位置,一般刀刃与蜡块切面的夹角呈5°～10°,旋紧固定螺旋。

4)先用较大进刀量(15～20μm)粗切蜡块,直到组织最大切面暴露。再将切片厚度调至需要刻度(4～6μm),准备正式切片。

5)左手持毛笔,右手连续旋转切片机转轮,切出连成带状的蜡片带(即蜡带)。

6)将石蜡切片漂浮在温水中,受热后在表面张力的作用下自然平整地展开的过程,此过程称为展片。展片时,左手用毛笔沿切片刀的刀刃轻轻托起蜡带,右手用眼科弯镊轻轻夹起蜡带远端,正面向上把蜡片放入50℃水中摊平(展片),并用镊子帮助展片。水温过高,会引起组织细胞散开;过低,切片皱褶无法摊平。如展片困难,可先将蜡带放入30%乙醇中初展,再用载玻片捞起蜡带放入温水中。待蜡带中的组织完全展平后,即可将其捞出,称为捞片。

7)将已经展平的蜡带从温水中捞起、贴附在载玻片上的过程,此过程称为贴片。贴片时,用镊子轻轻将连续的蜡带分开,选择完整无划痕、厚薄适中、均匀的蜡带,用载玻片捞起。蜡带与载玻片之间不能有气泡。单个切片要贴到载玻片的左侧1/3～2/3;连续切片的贴片顺序一般是从左到右,组织切片较小时(如胃镜标本),可以并列黏2～6条蜡带。贴片后必须立即在载玻片的标签端写上编号。

8)贴好的切片室温下稍微干燥后,放到60℃恒温烤箱或烤片仪中烤干,备用。烤片时间一般为30～60分钟。温度过高、时间过长会引起细胞收缩,组织抗原性丢失;相反(少于20分钟)容易脱片。

3.注意事项

(1)切片机宜放置在距地面65～80cm高的操作台上,操作台必须平整、稳固。切片机各个零件和螺丝应旋紧,四周要有足够空间给使用者操作。室内应通风、整洁。

(2)切片前蜡块要冷冻,以增加硬度利于切片,特别是夏季,气温高,蜡块发软不利切片,一定要冷冻。但刚包埋好的热蜡块不能冷冻,否则会使蜡块出现裂痕。

(3)由于切片机切组织块时是由下往上切,易使组织出现刀纹裂缝。为得到完整的切片,防止蜡块裂痕时应将组织硬脆难切的部分放在上端。

(4)切片刀、蜡块固定要牢固。固定不牢会使切片厚薄不匀,切片上形成横向皱纹,甚至在切片过程中崩裂。

(5)切片刀不锋利或有缺口,会使切片卷起或皱起,不能连成蜡带。刀口不清洁,附有蜡屑时,易造成切片断裂、破碎和不完整。

(6)切片刀的倾角以15°～20°为好,切片角度不对,切出的蜡片易皱缩,要慢慢调试,一旦找到最佳切片角度,不要随意改变。

(7)摇动旋转轮的转动速度不宜过快,用力要均匀、柔和、平稳,避免用力不匀或过重。

(8)对于小标本的蜡块进行粗切时,不要切的过多,以免余下组织过少无法再切出可用于诊断的组织切片。

(9)展片用的温水要清洁。水面漂浮的蜡片碎屑要及时清理,以免污染后续切片。

(10)对脱钙组织、骨髓以及已知的钙化组织,应选用固定位置刀口切片,以减少其出现缺口。

(11)血凝块、血栓等易脱片的组织,应使用预先涂有蛋白甘油的载玻片捞片或在展片仪水盒内加入适量的蛋白甘油,防止脱片。

4.切片中常出现的问题及对策(表4-5)

表4-5 切片中常出现的问题及对策

问题	原因	对策
蜡带弯曲	蜡块上下两边不平行	重新修整蜡块,使之宽窄平行、一致
	刀口锐利度不一	移动刀片至刀口锋利处
	刀口与蜡块下边不平行	调整蜡块位置,使之与刀口平行
	组织本身硬度不一	稍修去组织较软侧的蜡边
切片不连接成蜡带	蜡边过窄或不均	重新修整蜡块或重新包埋
	切片过厚	调整切片厚度
	切片角度过大	调整切片角度
	刀锋变钝	移动刀片至锋利处或更换刀片
	环境温度过低,石蜡过硬	提高室温或用毛笔蘸温水湿润蜡块,必要时用低熔点石蜡重新包埋
组织发脆	脱水、透明、浸蜡时间过长,温度过高或组织本身质地较脆	控制好脱水、透明、浸蜡时间及温度,在切片时边切边用嘴向蜡片吹气
组织折叠	摊片水温低,展片不好	适当调高摊片水温
	包埋蜡过硬,蜡块温度低,	根据环境温度调整石蜡熔点。
	刀钝	刀片至锋利处或更换刀片
切片时组织易碎	标本前期处理过度	用毛笔蘸温水湿润蜡块,必要时剪一张与蜡块大小一样报纸,用温水浸湿后贴在蜡块表面,快速摇动切片机切片后,连同报纸一同(报纸朝下,切片朝上)放入展片仪内展片
	标本前期处理不足	脂肪组织可将蜡块熔化后,再浸蜡4～10小时;降低展片温度,尽快捞片
切片纵裂、纵断、抓痕及擦迹	刀刃损伤,出现缺口	移动切片刀,避开缺口或更换刀片
	刀口不清洁	清除刀片上的碎片、蜡屑
	蜡块内有异物,组织内有固定剂结晶、钙化点或脱钙不彻底	剔除蜡块内异物,定期过滤石蜡;组织前期进行充分水洗、脱钙、脱膜处理
切片厚薄不均,宽窄相间,在每张切片上有厚薄区带	切片刀或蜡块未紧固	调整各螺旋并拧紧
	组织过硬	用毛笔蘸温水湿润蜡块组织切面,使之软化,均匀慢切
切片与切片刀黏附	切片刀的倾角过大	调整切片刀的倾角
	刀口不清洁	清除刀片上的碎片及蜡屑
	环境温度过高	降低环境温度
	石蜡熔点低	切片前预冷蜡块或切片时用冰块接触蜡块及切片刀

(二)快速石蜡切片的制作

在不具备冷冻切片制作或组织太小、太碎而不能制作冷冻切片的情况下,可采用快速石蜡切片法进行手术中快速病理诊断,一般10～15分钟即可出片。

1. 切片制作方法

(1) 组织取材应薄,厚度一般不超过2mm。为保证充分脱水,组织块固定后要重新修切,使其厚度为1.5mm左右。

(2) 用加热的无齿镊在预制的蜡块上熔出相应小孔,将组织块放入其内,烫平蜡块表面，进行固体蜡包埋，冷却硬化后即可切片。

（3）按常规石蜡切片制作的方法进行切片、捞片、贴片。

（4）贴片后用酒精灯对切片稍微加热烘烤，使切片上的石蜡熔化，水分烤干后，移入二甲苯脱蜡，经95%乙醇浸洗后移入水中，进行水化处理。

（5）切片水化后即可进行快速HE染色。染色时，切片先在酒精灯上烘干，常规脱蜡，滴加苏木精液覆盖组织，用酒精灯加热约30秒，水洗，然后进行常规染色。

2. 注意事项

（1）切取的组织宜小而薄。

（2）做快速石蜡切片后剩余组织一定要留做常规石蜡切片，以便进一步确诊。

（3）对含有较多脂肪的组织，应经丙酮多次处理。

（4）微波炉进行固定和脱水处理，但二甲苯和石蜡不宜用微波炉处理，超声波处理仪可缩短固定、脱水和浸蜡的时间，提高处理效果。

（5）从固定到浸蜡的全过程均应加温。

（三）冷冻切片的制作

冷冻切片又称为冰冻切片，是将组织冷冻后直接进行切片，是一种简便快捷的方法。由于冷冻切片不经过固定、脱水、透明、浸蜡、包埋等过程，大大缩短了制片的时间，对临床手术病人的术中快速病理诊断具有重要意义。由于冷冻切片制作方法不需经过乙醇脱水、二甲苯透明等过程，对脂肪、类脂质和酶、抗原等化学物质影响较小，因此，冷冻切片常用于脂肪染色、神经髓鞘的染色，以及组织化学和免疫组织化学染色。

冷冻切片的原理是组织经过冷冻后，其内的水分结冰，使组织变硬，有利于切成薄片。由于组织内水分起到包埋剂的作用，在组织冷冻的过程中，水分子聚集成冰晶。因组织内形成冰晶的数量与组织冷冻的速度成反比，因此，送检做冷冻切片的组织应尽可能的新鲜和避免过度的潮湿，而且要尽量避免缓慢的冷却，使组织的温度迅速降低 -4℃以下，减少冰晶形成对组织结构的挤压和破坏。

1. 制作过程 冷冻切片的制作一般经过取材→固定或不固定→组织速冻→冷冻切片→贴片或不贴片→染色等过程。

（1）取材：选取最有代表性的组织制片，如有必要可取多个组织块。为避免冰晶形成造成组织的变形，送检组织应尽可能新鲜，不能含太多水分，而且冷冻尽可能迅速。冷冻切片也不能太大太厚，大者难以切完整，厚者冷冻费时，最理想的厚度以 1～2mm 为宜，一般不超过 3mm。

（2）固定：采用二氧化碳冷冻设备制作冷冻切片，需要对组织块先固定后进行冷冻切片。若用恒冷箱切片机切片，组织可以固定，也可以不固定。若无特殊要求，病理急诊、术中诊断、组织化学和免疫组化染色等，一般都用新鲜组织直接冷冻，切片后再进行固定、染色或直接染色或孵育。

（3）切片：不同的冷冻切片机，操作不同。

1）恒冷箱冷冻切片机切片：冷冻切片机要始终处于运行状态，不能时开时关，以免影响机器寿命。配多种固定组织台，以便更换组织。切片步骤如下：①开机预冷：切片前2～3小时，将切片机温度控制器调整到所需温度。温度一般调至 -25～-18℃，不同组织冷冻温度有差异（表4-6）。②速冻、修整组织：待恒冷箱内温度降到要求的温度后，打开观察窗，在组织样本托上加少量 OCT（optimum cutting temperature）冷冻切片包埋剂或羧甲基纤维素，然后将取好的组织固定到组织样本托上,放入箱内速冻台上迅速冷冻 1~2 分钟。再将组织样本托固定在切片机上,调整组织块的切面,用较大进刀量粗切,修平组织切面。③调节抗卷板:调节抗卷板的高度,以与刀刃平行对齐,使组织片在抗卷板与刀之间平行切出。④切片:将切片机厚度调节钮调至所需厚度,一般为 4~8μm。关闭观察窗,转动手轮,开始切片。切出的组织片用毛笔帮助展平,贴附于室温存放的洁净的载玻片上,进行吹干或固定。⑤切片后处理:切片完毕,将切片机温度控制器调至 0~4℃位置。及时清除恒冷箱内的组织碎屑,并将机器擦拭干净。

表 4-6　几种新鲜组织冷冻切片参考温度

组织	温度(℃)
脑、淋巴结、肝、肾、脾、睾丸	−16~−12
肌肉、肾上腺、甲状腺、子宫、卵巢	−22~−18
乳腺、皮肤、前列腺	−28~−22

2)半导体冷冻切片机切片:利用半导体原件的电偶作用控制温度,冷冻组织进行切片。切片步骤如下:①分别连接好制冷器与电源及循环冷却水管。注意电源正负极的正确连接。②在切片刀与切片机刀夹之间隔以薄层隔热材料。③打开冷却水开关,水流量应保持在 800~1000ml/min,并且整个过程中水流不能中断。④打开制冷电源开关,调节电流来控制切片温度,使制冷达到最佳切片温度。3~5 分钟后切片刀和冷冻台开始结霜,然后将组织块置于冷冻台上进行冷冻。⑤待组织完全冷冻后即可进行切片,调整切片厚度,一般为 5~10μm。⑥切片用小毛笔展平后,立即将其贴附在洁净的载玻片上,待切片刚要融化时,移入固定液中固定 1 分钟,之后置于清水中,染色前取出烘干。⑦切片完毕,先关闭电源,再关闭冷却水。待冰霜融化后,擦净机器,盖好防尘罩。

3)二氧化碳冷冻切片机切片:以二氧化碳作为冷冻剂,利用液体二氧化碳蒸发时吸收大量热量将组织冷冻,进行切片。切片步骤如下:①组织取材大小一般以 1cm×1cm×0.3cm 为宜。②组织块经蒸馏水充分冲洗后放在冷冻台上,滴加少许蒸馏水,左手持镊子轻压组织块,右手开启二氧化碳钢管阀门,喷出的二氧化碳使组织迅速冷冻,当组织出现冷霜时,关闭二氧化碳钢管阀门。③调整好切片厚度,一般为 10~20μm。先粗切,修整组织切面,然后按要求进行切片。硬度一般在组织刚开始解冻时最适宜,应抓紧时间,迅速切片。④用毛笔将切片移入蒸馏水中,使其展开附贴于载玻片上,烘干后即可染色。

(4)贴片:①蛋白甘油贴片法:冷冻切片黏片法基本按石蜡切片的黏片法处理,但烘烤温度不超过 40℃,切片烤干后立即取出,用 70% 乙醇及蒸馏水洗后即可染色,但烤的时间过久或温度过高切片易破碎。② Lillie 明胶贴片法:将切片放入 1% 明胶水溶液数分钟,捞到载玻片上,倾去多余液体。用 5% 甲醛水溶液固定 5 分钟,水洗 10 分钟,即可染色。③乙醇明胶贴片法:切片浸入 0.1% 或 0.75% 明胶溶液(以 40% 乙醇配制)数分钟,捞到载玻片上,室温短时干燥,投入三氯甲烷 1 分钟,用 95% 和 75% 乙醇洗去三氯甲烷,再经蒸馏水洗后染色。

2. 注意事项

(1)送检组织应尽可能新鲜。

(2)用于冷冻切片的组织,在切片前不能用乙醇固定,否则无法冷冻。

(3)取材时组织块大小应适当。组织太小、太碎,不能做冷冻切片。

（4）冷冻包埋剂应适量。过少起不到包埋作用，过多影响冷冻效果。

（5）组织冷却速度要快，以免组织内水分析出形成冰晶，造成对组织结构的挤压和破坏。冷冻时间太久的组织不能马上切片，以免损伤切片刀。

（6）组织块复温时，应在37℃加温速融，避免自然复温对组织结构的损伤。

（7）通常骨组织和钙化组织不能做冷冻切片。

（四）火棉胶切片的制作

火棉胶切片制作过程不经过加温包埋，减少了组织收缩和过度硬化，主要用于大块组织或较坚硬的组织，如眼球、内耳、肌腱、脱钙骨和神经组织等制片，有利于观察组织原有结构。但火棉胶切片制片时间长，切片较厚，操作复杂。

1. 切片方法　火棉胶切片宜用滑动式切片机。切片前检查切片机情况，保证切片刀锋利。切片前，将火棉胶组织块固定于支持架上（具体方法是将火棉胶组织块底部在乙醇中浸蘸片刻，稍溶解后再用8%的液体火棉胶将组织块固定于木质或金属支架上，待其黏接牢固后，再装于切片机上，拧紧所有螺旋，进行切片。）。切片刀与滑行轨道的角度以20°～40°为宜，组织较硬，角度较小。切片时，右手推刀，用力尽量均匀，中途不能停顿，切取速度要适当，不宜过慢或过快。过慢可造成锯齿不平，过快可造成切片的破损、碎裂。左手用毛笔蘸70%乙醇，随时湿润胶块和切片刀，待火棉胶中的组织块切面完全暴露时，即可开始切片。切片厚度一般≥10μm。做连续切片时，切好的胶片先放入70%或80%的乙醇中，不能立即贴附于载玻片上。

2. 切片注意事项

（1）火棉胶切片时采用湿切的方法。即切片时，要随时用70%乙醇涂在火棉胶组织块上和切片刀上，保持一定湿度和硬度。

（2）用火棉胶包埋的组织块，在切片前和切片后均应存放在70%乙醇中，以防止火棉胶挥发，影响硬度。

📺 本章小结

病理组织制片技术一般包括以下基本技术流程：取材、固定、洗涤和脱水、透明与浸蜡、包埋、切片、烤片、染色、封片等。

（1）取材：取材及时，组织块大小适当，避免组织结构变形。

（2）固定：固定是防止组织自溶、腐败，保持原有的结构。同时，硬化组织，便于切片。常用的固定液是中性甲醛液。固定时，固定液的量要充足，一般是组织块总体积的4～5倍。固定后需流水冲洗，以清除组织内的固定液而终止固定作用。

（3）脱水：最常用的脱水剂是乙醇，但乙醇易使组织收缩、变脆。故脱水先从低浓度乙醇开始，逐渐递增浓度。并且组织在高浓度乙醇中置留时间不宜过长，加温脱水时的温度不宜过高。

（4）透明：二甲苯是常用的透明剂，其透明作用极强，但易使组织收缩、变形、变脆，故组织块在二甲苯液中留置时间不宜太久。

（5）浸蜡：最常用的浸蜡剂是石蜡。常规用熔点为56～58℃的石蜡。浸蜡的温度因高于石蜡熔点2～4℃。组织块经二甲苯透明后，需经三道熔化石蜡浸渍，在更换腊杯时应有一定的时间间隔，尽量避免将组织内含有的二甲苯带入下一杯蜡液中。

（6）包埋：常规石蜡包埋时，多用 56℃ 石蜡，蜡温以高出石蜡熔点 2～4℃ 为宜，并根据环境温度适时调整。

（7）切片：常用的切片方法是石蜡切片。切片时，首先应做好切片前的准备，如蜡块的准备，切片机的准备，切片刀的准备，然后调整好切片刀的角度（20°～30°）以及刀刃与蜡块切面的夹角（5°～10°），再粗切蜡块暴露组织的最大切面，最后调节厚度至要求厚度（4～6μm）进行切片。转动旋转轮时，动作要连贯、平稳，使切下的蜡片能连成带状。直接用载玻片捞片，选择的蜡带应完整、无划痕、厚薄均匀，蜡带与玻片之间不能有气泡。

（8）展片、烤片：展片温度为 42～48℃，烤片温度为 60～70℃。

（方安宁）

 复习题

一、名词解释

固定、脱水、透明、浸蜡、包埋

二、选择题

单项选择题

1. 被推荐为病理标本的首选固定液是（　　）
   A. 10% 福尔马林液　　　　　　　　B. 中性缓冲甲醛液
   C. 酒精　　　　　　　　　　　　　D. Zenker 固定液
   E. 乙酸

2. 组织石蜡切片常用的透明剂是（　　）
   A. 乙醇　　　　　　　　　　　　　B. 丙酮
   C. 乙酸　　　　　　　　　　　　　D. 二甲苯
   E. 苯

3. 下列有关固定的目的哪项是正确（　　）
   A. 增加组织硬度　　　　　　　　　B. 防止细胞自溶
   C. 凝固细胞内物质　　　　　　　　D. 增加组织折光率
   E. 以上都对

4. 冷冻切片的注意事项错误的是（　　）
   A. 一般来说骨组织不能做冷冻切片
   B. 送检组织尽可能新鲜
   C. 做冷冻切片的组织，切片前可用酒精固定
   D. 组织块复温时应在 37℃ 加温速融
   E. 冷冻的时间按照组织类型可以不同

5. 组织石蜡切片过程中透明的主要作用是（　　）
   A. 脱去多余水分　　　　　　　　　B. 固定作用
   C. 媒介作用　　　　　　　　　　　D. 使组织变硬

E. 保持细胞结构

6. 酒精进行脱水的一般顺序是(   )

A. 70% 乙醇、80% 乙醇、90% 乙醇、95% 乙醇、无水乙醇

B. 70% 乙醇、80% 乙醇、90% 乙醇、95% 乙醇Ⅰ、95% 乙醇Ⅱ、无水乙醇Ⅰ、无水乙醇Ⅱ

C. 无水乙醇Ⅱ、无水乙醇Ⅰ、95% 乙醇Ⅱ、95% 乙醇Ⅰ、90% 乙醇、80% 乙醇、70% 乙醇

D. 无水乙醇、95% 乙醇、90% 乙醇、80% 乙醇、70% 乙醇

E. 以上都不正确

三、简答题

1. 简述常用的病理组织制片技术的基本流程。

2. 简述组织固定的意义和目的。

3. 简述常用固定液的配制。

4. 简述石蜡切片的操作步骤和注意事项。

第五章 病理组织切片常规（普通）染色

学习目标

1. 掌握常用染色术语的含义及意义；染色前、后的常规处理；病理切片染色过程的注意事项；苏木素-伊红染色程序、染色结果、染色过程中的注意事项。
2. 熟悉常用染料简介；病理切片染色及苏木素-伊红染色原理；染液的配制。
3. 了解病理切片染色的目的；病理切片染色的发展史。

病理组织切片染色作为病理学组织制片一项基本重要技术，常规苏木素-伊红（HE）染色是病理技术人员时刻关注的问题，染色质量的好坏直接影响病理医生的诊断，因此掌握组织切片染色技术至关重要。

案例分析

某医院病理科新来的技术员小王，在进行石蜡组织切片常规HE染色后，在显微镜下观察发现组织结构一片模糊不清，给人"雾蒙蒙"的感觉，但不知原因出在哪里，遂向有经验的病理技术老师请教。

问题：1. 小王染色的组织切片结果为什么会出现"雾蒙蒙"的感觉？

2. 对于小王染色过程中出现的问题，应如何避免？

第一节 病理切片染色概述

一、病理切片染色的目的

未经染色的组织切片，在显微镜下只能看到细胞及组织的轮廓，远不能满足显微镜下观察及病理诊断的需要。为了提高组织中各部分结构在光学显微镜下的分辨率，组织切片需进行适当的染色，使不同的组织各部分结构对染色剂显示不同的颜色，增大了组织内各部分结构折射率的差别，从而提高了分辨率。因此，染色是病理组织制片的一项基本技术，它在组织学、病理学等学科中占有相当重要的地位。

二、病理切片染色的发展史

染料最早是应用在丝、麻、棉等纺织品的印染上。我国古代自黄帝时代到周朝初期（公元前 1122-225 年)就已经有了染色剂和染色方面的一些知识,生物学已将切片经过染色后再进行观察。据考证 1714 年荷兰人 Leeuwenhoek 首先用天然染料番红花作肌纤维切片染色进行显微镜下观察,此后逐渐发展起来。开始人们用的是从动、植物和矿物质中提炼的天然染料,如靛青、朱砂、胭脂红和苏木素(精)等进行染色。在 1856 年间 William Perkins 发现了苯胺紫,从此开创了人工合成染料的时代。以后煤焦油染料的品种、数量增多,生物染色技术得到了飞速发展。

1858 年 Gerlach 在注射血管标本时,发现内皮细胞可被着色,后来他又用胭脂红染神经细胞和神经纤维,得到了很好的效果,提出了在组织学中进行染色的重要性,当时德国把他推崇为"染色"之父。染色方法是不断发展的,1863 年 Waldeyer 提倡用苏木精染液染细胞核,后来有许多作者关于苏木素的应用方法,至今仍被广泛应用。特殊染色和组织化学也不断地有新方法推出,1889 年 Van Gieson 用酸性品红和苦味酸混合液染神经组织,1892 年 Frust 成功将酸性品红和苦味酸混合液改用于染结缔组织,对于判断组织来源起到重要作用。1987 年以来 Crocker J 等已广泛地应用核仁组织区嗜银蛋白染色技术,1991 年我国龚志锦、詹镕洲进行的乳腺肿瘤核仁组织区的研究,已经用于人体组织,对于鉴别良、恶性肿瘤及判断淋巴瘤的恶性程度有重要意义。

三、常用染料简介

(一)染料的性质

在组织学染色技术中常用的染料主要是一类含芳香碳环和杂环的有机化合物。这些染料不但自身具有颜色,而且与被染物质还必须有一定的亲和力。用化学术语来说,染料是指分子中含有一个或一个以上的发色团,以及一个或一个以上的助色团的有机化合物。染料的颜色和染料与被染物分子间的亲和力,是由染料的分子结构决定的。

1. 发色团 能使染料分子产生颜色的基团称为发色团,也称生色团。常见的发色团有:

$-N=N-$	$-N=O$	$-\overset{\displaystyle O}{\underset{\displaystyle O}{N}}-$	$>C=O$	$>C=C<$
偶氮基	亚硝基	硝基	羰基	乙烯基

偶氮基和亚硝基是强发色团,在分子中只要有一个这样的发色团,就可显色,而羰基和乙烯基都是弱发色团,必须有数个发色团才能显示颜色。

2. 助色团 能使染料分子颜色加深,极性加大,并与被染物质分子间形成亲和力的称为助色团。常见的助色团有:

$-NH_2$	$-N\overset{CH_3}{\underset{CH_3}{}}$	$-OH$	$-SO_3H$	$-COOH$
氨基	二甲氨基	羟基	磺酸基	羧基

助色团多为极性基团,有的还具有酸碱性,酸性助色团如羟基、羧基、磺酸基等与碱反应后形成盐,盐在溶液中电离产生的有色离子为阴离子,易与组织或细胞中的碱性物质结合使之着色。碱性助色团有氨基、二甲氨基等与酸结合生成盐,电离后有色离子为阳离子,

可与组织细胞中的酸性物质结合使之着色。

（二）染料的分类

1. 根据染料来源分类

（1）天然染料：是从动、植物组织中提取出来的一类染料。常用的有苏木素、胭脂红、靛青、地衣红和番红花等。

（2）合成染料：是从煤焦油中提取的苯衍生物。它可以按其分子所含的发色团进行分类。如亚硝基染料、硝基染料、偶氮染料等。

（3）无机化合物染料：除了天然染色剂和合成染色剂以外，在生物染色中还可使用一些无机化合物作为染料，如硝酸银、氯化金、碘、锇酸、高锰酸钾等。

2. 根据染料的化学反应分类

（1）酸性染料：是一类含有酸性助色团的染料，可与碱作用形成盐，其水溶液电离出的有色离子为阴离子，故属于色酸的盐。酸性染料一般溶于水和乙醇。多作为细胞质的染色剂，如伊红、苦味酸、刚果红、亮绿、橙黄 -G、水溶性苯胺蓝等。

（2）碱性染料：是一类含有碱性助色团的染料，可与酸结合生成盐，其水溶液电离出的有色离子为阳离子，故属于色碱的盐。这类染料一般能溶于水和乙醇。多作为细胞核的染色剂，如苏木素、番红、中性红、亚甲蓝、甲苯胺蓝、甲基绿等。

（3）中性染料：是酸性染料和碱性染料混合后中和而成的复合染料。一般溶于水和乙醇。血液学中常用的染色剂是中性染料，其中各种不同的成分可使细胞核、细胞质和颗粒分别着色。如瑞氏（Wright）和吉姆萨（Giemsa）染色剂等。

3. 根据染色对象分类

（1）组织染色染料

1）结缔组织和肌纤维染料：①胶原纤维染料：常用做胶原纤维染色的阴离子染料有苦味酸、橙黄 -G、丽春红、酸性品红、苯胺蓝、亮绿、甲基蓝等。在 Van Gieson 染色法中，苦味酸染肌纤维和红细胞，酸性品红染胶原纤维；而在 Masson 法中，酸性品红或丽春红染肌纤维，而苯胺蓝或亮绿染胶原纤维。②网状纤维染料：显示网状纤维的主要染色方法是银浸染法。银浸染法目前已发展为多种银氨液浸染法，它所涉及的有机化合物染料很少，主要有核固红、麝香草酚等。③弹力纤维染料：主要有碱性品红、间苯二酚。还可用橙黄 -G、地衣红等。④肌纤维染料：主要有苏木素、碱性或酸性品红、偶氮桃红等。

2）神经组织的染料：①尼氏体染料：尼氏体能被碱性染料着色，如亚甲蓝、甲苯胺蓝、硫堇和焦油紫等染料可将尼氏体染成深蓝紫色。②神经轴突染料：显示轴突多用银浸镀方法，主要染色剂有苯胺油。③神经髓鞘染料：神经髓鞘染色的常用方法为碳酸锂苏木素法，主要使用的染料有苏木素，还可用亮绿、固绿及维多利亚蓝等染料。④神经胶质细胞染料：神经胶质细胞的主要染色方法为氯化金升汞染色法，也可用硝酸银、碳酸钠等染料。

（2）细胞染料

1）细胞核染料：主要是一类碱性染料，如苏木素、胭脂红、地衣红、碱性藏红花、硫堇、天青A、甲紫、次甲蓝、甲苯胺蓝、中性红、核固红、沙黄、结晶紫、亚甲蓝、甲基绿、碘绿等。

2）细胞质染料：主要是一类酸性染料，如伊红、酸性品红、橙黄 -G、苦味酸、孔雀绿、坚牢绿、甲基蓝、甲基橙、俾士麦棕、刚果红、焰红、水溶性苯胺蓝等。

3）细胞化学成分染料：①脂肪染料：主要有苏丹 -Ⅲ、苏丹Ⅳ、油红 -O、苏丹黑 -B 等。②糖类染料：糖类主要分单糖、双糖和多糖，多糖又可分为糖原、黏多糖、黏蛋白、糖蛋白和糖脂等。主要染料有碱性品红、天青石蓝、苏木素、橙黄 -G 等。显示糖原的有卡红、碱性品红、苦味酸等。显示黏多糖和糖蛋白的染料有奥辛蓝、天青 -A、甲苯胺蓝、硫堇等。③核酸染料：主要染料有碱性品红、亮绿、甲基绿、派洛宁 G 等，其中甲基绿选染 DNA，而派洛宁选染 RNA。④蛋白质和氨基酸染料：常用的有溴酚蓝、坚牢绿 -FCF、碱性品红、萘酚黄 -S、苯胺蓝、橙黄 -G、坚牢蓝 -B 等。

（三）常用染料简介

1. 苏木素（苏木精，苏木紫，苏木色精）

性质：淡黄色结晶，水溶解度 1.75%，乙醇溶解度 60.0%。

用途：为最常用的细胞核染色剂，也可用于线粒体、中枢神经组织及结缔组织等染色。

2. 亚甲蓝（美蓝，次甲蓝）

性质：深绿色结晶，碱性，水溶解度 10.4%，不溶于乙醇。

用途：为细胞核染色剂，可与细胞质染料作对比染色，还可用于细菌染色、神经组织活体染色及血液染色。

3. 甲基绿

性质：绿色结晶，碱性，水溶解度 9.2%，溶于乙醇。

用途：为细胞核染色剂，与弱醋酸溶液混合可用于新鲜染色质染色；也可作为细胞质染色剂，与派洛宁混合可用于淋球菌和肥大细胞胞质染色。

4. 甲苯胺蓝

性质：深绿色粉末，碱性，水溶解度 3.1%，乙醇溶解度 0.5%。

用途：为细胞核染色剂，也可用于尼氏小体染色。

5. 结晶紫（龙胆紫，甲紫）

性质：绿色结晶，碱性，水溶解度 1.5%，乙醇溶解度 7.0%。

用途：为细胞核染色剂，也可用于细菌、纤维蛋白、神经胶质及类淀粉物质的染色，还可与茜素红作线粒体颗粒对比染色。

6. 胭脂红（卡红，洋红）

性质：鲜红色轻片，弱酸性，溶于水和乙醇。

用途：为细胞核染色剂，胚胎学中可用做整体染色。

7. 碱性品红（碱性复红）

性质：暗红色粉末或结晶，碱性，水溶解度 0.26%，乙醇溶解度 5.95%。

用途：为细胞核染色剂，可与各种绿、蓝染料做对比染色；也可用于黏蛋白、嗜复红颗粒及中枢神经系统的细胞核染色；弹性组织染色；用做组织化学试剂（鉴别核酸及多糖体）。

8. 胭脂红酸（卡红酸，洋红酸）

性质：暗红棕色粉末，弱酸性，水溶解度 8.3%，溶于乙醇。

用途：为细胞核染色剂。

9. 天青 -A（亚甲天青 A，蔚蓝 -A）

性质：暗褐色结晶，碱性，溶于水，微溶于乙醇。

用途：为细胞核染色剂，也可用于骨髓染色、Ponder 白喉菌染色，还可用于配制吉姆萨染色液。

10. 马答刺红（萘酚红）

性质：深棕色粉末，碱性，微溶于水，溶于乙醇。

用途：为细胞核染色剂，也可用于弹性组织染色。

11. 巴西红木精

性质：无色针状结晶，弱酸性，溶于水和乙醇。

用途：为细胞核染色剂。

12. 品红碱（玫苯胺）

性质：棕红色结晶，碱性，微溶于水，溶于乙醇。

用途：为细胞核染色剂，也可用作黏蛋白及弹性组织染色。

13. 番红（碱性藏红花）

性质：红棕色粉末，碱性，水中溶解度4.5%，乙醇溶解度3.5%。

用途：为细胞核染色剂，可用于多重染色，还可染角化物质。

14. 硫堇（硫紫，劳氏青莲）

性质：淡黑绿色针晶，碱性，水溶解度0.22%，乙醇溶解度0.23%。

用途：为细胞核染色剂，可用于石蜡切片和新鲜冷冻切片的细胞核染色。也可用于淀粉样物质、肥大细胞、黏多糖、黏蛋白和神经细胞的尼氏小体染色；与甲基绿及波尔多红联合应用，可用于肝、脾及睾丸染色；在进行细菌及真菌染色时，可与橙黄-G做对比染色；还可用于骨组织染色。

15. 伊红-B（曙红-B）

性质：红色粉末，酸性，水溶解度40.5%，乙醇溶解度3.5%。

用途：为细胞质染色剂，与苏木素做对比染色，还可用于上皮细胞和肌纤维染色。

16. 伊红-Y（曙红-Y）

性质：棕红色粉末，酸性，水溶解度40.5%，乙醇溶解度3.5%。

用途：为细胞质染色剂，与苏木素、甲基绿等做对比染色，配制吉姆萨染色剂。

17. 苦味酸（三硝基苯酚）

性质：为暗黄色结晶，酸性，水溶解度1.1%，乙醇溶解度8.5%。

用途：为细胞质染色剂，作苏木素作对比染色；还可与酸性复红或丽春红做Van Gieson胶原纤维染色。

18. 橙黄-G（橘黄-G，橘黄-G）

性质：黄红色粉末，酸性，水溶解度7.1%，乙醇溶解度0.3%。

用途：为细胞质染色剂，与苏木素作对比染色；也可与甲紫、沙黄作对比染色；还可用于Mallory结缔组织染色。

19. 橙黄-Ⅱ（二号橙，橘黄Ⅱ）

性质：橙色针状结晶，酸性，溶于水和乙醇。

用途：为细胞质染色剂，还可用于鳞状上皮角化物染色。

20. 刚果红（直接大红）

性质：棕红色粉末，溶于水和乙醇。

用途：为细胞质染色剂，可与苏木素做对比染色。也可用于神经轴索、弹性组织、胚胎切片及淀粉样物质的染色。

21. 酸性品红（酸性复红）

性质：深红色粉末，酸性，水溶解度18%，乙醇溶解度0.3%。

用途：为细胞质染色剂，也可用于菌丝及菌丝体染色。与苦味酸合用于Van Gieson染色;与苯胺蓝及橙黄 -G 合用于 Mallory 结缔组织染色;与孔雀绿及马提渥黄用于癌组织染色。

22．丽春红 -2R(酸性大红,酸性猩红)

性质:鲜红色粉末,酸性,溶于水,不溶于乙醇。

用途:为细胞质染色剂,与酸性品红、亮绿、苯胺蓝合用于 Masson 三色染色。

23．水溶苯胺蓝(可溶性霍夫曼蓝)

性质:蓝黑色粉末,酸性,溶于水,不溶于乙醇。

用途:为细胞质染色剂,可显示细胞质、神经轴突。与酸性品红、橙黄 -G 合用于 Mallory 结缔组织染色。

24．四氯四溴荧光素钠(焰红,玫瑰红)

性质:砖红色粉末,酸性,溶于水和乙醇。

用途:为细胞质染色剂,与亚甲蓝做对比染色。

25．酸性地衣红(藻红,赤鲜红,四碘荧光素钠)

性质:红棕色粉末,酸性,水溶解度 11.0%,乙醇溶解度 2.0%。

用途:为细胞质染色剂。

26．靛蓝胭脂红(靛蓝洋红,酸性靛蓝)

性质:深蓝色粉末,酸性,水溶解度 1.1%,不溶于乙醇。

用途:为细胞质染色剂,与酸性品红合用染尼氏小体,与苏木素合用染阴道涂片。

27．俾士麦棕 -R(碱性棕)

性质:紫黑色粉末,碱性,水溶解度为 1.2%,乙醇溶解度 1.1%。

用途:为细胞质染色剂,也可用于黏蛋白染色,还可用于活体及整块组织染色。

28．俾士麦棕 -Y

性质:棕褐色粉末,碱性,水溶解度为 1.36%,乙醇溶解度 1.08%。

用途:为细胞质染色剂,也可用于黏蛋白染色,还可用于活体及整块组织染色。

29．玫瑰桃红 -R(波尔多红,酸性枣红)

性质:棕色粉末,酸性,溶于水和乙醇。

用途:为细胞质染色剂,与甲基绿和硫堇做肝、脾及睾丸切片染色。

30．比布列西猩红(新品酸性红)

性质:红棕色粉末,酸性,溶于水,微溶于乙醇。

用途:为细胞质染色剂,与橙黄 -G 和坚牢绿 -FCF 合用做阴道涂片染色。

31．坚牢绿 -FCF

性质:有金属光泽的暗绿色颗粒或粉末,易溶于水,也可溶于乙醇及甘油。

用途:为细胞质染色剂或代替黄色浅绿 -SF。

32．苏丹Ⅲ(三号苏丹红,黄光油溶红)

性质:红棕色粉末,弱酸性,不溶于水,乙醇溶解度 0.15%。

用途:用做脂肪染色。

33．苏丹Ⅳ(四号苏丹红,油溶暗红)

性质:深棕红色粉末,弱酸性,不溶于水,乙醇溶解度 0.09%。

用途:用做脂肪染色。

34．苏丹黑 -B

性质:黑色粉末,弱碱性,不溶于水,乙醇溶解度 0.23%。

用途：为脂肪染色剂。也可用于髓素、细菌染色，还可区分石蜡和动物脂肪。

35．油红 -O（苏丹红 5B）

性质：为枣红色粉末，弱酸性，不溶于水，乙醇溶解度为 0.39%

用途：可代替苏丹染料做脂肪染色；与吡啶或与 75% 乙醇做脂肪染色。

36．苏丹 II（二号苏丹红，黄光油溶橙）

性质：棕红色发光针状结晶，不溶于水，乙醇溶解度 0.3%。

用途：用于中枢神经系统的脂肪染色等。

37．亮绿（灿烂绿，快绿）

性质：金色结晶，碱性，水溶解度 3.0%，乙醇溶解度 3.0%。

用途：用于 Masson 三色对比染色及薄层液基细胞学染色，也可用于制备细菌学鉴别培养基、抑制大肠杆菌生长、伤寒杆菌增菌培养。

38．奥辛蓝（阿利新蓝，阿尔辛蓝）

性质：蓝绿色粉末，酸性，溶于水和乙醇。

用途：用于黏蛋白染色。

39．固蓝 -B 盐（坚牢蓝 -B 盐，重氮坚牢蓝）

性质：黄色粉末，溶于水和乙醇。

用途：用于重氮化偶合反应显色。

40．甲基橙（金莲橙 -D）

性质：橙黄色粉末，酸性，水溶解度 0.05%，乙醇溶解度 0.01%。

用途：主要用于皮肤角蛋白染色。

41．地衣红（苔红素，地衣素）

性质：淡棕红色结晶，不溶于水，溶于乙醇。

用途：用于弹性组织染色，也可用胚胎组织切片染色。

42．吖啶橙

性质：橙色粉末，碱性，溶于水和乙醇。

用途：为荧光染色剂，用于肿瘤细胞和细菌染色。

43．台盼蓝（锥蓝，曲利本蓝）

性质：蓝灰色粉末，酸性，水溶解度 10.4%，不溶于乙醇。

用途：用于存活细胞的染色，可区别存活细胞与死亡细胞，还可判断细胞存活率。

44．茜素红 -S（茜素红，茜素磺酸钠）

性质：橙黄色粉末，酸性，水溶解度 5.3%，乙醇溶解度 0.15%。

用途：神经组织活体染色，也可与结晶紫作对比染色。

45．偶氮荧光桃红（偶氮焰红）

性质：红色粉末，酸性，溶于水，难溶于乙醇。

用途：为神经组织的对比染色剂，Masson 三色法中可代替二甲苯胺丽春红，还可用于红细胞染色。

46．维多利亚蓝 -B（盐基品蓝，碱性蓝）

性质：青铜色颗粒，碱性，水溶解度 2.0%，乙醇溶解度 18.4%。

用途：用于神经组织、螺旋体及睾丸中精子的染色。也可用于酵母菌染色。

47. 梧花青(没食子蓝)

性质:黑色粉末,微溶于热水,不溶于冷水,溶于醇和冰醋酸。

用途:用于细胞核和神经组织染色。

48. 天竺牡丹紫(大理菊紫花,霍夫曼紫)

性质:绿色粉末,碱性,溶于水,不溶于乙醇。

用途:神经纤维和肥大细胞染色。

49. 偶氮卡红 -G(偶氮洋红 -G,偶氮胭脂红 -G)

性质:红色粉末,酸性,溶于水,溶于乙醇。

用途:用于 Mallory 及 Mollier 染色法中的组织染色剂之一,也可用于间苯二酚、甲紫的对比染色。

50. 焦油紫(甲苯酚紫醋酸盐)

性质:碱性,水溶解度 0.35%,乙醇溶解度 0.25%。

用途:用于神经组织染色(尼氏小体染成紫蓝色,但易退色)、血液细胞染色(肥大细胞颗粒呈紫色)、新鲜肿瘤组织染色。

51. 四氮唑蓝

性质:无色结晶(四重氮盐),溶于水和乙醇。

用途:用于组织化学测定脱氢酶活性。

52. 詹那斯绿 -B(健那绿 -B,双氮嗪绿)

性质:深绿色粉末,碱性,水溶解度 5.3%,乙醇溶解度 1.1%。

用途:用于红细胞、真菌、原生动物、线粒体(活体细胞)染色,也可用于胚胎切片染色。

53. 固红 -B 盐(坚牢红 -B 盐)

性质:鲜黄色粉末,溶于水和乙醇。

用途:组织学中用于重氮化耦合反应。

54. 孔雀石绿(品绿)

性质:绿色结晶,碱性,溶于水和乙醇。

用途:用于红细胞、细菌、蛔虫卵染色,还可与酸性品红和马提渥黄合用做癌组织染色。

55. 马汀黄(马提渥黄,色淀黄)

性质:黄红色细的针状结晶,弱酸性,溶于水,微溶于乙醇。

用途:用于癌组织染色。

56. 中性红

性质:深绿色粉末,碱性,水溶解度 3.2%,乙醇溶解度 2.0%。

用途:用于一般组织染色,还可用于血细胞,尼氏小体(神经细胞活体组织)染色,也可与詹姆斯绿 -B 做胚胎组织染色,与黄色浅绿 -SF 合用做寄生虫染色。

57. 夜蓝

性质:紫色粉末,碱性,溶于水和乙醇。

用途:用于抗酸性细菌染色。

58. 花青(喹啉蓝)

性质:绿色单斜晶体,碱性,溶于水和乙醇。

用途:用于脂肪及骨组织染色。

59. 噻嗪红 -R(直接玫瑰红)

性质：深红色粉末，酸性，溶于水，不溶于乙醇。

用途：用于骨骼肌和心肌染色。

60．吡罗红-B（派洛宁-B）

性质：绿色发光结晶，碱性，水溶解度0.07%，乙醇溶解度1.08%。

用途：用于线粒体、细菌染色。

四、染色的原理

染色就是染色剂和组织细胞相结合的过程。其过程相当复杂，但总体来讲不外乎物理作用和化学作用。在历史上曾有染色作用的物理学说和化学学说之争。实际上在染色过程中既存在物理作用，又有化学作用，是两者综合作用的结果。

（一）染色的物理作用

1．毛细现象　又叫毛细管渗透作用。是指含有细微缝隙的物体与液体相接触时，液体靠表面张力沿细微缝隙上升或扩散的现象。缝隙越细毛细现象越显著。内径小到足够引起毛细现象的管子叫毛细管。组织有许多微孔，染料借助于微孔，通过毛细管作用渗透于组织内，染料与组织结合不牢固，只是单纯的物理作用，相当于混合，不能称为染色，但它是染色过程的第一步。

2．吸附作用　一种物质从它的周围把另一种物质的分子、原子、离子集中在界面上的过程叫吸附作用。具有吸附作用的物质叫吸附剂，被吸附的物质叫吸附物（又称吸附质）。如染液中分散的色素粒子进入被染物质的粒子间隙内，由于分子的引力作用，色素粒子被吸附而染色。各种蛋白质或胶体有不同的吸附面，可以吸附不同离子，即某种蛋白质对某种染料有吸附作用。

知识拓展

> **吸附作用的类型**
>
> 吸附作用又分物理性吸附和化学性吸附。
>
> 物理性吸附是由于范德华力引起的，作用力弱、吸附为多分子层、无选择性。吸附热小，吸附速度快。
>
> 化学性吸附是由于形成化学键的结果，作用力强、吸附为单分子层、有选择性。吸附热大，吸附速度慢。
>
> 在低温下进行的吸附一般都是物理吸附。化学吸附常在较高的温度下进行。

3．吸收作用　又称溶解作用。如果吸附质进入了吸附剂的内部并均匀地分布在其中，这种现象称为吸收作用。通过吸收作用使组织与染料牢固结合。组织所着的颜色与染液的颜色相同，但不是和干燥染料的颜色相同。如复红溶液为红色，所染组织也为红色，而干燥的复红带绿色。

（二）染色的化学反应

染料和组织细胞内的某些成分都具有酸性和碱性之分，组织细胞中的酸性物质与碱性染料相结合，组织细胞中碱性物质与酸性染料相结合。因此，具有酸性的细胞核被碱性苏木素染液所着色，碱性的细胞质被酸性染料伊红所着色。具有酸性的核染色质、黏液和软骨基质对碱性染料有亲和力；细胞质及某些颗粒物质对酸性染料有亲和力。但嗜酸性与嗜碱性是相对的，如细胞在碱性苏木素染液中放置过久，细胞质也可被染成蓝色。长久高温下甲醛固定的组织，细胞核就不易被碱性染料着色。

蛋白质分子为两性物质，既呈酸性，又呈碱性，当染液 pH 高于组织的等电点时，呈酸式电离，易被碱性染料所染色；反之，pH 低于等电点时，呈碱式电离，易被酸性染料所染色。因此染液的 pH 大于细胞核等电点，小于细胞质等电点，细胞核为碱性染料染色，细胞质可被酸性染料染色。

五、常用染色术语的含义及意义

（一）普通染色

又称常规染色。在组织制片技术中，常规制片最广泛应用的染色方法是苏木素（hematoxylin）- 伊红（eosin）染色法，简称 HE 染色。组织细胞形态结构及病变特点，均可用 HE 染色法显示出来，因此，大多数病变通过普通染色（HE 染色）就能满足病理诊断或初步诊断的需求。

（二）特殊染色

特殊染色是为了显示特定的组织结构或其他的特殊成分。特殊染色是常规染色的必要补充，也是染色技术中不可缺少的部分，它在病理诊断中起到辅助作用。如应用网状纤维染色可以区别癌和肉瘤。

1. 特殊染色的分类 根据所染目的物进行分类，如结缔组织染色、肌肉组织染色、糖类染色、色素类染色、病理内源性沉着物染色、病原微生物染色、内分泌细胞染色等。

2. 特殊染色的命名 特殊染色命名至今尚无统一的规定，多数按发明者姓名命名，如 Van Gieson 染色等；有的按所用染色剂命名，如苏丹Ⅲ染色；有的按目的物命名，如网状纤维染色；另一些采用混合命名，如 PAS（试剂 + 人名）等。

（三）单一染色、复染色、多种染色法

1. 单一染色 选用一种染料进行染色，如用铁苏木素染睾丸生精细胞等。

2. 复染色 用两种不同性质的染料进行染色的方法，如用苏木素和伊红分别使细胞核及细胞质染成两种颜色。

3. 多种染色法 选用两种以上染料的染色法，如 Masson 三色染色法。

（四）直接染色、间接染色

1. 直接染色 有些染色，无需第三种物质参加，染色剂和组织即可直接结合着色，此为直接染色。直接染色最后达到的深度与染液的浓度和组织细胞对染色剂的亲和力有关。

2. 间接染色 另外还有一些染色，染料本身的水溶液或乙醇溶液，几乎不能与组织细胞相结合或结合的能力很弱，必须有第三种成分 - 媒染剂参与，才能使染色剂与组织细胞有效地结合起来，这种染色方法称为间接染色（图 5-1）。

图 5-1 直接染色和间接染色的原理

（五）进行性染色、退行性染色

1. 进行性染色　染色时，组织成分着色自浅至深，当达到所需要的强度时，终止染色，这种方法称为进行性染色。染色过程需在显微镜下观察控制染色深度。此种方法无需"分化"，如卡红染色。

2. 退行性染色　先将组织浓染过度，再用某些溶液有选择性地去掉不该着色的部分，使该着色的部分更加清晰适度，这个过程称为"分化"。如 HE 染色中，苏木素染核与盐酸乙醇分化的过程，就是退行性染色。

（六）媒染剂、促染剂、分化剂

1. 媒染剂　凡能和组织及染料结合，生成色淀，并促进染色的金属离子盐类或金属原子的含氧酸等称为媒染剂。媒染剂既能和染料结合，又能和组织结合，在组织与染料之间起到一个媒介作用，形成组织 - 媒染剂 - 染料结合物，使组织着色。常用的媒染剂多为过渡金属元素，一至三价的可溶性盐类或氢氧化物，如铝盐、铁盐、明矾及金属含氧酸等。通常媒染剂加在染液中，媒染作用在染色的同时进行，如进行苏木素染色时，因媒染剂已加入苏木素液中，故媒染作用在染色的同时进行；有的媒染剂则用于染色前，如网状纤维染色中的硫酸铁铵为媒染剂，其媒染作用在银染色之前进行。

2. 促染剂　是指只增强染料的染色能力，但不参加染色反应的一类物质。如伊红染液中的冰醋酸。促染剂与媒染剂的区别在于它不参加染色反应。使用促染剂时应特别注意用量适宜，如伊红染液内加冰醋酸过多时，会引起色调不正，特别是容易退色，切片不能长久保存。

3. 分化剂　在退行性染色中，需用某些特定的溶液把附在组织细胞上多余的染色剂脱去，从而使目的物与周围组织形成鲜明的对比，同时使目的物本身的色泽也深浅适当。这种选择性地除去组织切片上多余染色剂的过程，称为分化作用，所使用的溶液，即为分化剂。

分化剂可分为三类：

（1）酸性分化剂：可用以分化碱性染液染色的切片。常用的有盐酸、醋酸等。如用苏木素染细胞核时，用盐酸乙醇分化，除去细胞核多余的染料和附着在细胞质表面的染料。

（2）氧化分化剂：如苦味酸、铬酸、重铬酸钾、高锰酸钾等，都属于氧化剂，可以将染色剂氧化而呈无色，犹如漂白作用。首先脱去的是染色较浅的组织细胞，染色较深的组织细胞还可保留部分染色剂，这样就达到了分化的效果。

（3）媒染分化剂：它既能使组织被染料染上颜色，又能轻度地分化。如硫酸铝钾既是苏木素染液的媒染剂，同时又兼有轻度的分化作用。

六、染色前、后的常规处理

（一）染色前的处理

1. 脱蜡至水　凡是石蜡切片在进行各种染色之前，必须经过二甲苯脱蜡、逐级乙醇（乙醇浓度由高至低，如可在无水乙醇至 60% 的乙醇之间，设置 4～5 个浓度梯度）至水洗的过程。因为组织细胞内石蜡的存在，妨碍水和染料进入细胞内，故用二甲苯溶解切片中的石蜡，以使染料易于进入组织和细胞。因水可溶于乙醇，但不溶于二甲苯，故用高浓度至低浓度的乙醇处理切片，是为了置换出组织细胞内的二甲苯，使水容易进入组织和细胞内。经水洗后的切片，水充分进入组织细胞内，才能使水溶性的染液容易进入细胞内，使细胞着色，同时也可防止切片上的乙醇污染染液，以保持染液的清洁与纯度。

石蜡切片在染色前的脱蜡处理必须彻底，二甲苯和各级乙醇必须保持一定的纯度，不能混入其他杂质成分，使染色受到影响。脱蜡用的二甲苯和各级乙醇根据工作需要进行更新。

2. 脱汞盐结晶 用含有升汞的固定液固定组织，易产生棕黄色晶状汞盐沉淀，染色前必须彻底清除汞盐结晶，才能进行染色。切片在脱蜡至水后，用 0.2%～0.5% 碘酒精处理 5～15 分钟，使组织切片内的汞盐沉淀物溶解，即所谓脱汞。脱汞后充分水洗，再用 5% 硫代硫酸钠液或 1% 硫酸钠液脱碘处理 5 分钟，再经流水彻底冲洗，才能进行染色。

3. 脱福尔马林色素 用福尔马林固定久的组织或劣质福尔马林固定的组织，尤其以肝、脾、肺等脏器易产生黑色或棕色的色素，称为福尔马林色素。染色前必须脱去福尔马林色素，否则影响组织细胞形态结构的观察和病理诊断。脱去组织中的福尔马林色素的方法：

常规石蜡切片经脱蜡至水后，用 Schridde 法或 Verocay 法即可脱去组织中的福尔马林色素（第四章第二节固定液）。

冷冻切片多采用直接冷冻组织切片，染色前需将粘贴好的切片经 95% 乙醇（含 5% 冰醋酸）固定 1 分钟后，再进行水洗和染色。

（二）染色后的处理

1. 分化 苏木素染色之后，用水洗可除去未结合在组织中的染液，但在细胞核中结合过多的染料和细胞质中吸附的染料，经水洗不能除去，必须用 0.5%～1% 盐酸乙醇分化液，才能脱去，以保证细胞核和细胞质染色分明。此过程即为分化。

2. 蓝化 苏木素液染细胞核呈蓝色，经过盐酸乙醇分化后，处于红色离子状态而呈红色，而苏木素在碱性条件下，则处于蓝色离子状态而呈蓝色。所以分化后用水洗除去酸而中止分化，再用弱碱性水或弱碱，使细胞核染上的苏木素呈蓝色离子状态而显示蓝色，这个过程称为蓝化。

3. 染色后的脱水 染色后大多数切片都要经过脱水处理。常用的脱水剂为乙醇，其浓度由低向高浓度逐渐过渡（80%、90%、95%、100%），以逐渐脱去组织细胞中的水分，为二甲苯的渗入创造条件。脱水必须彻底，否则二甲苯不能进入细胞，组织切片不透明，达不到光学显微镜观察的要求，在显微镜下观察不能清晰的显示组织细胞的形态结构。

4. 染色后的透明 常用透明剂为二甲苯。染色后经二甲苯作用，可使组织切片透明，以利于光线的透过，便于光学显微镜下观察。如所用封固剂中含有苯成分时，就必须经二甲苯透明后，才能封固切片。

染色后脱水和透明用的各级乙醇和二甲苯，应注意保持清洁、经常进行过滤、并应根据使用期限、次数及染片数量定期进行更新。更新时无需全部更换，可将低浓度乙醇及二甲苯Ⅰ废弃，依次将高浓度的各级乙醇及二甲苯降级替补使用，最后将无水乙醇Ⅱ及二甲苯Ⅱ更换成新液即可。如果在各级乙醇和二甲苯内混有染液、石蜡、大量水分及其他物质时，则应全部更新。

5. 染色后组织切片的封固 组织切片因需随时检查并长期妥善保存，所以组织切片染色后须用盖玻片封固。封固切片应根据染色剂与染色组织性质来选用封固剂。

（1）封固剂

1）中性树胶：为最常用的封固剂。原装中性树胶，可直接用于封固切片，使用方便（如果较稠，可稍加二甲苯稀释）。

2)甘油明胶封固剂(折光率1.47):此封固剂是脂肪染色的标准封固剂。

配制方法:明胶10g,蒸馏水60ml,甘油70ml,石炭酸0.25g。

将明胶溶于三角烧瓶盛装的蒸馏水内,加热,使明胶融化,再加甘油和石炭酸,最后盛于试剂瓶中备用,临用前将甘油明胶置于温箱中融化后即可封片。

(2)组织切片的封固方法

1)干性封固剂封固:封固时一手持玻片的两长边,另一手用洁净绸布将载玻片上组织块周围的水分、染液、二甲苯及其残留物质擦拭干净。然后用玻璃棒滴加适量的封固剂入组织切片上,用手的拇指和示指夹持盖玻片的两边或用镊子夹住盖玻片的一边,平稳地斜置于载玻片上,待封固剂沿盖玻片平行散开后,再将盖玻片轻缓地压在组织切片上面。如盖玻片位置不适宜,可用镊子尖将其轻轻地调整并轻轻加压。最后将封固的玻片平稳地置入晾片盘内。

2)湿性封固剂封固:将盖玻片四周擦干或待其基本凝固后,以蜡液或中性树胶封固周边,以防止氧化或腐败退色。

七、染色过程的注意事项

1.严格按照操作规程进行操作 大多数的组织切片染色是经过固定、脱水、透明、包埋、切片、脱蜡等步骤以后,才进行染色的;也有的直接经冷冻切片即可染色。以上所有步骤均应严格按照操作规程及要求进行,否则将直接影响染色效果。如果一张固定、脱水等步骤有缺陷的切片,染色效果是不可能鲜艳、透明、层次分明的。

2.合理的实验室布局及充分的准备工作 染色的准备工作和实验室染色的设置,都是做好染色工作的必要条件。实验室常规设置要合理,实验台、实验柜、各种器皿和染色所需物品必须齐全,具有一定的条理性,便于操作。各种器皿的清洗要严格,注意各种染色方法中的细节。对经常使用的染液及试剂应及时过滤或适时更新。染色试剂配制时,需用蒸馏水配制者,不要用自来水代替。瓶签应注明试剂名称及配制时间。

3.对各种染色技术应灵活应用 染色过程中,既要按书本介绍的方法去进行操作,又要根据实际情况进行灵活运用。当染色不能达到理想的效果时,要调整染色剂的浓度、pH、染色时间和环境温度等,可能得到解决。在每个必要的环节上要坚持显微镜下观察以控制染色程度,在染色完成后,还要在显微镜下检查染色效果是否满意,能否达到病理诊断的要求。

第二节 苏木素-伊红染色

苏木素(hematoxylin)和伊红(eosin)染色,简称HE染色,是组织学、病理学应用最广泛的基本染色方法,又称常规染色。HE染色主要用于显示各种组织、细胞和病变的一般形态结构,进行全面观察,故对于病理诊断、教学与科研都具有重要的价值。

一、染色原理

(一)苏木素染色原理

通常习惯上称苏木素是碱性染料,实际上,不是染料的苏木素经过氧化,变成酸性染料苏木红,而苏木红和铝结合形成一种带正电荷的蓝色色精,只有这时才是碱性的。细胞核的染色质主要是去氧核糖核酸(DNA),DNA 的双螺旋结构中,两条链上的磷酸基向外,带负电荷,呈酸性。带负电荷的细胞核与带正电荷的蓝色色精以离子键或氢键结合而被染色。苏木素在碱性溶液中呈蓝色,所以细胞核被染成蓝色。

(二)伊红染色原理

伊红 Y 是一种化学合成的酸性染料,在水中离解成带负电荷的阴离子。细胞质内主要成分是蛋白质,为两性化合物,当 pH 调至蛋白质等电点 4.7~5.0 时,细胞质对外不显电性,此时酸性或碱性染料不易染色。当 pH 调至 6.7~6.8 时,大于蛋白质的等电点时,表现酸式电离,而带负电荷的阴离子,可被带正电荷的染料染色,同时细胞核也被染色,细胞核和细胞质不易区分。必须把 pH 调至细胞质等电点以下,在伊红 Y 染液中加入醋酸,使细胞质中蛋白质带正电荷(阳离子),就可被带负电荷的伊红染料染色,从而使细胞质染成红色或粉红色,与蓝色的细胞核形成鲜明的对比。

考点链接

苏木素-伊红染色原理

二、染液的配制

(一)苏木素液

苏木素又称苏木精,是一种天然染料,是从生长在墨西哥的坎佩切及西印度群岛上的一种叫苏木素的树中提炼出来的。多为淡黄色的粉末(彩图 5-1),易溶于乙醇,加热也溶于水。苏木素着色性能较差,但经过一百多年精心加工配制,现用的苏木素配方,染色性能好,保持时间长,是世界上唯一较好的常规细胞核染色剂。

苏木素液的配制方法很多,各有其特点。

1. Harris 苏木素液 最常用。

苏木素	1g
无水乙醇	10ml
硫酸铝钾	20g
蒸馏水	200ml
氧化汞	0.5g

先将苏木素溶于无水乙醇中,加热溶解,另将硫酸铝钾和蒸馏水放入较大的三角烧瓶中加温并搅拌,待全部溶解后,再倒入苏木素乙醇溶液,混合后煮沸 1 分钟,稍冷却,慢慢加入红色氧化汞 0.5g,改用小火加温,当染液变为紫红色时,将烧瓶浸入冷水中,使染液迅速冷却。冷却后过滤即可使用,使用前每 100ml 加冰醋酸 4ml。

染色时间为 3~10 分钟,保存时间为一年。存放时间过久,染色力减弱,故一次不宜配制过多,应随用随配。

2. Mayer 苏木素改良配法

(1)A 液:苏木素 2g,无水乙醇 40ml,加热溶解。

(2)B 液:硫酸铝钾 100g,蒸馏水 600ml,稍加热使硫酸铝钾在水中溶解,再将 A 与 B 液混合煮沸 2 分钟。用蒸馏水补足 600ml,加入 400mg 碘酸钠充分混匀,苏木素染液呈紫红色。

染色时间为 10~20 分钟。

知识拓展

苏木素染液的配制

1. Ehrlich 苏木素液

苏木素	2g
无水乙醇	100ml
甘油	100ml
蒸馏水	100ml
冰醋酸	10ml
硫酸铝钾	15g

将苏木素溶于无水乙醇中,然后加入甘油,另将硫酸铝钾溶于蒸馏水中,再将两液混合,加入冰醋酸,充分均匀混合后置于阳光充足之处,时常振荡,2～3 个月,自然氧化成熟,溶液为红褐色,过滤后即可使用。

染色时间 10～20 分钟。

2. Gill 改良苏木素液

苏木素	2g
无水乙醇	250ml
硫酸铝钾	17.6g
蒸馏水	750ml
碘酸钠	0.2g
冰醋酸	20ml

先将苏木素溶于无水乙醇,再将硫酸铝钾溶于蒸馏水中,两液溶解后将其混合,加入碘酸钠,待苏木素氧化成紫红色,再加入冰醋酸。

染色时间为 5 分钟。此液基本无苏木素结晶形成。

(二)0.5%～1% 盐酸乙醇分化液

盐酸	0.5～1ml
75% 乙醇	99ml

此液使用一段时间后需要延长时间或更换液体,新液分化时间要短。

(三)蓝化液

常用的蓝化液有:

1. 自来水

2. 50℃温水

3. 稀氨水(1%氢氧化铵液)

蒸馏水	100ml
氨水	1ml

(四)伊红染液

1. 0.5% 伊红乙醇染液

醇溶伊红 Y	0.5g
95% 乙醇	100ml

先将伊红溶解于乙醇中，用玻璃棒研碎溶解后，最后加1滴冰醋酸。染色时间1～3分钟。

2. 水溶性伊红乙醇液

伊红Y	0.5～1g
蒸馏水	75ml
95% 乙醇	25ml

先用20ml蒸馏水溶解伊红，用玻璃棒将伊红研碎，再加入全部蒸馏水，溶解后加入乙醇，最后加1滴冰醋酸。染色时间1～5分钟。

3. 沉淀酸化伊红Y乙醇液

伊红Y	1g
蒸馏水	5ml

先将伊红溶于蒸馏水中，待其溶解后加入冰醋酸，有沉淀生成，至呈糊状，再加蒸馏水数毫升，并继续滴加冰醋酸，直至沉淀不再增加。过滤，弃滤液留沉淀物，待其干燥后溶于95%乙醇200ml即可。

（五）石炭酸-二甲苯混合液

二甲苯	3份
石炭酸	1份

将石炭酸放入60℃温箱内溶解，然后加入二甲苯。

三、染色程序

（一）常规石蜡切片HE染色

1. 脱蜡至水

（1）二甲苯Ⅰ脱蜡	10分钟
（2）二甲苯Ⅱ脱蜡	5分钟
（3）无水乙醇	1～2分钟
（4）95% 乙醇	1分钟
（5）85% 乙醇	1分钟
（6）75% 乙醇	1分钟
（7）自来水洗	2分钟
（8）蒸馏水洗	2分钟

2. 染色

（1）Harris 苏木素液染色	5～10分钟。
（2）自来水洗	1分钟。
（3）0.5%～1%盐酸乙醇分化数秒钟～30秒钟（眼观淡紫红色为度）。	
（4）自来水洗	1分钟。
（5）用温水（50℃）蓝化	5～15分钟（或用稀氨水蓝化30秒钟，自来水洗5～10分钟）。
（6）蒸馏水	1分钟。
（7）95% 乙醇	1分钟（水溶性伊红，不经此步，直接进入伊红液）。
（8）醇溶伊红液染色	数秒钟～2分钟（水溶性伊红，应用蒸馏水洗30秒钟）。

3. 脱水、透明

（1）85% 乙醇	20秒钟。
（2）95% 乙醇Ⅰ	1分钟。

（3）95% 乙醇Ⅱ　　　　　1分钟。

（4）无水乙醇Ⅰ　　　　　1分钟。

（5）无水乙醇Ⅱ　　　　　1分钟。

（6）石炭酸 - 二甲苯液（1∶3）1分钟（或用乙醇 - 二甲苯1∶1）。

（7）二甲苯Ⅰ　　　　　　1～2分钟。

（8）二甲苯Ⅱ　　　　　　1～2分钟。

考点链接

常规石蜡切片 HE 染色程序

4. 封固

（1）用中性树胶封片。

（2）附贴标签和书写病理编号。

 知识拓展

自动染色机苏木素 - 伊红染色程序

随着科学技术快速发展和电子计算机的广泛应用，染色自动仪器的出现，许多实验室已用全自动染色机代替人工染色。

染色步骤：

1. 二甲苯Ⅰ　　　　　　10分钟

2. 二甲苯Ⅱ　　　　　　10分钟

3. 无水乙醇Ⅰ　　　　　1分钟

4. 无水乙醇Ⅱ　　　　　1分钟

5. 95% 乙醇Ⅰ　　　　　1分钟

6. 95% 乙醇Ⅱ　　　　　1分钟

7. 90% 乙醇　　　　　　1分钟

8. 80% 乙醇　　　　　　1分钟

9. 自来水洗　　　　　　1分钟

10. 苏木素染色　　　　　1～5分钟。

11. 自来水洗　　　　　　1分钟

12. 1% 盐酸乙醇分化30秒钟

13. 自来水洗　　　　　　5分钟

14. 伊红染色　　　　　　30秒钟～5分钟

15. 自来水洗　　　　　　30秒钟

16. 85% 乙醇　　　　　　20秒钟

17. 90% 乙醇　　　　　　30秒钟

18. 95% 乙醇Ⅰ　　　　　1分钟

19. 95% 乙醇Ⅱ　　　　　1分钟

20. 无水乙醇Ⅰ　　　　　2分钟

21. 无水乙醇Ⅱ　　　　　2分钟

22. 二甲苯Ⅰ　　　　　　2分钟

23. 二甲苯Ⅱ　　　　　　2分钟

24. 二甲苯Ⅲ　　　　　　2分钟

25. 用中性树胶封片

(二)冷冻切片 HE 染色

1. 冷冻切片贴片后,用 95% 乙醇 95ml 和冰醋酸 5ml 的混合固定液固定 1 分钟,自来水洗 30 秒钟~1 分钟。

2. Harris 苏木素液染色 1~2 分钟(加温)。

3. 自来水洗 20 秒钟。

4. 0.5%~1% 盐酸乙醇分化数秒钟。

5. 自来水洗 20 秒钟。

6. 温水(50℃)蓝化 30 秒钟~1 分钟(或 1% 稀氨水蓝化 30 秒钟,自来水洗 20 秒钟)。

7. 醇溶伊红液染色 10~30 秒钟。

8. 85% 乙醇 20 秒钟。

9. 95% 乙醇 I 30 秒钟。

10. 95% 乙醇 II 30 秒钟。

11. 无水乙醇 I 1 分钟。

12. 无水乙醇 II 1 分钟。

13. 石炭酸 - 二甲苯 30 秒钟。

14. 二甲苯 I 1 分钟。

15. 二甲苯 II 1 分钟。

16. 中性树胶封片。

(三)快速石蜡切片染色

1. 切片迅速去尽水分后,在酒精灯上烤干至蜡熔化。

2. 二甲苯 I 1 分钟。

3. 二甲苯 II 1 分钟。

4. 95% 乙醇 30 秒钟。

5. 85 乙醇 30 秒钟。

6. 75% 乙醇 30 秒钟。

7. 自来水洗 1 分钟。

8. Harris 苏木素液染色 1 分钟(加热)。

9. 自来水洗 20 秒钟。

10. 0.5%~1% 盐酸乙醇分化数秒钟。

11. 自来水洗 10 秒钟。

12. 温水(50℃)蓝化 数秒钟~1 分钟(或 1% 稀氨水蓝化 30 秒,自来水洗 20 秒钟)。

13. 醇溶伊红液染色 30 秒钟~1 分钟。

14. 95% 乙醇 I 30 秒钟。

15. 95% 乙醇 II 30 秒钟。

16. 无水乙醇 I 30 秒钟。

17. 无水乙醇 II 30 秒钟。

18. 石炭酸 - 二甲苯液 30 秒钟。

19. 二甲苯 I 1 分钟。

20. 二甲苯 II 1 分钟。

21. 中性树胶封片。

四、染色结果

细胞核被苏木素染成鲜明的蓝色,软骨基质、钙盐颗粒染成深蓝色,黏液染成灰蓝色。细胞质被伊红染成淡红色(彩图 5-2),胶原纤维呈淡粉红色,细胞质内嗜酸性颗粒呈鲜红色,红细胞呈橘红色。质量好的 HE 染色切片,细胞核与细胞质蓝红相映,鲜艳美丽,细胞核鲜明,核膜及核染色质颗粒均清晰可见,组织细胞的一般形态及很多物质成分均能显示出来,可长期保存,而不退色。

考点链接
苏木素-伊红染色结果

五、染色过程中的注意事项

(一)脱蜡方面

1. 石蜡切片必须经过二甲苯脱蜡后才能染色。脱蜡前切片要经过烘烤,这样会使组织与载玻片粘贴牢固。组织切片脱蜡应彻底,以在二甲苯中呈透明状态或到乙醇中无白色斑点为宜。

2. 组织切片的脱蜡好坏主要取决于二甲苯的温度和时间。如室温过低,应将组织切片放入二甲苯后,置于温箱内进行脱蜡;如二甲苯使用过久,效率减低,应及时更换。

3. 烘干后的切片,立即就可染色。如果当时不需要染色,也可放在温箱中一段时间后再进行染色。但组织化学染色切片不宜在温箱中保存,应置室温或 4℃ 冰箱中保存。

4. 二甲苯脱蜡后必须经无水乙醇洗去二甲苯成分,有时为了防止某些组织易脱片的现象,经无水乙醇处理后,立即滴加 5% 火棉胶液于切片上,稍干后再进入 95% 乙醇中,然后水洗。

(二)染色方面

1. 石蜡切片经水洗后放入 Harris 苏木素染液中,一般浸染时间为 5 分钟左右。染色时间应根据染液的新旧、组织着色力的强弱和室温的不同而有所不同,每次新配染液,首次染色时应在显微镜下观察染色效果,适时终止染色。室温偏低时,可将染液放在温箱中染色。

2. 苏木素染色后,水洗时切片不宜在水中停留时间过长,防止细胞核过度蓝染,而不易分化。

3. 盐酸乙醇分化是 HE 染色成败的关键,必须严格控制时间。切片分化程度应在显微镜下观察,分化不当,会引起着色过淡或过深等现象。如分化过度,细胞核为淡蓝色,应水洗后重新入苏木素染液中染色,再水洗重新分化至适宜程度。如苏木素染色过深或分化不够时,细胞核浓染为深蓝色,结构不清,可返回盐酸乙醇中再度分化至适宜程度为止。

4. 蓝化要充分。一般多用流动的自来水冲洗即可蓝化,也可用温水或稀氨水蓝化。

5. 伊红着色要适中,不宜过深。过深切片全面红染,细胞核也被染上红色,以致红蓝不分明。也不宜过浅,过浅切片基质不清,细胞质淡染,影响观察效果。

6. 染色时应保持各种试剂和染液的清洁与纯净。切片每从一液移入下一液时,应将切片上附着的染液去尽。染液中如有沉淀或碎渣时,应及时过滤。苏木素液如表面有金黄色沉淀结晶时,应在使用前过滤或用滤纸黏附去除。

(三)脱水方面

切片经过染色后,通过各级乙醇脱水,从低浓度到高浓度,低浓度乙醇对伊红有分化作用。脱水必须充分,如脱水不彻底,切片从乙醇移入二甲苯透明时,就会产生白色云雾,在显微镜下观察组织结构模糊不清,应退回重新脱水。

(四)透明与封固

1. 任何组织切片,在脱水后必须经过二甲苯处理,使切片透明,才能用树胶和盖玻片封固。常用封固剂是国产的中性树胶。在封片时树胶不能太稠或太稀,如果太稠可适当加入二甲苯稀释。树胶也不能滴加太少或太多,太少或树胶太稀,盖片下容易出现气泡;树胶太多,过多地溢出盖玻片以外,造成切片不美观,储存时容易造成切片相互黏着。

2. 盖玻片应大于组织块切片。盖玻片用前要清洁处理。盖玻片应按要求放置,避免产生气泡,一旦有气泡产生,可轻轻加压驱除,或返回二甲苯内,小心取下盖玻片重新封固。

3. 封片过程中不能对着切片呼气,尤其是冬天,易使切片模糊不清,故操作者应戴口罩。阴雨潮湿天气时,封固的速度要快,以免潮湿空气中的水分进入封固剂及切片内,影响切片的质量。

4. 标签要附贴牢固,号码要清楚。

(五)常规石蜡切片和 HE 染色标本的质量(全国统一切片质量控制评定标准)

1. 组织块切面完整,厚度 3~5μm,厚薄均匀,无皱褶及刀痕。

2. 染色核质分明,红蓝适度,透明洁净,封裱美观。

 知识拓展

常规石蜡包埋—HE 染色切片质量控制评分标准

评分序号	优质标准	满分	质量缺陷减分
①	组织切面完整,内镜咬检、穿刺标本切面数	10	组织稍不完整:减 1~3 分;不完整:减 4~10 分;未达到规定面数:减 5 分
②	切片薄(3~5μm),厚薄均匀	10	切片厚(细胞重叠),影响诊断:减 6~10 分;厚薄不均匀:减 3~5 分
③	切片无刀痕、裂隙、颤痕	10	有刀痕、裂隙、颤痕,尚不影响诊断:减 2 分;有刀痕、裂痕、颤痕,影响诊断:减 5 分
④	切片平坦,无皱褶、折叠	10	有皱褶或折叠,尚不影响诊断:各减 2 分;有皱褶或折叠,影响诊断:各减 5 分
⑤	切片无污染物	10	有污染物:减 10 分
⑥	无气泡,盖玻片周围无胶液外溢	10	有气泡:减 3 分;胶液外溢:减 3 分
⑦	透明度好	10	透明度差:减 1~3 分;组织结构模糊:减 5~7 分
⑧	细胞核与细胞质染色对比清晰	10	细胞核着色灰淡或过蓝:减 5 分;红(细胞质)与蓝(细胞核)对比不清晰:减 5 分
⑨	切片无松散,裱贴位置适当	10	切片松散:减 5 分;切片裱贴位置不当:减 5 分
⑩	切片整洁,标签端正黏牢,编号清晰	10	切片不整洁:减 3 分;标签粘贴不牢:减 3 分;编号不清晰:减 4 分
合计		100	

注:切片质量分级标准:①甲级片:≥90 分(优);②乙级片:75~89 分(良)③丙级片:60~74 分(基本合格);④丁级片:≤59 分(不合格)

（六）切片脱落的常见原因

组织切片染色要经过反复多次水洗,更换不同的染液和试剂,偶尔会发生切片脱落,其原因主要有以下几种:

1. 组织本身或处理不当所致

（1）组织本身的原因,如凝血块、干涸或过硬的组织及组织碎屑等。

（2）组织脱水透明不足,以致石蜡不能浸入。

（3）组织脱水透明过度,浸蜡时间过长或温度过高,引起组织收缩,变硬变脆。

2. 切片方面的原因

（1）切片太厚及破碎不整齐。

（2）摊片水温偏低,组织摊片、贴片不平整。

（3）烤片时间过短或温度偏低。

（4）载玻片不洁净。

3. 染色过程中的原因

（1）脱蜡时未经各级乙醇的缓冲和脱蜡后的逐级水化,或用水冲洗时过于猛烈或振荡过甚。

（2）染液或试剂的酸碱度不适宜或停留时间过久。

（3）染色效果不良,返工重做的切片。

脱片问题的解决方法,主要是针对其发生原因进行预防。

 本章小结

> 染色是组织制片的一项重要基本技术,病理组织切片常规HE染色,是应用最广泛的基本染色方法。染色的目的是将组织或细胞的形态结构及病变特点均能显示出来,对于病理诊断、教学与科研都具有重要的价值。组织切片HE染色是经过脱蜡至水、染色、脱水透明、封固等步骤,一张染色质量高的切片要达到核浆分明、红蓝适度、透明洁净、封裱美观。
>
> 染色过程中,既要按书本的方法去进行操作,又要根据实际情况进行灵活运用。当染色不能达到理想的效果时,要调整染色剂的浓度、pH、染色时间和环境温度等,可能得到解决。

（徐威威）

复习题

一、名词解释

普通（常规）染色、进行性染色、退行性染色、媒染剂、促染剂、分化、蓝化

二、填空题

1. 染色的物理作用有_____、_____、_____。

2. 常规石蜡切片H-E染色的染色程序包括_____、_____、_____、_____。

3. 苏木素-伊红染色结果中,被染成红色的有_____、_____、_____,被染成蓝色的有_____、_____、_____。

4. 常规石蜡切片的质量评定标准是_____、_____、_____。

5. 常规 HE 染色质量评定标准是_____、_____、_____、_____。

6. 由切片因素导致脱片的原因有_____、_____、_____、_____。

三、选择题

单项选择题

1. 常用的组织石蜡切片的透明剂是（   ）

    A. 乙醇   B. 丙酮

    C. 乙酸   D. 二甲苯

    E. 甲醛

2. 在常规制片 H-E 染色过程中，使用乙醇进行脱水的顺序正确的是（   ）

    A. 85% 乙醇、无水乙醇、95% 乙醇

    B. 85% 乙醇、95% 乙醇Ⅰ、95% 乙醇Ⅱ、无水乙醇Ⅰ、无水乙醇Ⅱ

    C. 无水乙醇Ⅰ、无水乙醇Ⅱ、95% 乙醇Ⅰ、85% 乙醇、75% 乙醇

    D. 无水乙醇、95% 乙醇、90% 乙醇、80% 乙醇、70% 乙醇

    E. 85% 乙醇、90% 乙醇、95% 乙醇、无水乙醇、95% 乙醇、90% 乙醇、85% 乙醇

3. 在常规制片中（H-E 染色）细胞核的染色原理（   ）

    A. 细胞核带正电荷，呈碱性，易与带负电荷的苏木素碱性染料结合而被染色

    B. 细胞核带正电荷，呈酸性，易与带负电荷的苏木素碱性染料结合而被染色

    C. 细胞核带负电荷，呈酸性，易与带正电荷的苏木素酸性染料结合而被染色

    D. 细胞核带负电荷，呈酸性，易与带正电荷的苏木素碱性染料结合而被染色

    E. 细胞核带负电荷，呈碱性，易与带负电荷的苏木素碱性染料结合而被染色

4. 下列物质不能做蓝化液的是（   ）

    A. 稀氨水   B. 弱碱性水

    C. 自来水   D. 弱酸性水

    E. 温水

B 型题（5~8 题）

    A. 冰醋酸   B. 无水乙醇

    C. 钾明矾   D. 蒸馏水

    E. 氧化汞

5. 配制 Harris 苏木素染液中的媒染剂为（   ）

6. 配制 Harris 苏木素染液中的促染剂为（   ）

7. 配制 Harris 苏木素染液中的氧化剂为（   ）

8. 伊红染液中的促染剂是（   ）

四、简答题

1. 病理切片染色前、后的处理有哪些？

2. 常用的苏木素、伊红染液如何配制？

3. 苏木素 - 伊红染色步骤有哪些？

4. 苏木素 - 伊红染色的染色结果如何？

5. 苏木素 - 伊红染色过程中的注意事项有哪些？

第六章 病理常用特殊染色

06章

学习目标

1. 掌握结缔组织复合染色、胶原纤维染色、网状纤维染色、脂质染色、糖原染色、黏液染色、淀粉样物质染色的应用及染色过程中的注意事项。
2. 熟悉结缔组织复合染色、胶原纤维染色、网状纤维染色、脂质染色、糖原染色、黏液染色、淀粉样物质常用的染色方法。
3. 了解色素染色核酸染色、神经组织染色、神经内分泌细胞染色、病原微生物染色酶组织化学染色其他组织细胞的染色方法。

特殊染色是为了显示特定的组织结构或其他的特殊成分，而采用特定的染液和方法进行的染色称为特殊染色。特殊染色是常规染色的必要补充，也是染色技术中不可缺少的部分。虽然免疫组化技术及分子病理学诊断技术飞速发展，但作为传统的染色技术 - 特殊染色，因其实用性目前仍在病理学诊断及研究中占重要地位。

案例分析

沈某，男，47 岁。2008 年秋季一天早上五时许，沈某在住房里被人用木棒致伤四肢后，急送医院抢救，于当天晚上九时许死亡。死亡诊断：创伤性休克、呼吸循环衰竭。法医尸检后在显微镜下发现，死者肺泡壁毛细血管扩张可见串珠状的空泡，间质血管内可见较大空泡，以上肺为主。

问题：1. 死者肺泡壁毛细血管串珠状的空泡为何物？

2. 若我们知道这种物质，可用什么方法证实？

第一节 结缔组织复合染色

一、结缔组织复合染色的应用

1. 结缔组织复合染色主要用以显示和区分各种纤维成分。
2. 判定各种组织、器官的病变程度和修复情况。
3. 用于鉴别某些梭形细胞软组织肿瘤的来源。

二、常用染色方法

（一）Masson 三色染色法

1. 染液配制

（1）丽春红酸性品红液：

	丽春红	0.7g
	酸性品红	0.3g
	冰醋酸	1ml
	蒸馏水	99ml

先配好 1% 醋酸溶液后，分别溶解丽春红或酸性品红。

（2）亮绿液：

	亮绿	1g
	冰醋酸	1ml
	蒸馏水	99ml

（3）苯胺蓝液：

	苯胺蓝	2g
	冰醋酸	2ml
	蒸馏水加至	100ml

（4）Weigert 铁苏木素液

甲液：	苏木素	1g
	95% 乙醇或无水乙醇	100ml
乙液：	29% 三氯化铁水溶液	4ml
	纯盐酸	1ml
	蒸馏水	95ml

临用前取甲、乙两液混合即可，24 小时内使用有效。

2. 染色步骤

（1）切片脱蜡至蒸馏水。

（2）Weigert 铁苏木素染色 5～10 分钟。

（3）流水稍洗。

（4）盐酸乙醇分化。

（5）流水冲洗数分钟。

（6）丽春红酸性品红液染色 5 分钟。

（7）蒸馏水稍冲洗。

（8）1% 磷钼酸水溶液处理 5 分钟，可在显微镜控制下见肌肉纤维呈红色，胶原纤维呈淡红色即可。

（9）不经过水洗，直接用苯胺蓝液或亮绿液染 5 分钟。

（10）1% 冰醋酸处理 1 分钟。

（11）95% 乙醇、无水乙醇脱水。

（12）二甲苯透明。

（13）中性树胶封固。

3. 染色结果胶原纤维呈蓝色（用苯胺蓝液）或绿色（用亮绿染），肌纤维、细胞质和红细胞呈红色，细胞核呈蓝褐色（彩图 6-1）。

考点链接

Masson 三色染色法染色结果

（二）Mallory 三色染色法

1. 染液配制

（1）0.5% 酸性品红水溶液。

（2）苯胺蓝橙黄 -G 液：

苯胺蓝	0.5g
橙黄 -G	2g
磷钨酸	1g
蒸馏水	100ml

首先将 1% 的磷钨酸溶液配好，一半用于溶解苯胺蓝，另一半用于溶解橙黄 -G，加热溶解，冷却之后分别过滤，可长期保存。临用前将两液混合。

2. 染色步骤

（1）切片脱蜡至水。

（2）Zenker 固定液固定 1 小时。

（3）充分水洗。

（4）0.5% 碘酒精处理 5～10 分钟。

（5）0.5% 硫代硫酸钠处理 2～5 分钟。

（6）充分水洗，再用蒸馏水浸洗。

（7）酸性品红液染 5 分钟。

（8）水洗、蒸馏水洗。

（9）苯胺蓝橙黄 -G 液染 20～30 分钟。

（10）直接 95% 乙醇快速分化。

（11）无水乙醇脱水。

（12）二甲苯透明。

（13）中性树胶封固。

3. 染色结果 胶原纤维、网状纤维呈深蓝色，软骨、黏液、淀粉样物质呈不同程度的蓝色，纤维蛋白、肌纤维、神经胶质呈红色，红细胞、髓鞘呈浅黄色，细胞核呈蓝黑色。

三、结缔组织染色过程中的注意事项

1. Masson 三色染色每个步骤可在镜下控制染色效果。

2. Mallory 三色染色苯胺蓝染色后，用 95% 乙醇分化时，须在镜下观察控制。

3. 固定时间较长的陈旧性标本，着色效果较差，可增加染色时间。

第二节　胶原纤维染色

一、胶原纤维染色的应用

（一）区分判定某些肿瘤组织来源

HE 染色中一些肿瘤细胞表现为梭形、纤维形的特点，例如纤维、平滑肌、神经纤维来源的良恶性肿瘤都能产生一定的纤维成分，这些纤维都染成红色，很难区别。通过胶原纤维染色，可区分出该肿瘤的组织起源，如果是神经纤维源性肿瘤，还可加染磷钨酸苏木素染色

法协助诊断。

（二）显示和观察各种组织炎症时的修复情况

（三）突出病变特征

如早期肝硬化时观察假小叶的形成，用胶原纤维染色，可使假小叶之间少量增生的胶原纤维突出的显示出来。

（四）其他特染的衬托

在其他特殊染色中，用 Van Gieson 染液进行复染，可以更为明显地衬托出所要显示的主要形态结构及成分特点，便于诊断。

二、常用染色方法

（一）Van Gieson 染色法，简称 VG 染色

VG 染色法利用酸性品红和苦味酸分别对胶原纤维和肌纤维具有亲和力的特点，将胶原纤维和肌肉分别染成红色和黄色，主要用于胶原纤维和肌纤维的鉴别。

1. 染液配制

（1）Weigert 铁苏木素液：见 Masson 三色染色法。

（2）Van Gieson 苦味酸酸性品红液：

甲液：1.22% 苦味酸饱和水溶液 　　　　90ml

乙液：1% 酸性品红水溶液 　　　　10ml

两液提前配制，临用前混合使用。

2. 染色步骤

（1）切片常规脱蜡至水。

（2）蒸馏水洗。

（3）用 Weigert 铁苏木素液染 5～10 分钟。

（4）自来水冲洗 2 分钟。

（5）根据染色情况可用 0.5% 盐酸乙醇分化。

（6）自来水洗至变蓝；用蒸馏水洗。

（7）Van Gieson 液染色 3～5 分钟。

（8）倾去染色液，直接用 95% 乙醇分化脱水。

（9）无水乙醇脱水。

（10）二甲苯透明。

（11）中性树胶封固。

3. 染色结果胶原纤维呈红色，肌纤维、细胞质、红细胞和神经胶质细胞呈黄色，细胞核呈黑色（彩图 6-2）。

（二）Van Gieson 改良染色法

1. 染液配制

（1）Van Gieson 染色液：甲液：1% 酸性品红水溶液

乙液：1.22% 苦味酸饱和水溶液

甲乙两液分瓶盛装，临用前取甲液 2 份，乙液 8 份混合，混合后再加等体积的蒸馏水稀释并煮沸即可，冷却后使用。

（2）苦味酸乙醇饱和液： 　　　苦味酸 　　　　8.9g

	95%乙醇	100ml
（3）天青石蓝液：	天青石蓝 B	0.5g
	硫酸铁铵	5g
	丙三醇（甘油）	14ml
	蒸馏水	100ml

先将硫酸铁铵溶于蒸馏水中，放置 12～24 小时后加入天青石蓝 B，稍加热煮沸，冷却后过滤，再加入丙三醇。

2. 染色方法

（1）切片脱蜡至蒸馏水。

（2）天青石蓝液染 5 分钟。

（3）蒸馏水洗 1 分钟。

（4）哈瑞苏木素液染 10 分钟。

（5）自来水洗 2 分钟，蒸馏水洗。

（6）Van Gieson 液浸染 3～5 分钟。

（7）镜检满意后，倾去染液，用苦味酸乙醇饱和液分化数秒。

（8）无水乙醇迅速脱水。

（9）二甲苯透明。

（10）中性树胶封固。

3. 染色结果同 Van Gieson 染色法。

（三）胶原纤维、细胞和肌肉的新染法

1. 试剂配制

（1）丽春红苦味酸液：0.5% 丽春红 S 水溶液 10～15ml，苦味酸饱和水溶液 85～90ml。

（2）维多利亚蓝 B 染液：维多利亚蓝 B0.5g，70% 乙醇 100ml。

2. 染色步骤

（1）甲醛固定组织，石蜡切片，常规脱蜡至水。

（2）70% 乙醇稍洗后，入维多利亚蓝 B 染液中 15 分钟。

（3）95% 乙醇分化数秒钟。

（4）蒸馏水洗 2 次。

（5）用丽春红苦味酸液滴染 5 分钟。

（6）直接用无水乙醇分化脱水。

（7）二甲苯透明。

（8）中性树胶封固。

3. 染色结果胶原纤维呈红色，肌肉呈黄色，细胞核和血细胞呈绿色。

三、胶原纤维染色过程中的注意事项

1. Weigert 铁苏木素甲、乙两液，应临用前等量混合，而不宜先混合，否则易氧化、沉淀，降低或失去染色力。一般 24 小时内有效。

2. Van Gieson 染色液不能久存，现用现配为好。

3. Van Gieson 染色分色时易退色。可改用丽春红 S 代替酸性品红，则不易退色。

4. 调整颜色的方法　因酸性品红易溶解于水，而苦味酸易溶解于乙醇，故红色太深。黄红色调均不满意,重新经过各级乙醇入蒸馏水,然后找出原因,用重新配制的染液染色。

第三节 网状纤维染色

一、网状纤维染色的应用

1. 用于显示和鉴别肿瘤的性质和来源 常用于区别癌与肉瘤、血管内皮细胞瘤与血管外皮细胞瘤、恶性淋巴瘤与组织细胞肉瘤、骨的纤维异常增生与骨化性纤维瘤、软骨黏液纤维瘤与黏液瘤、脑膜瘤与星形细胞瘤等。

2. 作为某些肿瘤的诊断依据 常见的有平滑肌肉瘤、纤维肉瘤、滑膜肉瘤、恶性神经鞘瘤等,瘤细胞之间有多少不一的网状纤维,与瘤细胞关系密切。

3. 用于观察基膜的变化,判断基膜是否存在及瘤细胞的侵犯情况。

4. 用于识别坏死组织的类型。

5. 用于观察肝脏疾病网状支架的形态、分布特点及其破坏情况,可判定和研究病变的性质、程度及其转归。

二、常用染色方法

(一)Gordon-Sweet 网状纤维染色法

1. 染液配制

(1)Gordon-Sweet 氨银液配制:10% 硝酸银水溶液 5ml,盛于小烧杯内,逐滴加入浓氨水,边加边摇动容器,直到产生的沉淀恰好溶解为止。然后再加入 3% 氢氧化钠溶液 5ml,则又产生沉淀。以后再滴加浓氨水,直至沉淀恰好溶解。为避免氨水过量,以溶液呈微乳白色为宜。最后用蒸馏水补足 50ml,过滤后置棕色瓶中备用。此液可保存数周。

(2)酸化高锰酸钾液

甲液:高锰酸钾 0.5g,蒸馏水 100ml。

乙液:硫酸 0.5ml,蒸馏水加至 100ml。

两液分瓶盛装,临用前等份混合。

(3)核固红染液:核固红 0.1g,5% 硫酸铝液 100ml,加热溶解,冷却过滤。

2. 染色步骤

(1)石蜡切片,脱蜡至水。

(2)酸化高锰酸钾水溶液氧化 5 分钟。

(3)水洗。

(4)1% 草酸水溶液漂白 1~2 分钟。

(5)水洗、蒸馏水洗。

(6)入 2.5% 硫酸铁铵水溶液媒染 5~15 分钟。

(7)蒸馏水洗 2 次。

(8)入 Gordon-Sweet 氨银液 1~2 分钟。

(9)蒸馏水洗 3 次。

(10)10% 福尔马林液还原 1 分钟。

（11）流水冲洗 5～10 分钟。

（12）用核固红复染 5～10 分钟，或 HE 复染。

（13）稍水洗。

（14）常规乙醇脱水。

（15）二甲苯透明。

（16）中性树胶封固。

3. 染色结果 网状纤维呈黑色，细胞核呈红色（核固红复染）或蓝色（HE 复染），胶原纤维黄棕色，细胞质淡红色（HE 复染）。

> **考点链接**
>
> Gordon-Sweet 网状纤维染色法染色结果

（二）Gomori 网状纤维染色法

1. 染液配制

银氨溶液：甲液：硝酸银 10.2g，蒸馏水 100ml。

乙液：氢氧化钠 3.1g，蒸馏水 100ml。

取甲液 5ml，滴加氨水至溶解清亮为止，再加入乙液 5ml，此时溶液突然变为黑色，再滴加氨水至清亮为止。补加 4 滴氨水，用蒸馏水补足 50ml。

2. 染色步骤

（1）常规切片脱蜡至水。

（2）高锰酸钾氧化液（高锰酸钾 0.5g，蒸馏水 95ml，再加入 3% 硫酸 5ml）5 分钟。

（3）水洗 1 分钟。

（4）2% 草酸漂白 2 分钟，水洗 2 分钟。

（5）2% 硫酸铁铵媒染 2 分钟。

（6）蒸馏水充分水洗。

（7）氨银溶液染色 1 分钟。

（8）蒸馏水洗 3 次。

（9）20% 福尔马林液还原 5 分钟。

（10）蒸馏水洗 2 次。

（11）入 0.2% 氯化金液中调色 2 分钟，蒸馏水洗 2 次。

（12）2% 硫代硫酸钠固定 2 分钟，自来水洗，蒸馏水洗 2 次。

（13）必要时用 VG 或伊红复染。

（14）无水乙醇脱水。

（15）二甲苯透明。

（16）中性树胶封固。

3. 染色结果 网状纤维灰黑色，胶原纤维红色，基质黄色（彩图 6-3）。

（三）改良 lillie 网状纤维染色法

1. 染液配制 氨银溶液：用 5ml 小烧瓶，先滴 4 滴浓氨水，再滴 10% 硝酸银 30 滴左右，稍混浊后，加等量蒸馏水。过滤后即可使用。

2. 染色步骤

（1）切片脱蜡至蒸馏水。

（2）0.25% 高锰酸钾水溶液 3～5 分钟。

（3）蒸馏水洗。

（4）0.5% 草酸水溶液漂白 1～2 分钟。

（5）蒸馏水洗。

（6）5% 硫酸铁铵水溶液媒染 5～15 分钟。

（7）蒸馏水洗 3 次。

（8）湿盒内滴加氨银液置切片上 20～30 分钟。

（9）蒸馏水速洗。

（10）10% 福尔马林液还原 1～2 分钟。

（11）自来水洗，蒸馏水洗。

（12）0.2% 氯化金水溶液调色 1～2 分钟。

（13）蒸馏水洗。

（14）5% 硫代硫酸钠水溶液固定 3～5 分钟。

（15）蒸馏水洗。

（16）95% 乙醇、无水乙醇脱水。

（17）二甲苯透明。

（18）中性树胶封固。

3. 染色结果　网状纤维呈黑色，胶原纤维呈灰色。

（四）James 染色法

1. 染液配制　二氨银液：10% 硝酸银液 20ml，滴加氨水，边加边摇动容器，直至最初形成的沉淀恰好溶解。注意当沉淀物接近完全溶解时，每加一滴浓氨水，要观察几秒钟，并轻摇容器，以免氨水加入过量。最好使沉淀物不要完全溶解。最后再加入一滴 10% 硝酸银和 20ml 蒸馏水。

2. 染色步骤

（1）常规切片，脱蜡至蒸馏水。

（2）入酸化高锰酸钾水溶液氧化 5 分钟，蒸馏水洗 2 次。

（3）1% 草酸水溶液漂白 5 分钟，蒸馏水洗 3 次。

（4）入 5% 硝酸银溶液 5 分钟，蒸馏水洗 3 次。

（5）二氨银液作用 2 分钟，蒸馏水洗 3 次。

（6）5% 甲醛水溶液还原 5 分钟，蒸馏水洗 3 次。

（7）用丽春红苦味酸液滴染 3～5 分钟。

（8）直接用无水乙醇脱水。

（9）二甲苯透明。

（10）中性树胶封固。

3. 染色结果网状纤维呈黑色，胶原纤维呈红色，背景呈淡黄色。

三、网状纤维染色的注意事项

1. 用新鲜的蒸馏水配制染液，最好用双蒸馏水。

2. 所应用的玻璃用品需达到化学纯净程度。

3. 对于已经配制好的硝酸银液和氨银溶液，需用冰箱保存，每次配制氨银液不宜过多。

4. 在染色过程中，用氨银溶液或硝酸银溶液的前后均应用蒸馏水浸洗切片。

5. 氯化金调色和硫代硫酸钠固定的时间不能太长，否则会引起纤维退色的现象。

6. 根据诊断的需要，可进行细胞核染色和其他纤维套色增染，使色彩更加鲜艳、清晰。

7. 脱水后及时封固，不宜在空气中存留时间太长，以免产生色素颗粒。

第四节 弹性纤维染色

一、弹性纤维染色的应用

1. 显示皮肤组织中弹性纤维的变化 在皮肤组织病变中，特别是真皮的弹性纤维，常出现增生、卷曲、变性、崩解等，形成聚集成堆的束状，团块状及不规则排列的现象。如弹性纤维瘤、弹性纤维增多症、皮肤环状肉芽肿、硬皮病等。

2. 用于心血管疾病的诊断 弹性纤维是心脏和血管的重要成分之一。在很多心血管疾病中，都可引起弹性纤维的显著变化。如心内膜弹力纤维增生症、心内膜心肌纤维化、动脉粥样硬化、梅毒性动脉炎、高血压病的小动脉等。

3. 显示呼吸系统及肾脏疾病弹性纤维的变化 如慢性支气管炎、肺气肿、原发性固缩肾等，均可导致弹性纤维破坏或增生。

4. 用于显示与鉴别肿瘤组织 如弹性纤维瘤或乳腺癌等，还可检查癌组织是否侵犯血管。

二、常用染色方法

（一）Weigert 弹性纤维染色法（间苯二酚碱性品红染色法）

1. 染液配制

(1) 30% 三氯化铁：　　　　　三氯化铁　　　　　　30g

　　　　　　　　　　　　　　蒸馏水加至　　　　　100ml

(2) Weigert 间苯二酚品红染液：碱性品红　　　　　1g

　　　　　　　　　　　　　　间苯二酚（雷锁辛）　2g

　　　　　　　　　　　　　　蒸馏水加至　　　　　100ml

取 300ml 的烧杯，将试剂倒入杯中，用玻璃棒搅拌，加热煮沸溶解，再缓慢加入 30% 三氯化铁（$FeCl_3$）液，搅拌下继续煮沸 3～5 分钟，冷却后过滤，将滤液倾去不要，将滤纸和沉淀物一同放入烧杯内置于干燥箱烘干。取出后加入 95% 乙醇 100ml，（亦可不烘干，直接加无水乙醇 100ml）在水浴中小心加温，不时搅拌，直至沉淀物完全溶解，将滤纸取出，冷却后过滤，然后补足因蒸发而失去的乙醇数量，最后加盐酸 2ml 即可应用。此液密闭保存，可存放数月。

2. 染色步骤

(1) 石蜡切片，脱蜡至 95% 乙醇。

(2) 入 Weigert 间苯二酚品红染液 1～2 小时。

(3) 直接用 95% 乙醇洗去多余染液并分化至无余色脱下为止，此时可用显微镜观察，如染色较深不清晰，可再用 0.2% 盐酸乙醇分化。

(4) 自来水冲洗。

(5) 用 Van Gieson 染液复染 0.5 分钟。

(6) 95% 乙醇分化。

（7）无水乙醇脱水。

（8）二甲苯透明。

（9）中性树胶封固。

3．染色结果　弹性纤维呈黑蓝色，胶原纤维红色，肌纤维和红细胞呈黑色。

（二）弹性、胶原纤维双重组合法

1．染液配制

（1）维多利亚蓝染液：

维多利亚蓝	2g
糊精	0.5g
间苯二酚	4g
蒸馏水	200ml

将上述物质混合后加热煮沸，边煮边搅拌约 5 分钟。然后用另一容器取 30% 三氯化铁水溶液 25ml，另行加热煮沸后慢慢倒入上述混合液中，继续煮沸 3 分钟，不断搅拌溶液呈胶体状。去火冷却后过滤，将滤纸上的残渣连同滤纸放入 60℃恒温箱中烤干。取出残渣，溶于 70% 乙醇 400ml，再加浓盐酸 4ml，苯酚 5g，放置成熟后使用。

（2）丽春红 S 染液：丽春红 15ml，加苦味酸饱和水溶液 85ml。

2．染色步骤

（1）石蜡切片，脱蜡至水。

（2）70% 乙醇洗 2 分钟。

（3）浸入维多利亚蓝液染 0.5～2 小时。

（4）入 95% 乙醇分色数秒钟。

（5）蒸馏水洗 2 分钟。

（6）用丽春红 S 染液滴染切片 5 分钟。

（7）无水乙醇冲洗多余染液 2 次。

（8）将切片在空气中干燥。

（9）二甲苯透明。

（10）中性树胶封固。

3．染色结果　弹性纤维呈蓝绿色，胶原纤维呈红色，背景呈淡黄色。

（三）Verhoeff 铁苏木素染色法

1．染液配制

甲液：	苏木素	5g
	无水乙醇	100ml
乙液：	三氯化铁	10g
	蒸馏水	100ml
丙液（Verhoeff 碘液）：	碘	2g
	碘化钾	4g
	蒸馏水	100ml

临用前取甲液 20ml，乙液 5ml，丙液 8ml，按顺序混合，24 小时内使用。

2．染色步骤

（1）切片脱蜡至水，蒸馏水洗。

（2）Verhoeff 铁苏木素浸染 15～40 分钟。

（3）自来水洗。

（4）2% 三氯化铁水溶液分化 1～5 分钟［显微镜下观察至弹性纤维清晰为止，如分化过度可重复（2）（3）步骤］。

（5）95% 乙醇浸染 2～5 分钟，去除切片上的碘色，使弹性纤维更加清晰。

（6）水洗。

（7）VG 或 HE 复染。

（8）95% 乙醇及无水乙醇脱水。

（9）二甲苯透明。

（10）中性树胶封固。

3．弹性纤维染色结果呈蓝黑色。

三、弹性纤维染色过程中的注意事项

1．间苯二酚品红液应用小口磨口瓶盛装，置于 4℃ 冰箱中保存，临用前取出恢复至室温使用。染色时应加盖密封。

2．切片脱蜡至水后可经过酸化高锰酸钾氧化 5 分钟，稍水洗，用 2% 的草酸漂白 1～2 分钟，流水冲洗，然后入间苯二酚品红染液染色。这样经过氧化处理的弹力纤维着色更为清晰。

3．如需要染细胞核，可在第 4 步水洗后染明矾苏木素 10 分钟，水洗后盐酸乙醇分化，流水冲洗再染 Van Gieson 液。

4．维多利亚蓝液可反复使用，在常温下保存可用数年。

5．维多利亚蓝液在乙醇中分色后，要立即浸入水中，此后在镜下观察纤维深浅度，如果较深可再分色。

6．染液要临时配制，不能长期保存。另外此法染色分化过程很重要，必须在显微镜下控制。

第五节 肌肉组织染色

一、肌组织的构成及形态特点

肌组织是由肌细胞构成。肌细胞细而长，呈纤维状，故又称肌纤维。肌纤维的细胞质中含有细丝状的肌原纤维，是细胞收缩和舒张的物质基础。肌组织根据形态和功能分为三种类型：

1．平滑肌是梭形的细胞，细胞为长梭形、核呈杆状，位于细胞的中部，细胞质含有肌原纤维和肌红蛋白。分布于血管和内脏的管壁上，平滑肌是不随意肌，收缩持久而缓慢。

2．骨骼肌是细长圆柱状的有横纹的多核细胞。细胞长短不一，一个肌纤维的细胞核可达数百个，位于肌纤维周边，核呈卵圆形。表面有一层薄的纤维膜，细胞质中充满大纵行的肌原纤维，横切面上呈星点状，纵切面上每条肌原纤维有明暗相间的横纹。骨骼肌分布在躯干四肢、喉、咽、食管上段、肛门周围等处，可受人的意识支配而随意活动。

3．心肌也是不随意肌。其结构特点为短柱状，有分支，互相连接成网状。每个心肌细胞有一个核，卵圆形，位于心肌细胞中央，心肌细胞间连接处称为闰盘。因骨骼肌、心肌肌

原纤维具有横纹,故又称横纹肌。

二、肌组织染色的应用

虽然 HE 染色可以显示心肌、骨骼肌和平滑肌的主要结构及其病变,但有时不易观察清楚,当需要明确区分为何种肌纤维时,需要针对不同情况,选用相应的肌组织特殊染色。当肌纤维发生水肿或肌浆凝集时,其肌原纤维的横纹表现模糊不清,为了显示正常或异常的肌纤维肿胀变性、肌浆凝集、断裂等病理变化,常需要应用肌纤维的特殊染色进行观察,另外还可帮助鉴别肿瘤的起源。

三、肌组织的染色方法

显示肌纤维常用的染色方法很多,例如:Van Gieson 染色,Masson 三色染色法等,此法多用于肿瘤组织鉴别诊断中,区分肿瘤为肌源性或纤维源性。以下重点介绍病理科常用的几种染色方法。

(一)Mallory 磷钨酸苏木素染色法(简称 PTAH)

此方法由同一染液染成两种不同的染色,紫蓝色和棕红色。磷钨酸苏木素染液自然成熟周期长,且染色的时间长,一般 12～48 小时。

1. 染液配制

(1)磷钨酸苏木素:苏木素　　　0.1g

　　　　　　　　　磷钨酸　　　　2g

　　　　　　　　　蒸馏水　　　　100ml

将苏木素加入 20ml 蒸馏水中,加热溶解;再将磷钨酸溶于 80ml 蒸馏水中。苏木素溶解冷却后,将两液混合放置,自然成熟 3～4 个月后使用。此液可保存数年。如果急需使用,可加高锰酸钾 0.15g 促其成熟,12～24 小时即可使用。

(2)酸性高锰酸钾液:0.5% 高锰酸钾水溶液 50ml,0.5% 硫酸水溶液 50ml。

2. 染色步骤

(1)组织固定以 Zenker 液最佳。若用甲醛固定,应再把切片置入 Zenker 液中 37℃温箱处理 3 小时,或室温 12～24 小时。

(2)切片脱蜡至水,需用碘液除汞,用 95% 乙醇或硫代硫酸钠液脱碘。

(3)充分水洗。

(4)酸性高锰酸钾溶液处理 5～10 分钟。

(5)自来水洗 2 分钟。

(6)1% 草酸漂白 1 分钟。

(7)自来水洗,蒸馏水洗 2 次。

(8)磷钨酸苏木素液浸染 24～48 小时。

(9)直接用 95% 乙醇分化。

(10)无水乙醇脱水。

(11)二甲苯透明。

(12)中性树胶封固。

3. 染色结果　横纹肌纤维、纤维蛋白、神经胶质纤维、胞核等均呈紫蓝色,胶原纤维、网状纤维、软骨

考点链接

Mallory 磷钨酸苏木素染色法(简称 PTAH)染色结果

基质和骨呈玫瑰红色或黄色,粗弹性纤维有时被染成淡紫色,缺血缺氧早期病变的心肌呈紫蓝色或棕黄色(彩图 6-4)。

(二)苏木素碱性品红苦味酸染色法(简称 HPFP 法)

苏木素碱性复红 - 苦味酸染色法为显示缺氧早期心肌病变的病理诊断及实验研究,对判断早期病变十分重要。

1. 染液配制

(1)明矾苏木素液:

苏木素	0.5g
硫酸铝铵	6g
黄色氧化汞	0.25g
甘油	30ml
冰醋酸	4ml
蒸馏水	70ml

先将苏木素和硫酸铝铵分别溶解于蒸馏水中,然后将两液混合煮沸,徐徐加入氧化汞,继续煮 10 分钟后迅速冷却,再加入冰醋酸和甘油,使用前过滤。

(2)0.1% 苦味酸丙酮液:

苦味酸	0.1g
丙酮	100ml

2. 染色步骤

(1)石蜡切片,脱蜡至水。

(2)用明矾苏木素液(或 Harris 苏木素)染色 10～30 秒钟。

(3)自来水洗 5 分钟,蒸馏水洗。

(4)0.1% 碱性品红液染色 3 分钟。

(5)蒸馏水洗 10 秒钟。

(6)丙酮液洗 5 秒钟。

(7)0.1% 苦味酸纯丙酮液迅速分化 5～15 秒钟,至切片上无红色洗下为止。

(8)丙酮脱水。

(9)二甲苯透明。

(10)中性树胶封固。

3. 染色结果 缺血缺氧心肌、弹性纤维、胶原纤维、红细胞呈鲜红色;正常心肌呈黄色或黄棕色;细胞核呈蓝黑色。

(三)梗死心肌鉴别染色法

1. 染液配制

(1)甲酚紫溶液:

0.2% 甲酚紫水溶液	10ml
1% 草酸水溶液	0.2ml
蒸馏水	40ml

临用前混合,1 小时后过滤使用

(2)酸性品红、甲基绿、橙黄 -G 混合染液:

0.01% 酸性品红水溶液	20ml
0.01% 橙黄 -G 水溶液	15ml
0.01% 甲基绿水溶液	15ml
1% 草酸水溶液	0.2ml

临用前混合。

2. 染色步骤

（1）切片常规脱蜡至水洗、蒸馏水洗。

（2）甲酚紫溶液处理 15 分钟。

（3）流水洗 5 分钟。

（4）1% 磷钨酸水溶液媒染 15～20 分钟。

（5）流水洗 5 分钟。

（6）三色混合液浸染 30 分钟，在 60℃ 温箱中进行，并不时振荡。

（7）0.5% 冰醋酸水溶液速洗 1 分钟。

（8）95% 乙醇及无水乙醇脱水。

（9）二甲苯透明。

（10）中性树胶封固。

3. 染色结果　正常心肌呈绿色，缺血、缺氧的病变心肌呈红色，红细胞呈橘红色，细胞核呈紫色。

（四）李成库改良法

1. 染液配制

（1）变色酸 2R 染液：变色酸 2R　　　　　　0.25g

　　　　　　　　　冰醋酸　　　　　　　0.2ml

　　　　　　　　　蒸馏水　　　　　　　100ml

（2）亮绿乙醇液：亮绿　　　　　　　　0.5g

　　　　　　　　20% 乙醇　　　　　　100ml

2. 染色方法

（1）石蜡切片，脱蜡至水。

（2）用天青石蓝及明矾苏木素液先后染核、水洗、分化返蓝至水洗。

（3）蒸馏水洗 2 分钟。

（4）变色酸 2R 液染 10 分钟。

（5）0.2% 醋酸水溶液洗 3 次。

（6）0.5% 亮绿乙醇液复染 5～10 分钟。

（7）自来水洗 2 分钟。

（8）常规乙醇脱水。

（9）二甲苯透明。

（10）中性树胶封固。

3. 染色结果　变性及早期坏死的心肌呈深粉红色，正常心肌及纤维结缔组织呈绿色，红细胞呈红色，胞核呈深蓝色。

四、肌组织染色过程中的注意事项

1. 磷钨酸苏木素（PTAH）染色是进行性染色，不要过染，最好镜下观察着色程度。95% 乙醇分化时应注意在切片上保留一定的红色，然后用无水乙醇快速脱水，稍干燥后封固。

2. 苏木素碱性复红 - 苦味酸染色法此方法用于显示心肌早期缺血、缺氧。关键是苦味酸丙酮液的分化，缺氧心肌对品红着色力较强，脱色较慢，正常心肌脱色较快，因此切片浸入分化液中要不停地快速上下移动,即用丙酮脱水,在镜下观察脱色情况。

3.梗死心肌鉴别染色法

(1)此法是经过媒染剂处理后,用酸性品红及对比染色剂、分化剂等混合染色液染色,因有早期病变心肌对酸性品红亲和力强,而达到选择着色的目的。

(2)甲酚紫草酸液须新鲜配制,并将切片浸入染色缸内,防止组织上有沉淀污染。

(3)冰醋酸分化后,应立即浸入蒸馏水,再用显微镜观察控制着色深度。

第六节 脂 质 染 色

一、脂质的构成成分

脂类物质简称脂质,包括脂肪和类脂,是构成人体组织的重要成分。可分为

1.单纯脂质 是脂肪酸和醇化合的酯。如中性脂肪(甘油三酯)及蜡类(胆固醇和脂肪酸结合形成的酯)等。中性脂肪用苏丹染料呈阳性。

2.复合脂质 是指除脂肪酸和醇外,还包括磷脂、糖脂等。见于脑、神经鞘、垂体、黄体、肝脏、肾脏、乳腺、甲状腺和前列腺等处。

3.衍生脂质 指具有脂质性质的单纯脂质和复合脂质的水解产物,属于这类的有脂肪酸和固醇类。

二、脂质染色的应用

1.是用于证实和区分脂肪变性。由于脂质的共同物理性质是不溶于水而溶于乙醇、乙醚、三氯甲烷等有机溶剂,在 HE 染色时表现为胞质内出现大小不等的空泡,为了确定和鉴别其性质,常需要用脂质染色进行鉴别。

2.可显示脂质成分,如动脉粥样硬化斑块内的脂质沉积;肾上腺皮质内的固醇类激素含量的粗略估计;用于确定脂肪栓塞;显示和确定先天性类脂质沉积病。

3.常用于肿瘤组织的鉴别诊断,如脂肪组织所发生的肿瘤,在与其他肿瘤鉴别时,常需要用脂质染色方法。

三、常用染色方法

(一)苏丹Ⅲ染色法

1.染液配制

(1)苏丹Ⅲ染液:苏丹Ⅲ　　　　　　0.15g

　　　　　　60%～70% 乙醇　100ml(或 60%～70% 乙醇 50ml 加 50ml 丙酮)

苏丹Ⅲ染料溶于 60%～70% 乙醇(或乙醇丙酮混合液)中,此液配制完毕后应充分溶解,形成饱和溶液,作为较长时间备用液。临用时配制的溶液需要过滤后才能使用。每次使用时不能摇动试剂瓶,轻轻倾倒上清液即可使用。本溶液存放的容器必须密封,避免溶液挥发以致染色时发生沉淀。

(2)甘油明胶液:明胶　　　　　　5g

　　　　　　甘油　　　　　35ml

　　　　　　蒸馏水　　　　30ml

先将明胶溶于蒸馏水中，加热可促使明胶溶解，再加甘油充分混合，加 1～2 粒石炭酸。冷却后 4℃ 保存，用时水浴加热。

2．染色步骤

（1）冷冻切片厚 8～10μm。

（2）蒸馏水稍洗。

（3）Harris 苏木素 1～2 分钟。

（4）自来水洗、盐酸乙醇分化、返蓝。

（5）水洗、蒸馏水洗。

（6）70% 乙醇浸洗。

（7）苏丹Ⅲ染液 30～60 分钟，如果置于 56℃ 温箱中可适当缩短时间。

（8）70% 乙醇分化数秒。

（9）蒸馏水洗。

（10）在空气中稍晾干。

（11）甘油明胶液封固。

3．染色结果　脂肪呈橘红色，脂肪酸不着色，细胞核呈淡蓝色（彩图 6-5）。

（二）苏丹Ⅳ染色法

1．染液配制

苏丹Ⅳ染液：苏丹Ⅳ（猩红）　　　　　　2g

丙酮　　　　　　50ml

70% 乙醇　　　　　　50ml

将苏丹Ⅳ加入丙酮和乙醇等量饱和溶液中，充分溶解，临用前过滤使用。

2．染色步骤

（1）冷冻切片厚 5～10μm。漂于水中或直接粘贴于玻片上。

（2）蒸馏水稍洗。

（3）用 Harris 苏木素染液或明矾苏木素染液淡染细胞核 1 分钟。

（4）水洗返蓝，镜检如染色过深可用 0.5% 盐酸乙醇分化，再水洗返蓝。

（5）蒸馏水稍洗。

（6）70% 乙醇迅速漂洗一次，20～30 秒钟。

（7）用苏丹Ⅳ染液置于 56℃ 温箱中浸染 30 分钟或更长时间。

（8）70% 乙醇迅速分化数秒钟。

（9）游离切片漂浮于蒸馏水中，用玻璃棒挑捞于载玻片上。

（10）用滤纸将切片及周围的水吸去，待稍干。

（11）甘油明胶或阿拉伯糖胶封固。

3．染色结果　脂类物质呈猩红色，细胞核呈淡蓝色。

（三）油红 O 染色法

1．染液配制

油红 O 染液：油红 O　　　　　　0.5g

异丙醇（含量 98% 以上）　　　　100ml

完全溶解后过滤。临用前取油红 O 染液 3 份，加 2 份蒸馏水稀释，静置 5～10 分钟后，1 小时内使用。

2. 染色步骤

（1）冷冻切片厚 5～10μm。漂于水中或直接粘贴于玻片上。

（2）60% 异丙醇稍洗。

（3）油红 O 染液浸染 10～15 分钟。

（4）60% 异丙醇除去多余染液（以脱脂的对照片无色为度）。

（5）蒸馏水洗。

（6）苏木素淡染细胞核 1 分钟。

（7）水洗后入稀碳酸锂水溶液返蓝。

（8）用滤纸将切片及周围的水吸去，待稍干。

（9）甘油明胶液封固。

3. 染色结果　脂类物质呈鲜红色或橘红色，细胞核呈淡蓝色。

四、脂质染色过程中的注意事项

1. 用苏丹Ⅲ染液加温浸染时应加盖，以防止染液中的乙醇或丙酮挥发及色素析出而发生污染，造成假阳性。

2. 在封固前，甘油明胶液应放置 56℃温箱中加温，避免摇荡，防止封固时出现气泡。切片染色后不能长期保存，应尽快观察或照片，如在盖玻片四周蜡封可延长保存时间。

3. 苏丹Ⅳ染色时可以用 60% 磷酸三乙酯 100ml 代替丙酮与乙醇的混合液，配制时将溶液加热至 100℃5 分钟，不停搅拌，趁热过滤，待稍冷再过滤一次。此液可长期保存使用，此溶液在染色前与染色后的两个步骤应用 60% 磷酸三乙酯液处理。如果用丙酮和乙醇混合液，在染色前与染色后的两个步骤应用乙醇处理。

4. 油红 O 染液配制时可稍加温使其溶解，冷却后贮存备用。细胞核染色时可将苏木素染液稀释后使用效果较好。此方法多用于显示中性脂肪。

考点链接

苏丹Ⅲ染色法、油红 O 染色法染色结果

第七节　糖原染色

一、糖原的组成成分及特性

糖原系由多糖衍化而来，主要存在于肝细胞、心肌和骨骼肌细胞的胞质内。另外在毛囊、子宫腺体、阴道上皮、脐带中也有糖原的存在。形态特点是大小不等的圆形颗粒。肝细胞内的糖原是动物体内贮存的重要营养物质。饥饿时糖原分解为葡萄糖，而进餐后肝细胞又将葡萄糖转化为糖原贮存起来。肌组织的糖原为肌细胞的舒缩功能提供能源。

糖原容易溶解于水，特别是葡萄糖更容易溶解于水，因此为了观察与研究组织内糖原的含量和分布情况，必须选取新鲜标本，要特别注意组织离体后立即固定。

乙醇是保存糖原的较好固定剂，然而单一用无水乙醇固定实质性组织时，固定速度快，但是穿透力较弱，组织表面很快凝固变硬，造成组织中间部分固定不佳。而且还能引起组织严重收缩、变硬、变脆，影响切片和诊断；如果固定不透、不均，糖原不能得到较好的保存，可出现"流水样人工假象"，即糖原颗粒趋于细胞一端的极化现象。因此组织中糖原固定需注意两个问题：一是尽可能选取小块新鲜组织；二是注意多次更换乙醇混合固定液，在4℃左右温度下固定与保存较好。

几种常用的固定液：

1. Gendre 固定液

苦味酸无水乙醇饱和液（约8.96%）	80ml
甲醛液（38%～40%）	15ml
冰醋酸	5ml

临用前混合即可。固定后的组织禁止用水洗，直接用80%乙醇浸洗数次后，自95%乙醇开始脱水。

2. Lillie AAF 固定液（见第四章第二节）

二、糖原染色的应用

1. 鉴别细胞内的空泡状变性，可证明在石蜡切片 HE 染色中，细胞质中出现的空泡是糖原，还是脂质被有机溶剂溶解形成。

2. 在心肌病变和心血管系统的疾病，可以观察缺血缺氧早期心肌坏死或梗死区域的糖原减少。

3. 在糖原沉积病和糖尿病的诊断与研究中，可以观察器官、组织和细胞内的糖原颗粒沉积。

4. 用于某些肿瘤的诊断与鉴别诊断，如肝细胞癌、横纹肌肉瘤、平滑肌肉瘤、汗腺瘤及化学感受器瘤等，均有糖原的存在。

三、常用染色方法及注意事项

（一）过碘酸雪夫染色法（PAS 法）

PAS 法广泛应用的染色方法。组织切片主要通过过碘酸氧化作用，打开组织内多糖分子的乙二醇基（$-CHOH-CHOH-$）或氨羟基（$-CHOH-CHNH_2-$）的碳键，生成醛类化合物。其后，暴露出来的游离醛基与无色品红作用，形成紫红色复合物。可以显示多糖，中性黏液物质和某些酸性物质，还能显示软骨、真菌、基底膜等物质。

1. 染液配制

（1）过碘酸氧化液：
过碘酸	0.5g
蒸馏水	100ml

此溶液应放4℃冰箱保存。

（2）Schiff 液：
碱性品红	1g
1mol/L 盐酸	20ml
偏重亚硫酸钠（钾）	1g
双蒸馏水	200ml

先将双蒸馏水 200ml 煮沸，稍有火焰，加入1%碱性品红，再煮沸1分钟。冷却至50℃加1mol/L 的盐酸20ml，待温度降低至25℃时，加入偏重亚硫酸钠（钾）1～1.5g，室温2小时后见稍带红色，5小时后为无色液体，若有颜色应加入活性炭1～1.5g，用双层滤纸过滤。盛于棕色磨口瓶内，放入4℃冰箱保存。

知识链接

Schiff 液改良配制法

碱性品红饱和水溶液（0.4%）	100ml
偏重亚硫酸钠	1.0g
浓盐酸	0.8ml

方法：将偏重亚硫酸钠 1.0g 投入盛有碱性品红饱和水溶液的烧瓶内稍加振荡，待溶液明显变淡时，滴加浓盐酸并密封烧瓶口，继续振荡 8～10 分钟，此时溶液呈无色透明状。若还带粉红色，可以用少许活性炭过滤。4℃冰箱备用（棕色瓶）染色 PAS 阳性物质呈红色。

2. 染色步骤

（1）石蜡切片，脱蜡至水。

（2）蒸馏水洗。

（3）0.5% 过碘酸氧化液 10～20 分钟。

（4）充分蒸馏水洗。

（5）进入 Schiff 液染色 10 分钟（如室温低于 15℃可稍加温）。

（6）自来水洗 10 分钟。

（7）用 Mayer 或 Harris 明矾苏木素染细胞核 3～5 分钟。

（8）盐酸乙醇分化。

（9）水洗。

（10）无水乙醇脱水。

（11）二甲苯透明。

（12）中性树胶封固。

3. 染色结果 糖原及其他 PAS 反应阳性物质染成红色，细胞核染成蓝色。

4. 注意事项

（1）过碘酸的浓度一般在 0.5%～1% 之间，pH 多在 3～5 之间。另外其作用的温度过高或时间过长可出现假阳性反应，温度以不高于 20℃为宜，时间以 5～10 分钟为妥。

（2）Schiff 染液为无色液体，配制的方法很多，其质量的好坏取决于碱性品红的质量，当贮存的液体颜色变为橘红色或粉红色时，不能再用。

（3）偏重亚硫酸钠需质量优良，不能用陈旧性硫的刺激性试剂。要临用前配制，过后不能再用。

（4）细胞核染色不宜过深，以淡染为宜。

考点链接

过碘酸雪夫染色法（PAS法）染色结果

（二）Best 胭脂红染色法

1. 试剂配制

（1）Best 胭脂红贮存液：

胭脂红	2g
碳酸钾	1g
氯化钾	5g
蒸馏水	60ml

将上述试剂与蒸馏水混合搅拌，水浴中煮沸至颜色变深红色，冷却后加浓氨水 20ml。过滤后贮存于棕色小口瓶内，放入 4℃ 冰箱保存，可存放数月。

（2）Best 胭脂红染液：取贮存液 15ml，浓氨水 12.5ml，甲醇 12.5ml，混合即成。

（3）Best 分化液：无水乙醇 80ml，甲醇 40ml，蒸馏水 100ml 混合。

2. 染色步骤

（1）切片脱蜡至水。

（2）明矾苏木素浓染细胞核 10 分钟。

（3）水洗、分化、返蓝。

（4）胭脂红染液染色 15～30 分钟。

（5）直接用 Best 分化液充分洗涤。

（6）无水乙醇脱水。

（7）二甲苯透明。

（8）中性树胶封固。

3. 染色结果　糖原深红色，中性黏多糖及某些酸性黏多糖淡红色，细胞核蓝色。

4. 注意事项

（1）用苏木素染细胞核后，如果用 1% 盐酸分化则使颜色更为鲜艳。

（2）胭脂红染料质量应纯净，以免影响染色效果。

（3）胭脂红染液应在临用前配制，陈旧会使染色失败。

（4）在染色水洗过程中的时间应尽量缩短，防止糖原溶解消失。

（5）胭脂红染色后的分化应严格控制，必要时在显微镜下控制。

第八节　黏液染色

一、黏液的构成成分及特性

人体的许多腺体、组织和细胞都能产生或分泌黏液类物质。此类黏液物质在化学结构和物理状态上有区别，因此可分为黏多糖和黏蛋白两大类。

1. 黏多糖　黏多糖可分为酸性和中性黏多糖。不论酸性或中性黏多糖均以氨基己糖为主要成分。

（1）酸性黏多糖：其基质成分以硫酸性和非硫酸性两种形式存在，主要见于消化道、呼吸道及其他部位的黏液腺分泌物中，在滑膜、玻璃体、角膜、脐带等处尤为丰富，故分布比较广泛；另外在软骨、结缔组织、肌腱、血管和皮肤的基质内也有黏多糖分布。

（2）中性黏多糖：这类黏液不含任何酸根，主要存在于胃黏膜的表面上皮、幽门腺、十二指肠腺、颌下腺和结肠的杯状细胞等处。而中性黏多糖不如酸性黏多糖分布广泛。

2. 黏蛋白（糖蛋白）　黏蛋白是由糖和蛋白质结合的产物，故又称为糖蛋白。黏蛋白见于各种上皮和腺体导管的分泌物中。

从分布上看，同一种上皮的腺体内常可同时分泌两种黏液物质，而在不同部位的黏液分泌物中，两者的比例和含量各有不同。例如呼吸道气管黏膜深部的腺体分泌物中含非硫酸化黏液较多，而气管表面黏膜的分泌物中含硫酸化黏液较多。由于黏液的主要成分是酸性黏多糖,故对碱性染料着色强,除胃黏膜外,用醋酸可使其沉淀。黏液具有变色反应,变色反应是指某些组织经过盐基性人工合成染料配制的染液染色后,不呈现染色剂原来的颜色,而呈现其他颜色。黏液可溶于弱碱性溶液。

二、黏液染色的应用

1. 黏液物质染色常用于观察机体组织内的黏液性病变,如组织的黏液性水肿、黏液变性、黏蛋白增多等。

2. 用于肿瘤性疾病的诊断和鉴别诊断,如胃癌、呼吸系统肿瘤、黏液性肿瘤、软骨黏液样纤维瘤、胚胎性横纹肌肉瘤、黏液表皮样肿瘤、滑膜肉瘤等的诊断和鉴别诊断。

3. 对动脉粥样硬化、胶原病及慢性胃炎的肠上皮化生等的诊断与研究也有一定作用。

三、常用染色方法

(一)奥辛蓝雪夫液反应法(AB-PAS法)

1. 染液配制

(1) 1%奥辛蓝醋酸水溶液简称AB液:奥辛蓝8GS　　　　1g

　　　　　　蒸馏水　　　　　　97ml

　　　　　　冰醋酸　　　　　　3ml

　　　　　　麝香草酚　　　　　2粒(防腐)

先配好3%冰醋酸,然后溶解奥辛蓝。过滤后使用。pH应为2.5~3.0之间。

(2) Schiff试剂(见糖原染色PAS染色法)

(3) 0.5%过碘酸水溶液。

(4) 3%醋酸水溶液。

2. 染色步骤

(1) 石蜡切片,脱蜡至蒸馏水。

(2) 入3%醋酸水溶液中3分钟。

(3) AB液染色30分钟或更长时间。

(4) 3%醋酸液中3分钟。

(5) 自来水洗3~5分钟,蒸馏水洗。

(6) 0.5%过碘酸氧化10分钟。

(7) 蒸馏水洗3~5分钟。

(8) 雪夫试剂染10~20分钟。

(9) 自来水洗2分钟,蒸馏水洗2次。

(10) 95%乙醇、无水乙醇脱水。

(11) 二甲苯透明。

(12) 中性树胶封固。

3. 染色结果　酸性黏液物质呈蓝色,中性物质呈红色,中性和酸性混合物呈紫色。

4. 注意事项　对于浸染过的Schiff试剂,不能再使用,会影响染色效果。最好采取滴染法。

考点链接

奥辛蓝雪夫液反应法
(AB-PAS法)染色结果

（二）奥辛蓝染色法（简称 AB 染色）

1. 染液配制

（1）AB 液见前 AB-PAS 染色法，pH2.5。

（2）0.5% 中性红水溶液：中性红   0.5g

         蒸馏水加至   100ml

2. 染色步骤

（1）石蜡切片，脱蜡至蒸馏水。

（2）AB 液染 20～30 分钟。

（3）快速蒸馏水洗。

（4）0.5% 中性红染 1～2 分钟。

（5）快速蒸馏水洗。

（6）95% 乙醇，无水乙醇脱水。

（7）二甲苯透明。

（8）中性树胶封固。

3. 染色结果 酸性黏液物质呈蓝色，细胞核呈红色（彩图 6-6）。

（三）奥辛蓝地衣红染色法

1. 染液配制

（1）地衣红染液：地衣红   1g

       70% 乙醇   100ml

       盐酸   1ml

（2）奥辛蓝染液：奥辛蓝   1g

       蒸馏水   98ml

       冰醋酸   2ml

（3）高锰酸钾氧化液：高锰酸钾   0.25g

        0.25% 硫酸   100ml

2. 染色步骤

（1）石蜡切片，脱蜡至水。

（2）高锰酸钾氧化液 5 分钟。

（3）2% 草酸脱色。

（4）流水冲洗。

（5）70% 乙醇浸染。

（6）地衣红染液染色 4 小时，水洗，盐酸乙醇分化数秒钟。

（7）蒸馏水洗 2 次。

（8）奥辛蓝染液染色 5 分钟，水洗。

（9）无水乙醇脱水。

（10）二甲苯透明。

（11）中性树胶封固。

3. 染色结果 酸性黏多糖呈蓝色，中性黏多糖呈棕色。

4. 注意事项 高锰酸钾氧化液需新鲜配制；地衣红染液如保存冰箱之中可多次使用；奥辛蓝染液的染色应在时间上掌握，如进行上皮组织和结缔组织的酸性黏多糖染色，要求时间短，如果时间过长可影响中性黏多糖的着色。

羊水角化鳞状上皮细胞染色

产妇分娩时羊水栓塞和胎儿娩出时羊水吸入，在临床的死亡率高达70%～80%。引起羊水栓塞和羊水吸入的成分中常含有角化鳞状上皮（角蛋白）以及其他物质，通过特殊染色可以证明这些物质成分的存在并加以区分。这种角化鳞状上皮从化学性质上属于角蛋白成分，并含有丰富的二硫键结构；从糖的分类上属于强硫酸成分的阴离子性异烯糖（酸性黏多糖），易与 Phloxin（荧光桃红）结合，然后用 Alcian blue（阿尔辛蓝）对组织中的非（弱）硫酸酸性黏多糖进行着色。有时为了观察肺小动脉血管壁纤维损害程度和血栓的分布，可用 Victoria blue（维多利亚蓝）改造液和 Martius yellow（马休黄）分化与增色染色剂染色。本法可显示角蛋白、黏多糖和弹性蛋白等物质，是较好的多色染色法。

（一）阿尔辛蓝-荧光桃红染色法

1.【试剂配制】

（1）荧光桃红染色液：荧光桃红1g，蒸馏水100ml。

（2）阿尔辛蓝醋酸液：阿尔辛蓝0.5g，0.5%醋酸100ml。

2.【染色步骤】

（1）中性甲醛液固定组织，石蜡切片，常规脱蜡至水。

（2）0.5%醋酸液2分钟。

（3）阿尔辛蓝染色液5分钟。

（4）蒸馏水洗两次

（5）荧光桃红染色液5分钟。

（6）Martius yellow 染色液30秒左右。

（7）无水乙醇快速脱水，二甲苯透明和中性树胶封固。

3.【结果】

Martius yellow 着色时视切片上呈淡黄色，根据染色程度可增加或减少时间，无水乙醇快速分化与脱水必须严格掌握。

（二）角蛋白、黏多糖和弹性蛋白染色法（1996年）

1.【试剂配制】

（1）阿尔辛蓝染色液：阿尔辛蓝0.5g，蒸馏水97ml，醋酸3ml。

（2）荧光桃红染色液：荧光桃红1.5g，蒸馏水98ml。

（3）Martius yellow（马休黄）染色液：马休黄0.5g，95%乙醇98ml，磷钨酸2g。

（4）维多利亚蓝染色液：参见结缔组织染色部分。

2.【染色方法】

（1）中性甲醛液固定组织，石蜡切片，常规脱蜡至水。

（2）70%乙醇洗后入维多利亚蓝染色液中30分钟。

（3）95%乙醇速洗2次，浸入水中2分钟。

（4）阿尔辛蓝染色液15分钟。

（5）蒸馏水洗2次。

（6）荧光桃红液 5 分钟，蒸馏水稍洗。

用 Martius yellow 染色液浸洗 2 次。

（7）无水乙醇脱水，二甲苯透明和中性树胶封固。

3.【结果】

角蛋白呈红色，黏多糖呈绿色，弹性蛋白呈蓝色，血栓呈黄红色，背景呈淡黄色。

4.【注意事项】

（1）维多利亚蓝染色后，用 95% 乙醇使之小血管壁的弹性蛋白清晰，不能分化过度。

（2）荧光桃红染色液的嗜染性较强，但也不能区别组织成分，只有经过 MY 退色剂后才能清晰地观察到角蛋白物质，因此退色时应注意切片带淡黄即可（以镜下观察为准）。

第九节 淀粉样物质染色

一、淀粉样物质的性质

淀粉样物质在组织内沉积，病理学上称为淀粉样变性。淀粉样物质并非淀粉，而是一种沉着于组织间质内的蛋白质，与玻璃样变性不同的是，它不发生于细胞内。在组织和某些脏器发生淀粉样变性时，血管壁和组织成分之间有均质性的透明物质沉着，这种物质在 HE 染色中着淡伊红，遇碘呈棕褐色，再加稀硫酸则变为蓝色或紫色，因此同淀粉反应相似，故被称为淀粉样物质。

淀粉样物质在化学上属于糖蛋白。可认为是由蛋白质与硫酸软骨素所合成的化合物，组织中发现的淀粉样变性常因慢性炎症所致，特别是在有自身免疫反应的情况下，故又认为淀粉样物质是由于抗原抗体复合物的沉积。

淀粉样变性常分布于心、肾、脾、淋巴结、甲状腺、舌、喉、肠道、血管壁及皮肤等处。一般是由于全身消耗性疾患所引起，例如慢性化脓性感染、结核、麻风、肿瘤等。

二、淀粉样物质染色的应用

1. 淀粉样物质染色能显示变性程度。在全身性淀粉样变性时，在心、肾、脾、淋巴结、甲状腺、肠道、血管壁及皮肤等处均可显示淀粉样物质的存在。

2. 用于全身消耗性疾病的观察。当慢性化脓性感染、结核、麻风及某些肿瘤，如多发性骨髓瘤、霍奇金病、髓样癌等也需要用淀粉样物质染色，以观察有无淀粉样物质沉积。

3. 区分淀粉样变性与其他变性。在胶原纤维和网状纤维周围、小动脉、血管外膜及毛细血管等出现病变时，可用淀粉样物质染色进行显示和区分其病变的性质。

4. 用于肿瘤的诊断和鉴别。某些肿瘤，特别是内分泌性肿瘤，间质内常出现淀粉样物质沉着，比如甲状腺髓样癌、胰岛细胞瘤、肺小细胞癌等，淀粉样物质染色阳性可作为诊断的重要依据，

5. 为某些疾病的诊断与鉴别提供依据。如钙化上皮瘤、声带息肉、老年性胰岛、垂体及前列腺常出现淀粉样变性，可为诊断提供依据。

三、常用染色方法

显示淀粉样物质的常用染色方法有：碘液染色、变色反应、刚果红染色等。

（一）碘染色法

1. 染液配制

Lugol 碘液：碘片   1g

             碘化钾   2g

             蒸馏水   100ml

先取蒸馏水 10ml 将碘化钾溶解，然后加入碘片，摇荡使其溶解，最后加蒸馏水至 100ml。

2. 染色步骤

（1）取未经固定的新鲜组织一小块。

（2）冷冻切片 10～15μm。漂染于 Lugol 碘液内 2～3 分钟。

（3）水洗 2～3 分钟。

（4）甘油明胶封固。

3. 染色结果   淀粉样物质红褐色，基质呈淡黄色。

4. 注意事项   此法是一种显示淀粉样物质传统而简单染色方法。缺点是染色后不能长久保存，应尽快观察和照相。碘液染色时淀粉样物呈红褐色，若再用稀硫酸处理，则见已呈红褐色的淀粉样物变为蓝色。

（二）Bennhola 刚果红染色法

此法是利用刚果红来显示淀粉样物质。刚果红是一种分子为长线状的偶氮染色剂，它以氨基和淀粉样物质的羟基结合，平行地附着在淀粉样物的纤维上，从而使淀粉样物质被染呈红色。

1. 染液配制

（1）1% 刚果红水溶液：刚果红   1g

                  蒸馏水   100ml

（2）碳酸锂饱和水溶液：碳酸锂   1.25g

                  蒸馏水   100ml

2. 染色步骤

（1）石蜡切片，脱蜡至水洗。

（2）用明矾苏木素染液淡染胞核 3～5 分钟。

（3）用 1% 盐酸乙醇液稍分化。水洗 1～2 分钟。

（4）充分水洗返蓝。

（5）蒸馏水稍洗。

（6）用 1% 刚果红溶液染色 10～30 分钟或更长时间。

（7）经碳酸锂饱和水溶液处理 1～2 分钟。

（8）以 80% 乙醇液急速分化至无红色染液流下为止。

（9）水洗 1～2 分钟。

（10）95% 乙醇脱水及无水乙醇脱水。

（11）二甲苯透明。

（12）中性树胶封固。

3. 染色结果　淀粉样物质呈红色,其他组织呈浅红色,细胞核呈蓝色(彩图 6-7)。

4. 注意事项

(1)刚果红染液在配制时可加温溶解,过滤后使用。

(2)用明矾苏木素染液染胞核时不宜过深;盐酸乙醇分化时间应尽量缩短。

(3)碳酸锂饱和水溶液分化要迅速进行,可适当稀释后应用。

(4)乙醇分化一步很关键,要求必须判断准确,随时观察分化程度,应以无多余染料流下为止,时间在 5～10 秒钟之间;如分化过度会使淀粉样物质显示不良,呈假阴性;如分化不足会使非淀粉样物质着色,出现假阳性。陈旧标本染色效果不好。

考点链接

Bennhola 刚果红染色法染色结果

第十节　色　素　染　色

机体组织内出现的有色物质,不论是机体内自身产生、体外进入或是人为因素所引起的有色物质出现,均称之为色素。色素可分为三类:

1. 内源性色素此类型的色素是由机体本身所产生的,比如黑色素、含铁血黄素、脂褐素、胆色素以及寄生虫性色素等。其中黑色素、脂褐素为非血源性色素、其他为血源性色素。

2. 外源性色素此类色素来源于体外,例如肺泡内吸入的炭尘、尘肺时肺部吸入的矽尘等颗粒物质。

3. 人为色素是人为因素所造成的色素,如福尔马林色素、氯化汞固定液所形成的汞盐沉淀等。

以上这些色素,在常规 HE 染色一般呈现橙黄色、棕褐色或黑色的颗粒。位于细胞内或细胞间,这些不同性质和来源的色素在鉴别上比较困难,需借助于特殊染色方法来加以区别,协助病理诊断。

一、黑色素染色

(一)黑色素染色染色的应用

黑色素染色主要用于黑色素瘤的诊断,尤其是分化差的黑色素瘤;对淋巴结内转移的肿瘤细胞,证实有无黑色素的存在,往往对肿瘤的诊断可提供有利证据。在色素痣及其他一些肿瘤中,如色素性神经瘤、透明细胞肉瘤、髓母细胞瘤等均有黑色素存在。黑色素染色还可用于皮肤病的诊断,如黑色棘皮病、老年疣、白癜风、皮病性淋巴结炎等疾病,采用黑色素染色,均可提供诊断依据。此外,还常用于与脂褐素、含铁血黄素等其他色素的鉴别。

(二)黑色素的特性

黑色素由黑色素细胞所产生,它起源于神经嵴,在胚胎发育过程中,由神经嵴移行到皮肤、眼和中枢神经系统。在正常情况下,皮肤的表面、毛囊、眼的虹膜、睫状体、脉络膜,脑的软脑膜、黑质、蓝斑、交感神经节、脊神经节的节细胞等均可有黑色素存在。

(三)Masson-Fontana 染色法

1. 染液配制

(1)Masson-Fontana 染液:10% 硝酸银　　　　　15ml

　　　　　　　　　　　蒸馏水　　　　　　　　　15ml

将浓氨水逐滴加入 10% 硝酸银液中直至微乳白色,并加入蒸馏水 15ml,过滤后静置 1～2 小时后使用。4℃冰箱保存,恢复室温后使用,每次使用前应重新过滤。

(2)5% 硫代硫酸钠水溶液。

2. 染色步骤

(1)10% 福尔马林液或乙醇固定组织,石蜡包埋。

(2)石蜡切片,常规脱蜡至水。

(3)用蒸馏水充分水洗。

(4)进入 Masson-Fontana 染液,室温下暗处染色 18 ～48 小时。

(5)蒸馏水洗数次。

(6)用 5% 硫代硫酸钠水溶液固定 5～10 分钟。

(7)蒸馏水洗数次。

(8)用 0.5% 中性红对比染色 1～2 分钟。

(9)蒸馏水洗 5～10 秒。

(10)无水乙醇脱水。

(11)二甲苯透明。

(12)中性树胶封固。

3. 染色结果　黑色素、嗜银细胞颗粒呈黑色,细胞核呈红色。

4. 注意事项　Masson-Fontana 染液应置棕色瓶内保存,时间不宜过长,防止氨丢失,而发生沉淀。如需要可在第(6)步前用 0.2% 氯化金调色,也可选用 VG 或 HE 做对比染色。Masson-Fontana 染液浸染时间可缩短,必要时可镜下控制观察黑色素的染色结果。

（四）脱黑色素方法

1. 染液配制

(1)酸性高锰酸钾水溶液:

甲液:0.5% 高锰酸钾水溶液

高锰酸钾	0.5g
蒸馏水加至	100ml

乙液:0.5% 硫酸水溶液

蒸馏水	99.5ml
硫酸	0.5ml

甲、乙两液分瓶盛放,临用前等量混合。

(2)2% 草酸水溶液:草酸　　　　2g

蒸馏水加至　100ml

2. 染色步骤

(1)切片脱蜡至蒸馏水。

(2)将脱黑色素切片放入酸性高锰酸钾水溶液中 2～4 小时。

(3)蒸馏水洗 5～10 秒。

(4)用 2% 草酸水溶液漂白 3～5 分钟。

(5)自来水洗 5 分钟。

(6)镜下观察黑色素是否已被脱去。

3．染色结果　黑色素被脱色。

4．注意事项

（1）应同时取三张连续切片，分别做常规 HE 染色、黑色素染色和脱黑色素染色以便进行比较。

（2）在进行酸性高锰酸钾水溶液脱色时可反复进行，直到满意为止；其次酸性高锰酸钾液要临时配制，只能用一次。因用过的氧化能力减弱，不利于脱色。

二、含铁血黄素染色

（一）含铁血黄素染色在病理诊断中的意义和应用

1．证明和鉴别含铁血黄素与其他色素，常用含铁血黄素染色方法来进行判定。

2．用以显示组织内各种出血性病变，如出血性病灶、梗死灶周围的出血带、肿瘤所导致的出血等，用含铁血黄素染色对诊断可提供可靠的依据。

3．慢性肺淤血时，肺泡内可出现心力衰竭细胞，其细胞质中可见多量的含铁血黄素沉着，在溶血、输血反应或血色素沉着病时的单核吞噬细胞系统，均可见有含铁血黄素沉着。

（二）含铁血黄素的性质

含铁血黄素是由于出血、淤血或其他疾病时产生的一种自身性色素，HE 切片镜下呈金黄色或黄棕色的大小不等、形态不一的颗粒，因有血红蛋白中的铁参与，故称之为含铁血黄素。其形成是由于吞噬细胞作用于血红蛋白的结果。化学性质上不溶解于碱性溶液，而溶解于酸性溶液。

含铁血黄素的出现多数属于病理性色素，但在正常情况下在骨髓和肝脏、脾脏可少量见到。

（三）染色方法

普鲁士蓝染色法

1．染液配制

（1）普鲁士蓝染液

1）2% 亚铁氰化钾水溶液：亚铁氰化钾　　　　2g

　　　　　　　　　　　　蒸馏水加至　　　　100ml

2）2% 盐酸水溶液：纯盐酸　　　　2ml

　　　　　　　　　蒸馏水　　　　98ml

临用前 1）、2）两液等量混合，静置 5 分钟后即可使用，临用前配制。

（2）胞质、胞核复染液

1）核固红染液：核固红　　　　　　　　0.1g

　　　　　　　　硫酸铝　　　　　　　　5g

　　　　　　　　蒸馏水　　　　　　　　100ml

　　　　　　　　麝香草酚　　　　　　　50mg

首先将硫酸铝溶解于 100ml 蒸馏水中，然后加入核固红，稍加热溶解，冷却过滤，之后加入麝香草酚。

2）1% 中性红水溶液：中性红　　　　　　1g

　　　　　　　　　　　蒸馏水加至　　　　100ml

3）0.1% 沙红水溶液。

4）碱性品红乙醇溶液：碱性品红 　　　　　0.5g

　　　　　　　　　　　　　　50% 乙醇 　　　　100ml

2．染色步骤

（1）石蜡切片脱蜡至水。

（2）蒸馏水洗 2 次。

（3）进入新鲜配制的普鲁士蓝染液作用 10～20 分钟。

（4）蒸馏水洗。

（5）进入胞质、胞核复染液中的任一种染色 3～5 分钟。

（6）蒸馏水洗。

（7）95% 乙醇、无水乙醇脱水。

（8）二甲苯透明。

（9）中性树胶封固。

3．染色结果　　含铁血黄素呈蓝色，其他组织为复染颜色。

4．注意事项　　普鲁士蓝染液一定要现用现配，不能久用，溶液呈现微淡绿色，不能再用。铁离子会影响染色效果或造成假阳性，所以操作过程中所使用容器要求化学纯净，所使用的试剂应是分析纯，避免操作过程中用含铁的自来水冲洗，而影响染色效果。其次在染色时用阳性片做对照，可保证染色效果。

三、胆色素染色

（一）胆色素染色应用

主要用于胆道阻塞和血红蛋白代谢障碍等疾病引起的淤胆。如肝、胆道疾病及肿瘤所致的肝淤胆、肾淤胆等。

（二）胆色素性质

胆色素为棕黄色，不含铁，是血红蛋白的衍生物。当衰老的红细胞在单核巨噬细胞中被破坏，血红蛋白被分解为珠蛋白、铁及胆绿素。胆绿素还原后成为胆红素。在常规 HE 切片，显微镜下胆红素为一种大小不等的棕黄色颗粒，氧化后又可成为胆绿素，为橄榄绿色。

橙色血质是血红蛋白在无氧条件下分解而形成的，与胆色素的化学性质及染色方法相同，染色结果也一样，但其分布、发生机制及病理意义不同，应用时需注意鉴别。

（三）Hall 染色法

1．试剂配制

（1）Fonchet 染液：

甲液：25% 三氯醋酸水溶液：三氯醋酸 　　　25g

　　　蒸馏水加至 　　　　　　　　　　　　100ml

乙液：10% 三氯化铁水溶液：三氯化铁 　　　10g

　　　蒸馏水加至 　　　　　　　　　　　　100ml

临用时分别将甲液、乙液两液等量混合，过滤后使用。

（2）Van Gieson 染液（见第二节胶原纤维染色）。

2．染色步骤

（1）石蜡切片，脱蜡至蒸馏水洗。

（2）Fonchet 染液染色 5～10 分钟。

（3）蒸馏水洗 5～10 秒。

（4）用 Van Gieson 染液复染 2～3 分钟。

（5）用 95% 乙醇分化 2 次。

（6）无水乙醇脱水。

（7）二甲苯透明。

（8）中性树胶封固。

3. 染色结果 胆红素被氧化成绿色的胆绿素。根据胆红素的浓度不同染成翡翠绿色或橄榄绿色，肌纤维呈黄色，胶原纤维呈红色。

4. 注意事项 Fonchet 染液要现用现配，过滤后使用，用过后之染液不宜再次使用。Van Gieson 染色时间不宜过长。

（四）Hell 反应法

1. 染液配制

Foncher 染液：

甲液 25% 三氯醋酸水溶液

乙液 1% 三氯化铁水溶液

临用时取甲液 30ml，乙液 3ml 均匀混合，当天使用。

2. 染色步骤

（1）石蜡切片，脱蜡至蒸馏水。

（2）入 Foncher 液 5 分钟。

（3）蒸馏水洗 2～3 次。

（4）Van Gieson 液染 3 分钟。

（5）用丙酮二甲苯等量混合液迅速分化、脱水。

（6）二甲苯透明。

（7）中性树胶封固。

3. 染色结果 胆色素呈绿色，其他为复染颜色。

4. 注意事项 因为胆色素可溶解于乙醇，故染色不能用乙醇脱水，应用丙酮二甲苯等量混合液脱水及透明，再用二甲苯透明。其特点是能显示出较细小的胆色素颗粒。

四、脂褐素染色

（一）脂褐素应用

1. 脂褐素染色主要用于与胆色素、含铁血黄素等色素的鉴别诊断。如病毒性肝炎时，在肝巨噬细胞内可有脂褐素出现。

2. 还可用于老年病的研究和诊断，当老年性萎缩时，在其心肌、肝、睾丸、卵巢等脏器的细胞内均可出现较多的脂褐素沉积。

3. 在长期慢性消耗性疾病、恶性肿瘤等均可出现脂褐素沉着。

（二）脂褐素性质

脂褐素来源于衰老或破坏的线粒体，又称为棕色萎缩性色素和消耗性色素。其本质是脂类和脂蛋白衍生物。脂褐素是一种微细的、大小一致的浅棕色或金黄色颗粒。常见于心肌细胞、肝细胞、肾上腺皮质的网状带以及其他一些部位，如睾丸、卵巢、精囊和神经节细胞。

人体内所含脂褐素的数量、分布，随年龄变化及病程长短而有差别，其颜色随年龄或病程的延长也逐渐由黄色转变为黑褐色。

脂褐素染色方法很多，如 PAS 染色、苏丹Ⅲ、苏丹Ⅳ、油红 O 等染色方法都可以显示脂褐素。

（三）Schmorl 染色法

1. 染液配制

（1）1% 三氯化铁水溶液：三氯化铁　　　　　1g

　　　　　　　　　　　　　　蒸馏水加至　　　100ml

（2）1% 铁氰化钾水溶液：铁氰化钾　　　　　1g

　　　　　　　　　　　　　蒸馏水加至　　　100ml

将 1% 三氯化铁水溶液 30ml，1% 铁氰化钾水溶液 4ml，再加入蒸馏水 6ml，临用前配制，称工作液。此液必须在 30 分钟内使用。

（3）1% 醋酸水溶液：醋酸　　　　　　　　　1ml

　　　　　　　　　　蒸馏水　　　　　　　　99ml

（4）1% 中性红水溶液：中性红　　　　　　　1g

　　　　　　　　　　　蒸馏水加至　　　　　100ml

2. 染色步骤

（1）石蜡切片，脱蜡至蒸馏水。

（2）用新鲜工作液处理 2～4 分钟。

（3）自来水洗 1～5 分钟。

（4）用 1% 醋酸水溶液处理 1～2 分钟。

（5）水洗 5～10 分钟。

（6）用 1% 中性红水溶液对比染色 1～2 分钟。

（7）水洗 1～2 分钟。

（8）95% 乙醇、无水乙醇脱水。

（9）二甲苯透明。

（10）中性树胶封固。

3. 染色结果　脂褐素呈暗蓝色，黑色素呈深蓝色，嗜银细胞颗粒呈蓝色，嗜铬细胞颗粒呈绿蓝色，细胞核呈红色。

4. 注意事项　工作液要新鲜配制，如出现绿色，则表示失效。切片在工作液的时间不应过长，否则背景着色对比就不清晰。该方法可以显示任何能还原高铁化物质，对脂褐素染色不是特异性染色，与其他染色方法一起做对比染色，效果比较好。

（四）尼罗蓝染色法

1. 染液配制

（1）尼罗蓝染液：硫酸尼罗蓝　　　　　　　0.05g

　　　　　　　　　1% 硫酸　　　　　　　　100ml

临用前配制使用。

（2）甘油明胶液（详见第六节苏丹Ⅲ染色法）。

2. 染色步骤

（1）石蜡切片，脱蜡至蒸馏水。

（2）尼罗蓝染液染 20～30 分钟。

（3）自来水洗 10～20 分钟。

（4）用甘油明胶封固。

3．染色结果　脂褐素呈深蓝色，黑色素呈浅绿色，红细胞呈黄绿色。

第十一节　核 酸 染 色

一、核酸的分布与组成

核酸是一类重要的生物大分子物质，由数十个或数以万计的核苷酸聚合而成。是组成细胞染色质及核仁的重要成分。包括脱氧核糖核酸（DNA）和核糖核酸（RNA）两大类。DNA 主要存在于细胞核内，而 RNA 大部分存在细胞质内。细胞以外的间质及细胞外液中均无核酸存在。

核酸中的 DNA、RNA 分子都含有磷酸基，因此对派洛宁、甲基绿等碱性染料有亲和力，对甲苯胺蓝、硫堇等均呈异染反应。

二、核酸染色的应用

核酸染色已广泛应用于淋巴结、脾、骨髓以及其他脏器等很多疾病的观察和研究，因为淋巴细胞和浆细胞的 DNA 和 RNA 的含量、分布，在很多情况下可发生一系列的具有特征性改变。概括有以下几点：

1．免疫性疾病的诊断和研究如免疫缺损，自身免疫性疾病，过敏反应等疾病，用显示核酸的染色方法，可观察到其 DNA 和 RNA 的含量及分布有无异常。

2．肿瘤的诊断与研究方面在恶性淋巴瘤、瘤样病变的诊断和研究中，显示 DNA 和 RNA 的甲基绿 - 派洛宁染色法，已成为重要的细胞化学手段，其应用日趋广泛。

3．其他方面用于免疫母细胞的判定，免疫母细胞瘤和组织细胞瘤的鉴别，免疫母细胞性淋巴结病的诊断等有一定的意义。

三、常用染色方法

（一）甲基绿派洛宁染色法

1．染液配制

（1）2% 甲基绿水溶液：甲基绿 1g，蒸馏水 50ml。

（2）2% 派洛宁水溶液：派洛宁 Y1g，蒸馏水 50ml。

（3）0.2mol/L 醋酸缓冲液（pH 为 4.8）：

　　　　　　　　　甲液：冰醋酸 1.2ml，蒸馏加至 100ml。

　　　　　　　　　乙液：醋酸钠 2.72g，蒸馏加至 100ml。

临用前取甲液 41ml，乙液 59ml 混合而成。

（4）甲基绿派洛宁染液：2% 甲基绿水溶液 1ml

　　　　　　　　　　　2% 派洛宁水溶液 3ml

　　　　　　　　　　　0.2mol/L 醋酸缓冲液 30ml

临用前混合。

甲基绿提纯法：将 2% 甲基绿水溶液放入分液漏斗中,加等量纯三氯甲烷,充分摇荡数分钟,使甲基紫充分溶解于三氯甲烷,静置待液体分成两层后,放掉分液漏斗下层紫色液体,按此方法反复更换三氯甲烷,直至三氯甲烷无色为止。提纯后的甲基绿加等量三氯甲烷存放 4℃ 冰箱内备用。派洛宁提纯方法同上。

2. 染色步骤

（1）切片脱蜡至蒸馏水洗,醋酸缓冲液浸洗。

（2）入甲基绿派洛宁染液（室温）染色 15～30 分钟。

（3）水洗,用吸水纸吸干切片多余染液。

（4）丙酮分化,镜下控制胞核呈绿色,胞质呈红色为止。

（5）丙酮二甲苯等量混合液洗 10～20 秒钟。

（6）二甲苯透明 3 次,共 15 分钟。

（7）中性树胶封固。

3. 染色结果　DNA 呈绿色,RNA 呈红色。

（二）Feulgen(DNA)染色法

1. 染液配制

（1）1mol/L 盐酸水溶液：浓盐酸（比重 1.19）　　　　8.5ml

　　　　　　　　　　蒸馏水　　　　　　　　　　91.5ml

（2）Schiff 试剂（配制见第七节糖原染色法）。

（3）偏重亚硫酸钠水溶液：10% 偏重亚硫酸钠水溶液　　5ml

　　　　　　　　　　1mol/L 盐酸　　　　　　　　5ml

　　　　　　　　　　蒸馏水　　　　　　　　　　90ml

（4）0.2% 亮绿水溶液：亮绿 0.2g,蒸馏水 100ml。

2. 染色步骤

（1）石蜡切片脱蜡水。

（2）浸入 1mol/L 盐酸浸洗 1 分钟。

（3）浸入 60℃ 1mol/L 盐酸中水解 8～10 分钟。

（4）1mol/L 盐酸浸洗 1 分钟。

（5）Schiff 试剂反应 45～60 分钟。

（6）10% 偏重亚硫酸钠液洗涤 3 次,每次 2 分钟。

（7）蒸馏水充分水洗。

（8）0.2% 亮绿水溶液复染数秒钟,蒸馏水稍洗。

（9）无水乙醇脱水。

（10）二甲苯透明。

（11）中性树胶封固。

3. 染色结果　细胞核内 DNA 呈紫红色,细胞质及其他组织成分呈浅绿色。

（三）AgNOR 石蜡切片染色法

1. 试剂配制

（1）AgNOR 染色液：甲液：明胶　　2g

　　　　　　　　双蒸馏水　　99ml

将明胶溶解于蒸馏水中,在 60℃ 的温度下使之完全溶解,然后再加入纯甲酸 1ml 摇匀待用。

乙液：硝酸银　　　 50g

双蒸馏水　　　 100ml

将硝酸银充分溶解后保存于冰箱之中。

（2）AgNOR 工作液：取甲液 10ml，乙液 20ml，置于立式染色缸中混合后即可使用，临用时配制。

2. 染色方法

（1）切片厚 3μm，脱蜡至水。

（2）双蒸馏水浸洗两次。

（3）在 AgNOR 工作液中（25℃）浸染 30～60 分钟（暗处进行），25 分钟后不断地在镜下观察控制。

（4）双蒸馏水中浸洗 3 次。

（5）无水乙醇浸洗 2 次。

（6）石炭酸 - 二甲苯（1∶4）1 分钟。

（7）二甲苯透明。

（8）中性树胶封固。

3. 染色结果　用 100× 油镜观察切片，细胞核与胞质背景呈淡黄色，AgNOR 呈棕黑色颗粒。黑色小点状分散在整个核仁中；稍大的颗粒，黑色圆形；也有的可见许多细小颗粒集合或融合成不规则团块状（彩图 6-8）。

四、核酸染色的注意事项

DNA 和 RNA 的分子都有磷酸基，故用一般碱性染色剂染色，两者均被着色而不能区分。目前用以显示和区分 DNA 和 RNA 的染色方法主要是各种甲基绿派洛宁染色法。显示和区分 DNA 和 RNA 的甲基绿派洛宁染色法具有相对的特异性，而且要求较严格，是一项较难掌握的染色技术，虽说甲基绿的特异性比较强，但实际上一般 RNA 比较容易着色，而染色质的 DNA 常常染不成鲜艳的绿色，结果往往不太稳定。影响染色结果的因素很多，在染色时应着重注意如下几点：

1. 新鲜组织染色效果较好，陈旧者效果不佳，故应尽早选取新鲜组织标本固定。

2. 组织固定以 Camoy 液固定的组织染色效果最好。用乙醇甲醛混合液和重铬酸盐甲醛混合液亦可，但是单独使用 Zenker 液及甲醛固定者效果不够满意。

3. 甲基绿派洛宁染液的 pH 必须严格控制。根据实验，当 pH 为 9 时，派洛宁不易着色，而甲基绿能够着色；反之，pH 极低时，甲基绿不能着色。只有染液的 pH 为 4.8 时，甲基绿和派洛宁才能分别对 DNA 和 RNA 有亲和性，从而获得优良染色结果。因此，注意掌握好染液的适宜 pH，这是染色成败的关键。

4. 在应用甲基绿派络宁染色法显示 DNA 和 RNA 时，如果条件可能，最好再采用 RNA 酶提取法做对照，则特异性可以提高。其方法是切取同一组织的连续切片两张，将其中一张切片经 RNA 酶处理后，与另一张切片同时进行甲基绿派洛宁染色，如未经 RNA 酶处理的实验片为阳性，而经 RNA 酶处理的对照片为阴性，则证明染色所显示的结果是 RNA。

5. 甲基绿及派洛宁的质量与染色效果有重要关系，即不同厂牌、批号的染料，染色效果往往不同。因商品甲基绿中含有甲基紫和结晶紫，故配制时须先将甲基绿所含的甲基紫分离出来,才能将核糖核酸染为绿色,否则呈紫蓝色。甲基紫能溶于三氯甲烷,而甲基绿则不同,故可用三氯甲烷将甲基绿中的甲基紫洗除,具体方法详见前述试剂配制内容。

6. 用甲基绿派洛宁染色后,其分化过程需迅速进行,并镜下观察,严格控制分化及脱水程度,也是染色成败的关键之一。

第十二节 神经组织染色

神经组织主要是由神经细胞和神经胶质细胞组成,它们都是有突起的细胞。神经细胞又称为神经元,它具有感受机体内、外环境刺激并传导兴奋整合信息的功能,是神经系统的基本单位。神经胶质细胞不具有神经元的上述特性,主要起支持、营养和保护神经细胞等作用。

神经元分为胞体和突起两个部分:胞体形态多样,大小不一,胞体中央有一个大而圆的细胞核,核染色质少,淡染,核仁明显,细胞质内含有特殊的细胞器,如尼氏体、神经原纤维等。突起是由神经元的细胞膜和细胞质部分向外伸展、突出所形成,分为树突和轴突两种。根据突起的多少,神经元可分为多极神经元、双极神经元和假单极神经元三种。HE染色只能显示神经组织的一般结构,要观察神经细胞、神经胶质细胞的全貌或胞质内结构成分的变化,必须用特殊染色才能显示。

一、尼氏体染色

尼氏体广泛分布于神经元除轴突和轴丘以外的胞质中,呈颗粒状或小块状,可被碱性染料着色,也称为尼氏小体、虎斑等。大神经元尤其是运动神经元的尼氏体丰富而粗大,呈斑块状;小神经元的尼氏体则较小而少。尼氏体主要由粗面内质网和核糖体组成,具有合成蛋白质的功能,可以合成蛋白质、酶和神经递质。尼氏体的变化与神经元的功能有非常密切的关系。当神经元受到损伤时,尼氏体迅速减少,甚至消失,首先在核周围溶解消失,以后向细胞周边发展,因此需要及时取材和固定。尼氏体的染色方法有多种,常用的有焦油紫染色法、甲苯胺蓝染色法等。

(一)焦油紫染色法

1. 染液配制

0.1%焦油紫液:焦油紫(克紫、甲酚紫)0.1g。

1%冰醋酸 1ml。

蒸馏水 99ml,摇匀。

2. 染色步骤

(1)石蜡切片,脱蜡至水。

(2)在37℃下,0.1%焦油紫液染10分钟。

(3)冷却后蒸馏水速洗。

(4)95%乙醇分化,直至显微镜下尼氏体呈紫色,其余为淡蓝色或无色。

(5)无水乙醇脱水。

(6)二甲苯透明。

(7)中性树胶封固。

3. 染色结果 尼氏小体呈紫色;细胞核淡紫色;背景无色。

4．注意事项

（1）焦油紫染液应临用时配制，不能保存。

（2）切片脱水后再经一次三氯甲烷，则尼氏体更清晰，颜色更鲜艳。

（3）焦油紫有感光作用，染色后切片应避光保存，防止退色。

（二）甲苯胺蓝染色法

1．染液配制

1%甲苯胺蓝液：甲苯胺蓝 1g

蒸馏水 100ml，充分溶解，使用时过滤。

2．染色步骤

（1）石蜡切片，脱蜡至水。

（2）放入经预热至 50℃的 1%甲苯胺蓝水染液中，在 56℃温箱中染 20～40 分钟。

（3）蒸馏水洗。

（4）70%乙醇洗约 1 分钟。

（5）95%乙醇分化，镜下控制，以尼氏体显示清晰为度。

（6）无水乙醇迅速脱水。

（7）二甲苯透明。

（8）中性树胶封固。

3．染色结果　尼氏体呈紫蓝色；细胞核呈蓝色；背景无色。

（三）梧酸青蓝染色法

此法适用石蜡切片，不需要分化，对比清楚，有利于显微照相。

1．染色液配制

梧酸青蓝染色液：梧酸青蓝　　　0.3g

铬　　　　10g

蒸馏水　　　100ml

将铬先溶于少量蒸馏水，再加梧酸青蓝煮沸，待冷却后加全量蒸馏水过滤后使用。

2．染色方法

（1）切片脱蜡至蒸馏水。

（2）梧酸青蓝染色 12～24 小时。

（3）蒸馏水洗 3 次。

（4）乙醇脱水。

（5）二甲苯透明。

（6）中性树胶封固。

3．染色结果　尼氏体呈黑蓝紫色，细胞核呈蓝色，背景为浅灰色。

二、神经纤维染色

神经纤维是由神经细胞的长突起和包在它外面的神经胶质细胞组成。根据有无髓鞘物质包裹，可将神经纤维分为有髓神经纤维和无髓神经纤维两类。在神经组织的疾病诊断和科研中，常需要显示神经元及神经纤维的细微结构，以观察损害的程度或鉴别某些神经系统的肿瘤。

神经纤维的染色方法主要为镀银法。镀银法的基本原理是把固定后的组织或切片浸于银溶液中,再经还原剂处理,使银颗粒沉着于神经纤维中,使之呈深棕色或黑色。镀银后可在神经元胞质中见到许多交织成网的神经原纤维,并深入到树突和轴突之中。

(一)银浸染法(Gless-Marsland 改良法)

1. 染液配制

(1)银氨液:无水乙醇　　　　　　　　　　　　　　20ml

20% 的硝酸银水溶液　　　　　　　30ml

两者混合后会出现白色沉淀,逐滴加入浓氨水,直到白色沉淀恰好溶解为止,再滴入 3～4 滴氨水,过滤备用。

(2)5% 硫代硫酸钠水溶液:硫代硫酸钠　　　　　5g

加蒸馏水至　　　　　　100ml

(3)0.5% 火棉胶液:火棉胶片　　　　　　　　　　0.5g

无水乙醇乙醚液(1:1)　　　100ml

待火棉胶溶解混合均匀即可。也可用液体火棉胶配制。

2. 染色步骤

(1)石蜡切片厚 8～10μm,脱蜡至无水乙醇洗 2 次。

(2)切片浸入 0.5% 火棉胶液内片刻,取出后擦去多余的火棉胶液。

(3)70% 乙醇浸洗使火棉胶硬化。

(4)蒸馏水洗 3 次。

(5)20% 硝酸银染色液染色 30 分钟,保持 37℃恒温状态,直至切片变为浅黄色。

(6)蒸馏水速洗,入 10% 的福尔马林溶液浸洗、还原,切片应呈黄色。

(7)直接入银氨液 30 秒钟。

(8)取出切片用纸吸干切片上组织块周围的银氨液,入 10% 福尔马林溶液还原 1～2 分钟。

(9)蒸馏水洗,此时可在镜下观察切片。

(10)5% 硫代硫酸钠水溶液固定 3 分钟。

(11)自来水洗。

(12)常规逐级乙醇脱水。

(13)二甲苯透明。

(14)中性树胶封固。

3. 染色结果　神经纤维呈黑色,背景为黄色。

4. 注意事项

(1)配制银氨液完毕时再加 5 滴氨水,可使胶原纤维不着色。

(2)如果浸银不够,可经蒸馏水洗后,从第(7)步开始重复一遍。

(二)Holmes 染色法

1. 染液配制

(1)硝酸银综合液:1% 硝酸银水溶液　　　0.2ml

10% 吡啶水溶液　　　1ml

1.24% 硼酸水溶液　　　11ml

1.9% 硼砂水溶液　　　9ml

(2)还原液:　　　对苯二酚　　　1g

亚硫酸钠　　　10g

分别溶解于 100ml 的蒸馏水。

2．染色方法

（1）石蜡切片 5～10μm，脱蜡至水。

（2）蒸馏水洗 2～4 分钟。

（3）20% 硝酸银水溶液浸染 1～2 小时（避光）。

（4）蒸馏水洗 2～3 分钟。

（5）用预热到 37℃ 的硝酸银综合液浸染 12～24 小时，恒温。

（6）纸吸去玻片上的硝酸银溶液。

（7）入还原液 1～2 分钟。

（8）自来水洗 2 分钟。

（9）蒸馏水洗 1 分钟。

（10）0.2% 氯化金水溶液调色 5～8 分钟。

（11）蒸馏水洗 1 分钟。

（12）2% 草酸水溶液分化 2 分钟，显微镜下控制轴突由浅红至深红，直到黑色为止。

（13）蒸馏水洗 1 分钟。

（14）5% 硫代硫酸钠水溶液固定 5 分钟。

（15）水洗 2 分钟。

（16）乙醇脱水。

（17）二甲苯透明。

（18）中性树胶封固。

3．染色结果　神经元、轴突呈黑色，背景呈蓝灰色。

4．注意事项　浸入草酸水溶液分化时需要用显微镜进行控制，轴突浸润由浅红至深红至黑色为止。

三、神经髓鞘染色

髓鞘是由神经胶质细胞包绕在神经纤维周围所形成的鞘，主要由类脂和蛋白质组成，类脂主要为磷脂，如卵磷脂、脑磷脂等。中枢神经系统的髓鞘由少突胶质细胞包绕形成，周围神经系统的髓鞘则由神经膜细胞（施万细胞）围绕形成，且每一节髓鞘有一个神经膜细胞。一般 HE 染色，髓鞘内的部分类脂可被溶解而呈网状结构。许多疾病都可发生神经髓鞘的变性或溶解，如多发性硬化、脑脊髓炎、多发性神经炎等，此时常需通过髓鞘染色以显示病变部位、范围及程度。

髓鞘染色可分为两类：正常髓鞘染色和变性髓销染色，后者染色时正常髓鞘不易着色，只有变性的髓鞘才着色。常用有以下几种方法：

（一）Weil 铁苏木素法

1．染液配制

甲液：4% 硫酸铁铵水溶液。

乙液：苏木素　　　　　　　　1g

　　　无水乙醇　　　　　　　10ml

　　　加蒸馏水至　　　　　　100ml

使用时取甲、乙两液等量混匀，仅限使用 1 次。

2．染色步骤

（1）石蜡或冷冻切片，石蜡切片脱蜡至水，冷冻切片经乙醇至二甲苯，再经乙醇至水。

（2）蒸馏水洗2次。

（3）60℃Weil铁苏木素染色液染色10～45分钟，保持60℃恒温。

（4）充分水洗。

（5）4%铁明矾水溶液分化，直至髓鞘清晰，为蓝黑色，背景无色为止。

（6）自来水洗2～3分钟，蒸馏水洗。

（7）用下液再行分化，如已分化较好此步可省略（硼砂1g，铁氰化钾1.25g，蒸馏水100ml）。

（8）水洗，蒸馏水洗。

（9）乙醇脱水。

（10）二甲苯透明。

（11）中性树胶封固。

3．染色结果　髓鞘呈蓝黑色，背景呈淡灰色或无色。

（二）固绿髓鞘染色法

1．染液配制

（1）固绿染色液：固绿　　　　　　　0.5g

　　　　　　　　1%冰醋酸　　　　0.5ml

　　　　　　　　加蒸馏水至　　　100ml

（2）核固红染色液：核固红　　　　　0.1g

　　　　　　　　硫酸铝　　　　　5g

　　　　　　　　加蒸馏水至　　　100ml

先将硫酸铝加热溶解于蒸馏水，再加核固红，完全溶解冷却后过滤备用。

2．染色步骤

（1）石蜡切片，脱蜡至水。

（2）95%乙醇1分钟。

（3）37℃固绿染色液30分钟，保持37℃恒温。

（4）95%乙醇洗2次，10秒钟。

（5）蒸馏水洗3次，15秒钟。

（6）0.3%碳酸锂2次，10秒钟。

（7）蒸馏水洗3次，15秒钟。

（8）核固红染色液复染30分钟。

（9）蒸馏水洗。

（10）乙醇脱水。

（11）二甲苯透明。

（12）中性树胶封固。

3．染色结果　神经髓鞘为深绿色；细胞核为红色；脱髓鞘纤维不着色。

（三）Weil髓鞘染色法

1．染液配制

（1）Weil苏木素染色液：10%苏木素无水乙醇液　　　　　　5ml

		4%铁明矾	50ml
		加蒸馏水至	100ml
（2）Weigert 分化液		四硼酸钠（硼砂）	2g
		铁氰化钾	2.5g
		蒸馏水	200ml

2．染色方法

（1）石蜡切片，脱蜡至水。

（2）蒸馏水洗。

（3）用预热到37℃的Weil苏木素染色液浸染30分钟，保持恒温。

（4）水洗10～15分钟。

（5）4%铁明矾液分化。

（6）水洗。

（7）Weigert 分化液分化。

（8）水洗。

（9）乙醇脱水。

（10）二甲苯透明。

（11）中性树胶封固。

3．染色结果　神经髓鞘呈蓝黑色，背景呈浅灰色。

4．注意事项　第一次分化，显微镜下控制分清灰、白质为止；第二次分化，显微镜下控制髓鞘显示清晰为止。

（四）Kullshitzky 髓鞘染色法

1．染色液配制

苏木素溶液：10%苏木素乙醇溶液　　　　10ml

　　　　　　碳酸锂饱和水溶液　　　　　　7ml

　　　　　　加蒸馏水至　　　　　　　　　100ml

2．染色方法

（1）石蜡切片10～20μm，脱蜡至水。

（2）4%铁明矾溶液24～48小时。

（3）蒸馏水洗3次。

（4）苏木素溶液浸染1～2小时，定时摇晃，以免沉淀。

（5）充分水洗。

（6）Weigert 分化液分化，显微镜下控制背景清晰为止。

（7）乙醇脱水。

（8）二甲苯透明。

（9）中性树胶封固。

3．染色结果　神经髓鞘呈黑色，背景呈浅黄色。

4．注意事项　Kullshitzky 髓鞘染色法不仅适用于石蜡切片，而且也适用于冷冻切片。

（五）Marchi 变性髓鞘染色法

1．染色液配制

Marchi 溶液：1%氯酸钾水溶液　　　　　　60ml

1% 锇酸	20ml
冰醋酸	1ml
福尔马林	12ml

2．染色方法

（1）经福尔马林正常固定的新鲜组织，直接浸入 Marchi 溶液，避光放置 7～8 天。

（2）流水冲洗 24 小时。

（3）冷冻切片 20～30μm，或经过常规脱水、透明、石蜡包埋、石蜡切片 10～15μm。

（4）前者甘油封固，后者乙醇脱水、二甲苯透明、中性树胶封固。

3．染色结果　变性髓鞘呈黑色，背景浅棕色。

4．注意事项　组织要新鲜，要严格遵守操作步骤以防出现人为现象；锇酸有毒，注意防护。

四、神经胶质细胞染色

神经胶质细胞是一种有许多突起的细胞，分布于中枢神经系统和周围神经系统，其数量比神经元的数量多得多。胶质细胞与神经细胞不同，细胞突没有轴突和树突之分，细胞质内没有尼氏小体，无核仁，没有传导神经冲动的功能。HE 染色只能显示其细胞核，用特殊的银染色或免疫细胞化学方法可显示细胞的全貌。中枢神经系统的神经胶质细胞可分为以下四种类型：

1．星形胶质细胞是胶质细胞中体积最大的一种，主要分布于中枢神经系统的灰、白质中，参与血脑屏障的构成。星形胶质细胞又可分为原浆性和纤维性两种：

（1）原浆性星形胶质细胞：大多分布于中枢神经系统的灰质中，细胞的外形呈星状，细胞的突起较短粗，分支较多，胞质内胶质丝较少，细胞核较大而圆，常充填在神经元胞体及其突起之间，起支持和分隔神经元的作用。

（2）纤维性星形胶质细胞：大多分布于中枢神经系统的白质中，细胞为星状，突起细长，分支较少，细胞质内含有丰富的胶质原纤维。常位于神经纤维之间。

原浆性星形胶质细胞和纤维性胶质细胞没有本质上的区别，两者可以相互转化，也可见到混合型胶质细胞存在。

2．少突胶质细胞细胞突起较少，主要分布于神经元胞体附近和神经纤维周围，突起包绕神经元的轴突形成髓鞘。胞体较星形胶质细胞小，胞核圆，染色较深，在 HE 染色中胞核与淋巴细胞相似，胞质不明显。来自少突胶质细胞的肿瘤，单个瘤细胞呈鱼眼状，低倍镜下呈典型的蜂窝状。

3．小胶质细胞来源于血液中的单核细胞，具有吞噬功能，主要分布于大脑和小脑的皮质以及脊髓的灰质。是神经胶质细胞中最小的一种，胞体细长或椭圆，核小，扁平或三角形，染色深。细胞的突起细长有分支，表面有许多小棘突。病理情况下，小胶质细胞可增生、肥大，形成胶质结节，吞噬脂质，形成泡沫样"格子细胞"。

4．室管膜细胞主要分布于脑室、脊髓中央管的腔面，为立方形或柱状，形成单层上皮。细胞表面部分长有纤毛，胞质内纤毛基部可见小杆状的纤毛小体。目前尚无室管膜细胞的特殊染色方法。

神经胶质细胞染色主要用于神经胶质肿瘤的诊断与鉴别。胶质细胞染色有金属浸润法和非金属浸润染色法。这两类染色，均要求取材新鲜，固定及时，使用器皿要清洗干净，防止污染。

（一）Mallory 磷钨酸苏木素染色法

见第五节肌肉染色法。

（二）Cajal 星形细胞染色法

1. 染液配制

（1）组织固定液（甲醛溴化铵溶液）：溴化铵　　　2g

福尔马林　　　15ml

加蒸馏水至　　100ml

（2）Cajal 氯化金染色液：1% 氯化金　　　10ml

氯化汞　　　0.5g

蒸馏水　　　60ml

先将氯化汞溶于 10ml 蒸馏水中，并加热促溶，再与氯化金溶液混合，最后加入剩余的 50ml 蒸馏水。该染色液性能不稳定，应于使用前配制，过滤后使用。

2. 染色步骤

（1）组织固定：新鲜组织须在甲醛溴化铵溶液中固定 3～8 天，如果此前组织已经过其他溶液（如福尔马林溶液）固定，须再用该固定液固定 24 小时。

（2）冷冻切片 15～20μm。

（3）蒸馏水漂洗（50ml 蒸馏水中加 4～5 滴福尔马林）。

（4）蒸馏水洗。

（5）组织片浸入 20℃的 Cajal 氯化金液 4～6 小时，避光，保持 20℃恒温。

（6）蒸馏水洗 3 次，每次 1 分钟。

（7）5% 硫代硫酸钠固定 5 分钟。

（8）50% 乙醇洗，然后将组织片贴附于洁净的载玻片上。

（9）乙醇脱水。

（10）二甲苯透明。

（11）中性树胶封固。

3. 染色结果　星形胶质细胞呈紫黑色，背景呈灰红色。

（三）Holzer 磷钼酸结晶紫法

1. 染色液配制

（1）结晶紫三氯甲烷溶液：结晶紫 0.5g，无水乙醇 2ml，三氯甲烷 8ml，混匀即可。

（2）磷钼酸乙醇溶液：0.5% 磷钼酸水溶液 10ml，95% 乙醇 20ml，使用前混合。

（3）三氯甲烷乙醇溶液：三氯甲烷 8ml 无水乙醇 2ml，使用前混合。

（4）苯胺三氯甲烷溶液：苯胺 -Aniline 4ml，三氯甲烷 6ml，1% 醋酸 1～2 滴。

2. 染色方法

（1）石蜡切片，脱蜡至水。

（2）磷钼酸乙醇溶液 3～5 分钟。

（3）直接入三氯甲烷乙醇溶液，至组织片呈灰白色（灰白质同色）为止。

（4）在组织片上滴加结晶紫三氯甲烷溶液 1 分钟。

（5）直接滴入 10% 溴化钾。

（6）用纸吸干切片上的溶液。

（7）入苯胺三氯甲烷溶液快速分化。

（8）二甲苯洗 2 次。

（9）二甲苯透明。

（10）中性树胶封固。

3．染色结果　神经胶质纤维及细胞核为蓝色。

4．注意事项

（1）滴入 10% 溴化钾溶液时，以出现金黄色为止。

（2）分化脱色较快，须用显微镜控制。

（四）Weil-DavenPort 小胶质及少突胶质细胞染色法

1．染液配制　氨银染色液：氢氧化铵 2ml，缓慢滴入 10% 硝酸银染色液 15～18ml，边加边摇，直至呈现稳定的乳白色为止。

2．染色步骤

（1）石蜡切片，脱蜡至水；冷冻切片，入 10% 氨银染色液。

（2）蒸馏水洗 3 次。

（3）氨银染色液染色 15 分钟。

（4）10% 福尔马林溶液还原，直至切片为咖啡色为止。

（5）蒸馏水洗 3 次。

（6）5% 硫代硫酸钠溶液 5 分钟。

（7）充分水洗，如为冷冻切片用纸将组织周围的水吸干。

（8）乙醇脱水。

（9）二甲苯透明。

（10）中性树胶封固。

3．染色结果　小胶质细胞和少突胶质细胞呈黑色，背景呈淡黄或无色。

（五）Anderson 染色法

1．染液配制

（1）混合媒染液：将亚硫酸钠 5g，碘片 5g，草酸 2.5g 溶于 95ml 蒸馏水中，再加入冰醋酸 5ml，密封贮存。临使用前加入等量 5% 氯化铁水溶液，混匀即可。

（2）Pal 漂白液：1% 草酸水溶液 25ml，1% 亚硫酸纳水溶液 25ml，使用前等量混合即可。

（3）维多利亚蓝染色液：维多利亚蓝　　　　　1.5g

　　　　　　　　　　　蒸馏水　　　　　　　100ml

（4）Lugol 碘液：碘片　　　　　　　　　　1g

　　　　　　　　碘化钾　　　　　　　　2g

　　　　　　　　加蒸馏水至　　　　　　100ml

2．染色步骤

（1）石蜡切片，脱蜡至水。

（2）蒸馏水洗。

（3）混合媒染液 12～15 分钟。

（4）水洗 5 分钟。

（5）0.25% 高锰酸钾溶液，充分氧化 5 分钟。

（6）Pal 漂白液漂白，直至切片呈白色为止。

（7）蒸馏水洗 5 分钟。

（8）60℃的 1.5% 维多利亚蓝染色液染色 15～20 分钟，须保持 60℃恒温。

（9）Lugol 碘液处理 1 分钟。

（10）用纸将切片上的碘液吸干，二甲苯洗 2 次。

（11）苯胺油、二甲苯等量混合液分化，直至神经胶质纤维呈现淡蓝色，细胞核呈现蓝色为止。

（12）二甲苯透明。

（13）中性树胶封固。

3. 染色结果　星形胶质细胞、神经胶质纤维以及细胞核均呈现蓝色。

第十三节　神经内分泌细胞染色

神经内分泌细胞是具有合成和分泌生物活性物质（激素）功能的细胞，是组成内分泌系统的基本单位。

根据内分泌细胞分泌的激素的化学性质，可以将内分泌细胞分为两大类：一类是分泌含氮激素的细胞，其起源于胚胎的内胚层或外胚层，细胞质中含有丰富的粗面内质网，高尔基体比较发达，分泌物呈颗粒状，并有生物膜包裹。此类细胞多分布于甲状腺、甲状旁腺、肾上腺髓质及垂体等部位；另一类是分泌类固醇激素的细胞，其起源于胚胎的中胚层，细胞质中含有丰富的滑面内质网，线粒体较多，胞质内含有较多的脂滴。此类细胞大多分布于肾上腺皮质细胞、睾丸间质细胞、黄体细胞等。

一、腺垂体细胞染色

腺垂体染色主要用于观察腺垂体各种细胞的变化，借以探讨某些疾病的发病机制。在垂体肿瘤、猝死、妊娠、甲状腺、肾上腺等其他内分泌疾病时，腺垂体的各种细胞都有一定的变化。垂体的肿瘤可分别来源于不同的细胞，临床常可表现为不同的综合征，如嗜酸性粒细胞腺瘤可引起巨人症或肢端肥大症，而嗜碱性粒细胞腺瘤可引起库欣综合征等。只有通过特殊染色方法，才能明确地区分不同的细胞，是否有肿瘤以及肿瘤的类型。

（一）Slidders 三色染色法

1. 染液配制

（1）天青石蓝染色液：

天青石蓝 B	1g
硫酸铁铵	10g
甘油	28ml
蒸馏水	200ml

先将硫酸铁铵溶于蒸馏水中，再加入天青石蓝 B，加热促溶并煮沸 5 分钟，冷却过滤后加入甘油封存备用。此液可用 6 个月。

（2）橙黄 -G 染色液：

橙黄 -G	0.5g
磷钨酸	2g
无水乙醇	95ml
蒸馏水	5ml

先将橙黄 -G 溶于蒸馏水，然后加入磷钨酸和无水乙醇。

（3）酸性品红染色液：酸性品红   0.5g

      冰醋酸   0.5ml

      加蒸馏水至   100ml

（4）淡绿染色液：淡绿   1.5g

      冰醋酸   1.5ml

      加蒸馏水至   100ml

2. 染色步骤

（1）石蜡切片，脱蜡至水。

（2）天青石蓝液染色5分钟。

（3）蒸馏水洗。

（4）明矾苏木素液染色5分钟。

（5）水洗。

（6）普通方法分化，返蓝。

（7）95%乙醇脱水。

（8）橙黄-G液染色2～3分钟。

（9）蒸馏水洗。

（10）酸性品红液染色3～5分钟（显微镜下控制至嗜碱性颗粒呈现品红色为止）。

（11）水洗。

（12）1%磷钨酸水溶液3～5分钟。

（13）水洗。

（14）淡绿液染色1分钟。

（15）水洗。

（16）无水乙醇快速脱水。

（17）二甲苯透明。

（18）中性树胶封固。

3. 染色结果 嗜酸性粒细胞颗粒呈橘黄色；嗜碱性粒细胞颗粒呈品红色；嫌色细胞呈淡灰绿色；细胞核呈蓝色；红细胞呈黄色；结缔组织呈绿色。

（二）Dawes-Hillies 垂体细胞染色

1. 染色液配制

甲液：马休黄   0.1g

   磷钨酸   1g

   无水乙醇   95ml

   加蒸馏水至   100ml

乙液：亮结晶猩红   1g

   冰醋酸   2.5ml

   加蒸馏水至   100ml

丙液：溶性蓝   0.5g

   冰醋酸   1ml

   加蒸馏水至   100ml

混合液：分别取甲、乙、丙液45ml，30ml，45ml混匀即可。

2．染色方法

（1）石蜡切片，脱蜡至水。

（2）蒸馏水洗。

（3）天青蓝液3～5分钟。

（4）自来水洗3分钟。

（5）明矾苏木素溶液3～5分钟。

（6）自来水洗。

（7）0.5% 盐酸乙醇溶液短暂分化、返蓝。

（8）浸入混合液6～10分钟。

（9）用纸吸干切片上的染液。

（10）乙醇脱水。

（11）二甲苯透明。

（12）中性树胶封固。

3．染色结果　嗜酸性粒细胞颗粒呈红色，嗜碱性粒细胞颗粒呈蓝色，红细胞呈黄色，细胞核为蓝色。

二、胰岛细胞染色

胰岛是胰腺的内分泌部，分布于胰腺腺泡之间，胰尾部胰岛较多，头部和体部较少。

HE 染色，胰岛细胞着色较浅，细胞排列成团索状，大小不一，细胞间有丰富的毛细血管。现已证明，胰岛由 A、B、D、PP 四种细胞组成，电镜下可见到胞质内不同的分泌颗粒。A 细胞分泌高血糖素，多分布于胰岛的周围；B 细胞分泌胰岛素，主要位于胰岛的中央；D 细胞散在于 A、B 细胞之间，分泌生长抑素，抑制其他细胞的分泌；PP 细胞分泌胰多肽，有抑制胃肠蠕动和胰液分泌等作用。

胰岛细胞染色可显示胰岛细胞的过度增生，鉴别胰岛细胞肿瘤的细胞起源。由于胰腺组织极易发生自溶，须及时取材固定（胰尾小块组织）。

Halmi 醛品红染色法；

1．染液配制

（1）醛品红染液：碱性品红　　　　　1g

　　　　　　　　　三聚乙醛　　　　　2ml

　　　　　　　　　60% 乙醇　　　　　100ml

　　　　　　　　　盐酸　　　　　　　1ml

先将碱性品红溶于乙醇中，加入盐酸和三聚乙醛，常温下5～7天，过滤后4℃冰箱可保存2～3个月。

（2）复染液：淡绿　　　　　　　　　0.2g

　　　　　　　磷钨酸　　　　　　　　0.5g

　　　　　　　橙黄 -G　　　　　　　1g

　　　　　　　冰醋酸　　　　　　　　1ml

　　　　　　　蒸馏水　　　　　　　　100ml

混合溶解，过滤后使用。

（3）天青石蓝液：见腺垂体 Slidders 染色法天青石蓝液配制。

2．染色步骤龟

（1）石蜡切片，脱蜡至水。

（2）Lugol 碘液氧化 8～10 分钟。

（3）水洗。

（4）2.5% 硫代硫酸钠漂白 2 分钟。

（5）水洗，蒸馏水洗。

（6）70% 乙醇 2 分钟。

（7）醛品红染液染色 20～30 分钟。

（8）95% 乙醇洗，水洗。

（9）天青石蓝液染色 3 分钟。

（10）水洗。

（11）明矾苏木素液染 3 分钟。

（12）水洗。

（13）正常分化。

（14）蒸馏水洗。

（15）淡绿复染液染色 1 分钟。

（16）0.2% 醋酸水溶液快速洗。

（17）乙醇脱水。

（18）二甲苯透明。

（19）中性树胶封固。

3．染色结果　胰岛 B 细胞呈紫红色，A 细胞呈黄色，D 细胞呈绿色；细胞核呈蓝色；胶原呈绿色；弹力纤维、黏多糖呈紫红色。

三、弥散神经内分泌细胞染色

弥散神经内分泌细胞系统是在摄取胺前体脱羧细胞（APUD 细胞）基础上进一步发展和扩充而来，可分为中枢和周围两大部分。中枢部分包括下丘脑，垂体轴的细胞和松果体的细胞，周围部分包括胃、肠、胰、呼吸道和泌尿生殖道的内分泌细胞，以及甲状腺滤泡旁细胞，甲状旁腺细胞，颈动脉体细胞等。目前证实这些细胞的染色方法很多，常用的是嗜银和亲银染色法，前者是指细胞颗粒中物质不与甲醛结合形成还原性复合物，因此不能还原银盐，须外加还原剂使银盐沉着；而后者为胞质颗粒中的 5- 羟色胺与甲醛结合形成还原性复合物，然后使附着于颗粒上的银盐还原为金属银。

（一）嗜银细胞 De-Grandi 改良染色法

1．染液配制

（1）硝酸银水溶液：1% 硝酸银水溶液　　　　　　　　5ml

　　　　　　　0.2mol/L 醋酸钠缓冲液（pH 为 5.6）　　10ml

　　　　　　　加双蒸馏水至　　　　　　　　　　　　100ml

（2）还原液：对苯二酚　　　　　　　　　　　　　　1g

　　　　　　亚硫酸钠　　　　　　　　　　　　　　5g

　　　　　　蒸馏水　　　　　　　　　　　　　　　100ml

临使用之前配制。

（3）Bouin 固定液：40% 甲醛   25ml

                                冰醋酸   5ml

                                苦味酸饱和水溶液   70ml

混匀即可。

2. 染色步骤

（1）15% 中性甲醛液或使用 Bouin 固定液固定组织。

（2）石蜡切片，脱蜡至水。

（3）蒸馏水洗 3 次。

（4）60℃硝酸银染色液浸染 3 小时，保持 60℃恒温。

（5）用纸吸干组织周围的染色液，入 45℃的还原液还原 1 分钟。

（6）蒸馏水洗 2 次。

（7）5% 硫代硫酸钠水溶液 2 分钟。

（8）蒸馏水洗数次。可做核固红复染 5 分钟。

（9）乙醇脱水。

（10）二甲苯透明。

（11）中性树胶封固。

3. 染色结果　嗜银细胞颗粒呈棕黑色，胞核呈复染色。

（二）嗜银细胞碱性重氮反应法

1. 染液配制

（1）1% 固红 B 溶液，4℃冷藏保持。

（2）碳酸锂饱和水溶液，4℃冷藏保持。

（3）固红碳酸锂染色液：1% 固红 B 溶液，碳酸锂饱和水溶液，临使用前以 5：2 的比例混合即可。

2. 染色步骤

（1）石蜡切片，脱蜡至水。

（2）固红碳酸锂染色液（预先将溶液置 4℃冰箱内）浸染 5 分钟。

（3）自来水洗 2 分钟。

（4）明矾苏木素染色液染色 3 分钟。

（5）充分水洗。

（6）0.5% 盐酸乙醇分化数秒。

（7）自来水洗 5 分钟，返蓝。

（8）乙醇脱水。

（9）二甲苯透明。

（10）中性树胶封固。

3. 染色结果　嗜银细胞颗粒呈橘红色至红色；细胞核呈蓝色；背景呈黄色。

（三）Zugibe 改良硝酸银法（亲银反应）

1. 染色液配制

氨银溶液：10% 硝酸银水溶液   80ml

                            10% 氢氧化钾   20ml

混合后滴加氢氧化铵，边滴边摇晃，直到无白色沉淀为止，加入等量的蒸馏水。阴暗处放置2日备用。

2. 染色方法

（1）石蜡切片4～6μm，脱蜡至水。

（2）蒸馏水洗3次。

（3）氨银溶液浸染4～10小时，避光放置。

（4）蒸馏水洗。

（5）0.2%氯化金水溶液5分钟。

（6）蒸馏水洗。

（7）硫代硫酸钠水溶液2分钟。

（8）自来水洗2次。

（9）乙醇脱水。

（10）二甲苯透明。

（11）中性树胶封固。

3. 染色结果　亲银细胞的颗粒呈黑色。

4. 注意事项

（1）新鲜组织需要用中性甲醛溶液固定。

（2）切片在氨银溶液中浸染至显微镜下亲银细胞颗粒呈黑色为止。

四、肾上腺嗜铬细胞染色

肾上腺髓质中含有嗜铬细胞，这种细胞形态不一，有多形性，呈团块状或条索状排列，间质内有结缔组织及血管。用含铬盐的特殊固定液处理，可见细胞核呈圆形，着色较浅，胞质内有黄棕色颗粒，它具有使铬盐还原的特性，故称为嗜铬细胞。嗜铬细胞染色主要用于嗜铬细胞瘤与肾上腺皮质肿瘤、嗜铬性副神经节瘤以及神经母细胞瘤等的诊断与鉴别。在实际工作中，常规甲醛固定液固定的组织效果较差，必须用重铬酸盐固定液固定才能得到较好的效果。

吉姆萨改良染色法：

1. 染液配制

（1）吉姆萨原液：吉姆萨 2g

甘油 125ml

甲醇 125ml

首先将吉姆萨与甘油混合并加热到60℃，待溶解后摇匀，常温下放置7天，使用前过滤。

（2）吉姆萨稀液：吉姆萨原液30滴，蒸馏水30ml。

（3）重铬酸盐固定液：5%重铬酸钾水溶液 60ml

1mol/L醋酸钠水溶液 10ml

福尔马林液 12ml

蒸馏水 18ml

充分混匀，调pH至5.8。

2. 染色步骤

（1）重铬酸盐固定液、Regaud液、Zenker液固定组织均可。

(2) 石蜡切片,脱蜡至水。

(3) 蒸馏水洗 20～30 分钟。

(4) 吉姆萨稀染液浸染 18～24 小时。

(5) 蒸馏水稍洗,再用纸吸干切片上的水分。

(6) 丙酮快速脱水。丙酮二甲苯等量混合液快洗。

(7) 二甲苯透明。

(8) 中性树胶封固。

3. 染色结果　嗜铬细胞呈红色至紫红色,皮质细胞呈蓝色,红细胞呈粉红色。

第十四节　病原微生物染色

　　病原微生物的种类很多,病理切片常见的主要有细菌、真菌、放线菌、支原体、衣原体、螺旋体、立克次体、病毒等。本节主要介绍细菌、真菌和病毒的特殊染色方法。

　　细菌是临床上最常见的致病微生物,细菌通常由细胞壁、细胞膜、细胞质和细胞核四部分组成。细胞壁位于最外层,是一层薄的膜状结构,不仅可以维持细菌的外形,而且还是细菌强大的保护层。细菌的细胞膜主要由磷脂和蛋白质组成,细胞质中含有核糖体,细胞核无核膜。有些细菌还含有特殊结构,如菌毛、鞭毛、荚膜和芽胞等。根据细菌的外形可以将细菌分为三类,即球菌(如葡萄球菌、双球菌、链球菌)、杆菌(如棒状杆菌、分支杆菌)和螺旋菌(如弧菌、螺菌)。

　　真菌又称为霉菌,广泛地存在于大自然中。真菌的种类很多,但大多数对人类是有益的,只有少数可以致病。真菌大致可以分为单细胞型和多细胞型。前者细胞通常呈圆形或椭圆形,如:酵母菌、隐球菌;后者细胞呈丝状、分支状,也可交织呈团状,如曲菌、毛霉菌、放线菌等。

　　病毒属于非细胞型微生物,是体积最小的病原微生物。其本身的大小相差十分悬殊,光学显微镜下无法看到病毒,电子显微镜证实病毒是由外壳和核心组成,组成外壳的蛋白质具有抗原性,核心是由一种核酸(DNA 或 RNA)组成。病毒感染时,受感染的细胞质内和(或)细胞核内常常形成包涵体,在光学显微镜下,通过 HE 染色可以清楚地看到病毒的包涵体。

一、细菌染色

(一) 革兰染色法

　　革兰染色法已有 100 多年的历史,至今仍广泛应用。一般细菌选革兰染色法,所用的碱性染料(结晶紫等)与细菌的酸性蛋白质结合,并经革兰碘处理后,形成蛋白、染色剂和碘的复合物。然后用乙醇或丙酮进行分化,不被脱色的细菌为革兰阳性。如果被碱性品红或中性红等染成红色,则为革兰阴性。

　　1. 染液配制

　　(1) 草酸铵 - 结晶紫染色液:结晶紫　　　　2g

　　　　　　　　　　　　　　　草酸铵　　　　0.8g

　　　　　　　　　　　　　　　95% 乙醇　　　20ml

　　　　　　　　　　　　　　　蒸馏水　　　　80ml

分别将结晶紫溶于乙醇,草酸铵溶于蒸馏水,最后将两液混合即可。

（2）Weigert 碘液： 碘   1g

碘化钾   2g

蒸馏水   100ml

碘和碘化钾分别溶于蒸馏水中即可。

2. 染色步骤

（1）石蜡切片,脱蜡至水。

（2）草酸铵·结晶紫染色液染色30秒钟。

（3）水洗。

（4）在玻片上滴加 Weigert 碘液染色20秒钟。

（5）水洗。

（6）丙酮脱色5秒钟,脱去紫色。

（7）水洗。

（8）1% 中性品红染色1分钟。

（9）水洗,用纸吸干玻片上的水。

（10）丙酮脱水。

（11）二甲苯透明。

（12）中性树胶封固。

3. 染色结果 　革兰阳性细菌呈蓝黑色;革兰阴性细菌呈红色。

（二）石炭酸品红抗酸杆菌染色法

1. 染液配制

（1）石炭酸品红染色液：碱性品红   1g

无水乙醇   10ml

石炭酸（5%）水溶液   100ml

首先将碱性品红溶于无水乙醇,然后与石炭酸水溶液混合,临使用前过滤。

（2）0.1% 亚甲蓝（美蓝）溶液：亚甲蓝   0.1g

蒸馏水   100ml

混匀即可。

2. 染色步骤

（1）中性甲醛液固定,石蜡切片,常规脱蜡至水。

（2）将石炭酸品红液滴加于切片上,然后文火加热至有蒸汽出现,离火染色15～20分钟。

（3）蒸馏水洗。

（4）1% 的盐酸乙醇溶液分化,至无红色染料流下为止。

（5）蒸馏水洗。

（6）1% 亚甲蓝溶液复染2分钟。

（7）95% 乙醇分化,使亚甲蓝脱色,以便显示清楚。

（8）无水乙醇脱水。

（9）二甲苯透明。

（10）中性树胶封固。

3. 染色结果　抗酸杆菌呈红色,细胞核呈淡蓝色。

（三）幽门螺杆菌染色法

幽门螺杆菌是存在于胃内的一种革兰阴性细菌,其形态特点是短杆状,两端微弯曲。

现已证明,它与慢性胃炎和消化性溃疡、黏膜相关淋巴瘤等发病有关。其染色方法有多种,经典的方法为 Wathin-starry 染色法（详见螺旋体染色）。

二、真菌染色

致病性真菌种类较多,常见的有毛霉菌、曲霉菌、新型隐球菌、放线菌和白色念珠菌等。近年来由于抗生素、激素、化疗和免疫抑制剂的广泛应用,导致发病率有增高趋势,因此导致病理诊断的范围更为广泛,常常需要真菌染色的帮助。

（一）过碘酸雪夫（PAS）反应法

染色结果:真菌呈红色,细胞核呈蓝色。

试剂配制及染色方法详见本章第七节糖原染色。

（二）奥辛蓝染色法

染色结果:隐球菌的荚膜呈蓝色,细胞核呈红色。

详见本章第八节黏液染色。

（三）Gridley 染色法

1. 染液配制

（1）醛品红液:碱性品红　　　　　　　　　　　　1g

　　　　　　70% 乙醇　　　　　　　　　　　　200ml

　　　　　　浓盐酸　　　　　　　　　　　　　　2ml

　　　　　　三聚乙醛　　　　　　　　　　　　　2ml

首先将碱性品红溶解于乙醇中,然后加入盐酸和三聚乙醛,常温下放置 72 小时,直至染色液变为深紫色,贮存于 4℃冰箱中。

（2）亚硫酸水溶液:10% 重亚硫酸钠水溶液　　　　7.5ml

　　　　　　　　0.1mol/L 盐酸　　　　　　　　7.5ml

　　　　　　　　蒸馏水　　　　　　　　　　　135ml

使用前配制。

（3）雪夫试剂:配制方法详见本章糖原染色。

2. 染色步骤

（1）石蜡切片,脱蜡至水。

（2）蒸馏水洗。

（3）4% 铬酸水溶液氧化 60 分钟。

（4）流动自来水洗 5 分钟。

（5）蒸馏水洗 2 次。

（6）雪夫试剂染色 15 分钟。

（7）亚硫酸水溶液洗 3 次,每次 2 分钟。

（8）流动水洗 15 分钟。

（9）醛品红染液染色 30 分钟。

（10）95% 乙醇洗去多余染料。

（11）流水洗 5 分钟。

（12）50% 乙醇浸洗。

（13）1% 橙黄 -G 或淡绿复染液复染（配方见本章第十二节神经内分泌细胞染色）。

（14）乙醇脱水。

（15）二甲苯透明。

（16）中性树胶封团。

3. 染色结果　真菌菌丝呈紫蓝色，酵母菌及分枝孢子深红色，背景呈复染色。

4. 注意事项　PAS 反应法可以显示大多数真菌，Gridley 染色法是 PAS 反应法的改良方法。

（四）高碘酸品红染色法

1. 染色液配制

（1）过碘酸氧化液：过碘酸　　　　0.5g

　　　　　　　　　　加蒸馏水至　　100ml

4℃ 条件下冷藏。

（2）Schiff 染色液：PAS 染色。

（3）马休黄染色液：马休黄　　　　0.5g

　　　　　　　　　　磷钨酸　　　　0.5g

　　　　　　　　　　95% 乙醇　　　95ml

2. 染色步骤

（1）石蜡切片，脱蜡至水。

（2）过碘酸氧化液 5～10 分钟。

（3）流动自来水洗 2～3 分钟。

（4）蒸馏水洗 2 次。

（5）Schiff 染色液 10～15 分钟。

（6）流动自来水洗 3～5 分钟。

（7）滴加马休黄染色液 2～3 秒钟。

（8）无水乙醇脱水。

（9）二甲苯透明。

（10）中性树胶封固。

3. 染色结果　淡黄色。

4. 注意事项　组织需要用中性甲醛溶液固定；过碘酸氧化液不可放置过久以免失去氧化作用；切片在无水乙醇中的时间，以切片上呈现淡黄色为止。

三、螺旋体染色

螺旋体是一类细长、柔软、弯曲呈螺旋体、运动活泼的原核细胞型微生物。常见的有梅毒螺旋体和钩端螺旋体，即使特染，也须在高倍镜下才能见到。

（一）Warthin-starry 染色法

1. 染液配制

（1）醋酸缓冲液：醋酸钠　　　　8.2g

　　　　　　　　　醋酸　　　　　12.5ml

蒸馏水	1000ml	

混匀即可。

（2）银溶液：硝酸银　　　　　　　　1g

　　　　　　醋酸缓冲液　　　　　　　100ml

（3）显影液：

甲液：对苯二酚　　　　　　　　　　3g

　　　　醋酸缓冲液　　　　　　　　100ml

乙液：2%硝酸银水溶液。

丙液：5%明胶水溶液（临用前加热到60℃）。

使用前将甲、乙、丙液按1∶3∶15的比例混合，10分钟内使用有效。

2．染色步骤

（1）石蜡切片，脱蜡至水，蒸馏水稍洗。

（2）醋酸缓冲液浸洗。

（3）银溶液浸染60分钟，保持60℃恒温。

（4）显影液显影1~3分钟，50℃，直至组织切片呈棕黄色。

（5）使用60℃水洗。

（6）醋酸缓冲液洗。

（7）乙醇脱水。

（8）二甲苯透明。

（9）中性树胶封固。

3．染色结果　螺旋体，包括幽门螺杆菌呈棕黑色，背景呈淡棕色。

（二）Giemsa染色法

1．染色液配制

（1）Giemsa染色原液：Giemsa粉　　0.75g

　　　　　　　　　　　甘油　　　　　50ml

　　　　　　　　　　　甲醇　　　　　50ml

先将Giemsa粉放入甘油内加热到60℃，不断摇晃，使Giemsa粉完全溶解后再加入甲醇，过滤备用。

（2）Giemsa工作液：Giemsa原液3ml，pH 6.8的磷酸缓冲液40ml。

（3）分化液：可选用1∶1000醋酸水溶液。

2．染色步骤

（1）石蜡切片，脱蜡至水。

（2）蒸馏水洗。

（3）Giemsa工作液10~20小时。

（4）分化液脱色。

（5）无水乙醇脱水。

（6）二甲苯透明。

（7）中性树胶封固。

3．染色结果　螺旋体呈蓝色或紫色。

4. 注意事项

(1) 组织需用中性甲醛溶液固定。

(2) 分化需用显微镜控制。

四、乙型肝炎表面抗原染色

乙型肝炎是由乙型肝炎病毒引起的传染病，遍及世界各地。乙型肝炎表面抗原（HBsAg）阳性可见于乙肝病人的潜伏期、急性期和慢性乙肝病人。20世纪70年代有人在HBsAg携带者的肝活检中，发现部分肝细胞胞质透亮，嗜酸性，类似着霜的玻璃，所以命名为"毛玻璃肝细胞"，并用免疫荧光法证实HBsAg的存在。

对于HBsAg的染色，首先要经过氧化剂作用后才能使其具有较强的着色能力，这是因为抗原内有较多的胱氨酸（含有双硫键），被氧化成磺酸后易与染液产生较强的亲和力而着色。

（一）维多利亚蓝染色法

1. 染液配制

(1) 维多利亚蓝染色液：维多利亚蓝 　　2g

　　　　　　　　　　　糊精 　　　　　0.5g

　　　　　　　　　　　间苯二酚 　　　4g

　　　　　　　　　　　蒸馏水 　　　　200ml

将上述物质混合加热煮沸，边煮边搅拌约10分钟，然后再用另一容器取29%的三氯化铁25ml，另行加热煮沸后慢慢倒入上述混合液中溶解。继续煮沸3分钟，不断搅拌使其成胶体物。待冷却后过滤，将滤纸上的滤渣连同滤纸一起放入37℃恒温箱内烘干，残渣呈深蓝色细颗粒状粉末。将滤渣溶解于400ml的70%乙醇中，然后加入浓盐酸4ml，苯酚5g，放置成熟两周后使用。此染色液可反复使用。

(2) 核固红染色液：核固红 　　　　　0.1g

　　　　　　　　　　硫酸铝 　　　　　5g

　　　　　　　　　　蒸馏水 　　　　　100ml

先将硫酸铝溶解于蒸馏水，再加入核固红，加热促溶，冷却后过滤使用。

(3) 酸性高锰酸钾溶液：0.3%高锰酸钾水溶液，0.3%硫酸水溶液，临使用前两液等量混合即可。

2. 染色步骤

(1) 石蜡切片，常规脱蜡至水。

(2) 0.3%高锰酸钾水溶液氧化3分钟。

(3) 水洗。

(4) 4%重亚硫酸钠漂白1分钟。

(5) 流水洗3分钟。

(6) 70%乙醇洗2分钟。

(7) 维多利亚蓝染色液浸染12～24小时。

(8) 70%乙醇分化2分钟。

(9) 流水洗3分钟。

（10）核固红染色液染色 5 分钟。

（11）水洗 2 分钟。

（12）乙醇脱水。

（13）二甲苯透明。

（14）中性树胶封固。

3. 染色结果　乙型肝炎表面抗原阳性物质呈蓝色；细胞核呈红色。

（二）醛品红改良染色法

1. 染液配制

（1）醛品红染色液：碱性品红　　　　　　　　0.5g

　　　　　　　　　70% 乙醇　　　　　　　　95ml

　　　　　　　　　浓盐酸　　　　　　　　　1ml

　　　　　　　　　三聚乙醛　　　　　　　　1ml

将碱性品红溶于乙醇，然后再加盐酸和三聚乙醛，慢慢摇动使之混合均匀，24 小时后即可使用。

（2）丽春红 S 复染液：0.2% 丽春红水溶液　　10ml

　　　　　　　　　苦味酸饱和水溶液　　　　70ml

　　　　　　　　　蒸馏水　　　　　　　　　20ml

（3）酸性氧化液　　高锰酸钾　　　　　　　0.5g

　　　　　　　　　盐酸　　　　　　　　　0.15ml

　　　　　　　　　蒸馏水　　　　　　　　　100ml

2. 染色步骤

（1）石蜡切片，脱蜡至水。必要时用苦味酸乙醇液祛除甲醛色素。

（2）酸性高锰酸钾氧化 3 分钟

（3）蒸馏水洗。

（4）2% 草酸溶液漂白 2 分钟。

（5）蒸馏水洗后，浸入 70% 乙醇 2 分钟。

（6）浸入醛品红染液 2～5 小时。

（7）95% 乙醇洗去多余染液。

（8）用丽春红 S 染液 2 分钟。蒸馏水洗 2 次。

（9）直接用无水乙醇脱水。

（10）二甲苯透明。

（11）中性树胶封固。

3. 染色结果　乙型肝炎表面抗原物质呈紫色，结缔组织呈红色，红细胞及基质呈黄色。

第十五节　酶组织化学染色

用细胞和组织化学方法显示细胞组织结构中各种酶的定性、定位、定量，称酶组织化学。酶是生物体内活细胞合成的具有催化功能的特异性蛋白质。生物体在新陈代谢过程中,几乎所有的化学反应都是在酶的催化下进行的,因此,可以说酶是生物体内的生物催化剂。

酶的种类很多,有氧化还原酶(如:脱氢酶)、水解酶(如:碱性、酸性磷酸酶)、合成酶、转移酶等。酶组织化学方法被广泛用于病理学的研究和肿瘤的诊断与鉴别诊断,是极其敏感的一种检查指标。

酶组织化学反应要注意的事项:

(1)酶反应的温度和反应时间必须控制好,以保证最大的酶活性及充分的酶反应环境。

(2)试剂的称量、配制浓度必须准确,孵育液的 pH 必须适应酶的适宜反应值。

(3)所用器皿必须清洁,防止污染及出现假阳性,配制试剂最好用双蒸馏水。

(4)必须做阳性或阴性对照试验。

一、碱性磷酸酶染色

碱性磷酸酶(AKP)分布广泛,多见于有活跃转运功能细胞膜内,如小动脉和毛细血管的内皮、肝毛细胆管膜、肾近曲小管刷状缘及小肠上皮纹状缘等。

Gomori 改良法(钙钴法):

1. 染液配制

(1)孵育液:

3% β-甘油磷酸钠水溶液	10ml
2% 巴比妥钠水溶液	10ml
2% 无水氯化钠	20ml
2% 硫酸镁	1ml
蒸馏水	5ml

使用前混合,pH 9.0～9.4。

(2)2% 硝酸钴水溶液。

(3)1% 硫化铵水溶液。

2. 染色步骤

(1)新鲜组织恒冷箱冷冻切片 4～6μm。

(2)10% 中性福尔马林溶液固定 10～15 分钟。

(3)新鲜配制孵育液孵育 10 分钟,37℃。

(4)蒸馏水洗 5 分钟。

(5)2% 硝酸钴水溶液 10 分钟。

(6)蒸馏水洗片刻。

(7)1% 硫化铵水溶液 2 分钟。

(8)蒸馏水洗。

(9)2% 甲基绿复染 2 分钟。

(10)充分水洗。

(11)甘油明胶封固。

3. 染色结果 碱性磷酸酶活性区呈黑色或棕黑色,细胞核呈绿色。

4. 注意事项 冷冻切片染色效果最佳。也可用石蜡切片,但是固定、脱水均需要在 4℃的冰箱中进行,以保存酶的活性,同时在孵育液中的孵育时间也要相应延长。

二、酸性磷酸酶染色

酸性磷酸酶（ACP）主要位于溶酶体，是溶酶体的标志酶，前列腺的含量最高，其次为吞噬细胞，肝内毛细胆管旁及肝巨噬细胞、肾小管细胞、空肠上皮及肾上腺细胞均有该酶存在。组织退变时，该酶活性增强。

硝酸铅法：

1. 染液配制

孵育液：50mmol/L 醋酸盐缓冲液（pH 5.0）　　　　50ml

　　　　蔗糖　　　　　　　　　　　　　　　　3.75g

　　　　3% 甘油磷酸钠　　　　　　　　　　　5ml

　　　　硝酸铅　　　　　　　　　　　　　　　130mg

首先将硝酸铅溶解于醋酸盐缓冲液，再加入。β- 甘油磷酸钠和蔗糖，充分搅拌均匀，调pH 为 5.0。

2. 染色步骤

（1）新鲜组织冷冻切片 6～8μm 或石蜡切片。

（2）10% 福尔马林溶液固定 10 分钟。

（3）蒸馏水洗。

（4）37℃的孵育液孵育 1～2 小时。

（5）双蒸馏水洗 2 次。

（6）1% 硫化铵水溶液 1～2 分钟。

（7）蒸馏水洗 2 次。

（8）2% 甲基绿复染 2 分钟。

（9）充分水洗。

（10）甘油明胶封固。

3. 染色结果　酸性磷酸酶活性区呈棕褐色颗粒；细胞核呈绿色。

4. 注意事项　需要冷固定，以保存酶的活性。

三、非特异性酯酶染色

凡能催化羧酸酶水解的酶称为酯酶。酯酶分为非特异性酯酶、酯酶和胆碱酯酶三类。

非特异性酯酶定位于溶酶体和内质网，少量存在于线粒体及胞液内。该酶参与脂类代谢，与蛋白质代谢也有关。肝、肾、胰和小肠上皮细胞酶活性较高，单核巨噬细胞和树突状细胞均含量丰富，T 淋巴细胞及其肿瘤也呈阳性反应。

α- 醋酸萘酯法：

1. 染液配制

甲液：α- 醋酸萘酯　　　　　50mg

　　　丙酮　　　　　　　　　5ml

将 α- 醋酸萘酯溶解于丙酮。

乙液：磷酸二氢钠　　　　　　2.75g

　　　蒸馏水　　　　　　　　100ml

将磷酸二氢钠溶解于蒸馏水。

丙液：亚硝酸钠　　　　　　　400mg
　　　蒸馏水　　　　　　　　10ml
将亚硝酸钠溶解于蒸馏水。
丁液：盐酸副品红　　　　　　2g
　　　2mol/L 盐酸　　　　　　50ml
将盐酸副品红溶解于盐酸。

孵育液：首先取甲液 0.25ml，乙液 7.25ml，将甲、乙两液混合，再取丙液、丁液各 0.4ml 混合。然后将两组混合液再混合，并加入蒸馏水 2.5ml。临用前配制。

2. 染色步骤

（1）新鲜组织在 4℃条件下使用福尔马林钙液固定 12～24 小时，恒冷箱冷冻切片 6～8μm，晾干。

（2）蒸馏水洗两次。

（3）孵育液孵育 5～20 分钟，37℃恒温。

（4）流水洗。

（5）2% 甲基绿复染 2 分钟。

（6）水洗。

（7）乙醇脱水。

（8）二甲苯透明。

（9）中性树胶封固。

3. 染色结果　非特异性酯酶活性区呈棕红色；细胞核呈绿色。

4. 注意事项　孵育液失效快，需临用时配制，pH 需调至 7.4。

四、琥珀酸脱氢酶染色

琥珀酸脱氢酶（SDH）是三羧酸循环中一个很重要的酶。它定位于线粒体内膜，由于与线粒体结合牢固，所以常将该酶作为线粒体的标志酶。机体中凡是有氧呼吸的细胞都有琥珀酸脱氢酶，其中以心肌、肾曲管上皮细胞及肝细胞含量最丰富。SDH 对固定剂十分敏感，所以必须用新鲜组织冷冻切片。

硝基蓝四唑法：

1. 染液配制

（1）硝基蓝四唑水溶液：硝基蓝四唑　　　　　　　　10mg
　　　　　　　　　　　　　蒸馏水　　　　　　　　　2.5ml

（2）硝基蓝四唑染色液：硝基蓝四唑水溶液　　　　　2.5ml
　　　　　　　　　　　　0.05mol/L 氯化镁　　　　　1ml
　　　　　　　　　　　　0.02mol/L Tris 缓冲液（pH 7.4）　2.5ml
蒸馏水 3ml 混匀即可。

（3）底物贮存液：琥珀酸二钠　　　　　　　　　　　6.75g
　　　　　　　　　蒸馏水　　　　　　　　　　　　10ml
将琥珀酸二钠溶解于蒸馏水即可（2.5mol/L）。

（4）孵育液：取硝基蓝四唑染色液与底物贮存液以 9∶1 的比例混合即可。

（5）15% 福尔马林盐液：福尔马林　　　　　　　　　15ml

| | 生理盐水 | 85ml |

混合即可。

2. 染色步骤

（1）新鲜组织恒冷冰箱冷冻切片 6～8μm。

（2）孵育液孵育 30～60 分钟，保持 37℃恒温。

（3）15% 福尔马林盐液固定 15 分钟。

（4）蒸馏水洗。

（5）2% 甲基绿复染 2 分钟。

（6）蒸馏水洗。

（7）乙醇脱水。

（8）二甲苯透明。

（9）中性树胶封固。

3. 染色结果　琥珀酸脱氢酶活性区呈紫蓝色；细胞核呈绿色

4. 注意事项　新鲜组织注意冷藏，以保持酶的活性。

第十六节　其他组织细胞的染色方法

一、肥大细胞染色

肥大细胞正常多分布于小血管周围、黏膜下疏松结缔组织中，也见于支气管及胰腺小叶间导管周围。细胞体积较大，圆形或椭圆形，胞核较小，圆形，胞质内有粗大异染性颗粒。在 HE 染色中这种颗粒并不明显。肥大细胞颗粒中含有肝素、组胺、慢反应物质等成分释放后可导致机体发生过敏反应。肥大细胞染色可用于过敏性疾病的诊断，还可显示和鉴别肥大细胞增生性疾病或某些肿瘤。肥大细胞染色的组织要新鲜，并迅速固定，操作过程要求严格。

（一）奥辛蓝 - 沙红染色法

1. 染液配制

奥辛蓝 - 沙红染色液：奥辛蓝	0.9g
沙红 O	0.45g
铁明矾	1.2g
0.1mol/L 醋酸缓冲液（pH 4.2）	250ml

2. 染色步骤

（1）石蜡切片，脱蜡至水。

（2）奥辛蓝 - 沙红染色液染色 15～30 分钟。

（3）水洗。

（4）叔丁醇脱水。

（5）二甲苯透明。

（6）中性树胶封固。

3. 染色结果　含有生物胺的幼稚肥大细胞呈蓝色；含有肝素的成熟肥大细胞呈红色。

知识拓展

（二）甲苯胺蓝染色法

1. 染液配制

甲苯胺蓝 0.5g，加蒸馏水至 100ml。

2. 染色步骤

（1）石蜡切片置于二甲苯 I、II 各 15 分钟。

（2）无水乙醇 I、II → 95% I、II → 90% → 80% → 70% 乙醇依次各 1 分钟。

（3）自来水洗 2 分钟。

（4）切片入 0.5% 甲苯胺蓝水溶液 10 分钟。

（5）自来水洗 2 分钟。

（6）95% 乙醇分化至肥大细胞颗粒呈清晰紫蓝色，背景淡蓝色。

（7）95% 乙醇 1 分钟、无水乙醇 I、II 各 2 分钟。

（8）二甲苯 I、II 各透明 5 分钟。

（9）中性树胶封片。

3. 染色结果 肥大细胞颗粒呈蓝紫色，背景呈淡蓝色。

4. 注意事项

（1）显示肥大细胞颗粒最好用 cannoy 固定液。

（2）甲苯胺蓝染色后不能使用低浓度乙醇脱水，否则会退色，导致肥大细胞颗粒颜色消失。

（3）用滤纸将玻片上水吸净后，再入 95% 乙醇分化。

（4）分化后快速入 95% 乙醇、无水乙醇、二甲苯时间不能过长，防止继续脱色。

二、基膜染色

基膜又称基底膜，是上皮基底面与深部结缔组织间的薄膜。不同部位上皮的基膜，其组成成分有所不同。基膜含有 N 型胶原蛋白、层粘连蛋白和黏多糖。在病理工作中，常用于对肾小球疾病的研究和肿瘤细胞是否侵犯间质的证据。

Jones 六胺银染色法：

1. 染液配制

（1）六胺银贮备液：3% 六次甲基四胺水溶液　　　　100ml

　　　　　　　　　5% 硝酸银水溶液　　　　　　　5ml

将两液混合会出现乳白色沉淀，摇动容器使沉淀消失，溶液变清。4℃ 冰箱冷藏保存。

（2）六胺银工作液：六胺银贮备液　　　　　　　　25ml

　　　　　　　　　硼酸　　　　　　　　　　　160mg

　　　　　　　　　硼砂　　　　　　　　　　　130mg

　　　　　　　　　蒸馏水　　　　　　　　　　20ml

临用前混合即可。

2. 染色步骤

（1）石蜡切片或树脂包埋切片 3μm，脱蜡至水。

（2）0.5% 过碘酸水溶液 15 分钟。

（3）先自来水洗，再蒸馏水洗。

（4）六胺银工作液浸染 2～3 小时，保持 50℃ 的恒温。

（5）蒸馏水洗。

（6）0.2% 的氯化金调色 2 分钟。

（7）用 5% 的硫代硫酸钠溶液固定 2 分钟。

（8）流水洗 5 分钟。

（9）用 1% 的淡绿复染。

（10）水洗。

（11）乙醇脱水。

（12）二甲苯透明。

（13）中性树胶封固。

3. 染色结果　基底膜及毛细血管间质呈黑色；背景为淡绿色。

4. 注意事项　此染色法亦可用于显示真菌和尿酸盐。

三、尿酸盐染色

由于嘌呤代谢障碍，尿酸合成过多，或者由于肾脏疾病尿酸排出过少，大量尿酸盐积聚体内可沉积于皮下组织而形成痛风结节。尿酸盐结晶体略溶于水，而不溶于乙醇及乙醚，故宜用 95% 乙醇或无水乙醇固定。

（一）Oestricher 苏木素法

1. 固定小块组织固定于 5% 黄醇醋酸液或 95% 乙醇固定液。

2. 染色步骤

（1）组织切片脱蜡至水。

（2）明矾苏木素染色或未加冰醋酸苏木素液染色 2～3 分钟。

（3）水洗至细胞核返蓝。

（4）必要时可用伊红液复染数秒。

（5）95% 乙醇、无水乙醇脱水。

（6）二甲苯透明。

（7）中性树胶封固。

3. 染色结果　用黄醇醋酸液固定尿酸盐结晶体呈青绿色，单纯乙醇固定，尿酸盐结晶呈蓝色或棕色。

4. 注意事项

（1）尿酸盐易溶于水，固定前不用水洗，染色过程中也应尽量减少与水的接触。

（2）苏木素染色不宜时间过长，适中为宜。

（3）黄醇醋酸固定液应在临用前配制。

（二）Sohultze-Schmidt 甲烯蓝法

1. 试剂配制

（1）甲烯蓝染液：甲烯蓝乙醇饱和液　　　　　10ml

　　　　　　　　　无水乙醇　　　　　　　　5ml

（2）卡红染液：卡红　　　　　　　　　　　　1g

氯化铵	2g
碳酸锂	0.5g
蒸馏水	50ml

上述两液混合后煮沸，冷却后加浓氨水 20ml。临用前取上液 6ml，过滤后加氨水 3ml，甲醇 5ml，搅拌均匀。

（3）苦味酸硫酸钠液：苦味酸饱和水溶液（1.25%）　9ml

　　　　　　　　　　硫酸钠饱和水溶液（42.7%）　10ml

将两液分别配制，临用前两液混合加温过滤后使用。

2. 染色步骤

（1）石蜡切片脱蜡至水。

（2）卡红染液染 5 分钟，摇动玻片使染液均匀。

（3）无水乙醇洗数次。

（4）甲烯蓝乙醇液 30 秒。

（5）无水乙醇洗数次。

（6）苦味酸硫酸钠水溶液迅速分化 10～15 秒钟。

（7）常规脱水。

（8）二甲苯透明。

（9）中性树胶封固。

3. 染色结果　尿酸盐结晶体呈绿蓝色或深蓝色，胞核呈灰蓝色，胞质呈黄色，背景呈红色。

 知识拓展

特殊染色室内质量控制

（一）规定、制度

三级医院评审标准要求

评审标准	评审要点
4.17.1　病理科设置、布局、设备设施符合《病理科建设与管理指南（试行）》的要求，服务项目满足临床诊疗需要	
4.17.1.1 病理科应具有与其功能和任务相适应的服务项目	【C】 1. 病理科设置满足医院功能任务需要 2. 服务项目满足临床工作需求，至少开展石蜡切片、特殊染色、免疫组织化学染色、术中快速冷冻切片、细胞学诊断 3. 所有收费服务项目符合现行的国家法律法规及卫生行政部门规章、标准的要求 4. 根据医院的资源情况，部分病理学诊断服务项目可与有资质的医疗机构签订外包服务协议，有明确的外包服务形式与质量保障条款
	【B】符合"C"，并 独立开展尸体剖验
	【A】符合"B"，并 病理科集中设置，统一管理

评审标准	评审要点
4.17.6.7 有制度保证特殊染色操作规范。	【C】 1. 有特殊染色技术员经过专门培训与授权的规定与程序 （1）每一批次的特殊染色必须设阳性对照，可利用组织中的内对照 （2）每种特殊染色，必须有本实验的操作规范和技术规程 （3）更换新的染色试剂后，必须使用染色阳性和阴性组织进行验证，并有相应的文字记录和染色切片档案，相关档案保留2年 （4）特殊染色是所产生的有毒的污染性液体专门回收，严禁随处倾倒 （5）特殊染色结果不能作为最终诊断，必须由病理医师结合形态学综合诊断 （6）特殊染色质量达到室间质评的合格标准，有相关操作规定与流程
	【B】符合"C"并 1. 有完整资料证实上述制度得到有效执行 2. 通过实验室室内质控与室间质控，提高特殊染色的质量
	【A】符合"B"并 根据医学新进展，及时改进特殊染色技术，提高特殊染色质量

（二）对照的设立

对照设立是室内质量控制的首要条件。主要对照为：阳性对照、阴性对照、内对照。主要是为了确保染色流程的准确，染色试剂的有效，最终证实染色结果的可靠。

1. 阳性对照（最基本、有效的要素） 已知含有所染物质的组织、日常工作中收集阳性对照组织。每批次染色加阳性对照组织。特别是病原微生物染色。

染色物质	阳性对照
胶原纤维、肌纤维	子宫平滑肌瘤
网状纤维、糖原	肝脏（穿刺）组织
弹力纤维	血管、脐带
肌纤维	横纹肌
病原微生物	HP、结核、真菌等阳性组织
淀粉样蛋白	声带息肉
含铁血黄素	子宫内膜样囊肿
黏液物质	胃肠道黏膜
尼氏小体、神经元、神经纤维	脑组织
黑色素	恶性黑色素瘤

2. 阴性对照 已知不含有所染物质的组织。

一般而言，特染阳性对照结果比阴性对照结果更有意义和价值。

阴性结果可能源于：固定液的影响、物质本身含量低、组织处理过程的影响、染色方法不敏感等引起。

3. 内对照 ①组织自身物质：能用内对照的组织很少，主要靠阳性对照；②消化/阻断对照：如PAS染色阳性：糖原、黏液；PAS+消化：阴性—糖原；PAS+消化：阳性—黏液。

（三）染液的配制、保存

1. 选择染色的方法 ①方法：特异性、敏感性（最为重要）；②流程：简单、快捷；③试剂：易购买；④结果：易保存。

2. 染液的配制 ①选择合格的试剂(配好染液的关键);②严格按照染液配制要求(《临床技术操作规范病理学分册》)进行配制。

3. 染液配制后的验证 ①自行配制及购买试剂盒试剂均应做阳性、阴性对照;②验证有效后必须在试剂瓶上贴标签,标注清楚:试剂名称、配制日期、有效期;③改良染色法需经过大量病例来验证其准确有效性。

4. 染液的保存 ①大部分染液 2～8℃冰箱保存;②部分染液室温可保存较长时间:如苦味酸;③少许染液不可冰箱保存:如硫酸耐尔蓝;④部分染液需临用前配制:如VG。

5. 染色试剂性质了解 特殊染色试剂所使用有苦味酸、铬酸、硫酸、苯酚等许多有害物质,不仅要做好个人的防护,同时废液也不可随意倾倒。

(四)染色中的控制

1. 染色时间的掌握 ①染液使用的长短:如含铁血黄素染色法中亚铁氰化钾液使用一段时间后变色应弃之,防止假阳性反应;②染色温度:如 PAS 染色中高碘酸氧化的温度过高容易引起假阳性;③切片厚度:一般为 4～5μm,Masson 染色 6μm;尼氏小体染色 6～9μm。如脱黑色素切片过厚,容易引起脱片。

2. 染色中镜下的观察 ①Masson 染色:磷钨酸分化时在镜下观察控制至肌纤维清晰为止;②PASM 染色:六胺银工作液中 20 分钟后镜下观察,镜下观察真菌或基底膜呈黑色终止,过染不可逆,无法修复;③刚果红染色:分化时需镜下严格控制。

(五)染色结果的判读

结合所选染色方法的表达结果、对照染色的结果、生物学形态判断。

1. 所染阳性结果表达是否定位准确。

2. 组织阳性对照或内对照是否有效。

3. 判断结果应准确认识生物学形态。

室内质控是保证结果准确性及稳定性不可缺少的重要环节。

本章小结

特殊染色是为了显示特定的组织结构或其他的特殊成分,而采用特定的染液和方法进行的染色称为特殊染色。本章学习了胶原纤维(Masson、VG 等)、网状纤维染色、弹力纤维染色、肌肉组织染色(磷钨酸苏木素)、脂肪染色(苏丹Ⅲ染液、油红 O 染液)、糖原染色(PAS)、黏液染色(ABPAS)、等十余种特殊染色的染液配制,染色应用和染色步骤。特殊染色的应用和染色的学习可以看出结缔组织复合染色主要用以显示和区分各种纤维成分,判定组织、器官的病变程度和修复情况,还可用于鉴别某些梭形细胞软组织肿瘤的来源。苏木素碱性复红 - 苦味酸染色法为显示缺氧早期心肌病变的病理诊断及实验研究,对判断早期病变十分重要。特染技术是对病理常规染色的一种辅助,帮助病理医师完成病理诊断发挥着巨大的作用。

(盛文旭)

一、选择题
单项选择题

1. 下列关于胶原纤维染色的应用错误的是（　　）
    A. 鉴定肿瘤的组织是否来源于纤维细胞
    B. 区别上皮性还是非上皮性来源的肿瘤
    C. 早期肝硬化的诊断
    D. 心肌瘢痕灶的形成
    E. 组织中纤维的增加或减少

2. 下列关于网状纤维 James 染色法的描述，正确的是（　　）
    A. 网状纤维呈黑色，胶原纤维呈绿色，背景呈黄色
    B. 5% 硝酸银使用时要滴染（5片装染色缸，防止银污染组织）
    C. 甲醛配好后，要放在冰箱内储存（新配，还原）
    D. 二氨银配制时，氨水要一滴一滴加
    E. 二氨银配制时，要加入充分氨水使沉淀物完全溶解

3. 下列组织中呈现嗜银性的是（　　）
    A. 胶原纤维　　　　　　　　　　B. 弹力纤维
    C. 网状纤维　　　　　　　　　　D. 肌纤维
    E. 神经胶质纤维

4. Gomori 银染色法的结果正确的是（　　）
    A. 网状纤维呈蓝色，胶原纤维呈红色，背景呈黄色
    B. 网状纤维呈黑色，胶原纤维呈黄色，背景呈红色
    C. 网状纤维呈绿色，胶原纤维呈红色，背景呈黄色
    D. 网状纤维呈黑色，胶原纤维呈红色，背景呈黄色
    E. 网状纤维呈黑色，胶原纤维呈绿色，背景呈红色

5. Masson 三色染色法的结果正确是（　　）
    A. 胶原纤维呈红色，肌纤维呈绿色，红细胞呈橘红色
    B. 胶原纤维呈绿色，肌纤维呈红色，红细胞呈橘红色
    C. 胶原纤维呈蓝色，肌纤维呈黄色，红细胞呈橘红色
    D. 胶原纤维呈黑色，肌纤维呈绿色，红细胞呈红色
    E. 胶原纤维呈绿色，肌纤维呈黄色，红细胞呈红色

6. Mallory 磷钨酸苏木精（PTAH）染色法用于显示（　　）
    A. 横纹肌纤维　　　　　　　　　B. 平滑肌纤维
    C. 胶原纤维　　　　　　　　　　D. 弹性纤维
    E. 神经纤维

7. 可用于染肌肉横纹的苏木精液是（　　）
    A. Harris 苏木精液　　　　　　　B. Mayer 苏木精液
    C. Weigert 铁苏木精液　　　　　D. Mallory 磷钨酸苏木精液

E. Verhobeff 铁磺苏木精液

8. PTAH 染色横纹肌呈现( )

    A. 红色　　　　　　　　　　　　　B. 蓝色

    C. 绿色　　　　　　　　　　　　　D. 黄棕色

    E. 淡紫色

9. 用于显示心肌缺氧改变的染色方法是( )

    A. Gomori 醛复红染色法

    B. 苏木精碱性复红苦味酸染色法

    C. Mallory 磷钨酸苏木精法

    D. Mowry 阿尔辛蓝过碘酸希夫染色法

    E. Masson 三色法

10. 下列关于糖原染色法的应用不正确的是( )

    A. 鉴别细胞内的空泡变性

    B. 早期心肌梗死区糖原的减少

    C. 糖尿病器官组织细胞内的糖原颗粒沉着

    D. 肝细胞癌组织中糖原的沉积

    E. 动脉粥样硬化粥肿内糖原的沉积

11. 过碘酸—无水品红(PAS)法中,过碘酸的作用是( )

    A. 水解　　　　　　　　　　　　　B. 漂白

    C. 氧化　　　　　　　　　　　　　D. 还原

    E. 媒染

12. PAS 染色中的注意事项应除外( )

    A. 糖原固定必须及时

    B. 组织要取小块固定

    C. Schiff 液配制好后,需放在棕色瓶内,冰箱保存

    D. Schiff 液使用时由冰箱取出需适应室温再进行染色

    E. 高碘氧化液需现用现配

13. PAS 染色的结果是( )

    A. 糖原呈粉色,细胞核呈蓝色

    B. 糖原呈黄色,细胞核呈蓝色

    C. 糖原呈紫红色,细胞核呈黑色

    D. 糖原呈红色,细胞核呈蓝色

    E. 糖原呈棕黄色,细胞核呈黑色

14. Mowry 阿尔辛蓝过碘酸希夫(AB-PAS)染色法常用于显示( )

    A. 结缔组织　　　　　　　　　　　B. 糖原

    C. 黏多糖　　　　　　　　　　　　D. 纤维素

    E. 肌肉

15. Mowry 阿尔辛蓝过碘酸雪夫(AB-PAS)染色法显色结果是( )

    A. 中性黏液物质呈红色,酸性黏液物质呈蓝色,混合性物质呈紫红色

    B. 酸性黏液物质呈红色,中性黏液物质呈蓝色,混合性物质呈紫红色

C. 中性黏液物质橙呈黄色,酸性黏液物质呈蓝色,混合性物质呈绿色

D. 酸性黏液物质呈黄色,中性黏液物质呈蓝色,混合性物质呈粉色

E. 中性黏液物质呈红色,酸性黏液物质呈绿色,混合性物质呈紫色

16. 抗酸杆菌染色最基本的染料是( )

A. 酸性复红   B. 碱性复红

C. 中性红   D. 结晶紫

E. 亚甲蓝

17. 常用的抗酸杆菌染色方法是( )

A. Giemsa 染色法   B. Ziehl—Neelsen 染色法

C. Gram 染色法   D. Grocott 六胺银染色法

E. Warthin—starry 染色法

二、简答题

1. 胶原纤维、弹性纤维、网状纤维通常分布于哪些部位?常用于区分三种纤维的特殊染色方法有哪些?在染色过程中应注意哪些问题?

2. 用于肌肉组织的常用特殊染色方法有哪些?

3. 脂质染色时组织从固定到染色需要注意哪些问题?

4. 常用于糖原、黏液的染色方法有哪些?应注意什么问题?

第七章 细胞学检验技术与细胞学诊断

 学习目标

1. 掌握制作细胞学标本的基本步骤：标本采集、制片、固定及染色。
2. 熟悉常见正常细胞、核异质细胞、肿瘤细胞的形态特点，细胞学检查的优缺点。
3. 了解细胞学检查的应用范围、诊断方法及质量控制。

第一节 细胞学检验技术

 病例分析

　　病人，张某，女性，43岁，自由职业，同房后出血半年多。临床检查：子宫颈呈糜烂样改变，白带有异味，触血，考虑子宫颈癌或癌前病变，建议做子宫颈细胞学检查。

　　请问：1. 适用哪种制片方法？
　　　　　2. 选用哪种染色方法？
　　　　　3. 选用何种固定液？

一、概述

　　细胞病理学是病理学的重要组成部分，与病理组织学改变的关系十分密切，根据标本来源分为脱落细胞学和针吸细胞学两类。脱落细胞学以自然脱落的细胞作为研究对象，如痰液、胸腹水、胃液、尿液、子宫颈刮片等的检查。针吸细胞学是用细针穿刺病变部位，取得少量细胞标本作为研究对象，如淋巴结、甲状腺、乳腺肿块穿刺和经皮肺穿刺等。细胞学检验方法简便易行，结果可靠，已广泛应用于临床。

二、细胞学标本的采集

（一）细胞学标本分脱落细胞和针吸细胞两大类

　　1. 脱落细胞　是指正常或病理情况下，自然脱落下来的细胞，随分泌物、排泄物排出体外。恶性肿瘤细胞之间黏合力下降再加常有出血、坏死等情况，致使肿瘤细胞更容易脱落，这就是脱落细胞学可作为肿瘤普查的理论依据，如痰、尿液可查呼吸道、泌尿道肿瘤细胞。有些特殊部位的脱落细胞需要机械力量获取，如宫颈刮片、食管拉网，鼻咽部搔刮。胸腹水则须用空针抽取。为促使肿瘤细胞脱落，肺癌病人一定要用力深咳肺深部的痰；膀胱癌病人须留晨起后段排空尿。必要时尚可采取轻捶肿瘤部位等方法，促进肿瘤细胞排出。

2.细针穿刺细胞 用外径 0.6～0.9mm 细针头，10ml 左右的一次性空针，作体表包块穿刺，吸取少量细胞制成涂片；内脏包块穿刺应在 B 超、X 线或 CT 引导下，由放射科医师或其他临床医师执行。

（二）细胞学常见标本

1.妇科涂片 包括：宫颈刮片、阴道残端刮片、阴道后穹隆刮片、阴道侧壁刮片及宫腔吸片等。

2.呼吸道涂片 包括：痰涂片、纤维支气管镜刷片及细支气管肺泡灌洗液。

3.胸腹水及心包积液。

4.其他 如尿及前列腺、乳头溢液、体表溃疡刮片及体表或深部脏器包块细针穿刺涂片等。

三、细胞学制片

1.涂抹法 是细胞学标本最常用的涂片方法，常用棉签棍、吸管或针头将标本均匀涂抹于载玻片上，涂抹时要做到：

（1）动作应轻柔利索，顺一个方向，一次涂抹而成，不能来回转圈反复涂抹。

（2）涂抹厚薄均匀，不能太薄，太薄细胞太少；也不能太厚，太厚细胞重叠，影响染色和镜检，两种情况都不易检查到肿瘤细胞。

（3）细胞涂膜应位于载玻片的一端，不超过 2/3，其余 1/3 留作贴标签用。

（4）不同种类的标本应按不同要求进行涂片：如液体标本须离心后取沉淀物涂片，具体方法是：标本量不少于 50ml（脑脊液及穿刺液除外），一般采用 3000 转每分钟，离心 15～20 分钟后，将上清液去掉，取出沉淀物中最上层的细胞层制片，涂片制成后，一定要潮干固定以防脱落。痰标本应选择灰白色半透明黏性强能拉成长丝的部分，如有带血丝的痰则更好。

2.印片法 即选取典型病变部位，将清洁玻片与标本剖面平行，垂直适当用力轻压，不要平行拖拉，可印片 1～2 张。

3.拉片法 即选取小滴标本，置于两张载玻片之间，稍加压力反向拉开，即成两张厚薄均匀的涂片。如涂片较厚，可另加一载玻片再拉一次。拉片法制片可适用于痰、胸腹水和穿刺细胞标本。

4.推片法 为血液科常用的涂片方法，即选一边缘光滑的推片，蘸取少许标本置于载玻片的右端，并使推片与载玻片之间成 40° 左右的夹角，自右向左匀速推动，制成细胞片。常用于穿刺细胞和体液标本。推片时应注意：

（1）应根据标本浓稀程度适当调整夹角大小和推片速度。

（2）因癌细胞体积大，尤其是成团癌细胞体积更大，常位于细胞涂膜的尾部，因此推片时切忌将尾部推出片外。

5.压片法 破碎组织或微小薄片组织平铺于一张载玻片上，再用另一张载玻片叠加其上并予轻压。适用于脑等软组织。

6.甩片法 用细胞离心机将液体标本中的细胞成分直接甩到载玻片上即成单层细胞涂片。

7. 液基薄层制片法　液基薄层制片法是将脱落细胞保存在保存液中，通过特殊设备将红细胞、白细胞、坏死组织及黏液等去除，将需要检测的细胞均匀分散贴附在载玻片上制成涂片的技术。适用于各种标本的制作。根据原理分膜式薄层细胞学检测系统（thinprep cytologic test，TCT）和沉降式液基细胞学检测系统（liquid-based cytologic test，LCT）。

（1）TCT：TCT 是最早开发的液基薄层细胞技术，1996 年获美国食品和药物管理局（Food and Drug Administration，FDA）批准用于临床。主要方法是将宫颈脱落细胞放入有细胞保存液的小瓶中，刮片毛刷在小瓶内搅动数十秒钟，通过高精密度过滤膜过滤后，标本中的杂质被分离，过滤后的上皮细胞制成 20mm 薄层细胞于载玻片上，95% 乙醇固定，经巴氏染色、封片，由细胞学专家显微镜下阅片按 TBS 法作出诊断报告。

（2）LCT：LCT 于 1999 年获美国 FDA 批准应用于临床。基本方法是将收集的脱落细胞置于细胞保存液中，通过比重离心后，经自然沉淀将标本中的黏液、血液和炎性细胞分离，收集余下的上皮细胞制成 13mm 超薄层细胞于载玻片上。每次可同时处理 48 份标本，并在全自动制片过程中完成细胞染色，达到更高质量及更高效率。

 知识链接

细胞块制片技术

细胞块制备是将液体中的样品通过离心，细胞被高度浓缩，变成块状，用石蜡包埋之，再作成"切片"。或针吸时有较大的组织碎片也可直接包埋做成切片。这种将细胞和组织碎片还原成细胞学组织切片，在某种程度上具有切片的特点，可以在显微镜下观察形态学变化，也可以用于做特殊染色，在一定程度上可提高诊断阳性率。

四、细胞的固定

（一）固定时机

分为湿固定、潮干固定、干燥固定。

1. 湿固定　一般涂片如宫颈涂片、痰涂片涂好后应立即固定。

2. 潮干固定　如液体很稀，含蛋白量很少的尿液、胸腹水或清水样的乳头溢液，涂片后应待膜周边稍干而中央尚未干时浸入固定液即潮干固定，以免细胞漂落太多，影响制片质量。如等全片干后再固定，染色后细胞肿胀、核染色质结构模糊不清，称此为人为退变，常严重影响诊断。

3. 干燥固定　做 MGG、瑞氏（Wright）染色时，细胞涂片须彻底干燥后固定。

（二）固定方法

1. 浸入法　涂片直接浸入固定液内，因固定液充足，固定效果好。但细胞易脱落而发生交叉污染，因此应该一例一瓶，分瓶固定。固定液回收时应过滤。多数标本用此法固定。固定时间 15～30 分钟。

2. 滴加法　将固定液直接滴加到涂片上盖满涂膜。常用于需作瑞氏或 MGG 染色的胸腹水、尿及穿刺细胞的涂片。一般均于涂片完全干燥后再固定，因此细胞不易脱落，不造成交叉污染。但此种固定方法因固定液量少，效果较差。

（三）常用固定液

1. 95% 乙醇　最常用，如加入 1% 量的冰醋酸（95% 乙醇：冰醋酸 =99：1），可增强固定效果,并有对抗乙醇固定的收缩作用。

2．Carnoy 液　纯乙醇：三氯甲烷：冰醋酸 =6：3：1,此固定液穿透力强,固定效果好。但价格贵,配制麻烦,一般只在核酸染色、糖原染色和黏蛋白染色等特殊染色中应用。

3．乙醚乙醇固定液　由 95% 的乙醇 49.5ml,乙醚 49.5ml 和冰醋酸 1ml 组成。此液渗透性强,固定效果较好,适用巴氏染色和 HE 染色。因乙醚易挥发、易燃烧且价格贵,所以用得少。

4．丙酮　穿透力强,对酶类固定效果好,常用于酶的组化染色固定。

5．甲醇　用于瑞氏、MGG 染色或免疫组化染色的自然干燥涂片预固定。一般滴加数滴铺满涂片即可。

五、细胞的染色

(一) 巴氏(Papanicolaou)染色法

1．染色液的配制

(1) 苏木精

1) Harris 苏木精: 同组织切片 HE 染色配方。

2) 改良 Gill 半氧化苏木精: 苏木精 2g, 无水乙醇 250ml, 硫酸铝 17.6g, 碘酸钠 0.2g, 枸橼酸 2g, 甘油 50ml, 蒸馏水 750ml。

配制方法: 将苏木精溶于无水乙醇,硫酸铝溶于蒸馏水,完全溶解后两液混合,依次加入碘酸钠、枸橼酸、甘油。此配方特点: 配制时无须加温。配后即可用。性能稳定,基本上消除了过度氧化的苏木精结晶污染涂片的麻烦。缺点是染色时间较长,须 10 分钟以上。适当加大碘酸钠用量(约 0.23g),可缩短染色时间。

(2) 橘黄 G^6 (orange G^6): 橘黄 G^6 0.5g,溶于 95% 乙醇 100ml,加磷钨酸 15mg。

(3) EA 染液

1) EA^{36} : 由三种贮备液按比例混合而成: 亮绿(light green)液: 亮绿 0.5g,溶于 5ml 蒸馏水中,再加纯乙醇至 100ml。伊红 Y(eosin yellowish)液: 伊红 Y0.5g,溶于 5ml 蒸馏水中,再加纯乙醇至 100ml。俾士麦棕(bismark brown)液: 俾士麦棕 0.5g,溶于 5ml 蒸馏水中,再加纯乙醇至 100ml。将上述亮绿液 45ml,俾士麦棕 10ml,伊红 Y 液 45ml 混合后,再加磷钨酸 0.2g,饱和碳酸锂水溶液 1 滴。

2) EA^{50} : 3% 亮绿水溶液 10ml,纯甲醇 250ml,20% 伊红 Y 水溶液 20ml,冰醋酸 20ml,磷钨酸 2g(水溶后加入),95% 乙醇 700ml。

2．染色步骤

(1) 经固定的涂片入水、苏木精染核、盐酸乙醇分化、返蓝同 HE 染色。

(2) 70%、80%、95% 乙醇逐级脱水各 1 分钟。

(3) 橘黄 G^6 3~5 分钟 .

(4) 95% 乙醇两缸漂洗各 1 分钟。

(5) EA^{36} 或 EA^{50} 5 分钟。

(6) 95% 乙醇两缸漂洗各 1 分钟。

(7) 无水乙醇两缸漂洗各 1 分钟。

(8) 二甲苯两缸透明各 1 分钟。

(9) 中性树胶封片。

3．染色结果（彩图 7-1）　核深蓝色，鳞状上皮底层，中层及表层角化前细胞胞质染绿色，表层角化不全细胞胞质染粉红色，完全角化细胞胞浆呈橘黄色，红细胞染鲜红色，黏液染淡蓝色或粉红色。

4．染色特点　细胞透明度好，结构清晰，涂片色彩丰富鲜艳，能显示鳞状上皮不同角化程度，常用于阴道涂片测定激素水平。宫颈涂片和痰涂片内分化差的小角化细胞鳞癌显示橘黄色胞质，在红色坏死背景中特别突出，不易漏诊。因此宫颈涂片和痰涂片等含鳞状上皮细胞的标本常规用巴氏染色。但巴氏染液多数用 95% 乙醇配制，成本高，染液配制麻烦，染色步骤多，而且染液易陈旧，染色效果不稳定，因此基层医疗单位推广有困难。

（二）苏木精 - 伊红（HE）染色法

是病理切片的常规染色法，也是细胞涂片最常用的染色法。染液配制及染色方法同病理切片，此处不再赘述。

HE 染色特点：只有苏木精、伊红两种染液。染液配制、染色方法都比较简单，同时染色质量也比较稳定，细胞的透明度也好，核浆对比鲜明，一般病理医生都习惯看 HE 染色片，所以细胞学中应用也较广泛。但 HE 染色胞质颜色单一，不易观察胞质角化程度，不宜作雌激素水平的测定（彩图 7-2）。

（三）瑞氏（Wright）染色法

1．染液配制

（1）瑞氏染液：瑞氏染粉 1 克置钵中，加甲醇（AR）少许，充分研磨，使染料溶解后，置棕色瓶内，再如上分次加入甲醇研磨，直至 600ml 甲醇用完，染液密封保存。

（2）磷酸缓冲液：1% 磷酸氢二钠（Na_2HPO_4）20ml，1% 磷酸二氢钾（KH_2PO_4）30ml，加蒸馏水至 1000ml，调整 pH 6.4～6.8。

2．染色步骤

（1）自然干燥的细胞涂片（预先滴加甲醇固定更好）水平置于染色架上。

（2）滴加瑞氏染液数滴，以盖满涂膜为宜（不能干）。

（3）30 秒～1 分钟后，滴加磷酸缓冲液（染液量的 1～3 倍），用气囊吹匀。

（4）10～30 分钟后，用流水冲去染液。

（5）趁湿加盖玻片或待干后镜检。

3．染色结果　核染紫红色，胞质染紫蓝色，黏液染粉红或淡蓝色。

4．染色特点　染色方法简单省事，易于推广。细胞结构清晰，特别对胞质及其中颗粒显示较好，但对核染色质及核膜结构，显示不如巴氏染色。此染色法因不经乙醇固定，细胞不收缩，可比 HE 染色的细胞约大半倍，特别适用于血细胞涂片染色。细胞病理学用于胸腹水、尿及穿刺细胞涂片疑为淋巴瘤时，作鉴别诊断。但此法对较厚的涂片染色不佳，因此一般不用于痰和宫颈涂片的染色。

（四）迈 - 格 - 吉（May-Grunwald-Giemsa，MGG）染色

MGG 由 May-Grünwald 染料和 Giemsa 两种染料组成。May-Grünwald 的化学名为曙红亚甲基蓝 II，由伊红和亚甲蓝组成，对胞质着色较好；而 Giemsa 染液对胞核着色较好，因此 MGG 染色，兼有两者的优点，常用于细胞学涂片染色。

1．染液配制

（1）Ⅰ液的配制：在研钵内用 5ml 纯甲醇将 1g 迈格染料充分研磨成均匀一致的悬液，倒入烧瓶中，加入 95ml 后置入 37℃ 温箱 4～6 小时，每隔半小时研磨半小时，然后放入深棕色

瓶内，在室温下保存，2周后使用。临用前取上液40ml，加纯甲醇20ml混合用作工作液。

（2）Ⅱ液的配制：将姬氏染料0.6g溶于50ml甘油内，在研钵内研磨3～4小时，使之磨匀，加入纯甲醇100ml后搅拌均匀，加入深棕色瓶内，室温下保存，2周后即可使用。

（3）磷酸缓冲液配制：同瑞氏染色法。

2．染色步骤

（1）自然干燥的细胞涂片水平置于染色架上。

（2）将Ⅰ液（用缓冲液或蒸馏水5～10倍稀释）滴盖涂片上，10～30分钟。

（3）倒弃涂片上的Ⅰ液，并用自来水漂洗干净。

（4）立即滴盖Ⅱ液（用缓冲液或蒸馏水5～10倍稀释）在涂片上染色10～30分钟。

（5）倒弃涂片上的Ⅱ液，用自来水漂洗干净。

（6）趁湿加盖玻片或待干后镜检。

3．染色结果　亦同瑞氏染色。

4．MGG染色特点　染色方法简单、省事，且兼有瑞氏和吉氏两种染色的优点。胞质、胞核染色效果均好，结构清晰。MGG染色对细菌、真菌及胆固醇结晶也能清楚的显示。并且涂片可保存十多年而不退色。所染细胞亦比HE染色的细胞大，因此细胞病理学中，可用MGG染色来鉴别淋巴瘤。

第二节　细胞学检查与诊断

一、概述

细胞学检查是通过显微镜观察人体细胞病理学变化来诊断疾病的一种检查方法，其主要目的是诊断癌和癌前病变。通过显微镜对细胞形态学（包括细胞的大小和形状，核的大小形状、核染色质颗粒和分布、核膜、核仁和核分裂，核质比）观察诊断疾病，称为诊断细胞学或临床细胞学，也叫细胞病理学。根据标本来源不同分为妇科细胞学和非妇科细胞学，根据采样方式不同分为脱落细胞学和针吸细胞学。

二、应用范围

（一）用于肿瘤的筛查
如宫颈涂片、痰涂片、食管拉网检查等。

（二）诊断癌瘤
发现早期癌，为早期治疗和进一步检查提供依据。

（三）认识癌前病变
如宫颈上皮内瘤变，可能发生癌变，如能及时治疗可中断癌变。

（四）癌瘤治疗后随诊
如肿瘤切除或放疗后，疗效如何，有无复发。

（五）观察卵巢功能
指导内分泌治疗。

（六）提示或诊断某些良性病变
如胸腹水涂片，查见大量淋巴细胞提示结核等；宫颈涂片发现多量线索细胞，提示细菌性阴道病；发现滴虫，诊断滴虫性阴道炎。

三、细胞学检查与诊断的优缺点

（一）优点

1. 设备简单、操作简单、容易掌握。

2. 无创性或微创性取材，安全，费用也低，病人容易接受。

3. 取材方便，可反复取材，无任何不良反应。

4. 报告快，检出率较高，广泛受临床医生欢迎。

（二）缺点

1. 受取材和制片的限制，有时不能提供准确的信息，因而难以作出正确的诊断。如：

（1）取材部位不准确或涂片过厚、过薄。

（2）脱落细胞，常有退变，易受人为因素的影响。因此临床医师不宜把细胞学诊断作为最终诊断。

2. 受取材阅片经验影响，易出现假阴性或假阳性。

（1）假阴性：是指取材没取到肿瘤细胞，或阅片医生镜检不够细心没有发现肿瘤细胞，或将肿瘤细胞当作其他炎性改变的细胞等原因。致使肿瘤病人本应查到肿瘤细胞而没有查到，报告了阴性。所以称为假阴性。

（2）假阳性：是指把非肿瘤细胞，如炎性改变或退变的细胞等，当作了肿瘤细胞。致使本来无肿瘤细胞，而报告查见了肿瘤细胞。所以称为假阳性。

四、注意事项

近几十年来细胞学检查发展非常迅速，取得了令人瞩目的成就，临床医生对细胞病理学报告的要求和期望越来越高。因此细胞病理学工作者，必须注意以下几点：

1. 取材要准确　准确取材是细胞学诊断的先决条件。取材时要尽可能取到病变部位，才能作出可靠而准确的诊断，如痰标本应选择灰白色半透明黏性、细丝痰或带血丝痰。由于宫颈癌多发生在宫颈口鳞 - 柱交界处，因此妇科医生取材时，要充分暴露子宫颈外口，先用棉签拭去宫颈表面的黏液，在宫颈口两种上皮移行带处取材。

2. 规范操作过程，确保制片质量

（1）涂片要均匀：涂片既不能过厚也不能过薄，涂片过厚细胞互相重叠，镜下看不清楚；涂片过薄细胞数量太少，可能遗漏肿瘤细胞。

（2）固定要及时：固定不及时可能导致细胞肿胀退变，涂片染色后细胞结构不清晰。

（3）操作要规范：制片过程中操作不当可改变细胞原有的形态结构和背景。

（4）背景要干净：采用不同方法去除涂片中的黏液、杂质和红细胞等，如涂片中红细胞过多时，应设法溶解红细胞，使其他细胞更为清晰突出。

3. 认真阅片，提高镜下阅片能力　细胞病理学主要依靠细胞形态结构改变来对病变进行诊断，看不到组织结构的改变，所以细胞学诊断有一定的难度。因此必须认真阅片，镜下仔细观察细胞细微的结构变化，找出诊断依据，如有疑难病例难以确诊时可建议活检，不可勉强作出诊断。

4. 密切结合临床　临床病史及有关辅助检查和化验检查结果是病理诊断的重要参考依据，对于细胞病理学诊断来说更是必不可少，有时必须自己亲自检查，了解各种检查结果,综合判断才能作出正确诊断。

5. 充分利用各种特殊染色和免疫组织化学染色,对某些疾病的诊断往往可以起到事半功倍的效果。

6. 加强学习,善于总结经验,不断提高细胞学制片、阅片水平

影响细胞学诊断的因素有很多,如取材、制片、阅片中的任一环节出现差错都可能导致错误诊断,因此需要不断总结经验,改进方法,提高制片和阅片水平。

第三节 细胞形态学变化

一、正常上皮细胞与脱落后的形态变化

(一)复层鳞状上皮细胞

主要分布于全身皮肤、口腔、咽喉、食管、肛门、阴道、宫颈外口及阴茎等。复层鳞状上皮由十多层细胞构成,可分为五层,依次分别为:内底层细胞、外底层细胞、中层细胞、角化前细胞和不全角化细胞。不全角化细胞在生理或病理情况下,可逐渐衰老死亡,胞核碎裂成小片或逐渐变淡而消失,成为完全无核的"完全角化细胞",此种细胞胞质巴氏染色染呈橘黄色。各层细胞的形态特点见表7-1。

表7-1 复层鳞状上皮细胞各层的形态特点(巴氏染色)

细胞种类	不全角化细胞	角化前细胞	中层细胞	外底层细胞	内底层细胞
大小直径	40~50μm	40~50μm	30~40μm	15~30μm	12~15μm
形态	扁平多边形	扁平多边形	卵圆形或菱形	圆形或卵圆形	圆形
胞膜	清楚	清楚	清楚	清楚	清楚
胞质	鲜红色	浅绿色	浅绿色	稍淡于内底层细胞	暗绿色
核位置	居中	居中	居中	居中	居中
核形状	固缩	圆形	圆形	圆形	圆形
核直径	约为4μm	6~8μm	略小于外底层细胞	略小于内底层细胞	8~10μm
核染色质	匀细	细颗粒状	细颗粒状	细颗粒状	细颗粒状
核浆比	1:5以上	1:3~5	1:2~3	1:1~2	1:0.5~1

(二)柱状上皮细胞

主要分布于呼吸道,如鼻腔、气管、支气管;消化道如胃、肠;女性生殖道如宫颈管、宫内膜和输卵管等。组织学可分为单层柱状上皮和假复层纤毛柱状上皮两类。脱落后可分为纤毛柱状上皮细胞和黏液柱状上皮细胞两种。

1. 纤毛柱状上皮细胞 细胞形态为圆锥形,顶端宽平,表面有密切红染的纤毛。胞浆适量,淡红色(HE)或亮绿色(巴氏)。胞核位于细胞中下部,卵圆形,直径8~12μm,核染色颗粒细而均匀,染色较淡,有的可见1~2个小核仁。

2. 黏液柱状上皮细胞 细胞呈卵圆形或圆柱状,因胞浆内含有黏液,着色淡而透明。核圆形或卵圆形,位于细胞中下部,核染色质细颗粒状,有的可见小核仁。当细胞内含有大量黏液时,核被压至细胞底部呈半月形或不规则形,整个细胞呈高脚酒杯样,故称杯状细胞。

（三）间皮细胞

分布于胸膜腔、腹膜腔、心包腔和男性睾丸的鞘膜腔。间皮细胞圆形或卵圆形，直径 10～20μm，甚至更大。核圆，位于中央或偏位，常为单个，增生活跃时可为双核。核染色质细颗粒状，偶见小核仁。

（四）移行上皮细胞

分布于肾盏、肾盂、输尿管、膀胱及尿道起始部。移行上皮也是复层上皮，其细胞层次和形态随器官的舒缩而有所改变。

移行上皮可分为基底层，中间层和表层。基底层细胞为单层立方或低柱状。尿液涂片中为小圆形，核居中，染色质细颗粒状，有的可见小核仁。中间层细胞常为卵圆形、梨形或多边形。较底层细胞大 1～2 倍，胞浆丰富透亮，核圆形或卵圆形，比基底细胞核略大，多居中位，核染色质细颗粒状。表层细胞为扁圆形或多边形，体积最大，直径为 20～30μm，胞浆丰富、着色淡，常见有空泡。细胞核圆形或卵圆形，直径为 6～8μm，位于中央，染色质细颗粒状，分布均匀。常见双核、多核表层细胞。

（五）内皮细胞

分布于血管和淋巴管内层，可见于穿刺细胞涂片中。游离的血管内皮细胞呈圆形或梭形，胞浆丰富，其中可见空泡、异物或吞噬的色素颗粒。细胞核圆形或椭圆形，位于细胞中央或稍偏位，染色质细致均匀，可见核仁。淋巴管内皮细胞常为圆形，胞浆中通常看不见空泡或吞噬物。

（六）腺上皮细胞

腺上皮细胞具有分泌功能，组成内分泌腺和外分泌腺。因为多数不形成管腔通道，如甲状腺、肝、胰腺等，只有通过穿刺才能获得。

1. 柱状腺上皮细胞　分布于体内大部分腺体，如涎腺、乳腺、甲状腺、肾上腺等。与被覆柱状上皮相似，但胞浆更丰富，内含分泌颗粒，细胞形状和核的位置常随细胞分泌方式和分泌状况而有所不同，腺上皮细胞的游离端为纹状缘，常有纤毛。

2. 杯状细胞　分布于某些被覆上皮的组织中，如小肠、结肠及呼吸道等。细胞似杯状，顶端膨大，含丰富的黏液颗粒，因此涂片中常成空泡或泡沫状。核位于底部呈圆形、卵圆形或三角形，可见小核仁。

二、常见正常非上皮细胞的形态变化

（一）脂肪细胞

脂肪组织遍布全身，以皮下、肠系膜和网膜等处多见。穿刺涂片中脂肪细胞常见，往往成堆出现。细胞圆形，胞浆中有大空泡，核小呈圆形或新月形，位于细胞一端。

（二）成纤维细胞

是疏松结缔组织的主要成分，在急性炎症恢复期或慢性炎症及瘢痕组织中出现。细胞呈椭圆形、成熟后呈梭形，两端尖细而弯曲，胞浆淡染，略嗜碱性。核椭圆形居中，核染色质细颗粒状，核仁不明显或可见小核仁。

（三）黏液细胞

正常情况下仅见于胎儿脐带中。病理情况下，许多组织黏液变性而出现黏液细胞。穿刺涂片中，黏液细胞呈卵圆形、梭形、星芒状等多种形态，胞浆嗜碱透明、核椭圆形较小，染色质细网状，染色淡。细胞外围常有黏液包绕。

（四）组织细胞或巨噬细胞

细胞核圆形或卵圆形，常偏位可见小核仁。组织细胞有强大的吞噬功能，因吞噬不同的异物，又有不同的名称，如尘细胞、心衰细胞和泡沫细胞等。

（五）多核巨细胞

细胞体积巨大、形态不规则，胞浆丰富。多个甚至数十个细胞核，核大小较一致，有时可见小核仁。胞浆中如见明显的异物，则称异物巨细胞。

（六）骨及软骨细胞

其组织由细胞、基质和纤维组成。穿刺涂片中除软骨能见到基质外，其他一般仅见细胞成分。

1. 软骨细胞　圆形或椭圆形，少数见有突起，胞浆丰富透明嗜碱性。核圆居中或偏位有 1～2 个小核仁。细胞周围有基质包绕。

2. 成骨细胞　可见于骨瘤或骨髓炎穿刺涂片中。细胞多边形或梨形，常 3～5 个成群出现，胞浆中央可见淡染区，核圆形，偏位或似突出胞浆外，核染色质细网状，可见 1～2 个小核仁。

3. 破骨细胞　细胞体积巨大、形状不规则，常有伪足样突起。胞浆丰富，其中常见空泡或颗粒。细胞核多，一般为 10～15 个，核卵圆形，大小较一致，紧密排列或部分重叠，染色质细颗粒状。可见 1～2 个明显核仁。

（七）肌细胞

分为平滑肌细胞、骨骼肌细胞和心肌细胞三种。细胞均为长梭形，胞浆位于细胞核两端，嗜酸性。胞核椭圆形，与细胞长轴一致。骨骼肌细胞，胞浆内可见横纹，故又称横纹肌细胞。胞浆染色较平滑肌稍深。

（八）血细胞

包括中性粒细胞、嗜酸性粒细胞、嗜碱性粒细胞、单核细胞、淋巴细胞和红细胞等，常在细胞涂片中出现。其中不同种类的炎细胞出现，常象征着不同的炎症或炎症的不同阶段。

三、良性上皮细胞变化

各种因素可造成上皮细胞形态的改变，为区别于恶性肿瘤细胞，因此称为良性上皮细胞变化。不但细胞自然衰老死亡可引起上皮细胞形态改变，炎症或其他原因也可引起上皮细胞形态的改变，往往后者是主要的原因。

（一）退化变性

主要为细胞自然衰老死亡的过程，表现为肿胀性退化变性和固缩性退化变性两种类型。

1. 肿胀性退化变性　常见于间皮细胞，鳞状上皮的基底细胞和柱状上皮细胞。

表现为胞浆内出现液化空泡，有的为泡沫状，有的为印戒状，细胞质淡染，体积随退变加重而逐渐增大，最后胞膜胀破，留下一个细胞核，因无胞浆包裹而称为裸核。肿胀退变时，细胞核也肿胀变大，核膜不清，染色质颗粒逐渐模糊不清，淡蓝色云雾状，最后核膜溶解，整个细胞也完全消失。

固定不及时的 HE 染色或巴氏染色的涂片中，涂膜较薄部分的细胞甚至所有细胞的胞浆胞核均肿胀变大，核染色质结构消失，呈云雾状模糊不清。此种人为造成的肿胀性退变严重影响诊断，应设法避免。

2. 固缩性退化变性　常见于鳞状上皮表层细胞，表现为胞浆的角质化，HE 染色为深红或鲜红色,巴氏染色为红色,最后呈橘黄色。细胞核由大变小,染色质由疏松网状到浓集深染,最后消失。纤毛柱状上皮细胞亦可发生固缩性退变,细胞核可固缩深染,但不消失。

(二)炎症变性

炎症变性的上皮细胞主要表现为细胞核的改变。有的细胞形态亦可发生不同程度的改变。

1. 鳞状上皮细胞的炎症改变 表现为核肥大,核异型,核固缩和核碎裂。

(1)核肥大:是细胞增生活跃的表现,由于细胞核增大,细胞体积不变,所以表现有一定程度的核浆比例失常。

(2)核异型:细胞核可比正常略小或略大,轻度不规则形,核膜皱褶,核染色质颗粒增粗,染色加深。

(3)核固缩:是细胞衰老的表现,核明显缩小,染色质凝集深染。

(4)核碎裂:是细胞死亡的表现,细胞核碎裂成大小不等的碎块。

2. 柱状上皮细胞的炎症改变 以纤毛柱状上皮细胞的炎症改变较明显,主要表现为核固缩。此时细胞缩小成小锥形,胞浆染成深红色,核也明显缩小,但有时核也可稍增大,着色深并有轻度畸形。当有双核或多核重叠在一起时低倍镜下表现为深染畸形,易误认为癌细胞,应用高倍镜仔细观察鉴别。

3. 鳞化细胞 是炎症变性细胞中的一种特殊类型,即为柱状上皮细胞在炎症等因素刺激下,上皮细胞坏死脱落,储备细胞增生,变为鳞状上皮细胞的一个过程,称为鳞状上皮细胞化生,简称鳞化。鳞化细胞根据形态可分为成熟型和不成熟型两种:

(1)成熟型鳞化细胞:与正常鳞状上皮细胞很难鉴别。细胞大小常介于外底层与中层细胞之间,常单个散在分布,界限清楚,形态多样,可为多角形,蜘蛛形,蝌蚪形等。胞浆丰富,均匀致密。亦称为炎症变形细胞。

(2)不成熟型鳞化细胞:形态介于柱状细胞与鳞状细胞之间,多为圆形或卵圆形,大小似外底层细胞,细胞界限比较清楚可有小突起,胞浆不厚实,其中常见空泡。核小,核染色质均匀细致,似柱状细胞核。

鳞化细胞常见于慢性宫颈炎的宫颈涂片中,亦可见于老年性慢性支气管炎的痰涂片中。

4. 修复细胞(repair cell) 多见于宫颈涂片中,常在重度宫颈炎,宫颈活检或电灼后,放射治疗后,子宫全切或锥切后出现。由于上述因素造成组织损伤和坏死,局部组织的缺失,此时通过周围健康细胞再生修复缺损,这些再生的细胞称为修复细胞。修复细胞具有以下特征:

(1)常成片出现,有的可呈合体细胞样排列。

(2)细胞增大,胞浆丰富,可有细小空泡。

(3)细胞核亦相应增大,核膜稍厚,核仁明显。

(4)核染色质均匀,细颗粒状。

(5)有时可见核分裂象,背景可有新鲜出血和重度炎症反应。

不同细胞起源的修复细胞常带有起源细胞的特点,因此可以区别为柱状上皮起源或鳞状上皮起源的修复细胞。

四、核异质细胞

核异质细胞是指细胞核异常,而胞浆分化尚正常的细胞,表现为核增大、大小不一,核形态多种多样,核染色质增多、较深染,分布不匀,核膜增厚,核边界不整齐等,可出现双核与多核。核异质细胞形态上介于良性细胞和恶性细胞之间,所以又有间变细胞之称,相当于组织病理学的不典型增生。按细胞核异型的程度,核异质细胞分为轻度核异质细胞、中度核异质细胞和重度核异质细胞。轻度核异质细胞常在慢性炎症时出现,又称炎性核异质细胞。重度核异质细胞形态上很接近于癌细胞,而且也可能发展为癌,所以又称癌前核异质细胞。介于轻度和重度核异质细胞之间的称为中度核异质细胞。轻重度核异质细胞核的比较见表7-2。

表7-2 轻重度核异质细胞核的比较

	核大小	核畸形	核染色	核染色质颗粒
轻度核异质细胞	较正常大半倍	轻至中度	较深	细致、均匀分布
重度核异质细胞	比正常大1倍	中度以上	更深	粗颗粒

在细胞学诊断的实际工作中,一般根据自己的经验,把细胞异型性超过一般炎症变化程度,但不足以诊断为癌的那些细胞,均诊断为核异质细胞。因此脱落细胞学中诊断的核异质细胞,实际上包括三类细胞:①真正的"癌前期"细胞即真正的核异质细胞;②部分形态异型性比较明显的炎症变性上皮细胞,在涂片中与癌前期细胞无法区别,也诊断为核异质细胞;③形态不够典型数量又少的癌细胞,亦诊断为核异质细胞。

当发现有核异质细胞时,一定不要轻易放过,应认真检查有无癌细胞。当核异质程度较重时,可建议活检以免漏诊;而当炎症较重时,可建议治疗后复查,复查时如发现核异质细胞仍未消失,应跟踪随访、定期复查。

五、肿瘤细胞学

肿瘤分为良性肿瘤和恶性肿瘤;恶性肿瘤又分为癌和肉瘤。癌是指上皮组织来源的恶性肿瘤,肉瘤是指间叶组织来源的恶性肿瘤。良性肿瘤细胞和肉瘤细胞不易脱落,脱落细胞学中所讲的肿瘤细胞,一般都是指上皮组织来源的恶性肿瘤细胞.也就是癌细胞。不同脏器和亚型的肿瘤细胞形态特征不同,因此不同部位的肿瘤需按各自的细胞形态学标准诊断。

(一)单个癌细胞的一般形态学特征

核的异型性(彩图7-3)是诊断恶性肿瘤细胞的主要形态学依据。

1. 核增大 癌细胞核一般为正常细胞的1至4~5倍,个别可达10倍之多。

2. 核大小不等 各个癌细胞核增大程度不一致,同一视野的癌细胞核大小相差悬殊。

3. 核深染、深浅不一 癌细胞核的染色质增多、颗粒变粗,常聚集在核膜下,使核膜增厚,核染色加深,有的可呈墨水滴样:核内染色质分布不均,核的染色深浅不一。

4. 核畸形 恶性肿瘤细胞核可出现明显的畸形,表现为细胞核形态不规则,呈结节状、三角形、蝌蚪形等;核仁肥大,数目增多;多核,裸核;有时可见到病理性核分裂象,如不对称分裂、三极分裂、四极分裂、多极分裂和不规则分裂等;有时核膜凹陷呈分叶或折叠状。

5. 核浆比例失常 癌细胞核增大明显,超过细胞体积的增大,故核浆比例增大。而且癌细胞分化愈差,核浆比例失常愈明显。核浆比例增大是恶性肿瘤细胞最重要的形态特征。癌细胞与核异质细胞均具有核的异型,两者鉴别见表7-3。

考点链接

恶性肿瘤细胞最主要的形态特点

表7-3 癌细胞与核异质细胞核的鉴别

鉴别点	癌细胞	核异质细胞
核增大	显著增大（1～5倍）	轻度增大（1倍左右）
核大小不一	显著	大小近似，相差不大
核形状不规则、畸形	显著不规则畸形	轻度至中度不规则畸形
核仁	明显易见，增多、增大并有异形	一般不明显
核浆比例	显著增高	无明显变化，或轻度增高
病理性核分裂	有	无

（二）成堆癌细胞的形态特点

1.成片脱落的鳞癌细胞，仍可有一定程度的鳞状上皮的排列特点，如铺砖样，但细胞大小不一、形态多样，排列紊乱，极向消失（彩图7-4）。

2.脱落的腺癌细胞可出现不规则的腺腔样排列。

3.未分化癌则表现为束状（单行）排列及镶嵌样（成片）排列等特征。

因此，根据成团癌细胞的形态特点，可作为诊断癌细胞和进行癌细胞分类的依据。

（三）涂片中的阳性背景

由于恶性肿瘤（特别是浸润癌和分化差的癌）具有浸润性生长和生长迅速等特点，因此容易发生出血和坏死，故涂片背景中常常可见到成片的红细胞、坏死细胞碎片，这种背景常常提示涂片中可能找到癌细胞，所以称为"阳性背景"。在临床脱落细胞学检查中，此为诊断恶性肿瘤的参考依据之一。要注意的是出血坏死并非肿瘤所特有，某些严重的炎症病变也可以出现出血和坏死，所以在没找到癌细胞的前提下，绝不能依据阳性背景，而诊断癌。

（四）各类癌细胞的形态特点

1.鳞癌 其形态特点有：①癌细胞多单个散在分布。②癌细胞形态多样，常可出现不规则形、多边形、梭形、蝌蚪形等。③癌细胞界限一般比较清楚，分化差的也可不清楚。④癌细胞核染色质呈块状或粗颗粒状，深染，有的可呈煤炭样。⑤分化差的鳞癌细胞可见核仁，分化好的一般看不到。根据癌细胞的分化程度，鳞癌可分为分化好的鳞癌和分化差的鳞癌两大类。

2.腺癌 其形态特点有：①癌细胞常成团，可呈桑葚样、腺腔样排列。②癌细胞形态比较单一，多为圆形、卵圆形，细胞界限不清。③核膜厚，核染色质颗粒状，排列疏松，核仁大而明显。④成团腺癌细胞核常重叠，单个癌细胞核往往偏位。⑤胞浆内常有分泌空泡。根据癌细胞的大小，癌细胞内黏液的多少，有无形成腺腔样结构的趋势，腺癌也可分为分化好的腺癌和分化差的腺癌两型。

3.小细胞型未分化癌 其形态特点是：癌细胞小，圆形、卵圆形或瓜子形。胞浆极少，细胞核约比淋巴细胞大半到一倍，核畸形明显，染色深。癌细胞排列紧密而不重叠，成片出现时，往往呈镶嵌样结构；单行排列时呈束状。

 前沿知识

循环肿瘤细胞检测

循环肿瘤细胞是指进入人体外周血的少量恶性肿瘤细胞，起源于原发肿瘤或转移灶。循环肿瘤细胞的分离和检测简便、无创，随着分离和检测技术的创新发展，将可有效的应用于肿瘤的早期诊断、肿瘤的个体化治疗、疗效评估、预后判断、肿瘤复发和转移的监测等。

第四节 细胞学诊断方式

一、直接诊断法

常用于针吸细胞学,即与组织病理学诊断一样作出直接明确的诊断,如乳腺髓样癌、甲状腺滤泡癌、淋巴结转移癌等。

二、间接诊断法

常用于针吸细胞学以外的临床细胞学诊断。

1. 二级法
(1)阴性:未查见恶性细胞。
(2)阳性:查见恶性细胞。

2. 三级法
(1)阴性:涂片中仅为正常及炎症变性细胞。报告未查见瘤细胞。
(2)可疑:涂片中找到一些异型细胞,不能肯定为癌细胞。报告查见可疑癌细胞。
(3)阳性:发现肯定的癌细胞。报告查见癌细胞。

3. 四级法 四级法报告定性明确,并且在阳性报告中注明癌细胞的组织分型;在阴性报告中亦要描述涂片中的特殊发现。如滴虫性阴道炎、胸腹水中查见大量淋巴细胞、痰中查见真菌等。
(1)阴性:涂片中仅为正常及炎症变性细胞。报告未查见瘤细胞。
(2)间变(核异质)细胞:涂片中找见异型细胞倾向于真正的间变细胞,但不能排除高度异型的炎症变性细胞及不典型的癌细胞。报告查见核异质细胞。
(3)癌疑:涂片中找到一些异型细胞,基本符合癌细胞的标准,但因数量过少或形态不典型,所以不能排除癌细胞的可能性。报告查见可疑癌细胞。
(4)阳性:发现肯定的癌细胞。报告查见癌细胞。

4. 巴氏五级诊断法 为巴氏(George N Papanicolaou)1945 年提出用于宫颈或阴道脱落细胞学的分类诊断法。用罗马数字表示。
Ⅰ:示见异常细胞或不正常细胞。
Ⅱ:细胞学有异形性但无恶性证据。
Ⅲ:细胞学怀疑为恶性但证据不足。
Ⅳ:细胞学高度怀疑为恶性。
Ⅴ:肯定为恶性。

第五节 液基细胞学检查与诊断

液基薄层细胞制片技术诞生于 1991 年,最早应用于妇科细胞学检查,国内从 2001 年开始做液基细胞学筛查宫颈癌的研究,使该技术得到迅速的发展,被称之为细胞学制片技术的革命。但是该技术需要国外进口制片机、细胞保存液等,价格较昂贵,难以普及。近几年国内研发生产了半自动离心制片机和细胞保存液,大大降低了薄层液基细胞制片成本,使该技术在我国广大基层医院推广使用。目前主要是用于妇科宫颈涂片,筛查癌和癌前病变。也用于胸、腹腔积液涂片,痰和尿液等检查。是目前筛查宫颈癌最好的推荐方法之一,为宫颈癌的早期诊断和治疗提供了明确的诊断依据。是一项非常值得推广应用的临床检验技术。

一、妇科液基细胞学检查与诊断

(一)妇科液基细胞标本采集及处理

标本采集由妇科医师完成,采用扫帚状取样器收集宫颈外口和宫颈管的脱落细胞,洗入盛有 Thinprep 细胞保存液小瓶内。细胞保存液随后被送到细胞实验室,通过一台自动制片机来混匀并过滤细胞样本,最后将细胞转移到玻片上。95% 乙醇固定,巴氏染色。这种方法制作的标本能够减少血液、黏液和非诊断性杂质,并使标本能够代表病人的全部样本。

(二)子宫颈细胞学 TBS(the bethesda system)报告模式

1. 无上皮内病变或恶性病变(NILM) 包括:①与炎症有关的反应性形态变化:细胞对炎症、损伤、放疗和化疗的反应性改变;②宫内节育环引起上皮细胞的反应性改变等情况。③子宫切除后的腺细胞。④萎缩性反应性改变。

2. 鳞状上皮细胞异常 ①非典型鳞状上皮细胞,意义不明确(ASC-US);②非典型鳞状上皮细胞,不能除外高度病变(ASC-H);③低度鳞上皮内病变(LSIL):相当于宫颈鳞状上皮轻度非典型增生(CIN I);④高度鳞上皮内病变(HSIL):包括 CIN I 、CIN II 、CIN III 及原位癌。⑤鳞状细胞癌:如能明确组织类型,则按下述报告:角化型鳞癌;非角化型鳞癌;小细胞型鳞癌。

3. 腺上皮细胞病变 ①非典型腺细胞,非特异性:包括宫颈管细胞 AGC 和宫内膜细胞 AGC;②非典型子宫颈管细胞,倾向肿瘤(AGC);③子宫颈管原位腺癌(AIS);④腺癌:若可能,则判断来源:子宫颈管,子宫内膜或子宫外。

4. 宫颈其他恶性肿瘤。

二、其他液基细胞学检查与诊断

(一)支气管、肺脱落细胞学检查

1. 标本采集及处理 ①选材:痰液标本质量直接关系到痰细胞学检查阳性率,合格的痰液标本必须从肺部咳出且新鲜,选择具有乳白色细颗粒状物痰、细丝痰、黏液丝痰、血丝及其附近的痰为制片标本。②把标本置入离心管中,加入 30ml 消化液置入振荡器中运行20 分钟。再转入 600r/min, 10 分钟,慢速离心。③取出标本,倒其上清液,留下 2ml 的细胞沉淀液转入保存液的小瓶中,TCT 制片机制片。95% 乙醇固定,巴氏染色或 HE 染色。

2. 临床意义 肺癌,原发性肺癌也称支气管肺癌,大多起源于支气管,分为鳞状细胞腺癌、腺癌、小细胞癌、大细胞癌、腺鳞癌类癌及其他。

(二)浆膜腔积液细胞学检查

1. 标本采集及处理 ①选材:一般以 100~200ml 为宜,抽取后先观察并记录性状和颜色,立即送检。②制片:先 2000r/min, 15~20 分钟的快速离心,取其沉淀物上的细胞层置入30ml 的消化液中进行溶解、振荡,再慢速离心。取其上清液留下 2ml 的细胞沉淀液转入保存液的小瓶中,TCT 制片机制片。95% 乙醇固定,巴氏染色或 HE 染色。

2. 临床意义 ①转移性肿瘤:常见于腺癌,鳞状细胞癌和小细胞未分化癌等。②间皮

瘤：大量增生性间皮细胞，大片组织碎块，间皮细胞核无明显恶性特征，同一涂片中可见间皮细胞从正常至异常的过渡形态。③结核性积液：涂片中见成片坏死物、多量淋巴细胞，上皮细胞和多核巨细胞或朗格汉斯巨细胞，提示结核。④肝硬化伴门静脉高压引起的腹水：涂片中无特异成分，可见间皮细胞。

（三）脑脊液细胞学检查

1. 标本采集和处理　脑积液因为标本中的细胞量少，必须使用全部标本。标本无须经过离心，可直接倒入标本瓶中。液基细胞制片机制片。95% 乙醇固定，巴氏染色或 HE 染色。

2. 临床意义　由于脑组织结构特殊，开颅手术损伤较大，有时也不能完全解决诊断问题，而脑脊液可重复得到，所以脑脊液标本的细胞学检查对脑部病变诊断意义重大。细胞学可以发现某些脑原发性肿瘤、转移癌、淋巴瘤等，也可以发现某些微生物，如新型隐球菌等。还可对放化疗效果进行评估，如中枢神经系统白血病、恶性淋巴瘤病人进行放化疗时，肿瘤细胞有核破裂；上皮性肿瘤病人接受放化疗时，细胞可表现为肿大、核及胞质空泡化。

（四）泌尿道脱落细胞学检查

1. 标本采集及处理

（1）选材：①自然尿必须新鲜，不少于 50ml。每位病人就应常规连续三天送检。②怀疑输尿管或肾盂肿瘤时，采集肾盂尿，尿液量不少于 10ml。③膀胱肿瘤时，生理盐水膀胱冲洗液 50～100ml。④输尿管肾盂可疑病灶刷片，刷取细胞后连同刷子一起放入 TCT 专用保存液小瓶。

（2）制片：取新鲜尿液 50ml 或、肾盂尿 10ml 或生理盐水膀胱冲洗液 50～100ml，以 1500r/min 离心 5～10 分钟后去除上清液，加放 TCT 专用保存液，半小时后 TCT 制片机制片。95% 乙醇固定，巴氏染色或 HE 染色。

2. 临床意义　①高级别尿路上皮癌：癌细胞大小不一、核浆比增大、核膜增厚不规则，核染色质增粗呈颗粒状，显著增大的一个或多个核仁，可见核分裂象。背景中可见大量红细胞和坏死细胞碎屑。②低级别尿路上皮癌：癌细胞多单个散在，大小较一致，核增大、偏位，核膜不规则增厚，核染色质细颗粒状或淡染，核仁不明显，不易见核分裂象。无显著细胞坏死背景。③鳞状细胞癌：鳞癌细胞在尿中所见与宫颈癌相似胞质嗜酸性，核固缩，有时整个核被角化浸没，形成"怪影细胞"。④腺癌：癌细胞胞质内空泡、核大、染色质增多类似肠腺癌细胞。偶尔可见小癌细胞类似印戒细胞型。亦可见透明细胞型腺癌。

第六节　细胞学检验的质量控制

涂片质量是保证细胞学诊断准确的前提。因此，在临床细胞学诊断工作中，必须严格依照程序操作，保证涂片质量，从而保证细胞学诊断结果的准确性，杜绝误、漏诊等给病人造成痛苦，防止医疗事故的发生。

一、严格管理

建立完善的、系统的细胞病理学检查管理制度，严格管理。从标本接收、编号、记录、涂片、固定、染色、镜检、报告、归档等操作流程环节入手，建立和健全各种规章制度，严格遵守操作规程。

二、规范操作

严格执行细胞病理学检验技术操作规程。

1. 检验师制片时要做到 ①正确采集标本、涂片,防止涂片过厚或过薄。②及时固定。③染色清晰、层次分明。④在固定染色的过程中要防止细胞污染,定期过滤、更新固定液和染色液。

2. 细胞病理学医师阅片时要做到 ①细心阅片,避免假阳性与假阴性的发生。②减少人为因素的影响,减少技术差错。

三、坚持复查制度

遇到阳性病例和可疑病例要多人会诊,反复观察,尽量减少误诊。如遇以下问题必须复查:

1. 涂片中发现可疑癌细胞,难于诊断。

2. 涂片中坏死细胞过多或细胞成分太少。

3. 细胞学检查结果与临床诊断明显不符。

4. 按细胞学检查结果治疗,病情无明显好转或反而恶化。

5. 诊断明确,但病情突然明显恶化。

6. 怀疑技术工作中有差错时,如编号错误、涂片被污染、细胞自溶、染色不良等。

四、建立室内和室间质控联系

室内质控是细胞学检验质量保证的基础,而室间质控则是室内质控的延续和补充,为保证临床细胞学诊断的准确性,要建立病理细胞学检验的室内室间质量控制标准和管理制度。完善多个医疗机构的科室之间的质控网络体系。为临床病理细胞学检验的质量提供可靠保证。如建立执行双人复检、多人会诊制度;建立岗位责任,检验结果定期抽查、核对制度;规定具体的试剂配制及定期更换条例;制作详细的操作卡片;尽量从管理制度上杜绝质量事故的发生,使实验室工作中每个与质量有关的问题都查有记录,有专人管理,有章可循。

本章小结

1. 细胞学分脱落细胞学和针吸细胞学,国内大、中型医院主要采用直接手工涂片和液基薄层制片,95% 乙醇固定,常用巴氏染色法和 HE 染色法进行染色。

2. 与组织病理学比较,细胞学检查具有操作简单、无痛或微痛、出报告快、检出率高等优点,深受广大临床医生的欢迎。在细胞学检查过程中要做到:严格管理,准确取材,规范操作过程,确保涂片质量,阅片要细心,密切结合临床作出正确诊断。

3. 恶性肿瘤细胞与正常脱落细胞比较具有核大、深染,核大小不一,核染色质粗,核畸形,核浆比失常等特点。

4. 细胞学诊断方法有直接诊断法和间接诊断法,间接诊断法又分:二级法、三级法、四级法和巴氏五级诊断法以及宫颈/阴道 TBS 命名系统。

(谢新民)

一、名词解释
诊断细胞学、核异质细胞、癌、肉瘤、"阳性背景"

二、填空题
1. 根据标本来源,细胞病理学分为:_____和_____。
2. 依据固定时机,细胞学涂片固定分为:_____、_____和_____。
3. 细胞学涂片固定方法:_____和_____。
4. 细胞学涂片常用的固定液:_____、_____、_____、_____、_____。

三、选择题
单项选择题

1. 穿透力强,对酶类固定效果好的固定液是( )
    A. 95% 乙醇　　　　　　　　　　B. 丙酮
    C. 10% 甲醛　　　　　　　　　　D. 乙醚乙醇固定液
    E. Camoy 液

2. 最常用的固定液是( )
    A. 95% 乙醇　　　　　　　　　　B. 丙酮
    C. 10% 甲醛　　　　　　　　　　D. 乙醚乙醇固定液
    E. Camoy 液

3. 细胞涂片最常用的染色方法是( )
    A. 巴氏染色法　　　　　　　　　B. HE 染色法
    C. 特殊染色法　　　　　　　　　D. 吉姆萨染色法
    E. 瑞氏染色法

4. 细胞学检查的缺点是( )
    A. 方法简单易学,容易掌握
    B. 肿瘤做组织学分型较困难
    C. 对设备要求简单,费用低,容易推广
    D. 安全,病人痛苦少或无痛苦
    E. 诊断迅速,检出率较高

5. 常用的细胞制片方法不包括( )
    A. 推片法　　　　　　　　　　　B. 涂抹法
    C. 拉片法　　　　　　　　　　　D. 印片法
    E. 切片法

6. 官颈脱落细胞涂片常用的固定液是( )
    A. 甲醇　　　　　　　　　　　　B. 95% 乙醇
    C. 10% 福尔马林　　　　　　　　D. 乙醚乙醇固定液
    E. 卡诺(Carnoy)固定液

7. 常用于血液涂片染色的染色方法是( )
    A. 巴氏染色法　　　　　　　　　B. MCG 染色法

    C. 瑞氏染色法   D. HE 染色法

    E. 革兰染色

8. 不属于肿瘤细胞异性的是（　　　）

    A. 核体积增大   B. 核大小不等

    C. 核染色加深   D. 胞质嗜酸性强

    E. 核 / 质比例增大

9. 癌和肉瘤最大的不同在于（　　　）

    A. 组织发生   B. 细胞分布

    C. 细胞形态   D. 核染色质

    E. 核仁

10. ASC-US 的意思为（　　　）

    A. 良性细胞学改变

    B. 不非典型鳞状上皮细胞，不能明确意义

    C. 非典型鳞状上皮细胞，不能除外高度病变

    D. 重度非典型增生

    E. 腺原位癌

11. 用于细针穿刺细胞的针头外径为（　　　）

    A. 0.1～0.3mm   B. 0.5～0.6mm

    C. 0.6～0.9mm   D. 0.9～1.3mm

    E. 1～1.3mm

12. 特别适用于血细胞涂片染色的是（　　　）

    A. HE 染色法   B. 瑞氏（Wright）染色法

    C. 巴氏染色法   D. 迈 - 格 - 吉染色法

    E. 苏丹Ⅲ染色法

13. 宫颈涂片应选用下列哪种方法染色（　　　）

    A. HE 染色法   B. 瑞氏（Wright）染色法

    C. 巴氏染色法   D. 迈 - 格 - 吉染色法

    E. 苏丹Ⅲ染色法

四、简答题

1. 细胞学取材、涂片、固定方法及注意事项有哪些？

2. 细胞学检查，癌细胞的一般特点有哪些？

第八章　尸体剖检技术

08章

1. 掌握尸体剖检过程记录。
2. 熟悉尸体剖检过程及方法；尸体剖检的意义；尸体剖检注意事项。
3. 了解尸体剖检的概念；尸体剖检过程中的分工与配合。

案例分析

　　男，50岁，中午在日式餐馆食用三明治后，当日下午出现腹痛、恶心、呕吐等消化道症状，自行服用助消化药物未见缓解。次日就诊，以急性胃肠炎静滴头孢曲松（罗氏芬）治疗，输液过程中，突然心脏停搏。

　　请问：

　　1. 该病人死亡原因是食物中毒？药物不良反应？自身疾病？

　　2. 以上疑问我们怎样证实？

第一节　尸体剖检的概念和意义

一、尸体剖检的概念

　　尸体解剖检查（尸检）包括法医尸体解剖和尸体病理解剖，本章重点介绍尸体病理解剖。

　　尸体病理解剖是通过解剖尸体观察和发现死者器官、组织的病理变化，找出主要病变，分析、判断直接死亡原因的一种重要方法。

二、尸体剖检的意义

　　1. 通过尸体病理解剖，能够明确死者的死因，解除纠纷，同时为病理学的诊断提供诊断依据。随着我国法律教育的大力弘扬，人们的法制意识逐渐增强，生活中由于猝死，车祸导致的社会纠纷与矛盾逐渐增多，为了客观、公正、准确的判断死亡的原因，合理的解决双方的纠纷与矛盾，对尸体的病理解剖具有重要的意义。

　　2. 通过尸体病理解剖可以验证临床诊断的正确性及治疗效果，发现临床诊断和治疗上存在的问题，最后通过临床病理讨论会的形式，实现病理和临床的交流与统一。

3. 尸体病理解剖技术是病理学的基础之一，是病理学不可分割的一部分。

4. 通过尸体病理解剖收集病理教学及科研资料是其中一个途径，大量病理资料的积累促进了医学的发展与进步。

5. 病理学的发展基于尸体病理解剖的基础上，在诊断和治疗人类疾病方面不断有所发现，有所创新。病理学对疾病的研究从宏观（肉眼观察病变）发展到微观（用光学显微镜、电子显微镜观察病变）的过程中，不断引进使用了很多新技术新方法，例如，免疫组化、单克隆抗体技术、PCR 及原位杂交技术等。尽管分子生物技术的发展迅猛但是仍不可替代传统的尸体病理解剖技术。

考点链接

尸体剖检的意义

第二节 尸体剖检过程和记录

一、尸体剖检过程及方法

（一）尸体病理解剖前的准备

1. 尸体病理解剖之前首先检查送检手续是否齐全有无单位批准证明、家属签字、病理解剖送检单和临床病历摘要。如果手续齐全，即可填写解剖登记。剖验工作应及时进行，以免组织自溶而影响结果的正确性。

2. 在解剖前负责主检的病理医生要详细阅读送检单和临床病历摘要，了解死者生前的病史，如各种化验、检查结果、临床诊断和死亡原因，做到心中有数，以便于作出客观实际正确的诊断。必要时采用摄影记录，作为尸检客观记录的基础材料。

3. 死亡与手术相关的病例，尸检时须有参加手术的外科医生到场以便于说明病史、手术经过、术后情况、可能存在的问题及提出对尸检的要求。如果要解剖的病例有医疗纠纷，须经卫生主管部门同意后再进行解剖，必要时摄影记录，作为书写尸检记录的基础。病理报告也要经卫生主管部门备案后转交送检医院。

（二）体表检查

1. 死亡征象检查

（1）开始解剖时必须确定死者呼吸、心脏停搏，神经系统对刺激无反应。

（2）确认尸体存在尸冷、尸僵、尸斑。尸僵的部位和程度；尸斑的部位、颜色色泽、面积、按压是否退色。根据尸斑的颜色可以推测死亡原因如一氧化碳、氧化物中毒的尸斑呈桃红色；而亚硝酸盐或铝中毒时为灰褐色；硝基苯中毒时为蓝绿色。

（3）尸体腐败的程度。死亡后常温下保存尸体会发生腐败，也就是组织自溶，角膜逐渐干燥混浊，腹壁皮肤变为绿色，并且变软，尔后皮下组织出现气泡，甚至全身膨胀，舌眼突出。口唇外翻，容貌不易辨认。尸体腐败是由体内腐败菌引起。

2. 体表检查

（1）一般检查：从头部至四肢逐一进行，先称体重，测量身长，观察发育、营养状况；检查体表皮肤有无黄疸、出血点、瘢痕、创口等，及其部位、大小。

（2）头颈部检查：检查头皮有无出血、血肿、颅骨有无凹陷性骨折；头发的颜色及长度、有无脱发、秃顶；眼睑皮肤有无水肿，测量瞳孔直径大小，是否对称、结合膜有无充血和出血，巩膜是否黄染；鼻腔、口腔及外耳道有无溢液，其性质如何；角膜、耳、鼻、口腔有无溃疡；牙齿有无脱落，口唇是否青紫；腮腺、甲状腺是否肿大。

（3）胸腹部检查：胸廓是否对称，乳腺有无肿块，乳头有无溢液；腹部是否膨隆，脐周静脉有无曲张；肛门有无痔和肛瘘；四肢有无水肿，指甲有无发绀，关节有无畸形及损伤；外生殖器有无病变；浅表淋巴结是否肿大；并作详细记录。

（三）胸腹腔检查

1. 切口

（1）"T"形切口　先做连接两侧肩峰的横行弧形切口，再自弧形切口中点至耻骨联合做纵行直线切口（经脐凹时，由其左缘弯过）（图8-1）。

（2）"Y"形切口：自两腋前缘起始，沿两侧乳房下缘走行汇合于胸骨—剑突连接处，再由该处至耻骨联合做纵行直线切口（经脐凹时，由其左缘弯过）。适用于女性（图8-2）。

图8-1　胸腹壁"T"形切口　　　　　　图8-2　胸腹壁"Y"形切口

（3）"I"形切口（直切口）　切口始于下颌骨内缘中点，止于耻骨联合（经脐凹时，由其左缘弯过）。此种切口体腔脏器暴露较充分。

（4）其他：特殊需要时，可采用腹部小切口或沿原手术切口适当延长以及会阴部切口。法医解剖和新生儿的解剖多采用直线形切口即从下颌至耻骨联合。有些特殊病例或应死者家属的要求也可采用胸、腹部或局部小切口。下面以"T"形切口为例说明胸、腹部检查的方法。

首先切开皮肤和皮下组织，然后将胸壁皮肤连同皮下组织、胸大肌和胸小肌自胸部中线起剥离至腋前线。剥离时左手捏住皮肤肌肉向外侧拉，右手持刀把胸骨和肋骨上的软组织完全剥离掉，刀刃向下贴近骨头切割容

> 考点链接
>
> 胸腹壁切开的几种方法

易将软组织剥离干净。此时可从皮瓣后面检查胸大肌及乳腺组织有无囊肿或肿块。切开腹部皮肤、皮下组织和肌肉时用力不能过猛，以免损伤腹腔脏器。打开腹膜前应注意皮肤的弹性、皮下组织有无水肿、脂肪的厚度、颜色。

2. 腹腔检查

（1）腹腔积液情况：打开腹腔后，首先检查腹腔内有无积液，并注意积液的性质及数量，

必要时送细菌学检查。

（2）脏器粘连情况：若发现腹膜有炎症改变时，应检查其来源，是否有阑尾炎、胃、肠穿孔或女性盆腔脏器炎症等。检查腹腔内脏的位置、相互间有无粘连。

（3）脏器出血坏死情况：胰腺有无出血、胰腺和周围脂肪组织有无坏死。肝脏的位置、肝的上界（即横膈高度）和下界（即锁骨中线肋缘下和剑突下多少厘米），脾脏大小，横膈高度，膀胱是否充盈，其顶部位于耻骨联合上多少厘米。

（4）胆道通畅情况：在原位剪开十二指肠第二部，找出十二指肠乳头，然后挤压胆囊，检查胆管是否通畅。

3．胸腔检查

（1）气胸检查：在进行胸部检查时，如怀疑有气胸，应先检查有无气胸，然后再开胸。检查气胸的方法比较简单，在剥开皮瓣的肋骨上加少量的水，在有水覆盖的肋间处刺破胸膜，如有气胸，可见气泡从水下冒出。

（2）胸腔积液：检查胸腔内有无液体，注意液体的性质及数量并记录。

（3）观察胸腔内各器官的位置、颜色、大小和彼此间的关系，用手伸入胸腔探查左、右肺有无粘连。检查胸腺大小，有无萎缩脂肪化并摘除。

（4）"人"字形剪开心包，检查心包腔内有无积液，观察其性质和数量（正常心包腔内有5～25ml澄清液体）异常心包液作涂片和细菌学检查，心包膜有无出血点，心包的脏层和壁层有无粘连，还要注意纵隔内器官位置关系有无异常。必要时在右心房表面用金属药膏刀火焰烧烫灭菌，然后从右心房无菌取血培养。

（四）内脏器官的取出及检查

1．内脏器官的取出有两种方法

（1）各脏器分别取出法，此方法是病理解剖最常用的基本方法。

（2）多脏器联合取出法，这种方法比较简便，而且可以保持各器官的完整性，容易查看病变和脏器间的相互关系。一般情况下多采用多脏器联合取出法。具体方法如下：检查完胸腹腔后，先取出大肠小肠；再分离颈部皮瓣，取出口腔及颈部器官；用解剖刀切断双侧锁骨下动静脉，把舌头、气管、肺和心脏向下拉，同时分离与其相连的软组织；沿肋骨附着处剥离并切断横膈，连同腹腔脏器一起剥离下来，在两侧髂内外动脉分支处切断，将舌头颈部和胸腹腔的器官一起取出。必要时还可以把盆腔器官一起取出，以便保持双侧肾输尿管至膀胱的完整性。然后将各脏器逐一进行检查，在此期间助手可以开颅取脑、取骨髓，然后把尸体进行整理、清洗、缝合切口。

（五）病原学及毒理学检查

1．微生物和寄生虫检查　在尸检过程中不仅要注意病理形态的改变，还应重视病因学的检查，对临床诊断不明确，病理形态上无典型病变的病例，特别是因高热、急性感染而死亡的病例，有必要进行微生物学和寄生虫学检查，以便于明确病因。标本的采集最好由专业人员亲自收集，并进行相应的检查，以免取材时的污染而影响检验结果。

（1）细菌学检查

1）心血培养：用调药刀在酒精灯上烧红，烧灼右心房前壁进行消毒，用无菌玻璃吸管从该处插入右心房吸取1～2ml血液，置培养瓶中送检。

2）脑脊液培养：在病理解剖前消毒皮肤，用腰穿针经第2和第3腰椎间隙或第1和第2颈椎间隙穿刺取脑脊液2～3ml，置于消毒试管内送检。

3）骨髓培养：在消毒情况下，用骨髓穿刺针从胸骨抽取 1ml 骨髓送检。

4）胸腹水、心包积液、关节腔积液及各种脓肿：在消毒情况下，用无菌针管抽取 1～2ml 液体送检。

5）实质脏器：经无菌操作取少量组织，置于灭菌容器内送检。

6）肠：结扎一段肠管，连同内容物一起送检，或先烧灼其浆膜面，用灭菌的吸管插入肠腔内吸取肠内容物，在无菌操作情况下，再将送检的标本种入适当的培养基中，一般培养 1 周，特殊细菌需要培养 2～4 周，才能得到结果。

（2）病毒学检查：在消毒情况下取 10g 以上新鲜组织，在低温情况下迅速送检，如果不能及时送检，应将组织置于灭菌的缓冲甘油内低温下存放，然后再送检。

（3）寄生虫学检查：肠道寄生虫检查可直接将虫体送检，其他则取大、小肠肠段及内容物送检。对黑热病疟疾，可将骨髓或脾组织涂片后送检。

（4）其他检查：对于死亡时间较短组织比较新鲜的病例，可采用免疫组织化学、原位分子杂交、PCR 等方法进行病原学检查。有人利用尸检材料石蜡包埋块提取 DNA 通过扩增检测出细小病毒 B19。随着医学科学的发展还会有更多的新技术新方法用于病原学检查。

2. 化学和毒物检查　对可疑中毒的病例，不可能单独靠病理形态来证实其毒物的性质，此时必须采用相应的毒理检验方法确定毒物的性质，涉及法律问题中毒病例的尸检，属于法医尸检的范围，应请法医人员进行尸检。常规送检的材料有胃肠道及其内容物、血液、大小便、组织标本如心、肝、肾、脾、肺、脑、骨、肌肉及毛发等。

送检时应该注意：

（1）送检材料不要用水冲洗，以免造成污染。

（2）送检材料量要充足，以免影响检查结果。

（3）标本要分别放入玻璃容器中，不能放在金属容器内。

（4）除乌头中毒须加乙醇保存外，一般送检材料不用固定剂，送检材料应密闭后冷藏送检。

（5）检验结果应附于病理解剖记录内。

二、尸体剖检过程记录

完整的尸检记录应包括：尸检申请单（含家属或单位同意尸检的签字）、临床病历摘要、病理解剖记录、病理诊断及死亡原因、总结和讨论。

（一）尸检申请单

尸检申请单上一般有医生签字和医院盖章，必要时要有死者家属或其单位负责人签字。

尸检申请单项目应包括：死者姓名、年龄、性别、种族、死亡时间、送检医院、住院（门诊）号、死亡原因、有无医疗纠纷、申请尸检的目的、家属签字、尸检批准单位和批准时间。

（二）临床病历摘要

临床病历摘要由送检医院主管该病人的医生填写所摘要的内容包括主诉、发病经过、主要症状及体征、临床诊断、治疗经过、各种化验检查结果、死亡前的表现及临床死亡原因等。特殊治疗（包括器械和药物治疗）应注明其具体方式及所用剂量。

（三）病理解剖记录

一般分为，肉眼检查记录和显微镜检查记录。前者是对尸体初步检查的客观记录，在病理诊断中肉眼检查和显微镜检查都很重要，两者不可偏废。

1. 肉眼检查记录　最常用的记录方式是文字叙述和填表记录，有时还需要采用其他记录方式,如拍照、录像、画图及录音等。为了减少遗漏及错误,尸检时要在临时记录表上记录下重要的病变,以便整理尸检记录时应用,文字叙述要简明扼要,叙述各脏器时,要从外向内,先大小、形状和表面,后切面之颜色、硬度及脏器固有的结构(如脾小结、脾小梁等)。有空腔时要说明其腔壁及内容物之性状。有溃疡时要说明其边缘及基底之性状。叙述大小时,须准确测量其重量及体积,脏器的颜色常能提示某些病理变化,如颜色变红表示充血或出血,灰色表示贫血或细胞增生,黄色表示脂肪化,棕色表示色素沉着,绿色表示淤胆,白色表示纤维化等。

记录的内容应反映尸检当时的情况,故其顺序应与尸检方式一致。如先开腹腔胸腔即先描述腹腔胸腔的变化。一般尸检记录的顺序如下:

(1)体表检查:包括身长、体重、皮肤、毛发、眼睛(眼、瞳孔)、耳、鼻(分泌物)、口、颈(粗细、对称)、胸壁(平坦、隆起、左右是否对称)、乳腺、腹壁(平坦、隆起、凹陷)、背部(有无压疮)、外生殖器(瘢痕、畸形)、肛门、四肢、尸僵程度、尸斑分布。另外还包括颈、锁骨上、腋窝和腹股沟浅表淋巴结的检查。

(2)体腔检查

腹腔:腹膜有无粘连,有无积水或气腹,腹腔脏器之位置(肝、脾肋弓下各多少厘米),膀胱在耻骨上缘高度,大网膜、肠系膜改变,两侧横膈高度位于第几肋骨或肋间。

胸腔:有无气胸、胸腔积液(多少、性状)、粘连,心肺位置,胸腺重量、外观,心包有无积液、性质,心包膜有无粘连,纵隔位置。

(3)脏器检查

心脏:重量、横径、纵径,心外膜,心肌,心内膜的颜色、软硬,瓣膜及腱索有无改变,各瓣膜的周径,冠状动脉有无硬化、栓塞,两心室厚度及心腔大小。

大血管:记录主动脉、肺动静脉、腔静脉及其较大的分支等有无阻塞及管壁改变。必要时记录动脉导管及胸导管的改变。

肺:称量肺的重量,测量肺大小,气管、支气管粗细,内容物性质,有无萎缩、实变、肿块等,肺门及支气管旁淋巴结是否肿大。

肝:记录肝大小、重量、表面及切面之颜色、硬度、是否平滑,肝左叶前缘是否变钝或变锐,肝被膜的张力有否增加或皱缩。

胆囊及胆管:胆囊大小、充盈程度、囊壁厚薄,有无结石,胆管是否畅通。

脾:重量、大小、硬度气被膜厚薄、切面上红髓白髓的分布、刮出物及脾门血管的状态等。

胰:重量、大小、形状、颜色、硬度及附近脂肪组织的性状。

肾上腺:重量,皮层及髓质的颜色,厚度(正常肾上腺束状层含多量类脂质为黄色,网状层呈棕色髓质呈白色,各层生理作用不同,注意各色组织之比例增多或减少)。

肾:重量、大小,肾被膜是否容易剥离,表面及切面的颜色及性状,皮质及髓质之厚度,肾盂及输尿管是否扩张及内容物之改变(有慢性肾炎时被膜不易剥离,如勉强剥离,被膜上常会撕脱少量的肾组织。有急性肾小球肾炎时,肾皮质增厚表面有许多小出血点。

膀胱:是否充满、膀胱壁是否增厚、肥大,有无结石、溃疡、出血。

性器官:男性包括阴茎、前列腺、精囊、睾丸、附睾等的改变,女性包括外阴、阴道、子宫、输卵管、卵巢、阔韧带、乳腺等的改变。

消化道:包括食管、胃、大小肠,胃、肠内容物的性状。

淋巴结:腹部淋巴结包括肠系膜及腹膜后淋巴结,颈、腋、腹股沟等处淋巴结。

颈部器官：包括甲状腺、甲状旁腺以及气管、咽喉、唾液腺等。

头部：颅骨有无骨折、增厚，硬膜静脉窦，脑膜，脑沟回的改变及脑底各动脉的改变，两半球切面有无出血软化或结节，脑室有无扩张。记录脑和垂体的重量、大小。并检查中耳、眼眶及鼻窦。

脊髓：硬脊膜、软脊膜及各段切面，如检查周围神经，也在此描述。

骨骼及关节：胸廓、脊椎、骨盆记录其骨密质及松质的厚度及钙化情况，是否变硬或变软。关节方面应注意关节软骨之厚度、滑膜及韧带等。

骨髓：肋骨、胸骨、椎骨骨髓的色泽及密度。如有血液病，还应检查股骨、胫骨、肱骨骨髓。

肉眼检查记录以后，应在 24 小时内写出初步病理诊断。等到显微镜检查完以后再写出最后病理诊断。

2. 显微镜检查　记录各器官切片检查记录可按照肉眼检查记录的顺序进行，可结合各器官肉眼检查变化。其中包括细胞涂片检查。显微镜检查的记录写完以后应及时作出最后病理诊断。其他检查，如细菌学、寄生虫学、化学毒物等检查结果可列于显微镜检查之后。

（四）病理诊断及死亡原因

通过尸检对组织及器官进行肉眼检查、显微镜检查和其他辅助检查，结合临床材料经过综合分析作出病理诊断，明确死亡原因。

 知识链接

病理尸检报告格式

［例］病理尸检报告

1. 肺透明膜病，伴两肺淤血、水肿。

2. 主动脉粥样硬化。

3. 肾、脾小动脉粥样硬化。

4. 甲状腺右叶滤泡型腺瘤。

5. 子宫浆膜下平滑肌瘤。

6. 右尺骨上端骨折后，局部大量骨性骨痂形成。

（五）讨论与结论

由尸检者本人或上级病理医师根据各种病理变化，临床表现，分析讨论病变之间的关系，临床与病理之间的联系，对于病变的某些特点亦可结合文献进行深入的讨论。对于未能解决的问题，也可提出，最后作出死亡原因小结。并将有关的文献、照片等附在后面。

第三节　尸体剖检注意事项

1. 尸检前，一定要签订死者亲属同意尸检的协议书，签字盖章。务必请死者家属或委托代理人确认死者尸体。

2. 牵涉纠纷的尸检，尸体未冷冻 48 小时以内，冷冻约 7 天以内解剖，出具的文书具有法律效应。

3. 尸检时谢绝死者直系家属参观，可另派人和有关医务人员参观，进入解剖室的人员，态度要严肃，尊重死者。死者的面部和阴部须用纱布遮盖。

4. 尸检时,若发现法定传染病,应及时向卫生防疫部门报告。

5. 尸检结束后,将不需保留的脏器放回体内。缝合切口、擦洗体表、穿着妥善后送回停尸房。

第四节 尸体剖检过程中的分工与配合

一、主检医师

1. 尸体解剖前,解剖主检者必须与死者亲属签订同意解剖协议书,并详细了解死者临床诊断,治疗及死亡情况,做到检查有目的有重点。

2. 检查拟定尸检程序,对体表、体内、各内脏器官及神经系统,由上及下的顺序进行检查。

3. 分离取出各脏器。

4. 做好尸检记录。

5. 采取体液送检。

二、技术员

1. 准备好解剖工具器械,准备器械,固定液等。

2. 根据解剖工作流程与主检医师配合准备所需物品。如气胸试验时,准备好水。在做胆囊通畅试验时,准备好缝合线结扎用。在胸腔积液时,准备好大容量针管等。采取心血时,准备防凝管及5ml针管等。

3. 胸腔检查完毕后,开颅。最后缝合切口。

4. 分离取出脏器应放入足够量的固定液中固定,并在肺脏和脑表面覆盖纱布防止表面干涸。

5. 清洗消毒器械。

本章小结

尸体病理解剖是通过解剖尸体观察和发现死者器官、组织的病理变化,找出主要病变,分析、判断直接死亡原因的一种重要方法。通过尸体病理解剖,能够明确死者的死因,同时为病理学的诊断提供诊断依据。

尸体病理解剖除了注意死亡征象、体表检查外,采用"Y""T""I"等切口暴露胸腹腔,进行内脏检查过程中穿插胆道通畅、气胸实验检查,多采用多脏器联合取出法取出内脏。在尸检过程中不仅要注意病理形态的改变,还应重视病因学的检查,有必要进行微生物学和寄生虫学检查,化学和毒物检查以便于明确病因。

尸体病理解剖记录一般分为,肉眼检查记录和显微镜检查记录。

完整的尸检记录应包括:尸检申请单(含家属或单位同意尸检的签字)、临床病历摘要、病理解剖记录、病理诊断及死亡原因、总结和讨论。

尸体病理解剖过程中主治医师和技术员,分工并相互配合,共同完成尸体病理解剖。注意尸体病理解剖的注意事项。

(盛文旭)

复习题

一、名词解释
尸体解剖

二、选择题
单项选择题

1. 尸体解剖时,下面的切口错误的是(　　)
　　A. "T"形切口　　　　　　　　　　B. "Y"形切口
　　C. "I"形切口　　　　　　　　　　D. "Z"形切口
　　E. 有些特殊病例或应死者家属的要求也可采用胸、腹部或局部小切口

2. 关于病理解剖的意义错误的是(　　)
　　A. 病理解剖技术是病理学的基础之一,是病理学不可分割的一部分
　　B. 通过病理解剖可以验证临床诊断的正确性及治疗效果
　　C. 通过病理解剖收集病理教学及科研资料是其中一个途径
　　D. 大量病理资料的积累促进了医学的发展与进步
　　E. 新技术新方法可替代传统的解剖技术

第九章　病理大体标本制作技术

 学习目标

1. 掌握病理大体标本的收集、病理大体标本的固定与保存。
2. 熟悉病理大体标本取材与整修、病理大体标本的原色保存法（凯氏法、凯氏改良法）、病理大体标本的染色法（脂肪组织染色法、组织淀粉样物质染色、含铁血黄素染色法）、病理大体标本的裱装和封存。
3. 了解病理大体标本的原色保存（Pulvertaft法、柯氏法等）。

病理大体标本是医学教学、临床医疗和科研工作中重要的档案材料之一。它可以显示病变器官组织的肉眼形态特点，加强直观教学，加深对病理变化的理解与记忆，便于病理与临床联系，对临床医师的科研、业务学习和诊疗技术的提高有重要的意义。另外还可记录医学病案，保留那些过去常见、但现在已经很少见到的病例。因此病理大体标本的收集、制作和保存是病理科的一项基本建设，非常重要的工作内容。

第一节　大体标本的一般处理

一、大体标本的收集

病理大体标本的收集，主要靠有经验的病理工作者在尸体解剖检查、活体组织检查及动物实验中发现并收集。在病理标本检查过程中，遇有适合制作病理教学或陈列标本材料的，取材时应首先注意保护标本的病变特点和器官的完整性。经过取材和整修后，应根据需要及时采取适当的方法固定，如制作原色标本需用特殊固定液。固定的容器要宽敞，使标本不受挤压，防止其变形。最后要登记标本来源的编号、姓名、性别、年龄、简要病史及病理诊断，保存备用。为增加病理教学标本的来源，可与有关医院病理科保持定期联系，挑选和保留有教学或陈列价值的病理大体标本，不断地补充和更新病理教学陈列标本的内容。

二、大体标本的取材与整修

大体标本的收集愈新鲜愈好。标本收到后应立即仔细处理，尽可能将多余的组织修剪掉。若需要做组织学检查时，取材应从标本的背面或切面上取小块组织，切取组织块时，应尽量保证器官的完整性和标本切面平整性。同时，也要突显病变的特征，以不影响大体标

193

本的观察为原则。取材后的大体标本应及时保存于固定液中，避免组织在空气中暴露时间过长而干燥。若当时没有合适的固定液，可将标本浸泡在生理盐水中4℃冰箱保存。如果组织干枯，其外形和颜色都会发生改变，失去保留作大体标本的价值。在实际工作中，应根据不同器官标本的大小和形状，采取相应的固定方法。现将不同器官的标本取材与固定方法分述如下。

（一）实质性器官

实质性器官如肝、脾等，组织致密，不易被固定液穿透，通常用锋利长刀沿器官长轴切成两半，再向两侧每隔1～2cm切成若干平行切面。切面要平整，将标本平放于固定液中，标本的下方应垫以薄层脱脂棉或折叠成3～4层的纱布，以利于固定液的渗入。如果脏器需要保存完整时，应先经血管灌注固定液后，再放入固定液中浸泡保存。

（二）空腔脏器

空腔器官如胃、肠等，先将浆膜面附着的脂肪组织修剪掉，然后按常规沿病变对侧纵行剪开，黏膜面朝上，按其自然形态用大头针固定于木板上。用大头针固定标本时，最好不要伤及病变处黏膜，针尖可斜向浆膜刺入。标本固定于木板后，应黏膜面朝下放入固定液中，固定6小时后即可将大头针去掉，以免生锈，使组织着铁锈色。膀胱、胆囊等器官，为保持标本原有形状，可用适量脱脂棉填入腔内，这样既可保持标本的外形又有利于固定液的渗入，待组织固定好后，再充分暴露病变。

（三）脑

当病变位于脑组织表面时，需完整地固定脑组织。在固定前先用生理盐水冲洗脑基底动脉血管内的血液，再注入固定液；如果没有灌注条件时，可将脑胼胝体后部做一切口，然后放入固定液中，使固定液渗入侧脑室腔内。为防止脑在固定液中受压变形，可用一根长丝线穿过脑基底动脉环下方，再将丝线两端拉紧，用胶布固定于容器壁上，使脑悬浮于固定液中。固定两周后，根据需要可作不同的切面，以观察病变。

病变位于脑组织深部时，最好沿脑的冠状切面，以1～2cm的厚度切开固定，在切开脑组织时尽量勿将脑组织完全离断，以保持其完整性。制作大体标本时，可取病变处脑组织多块，分别平放于固定液中，标本下面应垫上薄层脱脂棉或纱布。也可在整体固定后再做切面观察。

（四）心脏

心脏标本常规沿血流方向剪开，检查各瓣膜、乳头肌、腱索、主动脉、冠状动脉及心腔有无病变，根据病变特点适当修剪，以充分暴露病变，便于观察。病变在心外膜时，可将心脏标本整体固定。

（五）肺脏

切除肺脏标本，应首先检查病变所在位置及病变性质，然后用长刀由肺外侧缘通过病灶朝向肺门切开。肺组织比较疏松，无论是切除的整个肺脏还是部分肺脏标本，固定液均易渗入。但由于肺组织易在固定液中漂浮，所以在肺组织浸入固定液时，上面应覆盖脱脂棉或纱布，促进固定液渗入和防止肺组织表面干燥。

（六）肾脏

肾脏切除标本，应先检查肾表面，然后用长刀自肾外侧缘朝向肾门切开。不要完全离断。然后剥去被膜，检查肾实质、肾盏、肾盂的病变，根据病变特点进行修剪，充分暴露病变，最后垫上薄层脱脂棉或纱布浸泡于固定液中。

（七）骨组织标本

由于骨组织标本采取的部位不同，形状和大小不一，且骨组织坚硬，给标本的制作带来一定的困难。在实际工作中，骨组织标本常以骨肿瘤标本多见，尤以四肢管状骨最为常见。长骨发生的肿瘤可位于骨干、干骺端、骨骺、骨旁和关节。作剖面时，应注意充分显示肿瘤与骨之间的关系。对于有成骨、成软骨及钙化的骨肿瘤标本，可直接沿管状骨纵行锯开，暴露骨髓腔，同时将骨周围的肿瘤及其他软组织同时剖开，使剖面能清楚显示肿瘤组织与骨及其周围软组织之间的关系。对于一些松软、质脆、鱼肉样及坏死严重的骨肿瘤标本，可用截肢刀将骨外肿瘤部分先切开，然后用细钢丝锯沿切面将骨质锯开，在锯骨过程中应保护好骨外软组织肿瘤的切面。有些骨组织肿瘤破坏严重时，标本剖面常有坏死区和空腔形成，坏死组织易脱落，这样的标本经整修后，可在剖面上浇灌一层 15% 明胶水溶液（需加温熔化），这样既可保持标本原形，又整洁美观。骨标本的固定，由于组织坚硬而致密，所以固定时间一般需 2～3 周，标本较大时需 5 周。截肢标本经固定整修后，即可装瓶存放。

考点链接
大体标本的取材与固定

三、大体标本的固定与保存

大体标本的固定与保存常用甲醛溶液。甲醛溶液是甲醛气体溶于水的饱和溶液，一般浓度为 37%～40%，通常作为 100% 使用。用于组织固定的浓度是 10% 的甲醛液，实际只含 4% 的甲醛，又称为福尔马林液。甲醛是一种还原剂，极易挥发，散发出强烈的有刺激性的气体，因此，用于盛甲醛溶液的容器应封盖严密，防止甲醛气体散发。甲醛气体可刺激呼吸道黏膜，引起流鼻涕和咳嗽等症状；刺激眼睛有流泪症状；接触皮肤少数人可引起过敏反应，所以，在使用时工作环境要求通风良好，尽量避免接触皮肤、黏膜，一旦接触到皮肤、黏膜时，应立即用自来水冲洗。

醛类固定剂包括：10% 的甲醛液、10% 中性甲醛液和 10% 中性缓冲甲醛液，其中以 10% 中性缓冲甲醛液固定效果最好。10% 的甲醛液既可作固定液又可用作保存液。福尔马林固定液渗透力强，固定均匀，组织收缩少，有硬化组织和防腐作用，但对血红蛋白有破坏作用，因此用福尔马林固定的标本均失去原有的颜色。新鲜的标本应及时固定于福尔马林溶液中，固定时间应根据标本的大小而定，一般需要 5～10 天。标本经固定后，再用自来水冲洗 12～24 小时，然后保存于福尔马林液中。保存液量要充足，容器要密闭。用福尔马林保存标本，简便可靠，经济实用，在标本制作中被广泛应用。缺点是不能保留标本的原有颜色。如果要保留标本的颜色，必须经过特殊处理。

第二节　大体标本的原色保存

用福尔马林液固定保存的大体标本，均失去原有的颜色，通常使标本颜色变浅，随着时间的延长颜色会变得更浅。因此，保存标本原色要用特殊的方法固定，以恢复并保存血红蛋白的颜色。在处理标本的过程中必须保证标本的新鲜，防止溶血，可用生理盐水冲洗，切勿用自来水冲洗。原色标本的固定与保存，常用的方法有凯氏（Kaiserling）法、柯氏（Klotz）法、Pulvertaft 法等。对固定液和保存液的选择，应根据病变组织的性质而定，不应单纯追求标本颜色而忽略了标本的固定和保存。一般情况下，含血液多的器官或出血性病变标本，适合于用凯氏液处理;保存胆色素标本可选用柯氏法效果较好;对于含有疟色素、脂肪组织及脂肪性病变的标本,选用福尔马林液保存即可。

几种常用的原色标本的固定与保存方法如下:

考点链接

大体标本原色保存时的固定液和保存液的选择

一、凯氏(Kaiserling)法

(一)试剂配制

1. 第一液(固定液) 40%甲醛 200ml,硝酸钾 30g,醋酸钾(钠)30g,蒸馏水加至 1000ml。

2. 第二液(回色液) 95%乙醇 1000ml。

3. 第三液(保存液) 甘油 200ml,醋酸钾(钠)100g,麝香草酚 2.5g,蒸馏水加至 1000ml。

(二)操作步骤

1. 采取新鲜大体标本,经取材整修后,直接用生理盐水冲洗干净,忌用自来水冲洗。然后固定于第一液中,固定 3～7 天,具体时间视标本大小而定。

2. 标本固定后经流水冲洗 12～24 小时,再进行修整。

3. 将整修后的标本放入第二液内进行原色恢复,回色液的量应以浸没标本为宜。时间一般为 1～3 小时,标本颜色以恢复到固定前的原有色泽为宜。

4. 用纱布吸干标本表面液体(切忌水洗),直接放入第三液保存。

二、凯氏(Kaiserling)改良法

(一)试剂配制

1. 第一液 40%甲醛 100ml,醋酸钾(钠)50g,蒸馏水加至 1000ml。

2. 第二液 95%乙醇或甲醇 1000ml。

3. 第三液 氯化钠 300g,醋酸钾(钠)50g,蒸馏水加至 1000ml。

第三液配制好后,溶液如有混浊,可加适量的活性炭吸附,过滤后使用。

(二)操作步骤

1. 采取新鲜大体标本,经取材整修后,直接用生理盐水冲洗干净,忌用自来水冲洗。然后固定于第一液中,固定 3～7 天。固定时间视标本大小而定。

2. 固定后标本流水冲洗 12～24 小时,再进行整修,剪去漂浮的小组织。

3. 标本放入第二液中恢复颜色,回色液的量应以浸没标本为宜,时间 1～3 小时,以标本颜色恢复至固定前的原有色泽为宜。

4. 用干纱布吸干标本表面液体(切忌水洗),直接把标本浸泡在第三液中保存。

三、Pulvertaft 法

(一)试剂配制

1. 第一液 同 Kaiserling 法第一液。

2. 第二液(混合液) 甘油 300ml,醋酸钠 100g,40%甲醛 5ml,蒸馏水 1000ml。

先将醋酸钠溶于加温的蒸馏水中,再加入甘油及甲醛,然后再加蒸馏水至 1000ml,溶液如有混浊或杂质,可用滤纸过滤,如果溶液还不清晰透明,可在溶液中加入樟脑饱和乙醇溶

液 50ml，并再次过滤。

（二）操作步骤

1. 新鲜标本取材整修后，先用 10% 甲醛生理盐水进行短期固定，再用 Pulvertaft 第一液固定 3～7 天。

2. 标本固定后经流水冲洗 12～24 小时。

3. 标本经流水冲洗后，用 95% 乙醇恢复颜色，再用混合液保存。

四、柯氏（Klotz）法

（一）试剂配制

1. 人工卡尔巴盐 硫酸钠 22g，碳酸氢钠 20g，氯化钠 18g，硝酸钾 38g，硫酸钾 2g。

2. Klotz 第一液 人工卡尔巴盐 1750g，水合氯醛 1750g，浓甲醛 1750ml，水 35 000ml。

3. Klotz 第二液 人工卡尔巴盐 850g，水合氯醛 350g，浓甲醛 175ml，水 35 000ml。

（二）操作步骤

1. 将标本取材后在 Klotz 第一液中固定 3～7 天，该固定液的用量应大于标本体积 10 倍，此液容易发生混浊。混浊后须另换新液，标本固定后流水冲洗 12～24 小时。

2. 标本放入 Klotz 第二液中保存。此保存液同样易发生混浊，保存数周后须更换新液。

第三节　大体标本的染色方法

在大体标本的制作中，为了显示标本中某些特殊成分，常借用组织切片的特殊染色方法，对大体标本进行染色。其原理是利用不同组织成分对染料的亲和性不同，将病变器官、组织染成不同的颜色，以区别大体标本的不同成分和病变特点。常用大体标本染色方法有以下几种。

一、脂肪组织染色法

在大体标本内可显示中性脂肪及类脂（如胆固醇、胆固醇脂、磷脂等），心、肝、肾的脂肪变性，心肌间质脂肪浸润等。

（一）试剂配制

苏丹Ⅲ或苏丹Ⅳ（猩红）0.5g，70% 乙醇或 70% 乙醇丙酮等量混合液 500ml。

70% 乙醇配制时，需加温溶解染料，待充分溶解后过滤使用。

（二）染色步骤

1. 常规福尔马林液固定标本，取材整修后流水冲洗 12 小时，洗去残留的福尔马林液。

2. 用滤纸吸干表面水分，放入苏丹染料中，应加盖染色 30 分钟。

3. 用 70% 乙醇分化，使脂肪组织呈橙黄色，其他组织不着色为佳。

4. 水洗后，浸存于 5%～10% 福尔马林水溶液中，为防腐可加入少量防腐剂。

二、组织淀粉样物质染色法

淀粉样物质的性质一般认为属于糖蛋白。组织中出现此种物质称淀粉样变性，淀粉样变性多见于肝、脾、肾等器官，也可见于其他器官的间质和血管周围，如心脏、胃肠道、皮肤、淋巴结等处。

（一）试剂配制

1. 1% 刚果红水溶液。

2. 碳酸锂饱和水溶液。

（二）染色步骤

1. 常规福尔马林液固定标本，取材整修后流水冲洗 12～24 小时。

2. 用 1% 刚果红浸染 2 小时。

3. 碳酸锂饱和水溶液浸泡 2 分钟。

4. 80% 乙醇分化，至淀粉样物质呈现红色为止。

5. 蒸馏水洗，用原色标本保存液或 5% 甲醛溶液浸泡并保存。

三、含铁血黄素染色法

含铁血黄素是一种血红蛋白源性色素，为金黄色或黄棕色，形成大小不等、形态不一的颗粒，含三价铁为主。病理性含铁血黄素多存在于陈旧性出血灶内。

（一）试剂配制

Perl 染液：5% 亚铁氰化钾水溶液，10% 盐酸水溶液，两液分别配制贮存。临用前根据用量，两液等量混合使用。

（二）染色步骤

1. 常规福尔马林液固定大体标本，取材整修后流水冲洗 12～24 小时，再经多次蒸馏水浸泡。

2. 将标本放入 Perl 染液，浸染 5～10 分钟，至标本病变区显示蓝色为止。

3. 流水冲洗 6～12 小时，剪去漂浮的小组织，浸泡并保存于 5% 甲醛生理盐水溶液中。

此标本经染色后，组织中含铁血黄素的颜色可长期保存，如果有退色现象，可用过氧化氢液浸泡，标本原有的颜色会重新恢复。

第四节 病理大体标本的裱装和封存

为长期保存病理大体标本，必经装缸封存。通常将标本封存在玻璃标本缸或有机玻璃标本缸内。玻璃标本缸是标本保存的最好材料，透明度好，不会变形。缺点是易碰碎，大小不易与标本相适宜。有机玻璃标本缸不易碰碎，可根据标本的大小形状制作得体的标本缸。缺点是长期保存透明度降低，若用料过薄，缸体可发生变形。

一、玻璃标本缸标本的裱装与封存方法

（一）标本的整修

标本在装缸之前需再进行修整，以充分暴露观察切面。先置于水中冲洗浸泡，修剪浮于表面的细小组织，然后将标本的来源编号及病理诊断打印在白布条上，浸蜡后修剪整齐，固定在标本上或支架后上方；也可打印在标签上，贴在标本缸体外侧的左上方。

（二）标本缸的选择

根据标本的大小和形状，选择大小适宜的标本缸。标本在缸内不能太紧或太松，一般上下左右均应留 1～2cm 的空间。

（三）标本支架的制作

标本在缸内，应该用支架悬吊于保存液中，这样既便于观察又美观大方。标本支架的制作方法如下：

1. 玻璃支架的制作方法　根据标本的大小，选择粗、细适宜的玻璃棒，玻璃棒的粗细应以能承受标本的重量为准。用喷灯烧制而成。烧制时火焰要集中，力求弯呈直角，形成 Π 形，各径线的长短应与标本缸的内径相适应。支架制成后，用白丝线将标本按其解剖学方位和观察需要固定于支架上。先固定标本的上方，然后再固定两侧（图 9-1，图 9-2）。

图 9-1　玻璃支架的制作方法　　　　　图 9-2　玻璃支架的制作方法

2. 有机玻璃支架的制作方法

（1）用 4～5mm 厚的有机玻璃，用电锯裁成方条，再用电炉丝（制作有机玻璃标本缸的加热炉丝）加热，造型和固定方法同玻璃棒支架。但因有机玻璃条易弯曲，因此只适用于体积较小，重量较轻的标本。

（2）用 3mm 厚的有机玻璃裁成与标本缸内径相适宜的有机玻璃板，立于标本缸的后侧；为使其站立较稳，可在下方弯成直角折边，折边长与缸内径的厚度相适应。然后根据标本的大小和形状在有机玻璃板上选择几个固定点，每一点钻直径为 2mm 的小孔 2 个，孔间距 3～5mm，用丝线将标本缝合在固定点上。

3. 塑料管支架的制作　选用白色或无色塑料管，管内插入钢丝，根据所需支架的大小剪成适当的长度。钢丝的长度应比塑料管短 1～1.5cm。然后再将塑料管两端加热封闭。造型与固定方法同玻璃棒支架。

（四）标本的固定及装缸

将固定于支架上的大体标本，水洗后放入洗刷清洁的标本缸内，再往缸内灌满清水，观察各方位是否得当，然后把清水倒掉，加保存液至标本缸口 0.5～1.0cm，加盖封口。原色标本或染色标本，固定于支架后放入缸内，切勿用水洗，要直接加入相应的保存液封存。

（五）封口

1. 白调和漆或白乳胶封口法　首先在白调和漆或白乳胶内加适量的滑石粉调成糊状，再将标本缸口用纱布擦拭干净，然后用玻璃棒或毛笔蘸取已配制好的糊状物涂于缸口上，厚薄要均匀，用量要适当，稍等片刻，再把缸盖擦拭干净，盖在标本缸口上，稍加压，使盖口完全粘合，待封口剂干涸后方可搬动。

2. 松香蜂蜡封口法　松香与蜂蜡的比例为 6:4，使用前先将松香与蜂蜡放入烧杯内，用水浴隔水加热熔化，然后将标本缸口用纱布擦拭干净，用酒精喷灯将缸口四周烤热，再用毛笔蘸取封口剂涂于标本缸口上，厚薄要均匀，用量要适当，然后将标本缸盖擦拭干净，烤热后盖上，稍加压，使四周稍有封口剂溢出，最后用烧热的油膏刀烫平。

二、有机玻璃标本缸的制作及标本的裱装与封存方法

（一）有机玻璃标本缸的制作

1. 制作有机玻璃标本缸的工具

（1）电锯和砂轮：可用 1 部电机来带动，小型细齿的锯盘和细砂轮。

（2）不锈钢尺和三角板：40cm 和 60cm 不锈钢尺各 1 把，大三角板 1 个。另外要备有折断的钢锯条，用于在有机玻璃上画线。

（3）锉刀和砂纸：40cm 和 25cm 长板锉各一把；粗、细砂纸数张。

（4）手摇钻和钻头：小型手摇钻 1 把，2～3mm 钻头若干。

（5）台虎钳：4 英寸台虎钳 1 台。

（6）可调变压器：1k～3kV 均可。

（7）电炉丝：1000～1500W 电炉丝 1 条。

（8）加热成型装置：加热用 40～45cm 长的电炉丝，一端固定，另一端接弹簧，接通电源，将电炉丝拉直后使用。成型时，先用电炉丝将有机玻璃折叠处加热，然后用木板块从已加热的有机玻璃折叠处折成直角。

（9）刨光：用牙膏和刨光机，如不刨光不用此设备。

2. 材料选择　选用 3～5mm 厚的无色透明有机玻璃，制作标本缸。根据标本的大小选择不同规格的有机玻璃板，一般体积较大的标本应选用较厚的有机玻璃，有机玻璃太薄承受不了缸内保存液的压力，可使缸壁外凸。作缸底的有机玻璃要厚一些，一般厚度为 4～5mm，作盖的有机玻璃可薄一点，一般选用 3～4mm 即可。

3. 锯料和磨边

（1）裁料：按测量标本的高、宽、厚度的一定比例裁料，裁成长方形板料。料的宽度由标本的高度来决定，一般比标本的高度再增加 1～2cm，便于封盖和粘贴标签；料的长度等于标本的宽度 ×2+ 标本的厚度 ×2+ 粘贴处 1cm。太薄的标本应适当增加厚度，以防标本缸站立不稳而倾倒。

（2）磨边：长方形板材一端的边线为粘贴处，必须用砂纸磨平。研磨时，将砂纸平放于木板或玻璃板上，手持有机玻璃板与砂纸呈垂直方向，进行往返研磨。用力要均匀，否则会出现两端高低不平。在磨边的过程中应不断地测量边线是否平直，以防粘贴时两端出现缝隙，造成标本保存液渗漏。两边线夹角要保持 90°，否则标本缸倾斜。

4. 电热成型

（1）划线：根据预先测量的尺寸在有机玻璃板上用钢锯条划线，第 1 条线是由研磨的边线开始，按标本的厚度画线；第二条线与第一条线的间距等于标本的宽度；第三条线至第二条线的距离是标本的厚度加 0.5mm，防止成型后标本缸不规整。

（2）成型：首先沿第一条线加热，加热位置一定要准确，否则会出现倾斜。加热到有机

玻璃稍变软，用成型的直角木板和木块将其弯成直角并加压，待冷却后松开木块。加热的时间一定要适宜，时间过长，变软的范围扩大，成型位置不准确；时间过短，易造成断裂。然后按上述方法弯曲第二条线，第三条线加热后不用模具，直接弯曲贴在研磨边线上。

5. 粘合缸体　缸体成型后用线带将缸体两端捆住，再调整缸体形状，使内角保持直角，对边等长。然后用502胶或三氯甲烷粘合。若用502胶可直接滴入粘贴缝内；若用三氯甲烷需事先用薄铝片垫入缝内，再反复滴入三氯甲烷，1～2分钟后抽出铝片，再滴一次三氯甲烷，方可粘贴牢固。

6. 裁边　待粘合的缸体干涸后，再裁去多余的边，然后将缸体上下两端裁平，再用砂纸平放在木板或玻璃板上，磨平缸体两端，应使磨面与缸体垂直。

7. 底板的粘合　选择适当厚度的有机玻璃板，裁出比底口大1～2cm底板，四周留有0.5～1.0cm边缘，以便于粘贴和使标本缸站立较稳。缸底的粘贴方法同缸体，粘贴后用线带捆紧，干涸后再进行修整。

8. 裁盖　选择适当厚度的有机玻璃板，大小与缸体口相同。选择对应缸体粘合边的一角，钻一直径2mm小孔，小孔的位置应恰在缸体的内角处，封盖后便于灌满保存液。

（二）裱装与封存方法

1. 裱装　标本的处理同玻璃缸封存方法。有机玻璃标本缸裱装不用做支架，可在标本缸内壁粘贴有机玻璃钩来悬吊标本，或将标本固定在3mm厚的有机玻璃板上，贴立于标本缸内后壁。为防止有机玻璃板的倒伏，可在两侧壁粘贴有机玻璃条阻挡。标本的固定方法同玻璃缸裱装法。

2. 封存　封存用的粘合剂是用三氯甲烷溶化的有机玻璃糊状物。将已做好的有机玻璃标本缸清洗干净，将标本装缸，按标本的不同要求灌上相应的保存液。保存液不要灌满，距缸口下2cm为宜。用纱布将缸口擦拭干净，再用吸管吸粘合剂滴加在缸口上和缸盖的四周，稍等片刻，将缸盖盖上稍加压后，用线带捆紧。封口干涸后，利用盖上的小孔灌满相应的保存液，再用有机玻璃薄片和有机玻璃糊封闭小孔。

3. 刨光　将已封固好的标本缸，用板锉把粘合缘锉圆，再用细砂纸磨光，最后用纱布蘸取牙膏磨擦刨光，有条件可用刨光机刨光（图9-3）。

图9-3　有机玻璃缸及玻璃缸封存的体标本

三、标本储存与陈列

病理大体标本应储存在标本陈列室的标本陈列橱内，陈列室应明亮、干燥和通风，同时应注意避免阳光照射标本,以免标本变色。陈列的标本可按标本的系统或类别编号,建立索引,方便查找和管理(图9-3)。

 本章小结

病理大体标本是医学教学、临床医疗和科研工作中重要的档案材料之一。病理大体标本的收集,主要在尸体解剖检查、活体组织检查及动物实验中发现并收集。取材时应注意保护标本的病变特点和器官的完整性。根据不同器官标本的大小和形状,采取相应的固定方法。

原色标本的固定与保存,常用的方法有凯氏(Kaiserling)法、柯氏(Klotz)法、Pulvertaft法等。含血液多的器官或出血性病变标本,适合于用凯氏液处理;保存胆色素标本可选用柯氏法效果较好;对于含有疟色素、脂肪组织及脂肪性病变的标本,选用福尔马林液保存即可。

为长期保存病理大体标本,通常将标本封存在玻璃标本缸或有机玻璃标本缸内封存。标本在装缸之前需再进行修整,以充分暴露观察切面。选择大小适宜的标本缸,标本在缸内,应该用支架悬吊于保存液中,加保存液至标本缸口0.5~1.0cm,封口剂涂于标本缸口上,加缸盖后稍加压,待封口剂干涸后即完成。

病理大体标本应可按标本的系统或类别编号,建立索引,储存在标本陈列室内。

(盛文旭)

复习题

一、填空题

1. 病理标本制作程序包括_____、_____、_____、_____。_____、_____。

2. 大体标本的固定与保存常用_____溶液。

3. 一般情况下,含血液多的器官或出血性病变的标本,适合用_____液处理。

4. 病理大体标本染色中,脂肪染色主要用于心、肝、肾_____、_____等大体标本的染色。

二、选择题

单项选择题

1. 病理大体标本固定时,为保持标本原有形态,可用适量脱脂棉填充腔内,放入固定液内的器官是( )

　　A. 胃　　　　　　　　　　　　　B. 十二指肠
　　C. 空肠　　　　　　　　　　　　D. 膀胱
　　E. 肺脏

2. 病理大体标本固定时,空腔脏器黏膜面朝上,用大头针固定在木板上,( )大头针可去掉

　　A. 12小时　　　　　　　　　　　B. 6小时
　　C. 10小时　　　　　　　　　　　D. 24小时
　　E. 2小时

3．病理大体标本制作中，实质器官固定时，通常用锋利的长刀沿器官长轴切成若干平行切面，一般间隔（ ）cm

    A．2.5～3.5cm   B．3～5cm

    C．1～2cm   D．2～3cm

    E．2.5～3cm

4．原色标本制作与保存，柯氏（Klotz）法对下列哪种物质（ ）保存效果较好

    A．胆色素   B．脂肪组织

    C．黑色素   D．血色素

    E．疟色素

三、简答题

1．病理大体标本通常怎样封存？

2．病理大体标本原色保存方法有哪些？

3．病理大体标本的取材与整修应注意哪些事项？

第十章 病理资料管理与检索

学习目标

1. 掌握病理资料的概念及病理资料的分类。
2. 熟悉病理资料的整理及收藏方法。
3. 了解病理资料的外借制度。

病理资料包括切片资料、蜡块资料和文字档案资料。切片资料分：常规石蜡切片、冷冻快速切片和细胞学涂片；蜡块资料分常规蜡块、细胞蜡块；文字档案包括病理申请单、冷冻切片申请单、细胞学检查申请单、病理组织学检查登记本、细胞病理学检查登记本、病理报告单等。随着时代的发展，部分文字档案还应建立电子档案。这些资料的有序保管是病理科质量控制工作的重要内容之一，也是医院医疗、教学、科研的重要资料，同时也是司法部门处理医疗纠纷的证据。系统完整的病理资料是非常宝贵的医学资料，对于教学、科研和提高医师的诊断水平有着重要的意义。

第一节 送检单和登记簿的管理

一、送检单的管理

病理检查送检单是临床科室申请做病理检查的医疗文书，送检单由临床医师填写，并与送检标本一起送病理科。病理检查送检单包括病理组织学检查申请单、免疫组织化学申请单、快速切片申请单、细胞学涂片送检单。各类送检单上的项目必须填写完整、清楚。目前采用两种方式保存：

1. 手工管理　目前大多数医院，包括一些大、中型综合性医院，还是沿用传统的资料管理方法，即手工登记各种送检单、并按先后顺序对送检单进行编号。将编号的送检单、按每100号逐年装订成册，采取统一装订形式，封面印标准的年份、起止号。其他病理登记本每年装订成册，分类保管。报告单逐年装订成册。

2. 计算机单机管理　进入21世纪以来，国内大多数综合性医院，都采用计算机来管理病理资料，并且开发了多种病理资料计算机管理软件，从标本、送检单送到病理科开始，到病理报告的签发，实行一条龙管理，明显提高了工作效率，降低了工作强度，大大提高了统计、检索效率，减少了漏检率，对医疗、科研、教学有重要意义。

二、登记簿、索引卡的建立

1．登记簿　病理组织学检查登记簿、细胞学检查登记簿按编号顺序，逐一登记。登记簿的建立，有助于查找资料和工作量的统计。登记内容包括检查号、病人姓名、年龄、性别、送检科室、临床诊断、标本来源、送检日期、病理诊断、诊断医师及报告日期等。诊断报告发出后，应按病理号顺序及时登记。会诊诊断及一些特殊染色，如组织化学、免疫组织化学、基因检测等检查项目，应建立专门登记簿单独记录，并应注明相应的送检单的病理号。送检单上还应记录特殊染色或会诊结果。

2．索引卡　为了方便病理资料的查找、检索，病理科需要制作病理检查索引卡。在作出病理诊断的同时，填写索引卡。索引卡的填写，一般按解剖学系统、器官疾病分类登记编号，也可依照病人姓名或其他类别建立索引卡。非常规的病理技术，如快速冷冻切片、特殊染色及免疫组织化学的病例，亦可单独编卡保存。

随着计算机管理系统的应用，改变了传统的病理资料管理模式，使病理资料管理进入了一个新的时期。把病理基本资料全部输入计算机系统，用计算机管理，查询和检索都非常方便，明显提高了工作效率。实践证明，计算机系统用于病理资料的管理，推动了病理专业向科学化、网络化的方向发展。

三、尸检资料的管理

尸检资料包括文字资料及非文字资料，文字资料如尸检病理报告、病理尸检送检单、尸检申请书或委托书等应装订成册，编号存档。非文字资料包括原始组织学切片、蜡块和尸检中留取的剩余组织或器官，组织学切片和蜡块必须妥善保管并长期保存；普通尸检留取的剩余组织或器官在报告发出后保存3个月，有价值的可长期保存。若涉及医疗纠纷至少应保留至纠纷处理完毕3个月。若事先已有协议，应按协议处理。

四、其他资料的管理

包括照片及其底片、幻灯片图像资料等也应长期保存，由专人管理。

第二节　切片、蜡块及大体标本的管理

病理切片和蜡块是病理诊断的重要依据，也是医疗鉴定的重要材料。按照我国1991年发布的《医药卫生档案管理暂行办法》和1982年卫生部制定的《医院工作制度》规定，病理切片和蜡块应编号归档长期保存：有价值的病理标本要妥善保管，没有具体的保管时间限定。按照1994年出版的《病理技术操作规范》，病人可查阅的病理学资料年限为门诊病人送检后15年，住院病人送检后30年。2009年卫生部下发的《病理科建设与管理指南（试行）》指出，病理科应当加强对病理档案的保存和管理，其中病理切片、蜡块和阳性涂片保存期限为15年；阴性涂片保存期限为1年；活检组织标本保存期限为发出病理诊断报告书后2～4周，具体保存期限由各医院自行规定。

考试链接

住院病人查阅病理学资料年限

一、切片的保管

病理切片是病理科的重要资料，是病理诊断的重要依据，只能实物管理。切片资料包括常规切片、快速冷冻切片、细胞学涂片、免疫组化切片、会诊切片等。一般采用密集架式切片柜，病理切片归入档案室后，经过1个月以上的自然晾晒，各类切片按序号归入切片柜中（图10-1）。每个切片抽屉面贴有起止索引号（包括年、月、切片种类）对于借出、少号、缺号要做好登记，这样才能进行有序的管理。

图 10-1 病理组织切片存放柜

二、蜡块的保管

蜡块归档后，采用蜡封，易于保存。按序号归入密集架式蜡块柜中（图10-2），每个蜡块抽屉面贴有起止索引号（包括年、月），蜡块一般不外借。

图 10-2 组织蜡块存放柜

三、大体标本的管理

病理学是一门形态学课程，病理大体标本是教学、科研和医疗工作中的重要档案材料。通过大体标本的观察，可将理论知识与医疗实践相结合，加深验证理论知识，提高教学效果。因此，病理工作者在日常病理外检和尸体剖验工作中，应注意收集典型具有教学价值的标本，制成大体标本。病理大体标本的收集、制作和保存是病理实验室的重要工作之一。

1.病理大体标本分类 分系统、器官对大体标本进行分类,依病理解剖学各论的各种疾病进行编号,建立病理大体标本数据库。通过将制作好的病理大体标本数字化、图像化,将大体标本图片、编号、名称输入计算机系统,形成病理大体标本数据库。

2.病理大体标本的保存

(1)建立病理大体标本陈列室,将病理大体标本陈列于大体标本柜(图10-3),大体标本柜柜架要求坚固、耐用,一定要达到承重要求。柜架上设置明显的分类标签,便于查找。

图10-3 大体标本存放柜

(2)建立严格的管理制度,进行科学的管理,保障实训教学的需要。

(3)为使保存液长期保持澄清透明,病理大体标本要避光保存,所以陈列室在不用时要拉上窗帘避光。

第三节 病理资料的外借制度

一、制定并严格执行借用病理学检查资料的相关制度,防止病理资料丢失和损坏。

二、病理检查送检单和登记簿一律不外借,如确实需要外借,应办理相关手续,在病理科档案室现场查阅、摘抄或复印。

三、组织病理学切片按照医院的相关规定可外借。借用有关病人的组织切片时必须办理相关手续,且必须做到:

1.出示本人身份证等有效证件并由病理科保留其复印件。

2.填写借片申请单并签名。

3.支付规定的借片押金(待归还切片时退还)。

4.病人借用的切片应妥善保管,必须在规定时间内归还。如切片有破损、丢失等,应按规定支付赔偿金,并承担相应责任。

四、细胞病理学涂片,如一个病例的同一次检查有多张查见恶性肿瘤细胞的"阳性片"或"可疑阳性片"时,可允许患方借用其中的一张。如一个病例的同一次检查只有一张查见恶性肿瘤细胞的"阳性片"或"可疑阳性片"时,该阳性片或可疑阳性片原则上不予外借。

五、蜡块原则上不外借,必要时,可由病理科提供未经染色的切片(通称白片)。

本章小结

　　1. 必须有序保管病理科各种资料。系统完整的病理资料对于教学、科研和提高医师的诊断水平有着重要意义。

　　2. 病人可查阅的病理学资料年限为门诊病人送检后15年,住院病人送检后30年;病理切片、蜡块和阳性涂片保存期限为15年;阴性涂片保存期限为1年。

　　3. 严格执行借用病理学检查资料的相关制度,防止病理资料丢失和损坏。

(谢新民)

复习题

一、选择题
单项选择题

1. 门诊病人查询病理学检查资料的期限是( )

　　A. 送检后5年 　　　　　　　　　B. 送检后10年

　　C. 送检后15年 　　　　　　　　　D. 送检后20年

　　E. 送检后30年

2. 住院病人查询病理学检查资料的期限是( )

　　A. 送检后5年 　　　　　　　　　B. 送检后10年

　　C. 送检后15年 　　　　　　　　　D. 送检后20年

　　E. 送检后30年

3. 活检大体标本保存的期限是( )

　　A. 自签发病理学诊断报告书之日起保存1周

　　B. 自签发病理学诊断报告书之日起保存1~2周

　　C. 自签发病理学诊断报告书之日起保存2周

　　D. 自签发病理学诊断报告书之日起保存2~4周

　　E. 自签发病理学诊断报告书之日起保存4周

4. 普通尸检大体标本保存的期限是( )

　　A. 自签发病理学诊断报告书之日起保存1个月

　　B. 自签发病理学诊断报告书之日起保存1~2个月

　　C. 自签发病理学诊断报告书之日起保存2个月

　　D. 自签发病理学诊断报告书之日起保存4个月

　　E. 自签发病理学诊断报告书之日起保存3个月

5. 涉及纠纷的尸检大体标本保存的期限是( )

　　A. 自签发病理学诊断报告书之日起保存3个月

　　B. 自签发病理学诊断报告书之日起保存6个月

　　C. 自签发病理学诊断报告书之日起保存12个月

　　D. 自签发病理学诊断报告书之日起保存4个月

　　E. 按照尸检前有关各方签署的协议处理

6. 患方借用细胞病理学涂片时,如一个病例的同一次检查有多张查见恶性肿瘤细胞的"阳性片"或"可疑阳性片",可允许患方借用其中的( )

A. 1张　　　　　　　　　　　B. 2张

C. 3张　　　　　　　　　　　D. 全部

E. 不可外借

二、简答题

1. 病理资料有哪些?

2. 送检单的管理方式有哪些?

3. 尸检资料管理的应注意哪些事项?

4. 如何更好地建立病理登记簿与索引卡?

5. 如何有效管理病理切片、蜡块及大体标本?

6. 病理资料的外借应注意哪些事项?

第十一章　免疫组织化学技术和应用

学习目标

1. 掌握免疫组化技术的概念、操作步骤及注意事项。
2. 熟悉抗原的性质、抗体的基本结构及抗原抗体反应的特点。
3. 了解免疫组化在病理诊断中的作用。

第一节　免疫组织化学基本理论

一、抗原

（一）抗原的概念

抗原（antigen，Ag）指能刺激免疫系统产生抗体或致敏淋巴细胞，并能与相应的抗体或致敏淋巴细胞特异性结合，发生免疫效应的物质。抗原具有两个基本性能：一是免疫原性（immunogenicity），指能刺激机体产生抗体或致敏淋巴细胞的能力；二是抗原性（antigenicity）或免疫反应性（immunoreactivity），指能与相应的抗体或致敏淋巴细胞发生特异性结合，引起免疫应答的能力。免疫组织化学技术正是利用了抗原能刺激机体产生抗体，并能在体外与之特异性结合这两个基本性能。

（二）抗原的基本性质

1. **异物性**　指抗原与自身正常组织成分的差异程度。异物并不仅指异体成分，凡是在胚胎时期未与免疫活性细胞充分接触过的自身成分，或自身成分发生改变或修饰的，均被自身免疫系统视为异物。与宿主种系关系越远的抗原免疫原性越强。

2. **特异性**　指抗原只与相应的抗体或致敏淋巴细胞结合。抗原的特异性是由抗原物质表面的特殊化学基团即抗原决定簇（基）（antigenic determinant）的性质、数量和空间构型所决定的。抗原决定簇又称抗原表位（epitope）。不同抗原物质的抗原决定簇数目不等，能与抗体分子结合的抗原决定簇的总数称为抗原结合价。半抗原往往只有一个抗原决定簇，属于单价抗原；完全抗原分子表面上常有多个相同或不同的抗原决定簇，属于多价抗原。每一种抗原决定簇都可以刺激机体产生一种特异性抗体，因此某一特异性抗原，可以诱导机体产生一种或一种以上的特异性抗体。不同的抗原，既可有各自独有的抗原决定簇，即特异性抗原，又有相同或相似的抗原决定簇，即共同抗原，后者是引起交叉反应的物质基础。

3. 理化性质　凡具有免疫原性的物质,分子量多在 10 000(10kD)以上,分子量小于 4000(4kD)者一般无免疫原性。一般情况下,分子量越大,免疫原性越强。在有机物中,蛋白质的免疫原性最强,某些复杂的多糖也具有免疫原性,核酸多无免疫原性,但形成核蛋白后则具有免疫原性。大分子物质免疫原性较强的原因是由于表面抗原决定簇较多,化学结构稳定,在体内不易降解清除,停留时间长,能使淋巴细胞得到持久刺激,有利于免疫应答的产生。

抗原物质的空间构象在很大程度上影响抗原的免疫原性,抗原物质表面的立体构象越复杂,免疫原性越强。含有大量芳香族氨基酸的蛋白质免疫原性强,如人胰岛素,分子量仅为 5.734kD。结构简单的大分子蛋白则免疫原性极弱,如分子量高达 100kD 的明胶,其主要成分是直链氨基酸,在体内易被降解,故免疫原性很弱,若在明胶分子中加入少量酪氨酸则免疫原性明显增强。又如,人工合成的多聚丙氨酸 - 多聚赖氨酸复合物,其分子量虽然超过 10kD,也不是一种良好的抗原,若将一定量酪氨酸和谷氨酸连接到多聚丙氨酸末端则呈现出免疫原性,若将这两种氨基酸连接在多聚丙氨酸内端,则免疫原性减弱或消失。这一现象表明,抗原不仅需要一定的化学基团,而且这些基团还必须暴露于分子表面。因此,在标本处理过程中,要尽可能保存组织或细胞中的抗原,并将抗原决定簇充分暴露出来。另外,聚合状态的蛋白质较其单体有更强的免疫原性,如颗粒性抗原的免疫原性高于可溶性抗原。

(三) 抗原的分类

1. 根据抗原的基本性能分为:

(1) 完全抗原(complete antigen):既具有免疫原性又具有免疫反应性的物质。如细菌、病毒、异种动物蛋白等。

(2) 半抗原(hapten antigen):只有免疫反应性而无免疫原性的物质,又称为不完全抗原。如大多数多糖、类脂以及某些药物等。半抗原分子较小,不能单独刺激机体产生免疫应答,但若与载体蛋白结合,就能获得免疫原性成为完全抗原。载体是指能够赋予半抗原免疫原性的蛋白质分子。

2. 根据抗原的化学组成分为

(1) 蛋白质抗原:大多数抗原是蛋白质,包括糖蛋白和脂蛋白。如细胞膜蛋白、酶、受体、多肽类激素、细胞骨架蛋白和生长因子等。

(2) 多糖抗原:主要存在于细胞膜上,如凝集素受体等。

(3) 核酸抗原:核酸抗原很难诱导机体产生抗体,若将 DNA 偶联牛血清白蛋白作为抗原,可以诱导机体产生抗体。如病毒、单链 DNA 等。

3. 根据抗原刺激机体产生抗体时是否需要 Th 细胞辅助分为:

(1) 胸腺依赖性抗原(thymus dependent antigen,TD-Ag):TD-Ag 刺激 B 淋巴细胞产生抗体时需要 Th 细胞辅助,天然抗原大多属于此类。如人血清球蛋白、牛血清白蛋白、卵白蛋白和外毒素等。

(2) 胸腺非依赖性抗原(thymus independent antigen,TI-Ag):TI-Ag 刺激 B 淋巴细胞产生抗体时一般不需要 Th 细胞辅助。如细菌脂多糖、荚膜多糖等。

4. 根据抗原与机体的亲缘关系分为

(1) 异种抗原(xenoantigen):来自另一物种的抗原。如病原微生物及其代谢产物、异种动物血清等。

（2）同种异型抗原（alloantigen）：来自同种生物而基因型不同的个体的抗原物质。如人类 ABO 血型抗原、Rh 血型抗原及主要组织相容性抗原（HLA）等（图 11-1）。

图 11-1　异种抗原和同种异型抗原

（3）自身抗原（autoantigen）：能引起自身免疫应答的自身组织成分。正常情况下免疫系统对自身物质存在免疫耐受性，当机体受到外伤或感染等刺激时，就会使隐蔽的自身抗原暴露或改变自身的抗原结构，诱发自身免疫应答，导致自身免疫性疾病。

（4）异嗜性抗原（heterophile antigen）：指存在于人、动物及微生物之间的共同抗原，即一类与种属特异性无关，存在于不同种系生物间的共同抗原，又叫"Forssman 抗原"。如溶血性链球菌的某些抗原成分，分别与人肾小球基底膜和心肌细胞间存在共同抗原。

知识拓展

抗原的其他分类方法

1. 根据抗原是否在抗原提呈细胞内合成分为内源性抗原和外源性抗原。
2. 根据抗原的获得方式分为天然抗原和人工抗原。
3. 根据抗原的物理性状不同分类　颗粒性抗原和可溶性抗原。

二、抗体

（一）抗体的概念

抗体（antibody，Ab）是指机体受抗原刺激产生的并能与相应抗原特异性结合的球蛋白。因它是免疫应答的产物，故又称免疫球蛋白（immunoglobulin，Ig）。所有抗体都是免疫球蛋白，但免疫球蛋白并不一定都是抗体。抗体是生物学功能概念，免疫球蛋白是化学结构概念。

免疫球蛋白与抗体的基本结构是相似的，都是由两条相同的重链和轻链组成，并各有氨基端和羧基端，且四条肽链的方向一致。在多肽链的氨基端，轻链的 1/2 与重链的 1/4 区域内氨基酸的排列顺序随抗体特异性不同而有所变化，称为"可变区"（variable region，VR）。其中某些特定区域氨基酸组成和排列顺序高度可变，称为"高变区"（hyper variable region，HVR），重链和轻链各有三个高变区，共同组成了免疫球蛋白的抗原结合部位，负责识别和结合抗原决定簇，决定着抗体的特异性（图 11-2）；在多肽链的羧基端，轻链的另 1/2 及重链的 3/4 区域内氨基酸排列顺序比较稳定，称为"恒定区"（constant region，CR）。在重链 C 区有一段为"铰链区"（hinge region），内含大量脯氨酸，具有弹性，抗原与抗体特异性结合后使补体结合位点暴露。

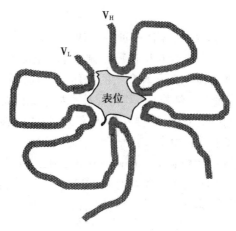

图 11-2 免疫球蛋白的高变区

用木瓜蛋白酶水解免疫球蛋白,可以得到两个相同的 Fab 片段和一个 Fc 片段。Fab 片段含有一条完整的轻链和重链 N 端的 1/2,具有与抗原特异性结合的功能;Fc 片段含两条重链 C 端的 1/2,保留有重链的抗原性和相应功能区的生物活性(图 11-3)。胃蛋白酶水解免疫球蛋白,可以得到一个具有抗体活性的双价 F(ab')₂ 片段和无生物活性的小分子多肽碎片 pFc'。

图 11-3 免疫球蛋白的结构和分区

(二)抗体的功能

1. 特异性结合抗原 抗体一般具有两个抗原结合位点(antigen-binding site),可结合两个抗原决定基。在体内,抗体和抗原结合后直接发挥效应;在体外,抗体与抗原结合后出现各种反应现象。

2. 激活补体 某些抗体与相应抗原结合后,通过经典途径激活补体或替代途径激活补体而发挥免疫效应。

3. 结合某些细胞 某些抗体通过其 Fc 段可结合具有相应 Fc 受体的细胞,而发挥不同的生物学作用。如免疫调理作用、抗体依赖性细胞介导的细胞毒作用以及介导 I 型超敏反应等。

4. 通过胎盘和黏膜 如 IgG 类抗体可穿过胎盘,sIgA 类抗体在黏膜免疫中发挥重要作用。

（三）人工制备的抗体

1. 多克隆抗体 天然抗原往往含有多种抗原决定簇，每种抗原决定簇均可激活具有相应抗原受体的 B 淋巴细胞，产生针对该抗原决定簇的抗体。因此，用抗原免疫动物所产生的免疫血清，是多个 B 淋巴细胞克隆所产生的抗体混合物，称为多克隆抗体（polyclonal antibody，PcAb）。由于它不是单一纯抗体，其特异性不如单克隆抗体好，易造成抗原抗体的交叉反应。但多克隆抗体能广泛应用于石蜡包埋组织切片的主要原因是该抗体能与石蜡包埋过程中未被完全封闭的多个抗原决定簇相结合，因此，减少了发生假阴性染色的机会。

2. 单克隆抗体 单克隆抗体（monoclonal antibody，McAb）是由识别一种抗原决定簇的 B 淋巴细胞克隆所产生的均一性抗体。多采用 B 淋巴细胞杂交瘤技术生产单克隆抗体。单克隆抗体具有性质纯、效价高、特异性强、少或无交叉反应等特点，广泛用于冷冻切片和石蜡切片。

3. 基因工程抗体 基因工程抗体（genetic engineering antibody，GeAb）是指利用 DNA 重组技术或蛋白质工程技术，在基因水平上对免疫球蛋白进行重组或修饰后，导入受体细胞表达产生的抗体。如人 - 鼠嵌合抗体、双特异性抗体、人源化抗体等。基因工程抗体的优点是人源化或完全人源化，降低了鼠源性单克隆抗体的免疫原性，均一性强、可工业化生产；缺点是亲和力弱、效价不高。

知识拓展

杂交瘤技术

该技术是 1975 年由 kohler 和 Milstein 创建的。采用细胞融合技术将小鼠骨髓瘤细胞和经绵羊 RBC 免疫的小鼠脾细胞在体外融合，形成杂交瘤细胞（hybridoma）。杂交瘤细胞同时具有骨髓瘤细胞无限繁殖的特性和 B 细胞分泌特异性抗体的特性，在每个杂交瘤细胞形成时，参与融合的 B 细胞只有一个，产生的抗体是均一的、针对单一抗原决定簇的。

三、抗原抗体反应

（一）抗原抗体反应的概念

抗原抗体反应（antigen-antibody reaction）是指抗原与抗体之间发生的特异性结合反应。在体内可表现为促进吞噬、溶菌、杀菌、中和毒素作用；在体外，由于参加反应的抗原物理性质、抗体的类型及反应条件的不同，可出现凝集、沉淀、补体结合、中和等反应。

（二）抗原抗体反应的原理

抗原上的抗原决定簇与抗体上的抗原结合部位之间具有结构互补性。在适宜条件下，两者可特异性结合、出现肉眼可见的反应，或借助仪器能检测到反应结果。据此，对待检品中的抗原或抗体进行定性、定量或定位的检测。传统的体外抗原抗体反应多采用血清作为抗体来源，因此，抗原抗体反应又称为"血清学反应"。在抗原抗体反应中，既可用已知抗体检测未知抗原，也可以用已知抗原检测未知抗体。

（三）抗原抗体反应的特点

1. 高度特异性 抗原与抗体的结合具有高度特异性，通常一种抗原只能与其相应的抗体分子结合。同一抗原分子可具有多种不同的抗原决定簇，若两种不同的抗原分子具有一个或多个相同的抗原决定簇,则与抗体反应时可以出现交叉反应。

2.可逆性表面结合 抗原抗体间的结合是分子间非共价键的表面结合,虽然很稳定,但是可逆的。分离后的抗原或抗体的性质仍保持不变。

3.适当的浓度和比例 抗原抗体的结合能否出现肉眼可见的反应,取决于两者的浓度和比例。在一定浓度范围内,若两者比例合适,可形成大的抗原抗体复合物,出现肉眼可见的反应现象;在抗原或抗体过量的条件下,不能聚合成大块的抗原抗体复合物,不能出现肉眼可见的反应。

4.反应的两个阶段 第一阶段是抗原抗体的特异性结合阶段,其特点是反应快,不受抗原抗体的比例限制,但无可见反应;第二阶段是可见反应阶段,反应慢,表现为凝集、沉淀、补体结合等,易受环境中的电解质、酸碱度及温度的影响。

(四)抗原或抗体的检测方法

1.凝集反应 细菌或红细胞等颗粒性抗原与相应抗体结合后,在一定条件下形成肉眼可见的凝集团块,这种现象称为凝集反应。包括直接凝集反应和间接凝集反应等(图11-4)。

已知抗体　　　待测抗原　　　　　　抗原抗体复合物

图 11-4　直接凝集反应(玻片法)

2.沉淀反应 血清蛋白、细胞裂解液等可溶性抗原与相应抗体结合,在两者比例合适时,可在反应体系中出现肉眼可见的沉淀物。包括琼脂扩散和免疫扩散等。

3.免疫标记技术 将已知抗体或抗原标记上易显示的物质(标记物),通过检测标记物来反映抗原抗体反应的情况,从而间接地检测出被检抗原或抗体的存在与否或量的多少。常用的标记物有荧光素、酶、放射性核素及胶体金等。包括免疫荧光法、放射免疫测定法和酶免疫测定等(图11-5)。

图 11-5　免疫荧光技术(直接法和间接法)

知识拓展

免疫荧光技术

1941 年，Coons 等首次采用荧光素标记肺炎链球菌黏多糖抗体，检测出小鼠肺组织中肺炎链球菌的相应抗原，开创了免疫荧光技术的新篇章。Coons 因此被认为是免疫细胞和组织化学技术的创始人。由于新技术和新方法的不断引入，免疫细胞和组织化学技术已成为疾病的诊断和研究的重要技术手段之一，在提高病理诊断的准确性等多方面发挥着重要作用。

本节小结

本节主要介绍了免疫组织化学技术的基本理论，包括三个方面的内容，即抗原、抗体和抗原抗体反应，通过抗原抗体反应来检测标本中未知的抗原或抗体，辅助临床诊断和鉴别诊断疾病。

一、抗原部分

主要介绍了抗原和抗原决定簇的概念；抗原的基本性能（免疫原性和抗原性）；抗原的基本性质（异物性、特异性和理化性质）；抗原的各种分类方法及其类型，如根据抗原的基本性能分为完全抗原和半抗原，根据抗原与机体的亲缘关系分为异种抗原、同种异型抗原、自身抗原和异嗜性抗原等。

二、抗体部分

主要介绍了抗体和免疫球蛋白的概念；免疫球蛋白的基本结构及其可变区、高变区、恒定区和铰链区；木瓜蛋白酶和胃蛋白酶水解免疫球蛋白后得到的不同片段；抗体的特异性结合抗原、激活补体、结合细胞、通过胎盘和黏膜的功能；多克隆抗体、单克隆抗体和基因工程抗体等人工制备的抗体。

三、抗原抗体反应

主要介绍了抗原抗体反应的概念和原理；抗原抗体反应的特点（特异性、可逆性结合、合适的比例和反应的阶段性）；抗原抗体的检测方法（凝集反应、沉淀反应和免疫标记技术），特别是免疫标记技术的应用很广泛，根据标记物的不同分为免疫荧光法、放射免疫测定法和酶免疫测定等。

第二节 免疫组织化学基本技术

一、免疫组织化学标本的取材、固定、切片及注意事项

恰当的组织处理是做好免疫组织化学的先决条件。在组织细胞材料的准备过程中，不仅要求保持组织形态的完整性，更需要保存细胞或组织成分的抗原性，使之不丢失、不弥散或被破坏。

（一）取材

取材在免疫组织化学中对于疾病的诊断具有重要意义。因此，应予以高度的重视，并

一丝不苟地操作。

1. 组织标本的取材　组织标本包括活体组织检查标本、手术切除标本和尸体解剖标本等。对于活体组织检查标本和手术切除标本，取材应在 2 小时内进行；对于尸体解剖标本视情况而定，如果死亡时间较长，染色结果则不能反映实际情况。

（1）活体组织标本的取材：常见标本为口腔、喉、鼻咽、皮肤、宫腔和各种内镜钳取的组织。它不仅体积小，且多数由活检钳直接钳取，常因过度挤压而变形。因此，要求活检钳的刀口锋利，以减少对组织的挤压。取材时必须是主要病灶区，必要时要除去表面的坏死组织。

（2）手术切除标本的取材：抗原在组织中的分布有差异，因此，对于病灶较大的切除标本，取材应包括主要病灶区、病灶与正常组织的交界处、病灶周围的正常组织。此外，还应在申请单上画简图，标明取材部位。

用于免疫组织化学技术的组织块大小要适中，一般在 1cm×1cm×0.2cm 至 2cm×1cm×0.2cm 之间，这样有利于固定剂能快速渗透到组织内部。组织块过大，组织内部固定不及时或固定不够，易造成切片困难，染色效果也不理想。

为充分保存组织的抗原性，标本离体后应立即处理，可以速冻后制作冷冻切片，也可用固定剂固定制作石蜡切片。如不用迅速制片，也可贮于液氮或 -70℃ 低温冰箱内备用。

2. 细胞标本的取材

（1）印片法：常用于活检组织标本和手术切除标本。将新鲜标本沿病灶中心剖开，将载玻片轻压病灶区，脱落细胞便黏附于载玻片上，立即浸入细胞固定液内固定 5～10 分钟，取出后自然干燥，可用于免疫组织化学染色或低温保存备用。此法优点是简便省时，细胞抗原保存良好；缺点是细胞分布不均匀，细胞重叠，影响观察效果。

（2）穿刺法：常用于实质器官病变区的细胞采集，如肝、肾、肺、淋巴结、软组织等。用穿刺针穿刺吸取病变区的液体成分，如穿刺液较少，可直接涂在载玻片上，尽量使细胞分布均匀；如穿刺液较多，细胞丰富，可用洗涤法。洗涤法的步骤是：将穿刺液滴入盛有 1～2ml Hanks 液（或 RPMI 1640 液）的试管内，轻轻搅拌，以 500r/min 低速离心 5～10 分钟，弃上清液，将沉淀制成组织悬液（$1×10^6$ 细胞/毫升），吸取一滴滴于载玻片上，轻轻涂抹或用离心涂片机制成涂片，待涂片略干燥后即可固定备用。直接涂片法的优点是操作简单，细胞形态保持较好，缺点是细胞分布不均匀；洗涤法则相反，细胞分布均匀，但操作复杂，细胞常有变形。

（3）沉淀法：常用于胸腔积液、腹水、尿液、脑脊液等体液多、细胞数少的标本。液体采集后，必须立即处理，不加固定剂。对于细胞数量较多者，可吸取少量液体直接涂在载玻片上；对于细胞数量较少者，可将液体自然沉淀，然后吸取 5ml 沉淀液，以 1500r/min 离心 1～10 分钟，弃上清液，将沉淀涂片或用离心涂片机制成涂片，略干燥后固定备用。

（二）固定

固定的目的是使细胞内蛋白质凝固，以保持细胞和组织的固有形态和结构，更重要的是保存组织或细胞的抗原，防止抗原被破坏和弥散。

1. 常用的固定剂　用于免疫组织化学的固定剂种类较多，性能各异。不同抗原，其稳定性各不相同，对固定剂的耐受性差异较大，因此，需要了解不同固定剂的特征。

（1）醛类固定剂：属于双功能交联剂，作用是使组织之间相互交联，将抗原保存在原位。特点是对组织的穿透性强、收缩性小。常用的有甲醛、多聚甲醛和戊二醛，可以一种或多种固定剂联合使用。

1）甲醛固定液：包括 10% 甲醛液、10% 中性甲醛液和 10% 中性缓冲甲醛液等。甲醛能很好地保存抗原，同时也能很好地维持组织形态结构的完整性。但由于甲醛的交联作用，会影响被固定细胞膜的通透性，有时会使大分子抗原失去活性。因此，多数需经蛋白酶消化，使抗原决定簇充分暴露。固定时间不宜超过 24 小时。

2）4% 多聚甲醛磷酸缓冲液：适用于光学显微镜下免疫组织化学的研究，是最常用的固定剂之一。动物取材时常先以此灌注固定，然后再在此固定液中浸泡固定 2～24 小时。

3）戊二醛 - 多聚甲醛缓冲液：戊二醛交联结合力比甲醛大，适合于光学显微镜、电子显微镜免疫组织化学研究。

4）Bouin 液：是组织学及病理学最常用的固定剂之一，比单独醛类固定更适合于免疫组织化学研究。

5）PLP 液：适合于富含糖类组织的固定，对细胞结构和抗原性保存好。固定时间 6～18 小时。

（2）丙酮及醇类固定剂：具有沉淀组织中的蛋白质和糖的作用，对组织穿透性强，对抗原保存较好。但醇类对小分子蛋白质、多肽及细胞质内的蛋白质保存效果较差。常与冰乙酸、乙醚、三氯甲烷等混合使用。

1）乙醚（或三氯甲烷）与乙醇等量混合液：是一种理想的细胞固定剂。

2）Carnoy 液：适合于癌基因蛋白、抗癌基因蛋白等抗原的固定保存。

3）丙酮：适合于冷冻切片和细胞涂片的后固定，抗原保存较好，且时间短，切片在冷丙酮中的固定仅需 5～15 分钟。

（3）其他固定剂

1）碳二亚酰胺 - 戊二醛液：常用于多肽类激素的固定，是培养细胞电子显微镜组织化学研究的良好固定剂。

2）Zenker 液：对免疫球蛋白固定后染色效果好，固定时间 2～4 小时，染色前应用 0.5% 碘液脱汞。

 知识拓展

甲醛液的制备方法及注意事项

甲醛（formaldehyde）液又称福尔马林（formalin）液，是甲醛气溶于水的饱和液，最大饱和度为 36%～40%，配制甲醛液时，一般以 100% 浓度计算，按甲醛和蒸馏水 1:9 的比例配成浓度为 10% 的甲醛固定液；

甲醛易氧化成甲酸，因此多会偏酸性，最好用中性磷酸盐缓冲液（pH 7.2～7.4）代替蒸馏水配成中性甲醛液，也可在 10% 的甲醛液内加入碳酸钙至饱和。

2. 常用的固定方法

（1）浸入法：将组织或细胞涂片浸泡在固定液内（必要时在 4℃以下），固定时间根据抗原的稳定性以及固定液的性质而定。

（2）注射、灌注固定法：适用于某些体积过大、固定剂难以进入内部的组织块，以及需要对整个脏器或动物进行固定，主要用于动物实验研究。注射灌注固定不仅可使固定液迅速达到全身组织，达到充分固定的目的，而且，还能冲洗掉红细胞，可排除过氧化物酶的干扰。

（3）微波固定法：微波技术的应用对组织固定技术产生了重要影响，其固定的组织细胞具有良好的形态和结构，细胞内有效成分和抗原得到充分保存。但是，必须严格控制微波固定组织的温度，否则，会影响到组织的固定质量。

3．固定的注意事项

（1）固定剂的选择：用于免疫组织化学的固定剂种类很多，至今尚无一种固定剂用于各种不同抗原的固定。因此，应反复实践，作多种固定剂的对比，选出理想的固定剂。其标准是组织形态结构保存良好，最大限度地保存组织细胞的抗原。但是，在实际工作中很难做到这一点。目前，需要做免疫组织化学染色的组织切片，多是在 HE 染色后，在光学显微镜下观察和诊断的基础上需要进一步分析判断的。因此，往往都是按 HE 常规处理组织和细胞，固定剂一般都是甲醛液，实践证明 10% 中性缓冲甲醛液、4% 多聚甲醛磷酸缓冲液是应用较广泛的固定液，可用于大多数抗原的固定。在免疫组织化学中尽量避免使用含重金属的固定剂。

（2）固定剂的量：固定剂的量必须充足，一般不应少于组织块体积的 4～5 倍，否则，中心固定不良而影响效果。应在组织取下后立即或尽快放入固定剂中。

（3）固定后处理：组织固定后必须充分冲洗，去除固定剂以消除后者对染色的影响。

（三）切片

切片也是免疫组织化学染色的重要环节，要求切片薄而平整，一般厚度在 3～5μm 之间。切片太厚会影响免疫组织化学染色的结果和结果判断，还容易在染色过程中发生脱片。切片种类很多，如石蜡切片、碳蜡切片、冷冻切片、塑料切片、振动切片等，常用的有石蜡切片和冷冻切片。

1．石蜡切片　用于免疫组织化学技术的石蜡切片与常规切片制备方法基本相同，但应注意：

（1）脱水、透明过程应在 4℃ 以下进行，以尽量减少组织抗原的损失。

（2）切片刀要锋利，切成的切片应薄、无刀痕，在染色时可减少非特异性染色。

（3）切片应放入 37℃ 恒温箱过夜，以减少脱片。

（4）切片如需长期保存，可放于 4℃ 冰箱内。

2．冷冻切片　冷冻切片的最大优点是能够较完整地保存抗原，尤其是细胞膜抗原、受体抗原、酶及多肽类抗原等，并且快速、方便，阳性结果较石蜡切片更可靠。缺点是冷冻时，组织中水分易形成冰晶，影响抗原定位。新鲜的组织及已固定的组织均可做冷冻切片。

冷冻切片一般用恒温冷冻切片机，切片时将温度控制在 -18～-20℃，温度不要过低，以免组织片破碎。防卷板的位置及角度要调整好。可连续切 2～4μm 的薄片，满足免疫组织化学标记的要求。冷冻切片附贴在载玻片上，电吹风吹干或自然干燥，用 4℃ 冷丙酮固定 10～20 分钟后可染色。如不染色，贮存于低温冰箱内，或进行短暂预固定，干燥后贮存于低温。

二、免疫组织化学常用仪器的使用方法

免疫组织化学制片所需仪器与常规病理制片基本相同，主要有冰箱、低温冰箱、显微

镜、恒温箱、烤箱、不锈钢高压锅、电炉、微波炉、湿盒、切片架、冲洗瓶、微量加样器、定时钟等。下面简要介绍微量加样器和微波炉的使用方法：

（一）微量加样器的使用

微量加样器可分为固定式和可调式两种类型。固定式只能加一个量，可调式可分别加多个量。使用时可安装与加量相应的特制塑料吸头。

1. 使用方法

（1）设定加样量：逆时针方向转动按钮，可提高设定的加样量；顺时针方向转动按钮，可降低设定的加样量。

（2）正式使用之前，要连续按动按钮多次，使加样器内空气同工作环境空气交换，保持管内空气工作负压恒定。

（3）在加样器下插上塑料吸头，轻轻扭转以保证气密性良好。

（4）握住加样器，将按钮按到第一档位置。

（5）将塑料吸头垂直地浸入所需取样液内，深度为2～3mm。

（6）缓慢地松动按钮，使之返回原来位置。

（7）停留1～2秒，平缓地将加样器取出。

（8）将塑料吸头移至待加样容器壁上，缓慢按动按钮至第一档位置，将液体排出，停留1秒。紧接着再将按钮按至第二档位置，排出塑料吸头里的全部液体。

（9）完全排出液体后，小心地将加样器连同塑料吸头沿着容器壁向上滑动取出，再松开按钮，使之返回原来位置，即完成一次操作过程。

2. 注意事项

（1）加样器是精密量器，不允许直接与液体接触。不使用时，也应插上塑料吸头，以免液体或杂质吸入管内，导致阻塞。

（2）只有在额定加样量范围内进行加样，才能取得精确结果。

（3）排出液体时，不能将按钮按至第一档就放松，而要紧接着按至第二档位置，以免加液量不准。

（4）凡有液体吸不进、吸不足、容量不准、排液不畅等现象，不要自行拆动，要由专人修理、校正。

（二）微波炉的使用

微波是一种波长很短的高频电磁波，波长以毫米或厘米计，频率一般在300～300 000MHz。微波技术的应用，主要是根据微波能发射高频能量，加速组织内部分子的高速运动，从而加速组织的固定、脱水、透明、浸蜡、脱蜡、染色及冷冻切片的干燥固定。还可以降低背景染色，提高阳性强度和阳性检出率，充分地暴露封闭的抗原。目前临床上主要用于抗原修复。

1. 微波炉的选择　一般家用微波炉功率偏高，输出功率都在500W以上，在低功率挡时，微波是间歇辐射，其稳定性、均衡性及重复性都难以满足免疫组织化学实验的要求。因此，应选择有可调功率输出挡、温控装置、最大输出功率600W以下微波炉。另外还要检测功率挡与温度变化是否呈线性关系，在高功率挡和低功率挡时，是否产生均衡的微波辐射。目前，已有专门为免疫组织化学技术设计的医用微波炉生产。

2. 微波炉的使用注意事项

（1）微波炉专用切片盒应是微波能够穿透的材料，如玻璃、有机玻璃、聚苯乙烯等。

（2）使用微波炉进行免疫组织化学染色时，盒内要加足量的柠檬酸盐缓冲液，以免加热时切片干燥。

（3）市场上微波炉的种类、型号很多，要仔细选择。无论是家用或医用微波炉，要酌情设置条件，摸索出自己实验室的最适使用条件。

三、免疫组织化学常用液体及抗体的配制

（一）常用液体的配制

1. 0.01mol/L pH7.2 磷酸盐缓冲液（PBS）

试剂：$NaH_2PO_4 \cdot 2H_2O$ 9.0g

$Na_2HPO_4 \cdot 12H_2O$ 64.5g

NaCl   160.0g

蒸馏水   加至   2000ml

配制方法：先以少量蒸馏水溶解试剂，最后加蒸馏水至 2000ml，充分溶解后调整 pH 至 7.2。

2. 0.5mol/L pH7.6 Tris-HCl 缓冲液

试剂：Tris（三羟甲基氨基甲烷）   60.57g

1mol/L HCl   420ml

蒸馏水   加至   1000ml

配制方法：先以少量蒸馏水（300～500ml）溶解 Tris，加入 HCl 后，将 pH 调到 7.6，然后加蒸馏水至 1000ml，置于 4℃冰箱中保存备用。

3. 0.05mol/L pH7.6 Tris-HCl 缓冲液（TBS）

试剂：0.5mol/L Tris-HCl 缓冲液   100ml

NaCl   8.5～9.0g

蒸馏水   加至   1000ml

配制方法：先用蒸馏水少许溶解 NaCl，再加 pH7.6 Tris-HCl 缓冲液，最后加蒸馏水至 1000ml，充分摇匀使终浓度为 0.05mol/L。

TBS 主要用于漂洗标本，配制封闭用血清、抗体及显色剂（DAB）。

4. 柠檬酸盐缓冲液

（1）储存液

1）A 液（0.1mol/L 柠檬酸）：称取 21.01g 柠檬酸（$C_6H_8O_7 \cdot H_2O$）溶于 1000ml 蒸馏水中。

2）B 液（0.01mol/L 柠檬酸钠）：称取 29.41g 柠檬酸钠（$C_6H_5Na_3O_7 \cdot 2H_2O$）溶于，1000ml 蒸馏水中。

（2）工作液（浓度为 0.01mol/L）：取 A 液 9ml 和 B 液 41ml 分别加入 450ml 蒸馏水中，调节 pH 为 6.0±0.1，柠檬酸盐缓冲液主要用于抗原的修复。

5. 3% 过氧化氢甲醇液

试剂：30% 过氧化氢（H_2O_2）   10ml

甲醇   90ml

3% 过氧化氢甲醇液处理组织标本，可以封闭内源性过氧化物酶的活性。

（二）抗体的稀释和保存

抗体是免疫组织化学技术最重要的试剂，使用一种新的抗体时，首先，要了解其工作浓

度范围,还要根据实验室的条件,测定最适合的稀释度,从而获得最强的特异性染色和最弱的非特异性背景染色。此外,还要特别注意保持抗体的生物学活性,防止抗体蛋白质变性而降低效价。

1. 抗体的稀释　抗原与抗体反应除了它们之间的特异性之外,还与抗原抗体分子的比例密切相关。如果第一抗体浓度太高,阳性反应反而减弱,甚至出现假阴性,因此要选择适当的抗体稀释度。

(1)影响抗体稀释度的因素

1)抗体的浓度(又称滴度):抗体的浓度越高,稀释度就越高。抗体的高度稀释可降低非特异性背景染色,提高阳性结果的可靠性。

2)非特异性蛋白质的含量:因为免疫组织化学所用的抗体不可能很纯,在抗体溶液中存在的一些非特异性蛋白质,会造成非特异性背景染色。因此,应选用高效价、高稀释度的抗体,以减轻背景着色。

3)孵育时间:随着孵育时间适当延长,可相应提高抗体稀释度,从而增强特异性染色,降低背景染色。

4)免疫组织化学染色方法:随着染色方法敏感性增加,抗体的稀释度也随之提高。

(2)抗体最佳稀释度的测定方法:用已知阳性抗原切片,进行免疫组织化学染色,将其阳性强度与非特异性背景染色强度以"+"的多少表示。阳性染色强度可分为:"++++"(最强阳性)、"+++"(强阳性)、"++"(较强阳性)、"+"(阳性)、"−"(阴性)。非特异性背景染色强度分为:"++++"(高背景染色)、"+++"(较高背景染色)、"++"(较浅背景染色)、"+"(弱背景染色)、"−"(无背景染色)。一般认为,在某一稀释度下特异性染色较强,且无背景着色,是抗体的较理想的稀释度。

1)直接测定法:在其他条件已知的情况下(如二抗或三抗的稀释度),用于检测第一抗体的最佳稀释度。可以将一抗稀释为 1:50、1:100、1:200、1:400、1:500 等几个稀释度,分别滴加在阳性抗原切片上,同时设置阴性对照,染色结果见表 11-1。

表 11-1　一抗的最佳稀释度

一抗稀释度	特异性染色强度	非特异性染色强度
1:50	++++	++
1:100	++++	++
1:200	++++	++
1:400	+++	+
1:500	++	−
阴性对照	−	−

从表 11-1 中结果可看出,当一抗稀释到 1:400 时,特异性染色呈强阳性("+++"),背景染色减少("+"),其最佳稀释度应该在 1:400～1:500 之间。同样,再做 1:420、1:440、1:460、1:480、1:500 稀释后染色,即可找出该抗体的最佳稀释度。

2)棋盘(方阵)测定法:当测定两种以上抗体的最佳稀释度时采用此法。如表 11-2 所示,将一抗和二抗分别按不同滴度稀释,对已知阳性切片进行染色。

表 11-2 一抗与二抗的最佳稀释度

二抗稀释度	一抗稀释度			
	1:50	1:100	1:200	1:400
1:100	++++(++)	++++(++)	+++(−)	+(−)
1:200	++++(+)	+++(−)	++(−)	++(−)
1:400	++++(−)	+(−)	+(−)	−(−)

注：括号内为背景染色强度

从表 11-2 中可以看出，当一抗稀释到 1:50～1:100，二抗稀释到 1:200 时，可获得最佳染色效果。再将一抗做 1:60、1:70、1:80、1:90、1:100 稀释，找出最佳稀释度。

一般情况下，二抗或三抗的稀释度按照说明书的配制即可，而且比较稳定。对于一抗的稀释度则应根据各个实验室的情况，利用直接法测定出最合适的稀释度。说明书只能作为参考，因为每个实验室的条件和使用的配套试剂并不完全相同。

抗体稀释液的配制：取 0.05mol/L pH7.4 TBS 100ml，加热至 60℃，再加明胶 0.1g，搅拌溶解后、冷却至室温，再加 1.0g 牛血清白蛋白（BSA），0.2g 叠氮钠（NaN₃），溶解后过滤分装，4℃保存，可用 1 年。

2．抗体的分装与保存　对于新购进的浓缩抗体，应先根据厂家提供的效价，将其分装。可按 50μl 或 100μl 为 1 单位分装入安瓿或 0.25ml 带盖塑料离心管中，并标记清楚（批号、名称、效价、量），密封后放入 −40～−20℃冰箱中保存备用，一般可保存 1～2 年。小量分装的抗体最好一次用完，避免反复冻融而影响效价。稀释的抗体不能长时间保存，在 4℃可存放 1～3 天，否则效价会明显降低。近年来，国内外一些公司开发出即用型抗体（又称为预稀释抗体），由于采取了特殊的稳定性处理，一般 4℃保存效价稳定在 1 年以上，且可反复使用，尤其适合基层医院使用。

3．孵育方法及时间　抗体孵育应在特制的湿盒内进行，以免切片因水分蒸发、干燥而导致染色失败。孵育时间常为 1 小时左右，孵育温度为室温或 37℃。可根据抗体的效价和检测方法的灵敏度进行适当的延长或缩短，延长孵育时间可在 4℃冰箱过夜。近年来，由于微波技术在免疫组化染色中的应用，使得抗体孵育时间大为缩短，提高了检测速度。

（三）显色剂的种类及配制

免疫组织化学技术中，由于抗原抗体反应所形成的复合物本身没有颜色，无法进行观察和判断。因此，需借助某些化学基团的呈色反应使其得以显示，从而可以在显微镜下观察。一般情况下，凡是直接或间接被抗体标记酶催化形成有色沉淀的物质（底物）都可用作显色剂。商品化的显色剂包括底物和底物缓冲液，不同的显色剂所用的底物缓冲液有所不同。在临床病理免疫组织化学诊断中，常用 DAB 做显色剂；在多重染色中，增选 AEC 和固蓝。合理选用酶标抗体检测系统和显色剂，可进行多重免疫组织化学染色，在同一切片上清晰地显示组织细胞中多种抗原呈多种不同颜色的表达。

目前，用于免疫酶组织化学染色的酶主要有辣根过氧化物酶和碱性磷酸酶。辣根过氧化物酶（horseradish peroxidase，HRP）是由西洋辣根提取的植物性过氧化物酶，作用底物是 H_2O_2，使之接受氢而变成水，但这一反应必须有还原型的供氢体接受氧化时才能完成。常见的供氢体主要有：

1. 3, 3′- 二氨基联苯胺（3, 3′- Diaminobenzidine，DAB） 取 25mg DAB 溶于 50ml 0.05mol/L pH7.6 的 TBS 中，完全溶解后，用滤纸过滤。显色前再加入适量 H_2O_2。阳性部位呈棕色，一般以苏木素复染。其终产物不仅可以在光学显微镜下直接观察，还可经特殊处理后用于电子显微镜观察。配制 DAB 时应注意：

（1）DAB 具有致癌性，可诱发皮肤癌和膀胱癌，称取时应戴手套，勿与皮肤接触和吸入。用过的 DAB 应倒入清洁液中集中消毒处理。

（2）DAB 一定要新鲜配制，配好后应在 30 分钟内使用，作用时间不宜超过 10 分钟（最好在 5 分钟以内），不管是否阳性都应及时终止反应。

（3）DAB 使用前一定要过滤，否则未溶的 DAB 颗粒会沉积在切片上，影响结果的观察。

（4）DAB 的浓度不宜太高，否则会增加背景染色。

（5）H_2O_2 浓度也不宜太高，否则会加速反应，也可增加背景染色。

2. 3- 氨基 -9- 乙基卡巴唑（3-amino-9-ethlylcarbazde，AEC） 取 4mg AEC 溶于 1ml 二甲基甲酰胺中，加入 14ml 浓度为 0.1mol/L pH 5.2 的醋酸缓冲液，然后加入适量 H_2O_2，过滤去掉沉淀物。阳性部位呈红色，如以苏木素或亮绿等作为背景染色，则效果更好。还可以和免疫金银染色进行双重免疫染色，黑红分明。配制 AEC 时应注意 AEC 粉末切勿吸入或接触皮肤。由于终产物易溶于乙醇中，故需用甘油明胶封片，且不能长期保存。

3. 4- 氯 -1- 萘酚 取 4- 氯 -1- 萘酚 1mg，溶于 50μl 无水乙醇中，待完全溶解后加入 0.05mol/L pH 7.6 的 Tris-HCl 缓冲液 1ml，充分搅拌，过滤，补充缓冲液至 10ml。临用前加入适量 H_2O_2，充分混合，立即使用。阳性部位呈蓝色，在进行双重免疫染色时，可与 DAB 终产物的棕色形成鲜明对比。配制时应注意，由于乙醇可溶解其反应产物，因此勿用乙醇脱水，可用水溶性胶封片。

（四）背景复染及复染剂

1. 背景复染 免疫组织化学染色后，还必须用其他染料对切片进行复染，才能更好地衬托出阳性结果定位的组织形态结构，以便观察阳性结果与周围组织细胞的关系，使免疫组织化学染色结果定位更为清晰，便于对结果进行分析。

2. 复染剂 免疫组织化学染色结果根据显色剂的不同而呈不同颜色。因此，复染细胞核时需根据底物显示的颜色选择适当的复染方法，如 DAB 显棕色，可用苏木素将细胞核染成蓝色。常用的细胞核复染剂有苏木素、甲基绿和核固红三种，其中苏木素呈蓝色、甲基绿呈绿色、核固红呈红色。一般情况下，石蜡切片常用苏木素，冷冻切片常用甲基绿，而免疫金银法染色常用核固红。

四、载玻片的防脱片处理

载玻片的处理是做好免疫组织化学染色的重要步骤，必须保证载玻片的清洁，还要进行载玻片的防脱片处理。

（一）载玻片和盖玻片的处理

新的载玻片上常附有油污，必须先用流水冲洗，毛刷沾洗衣粉、肥皂刷洗浸泡，再以流水充分冲洗，最后用蒸馏水清洗后浸泡在 95% 乙醇内，再用绸布擦干，贮于切片盒内备用。对于用过的载玻片或刷洗不掉的微量杂质，可用经过浓硫酸和重铬酸钾配制的清洁液浸泡 6 小时以上，然后经流水、蒸馏水彻底清洗，干燥后备用。盖玻片可直接浸泡在无水乙醇中，用绸布擦干后备用。

（二）载玻片的防脱片处理

免疫组织化学染色过程较长，组织切片长时间浸泡在试剂内经多次振荡冲洗，尤其是在抗原修复过程中，由于高温、高压、辐射等因素的影响，极易造成脱片。新鲜组织如用灌注法或浸泡法固定后再做冷冻切片会失去黏附性。因此，必须在载玻片上涂上黏附剂，增加切片的黏附力，减少脱片。

1. 树脂胶　目前常用进口木工用白色树脂胶，使用时用蒸馏水稀释成 1%～2% 的浓度，直接涂片或浸涂，放在 37℃ 恒温箱内烘干备用。

2. 明胶　常配成水溶液，使用方便，黏附效果好。

（1）甘油明胶：用 1% 明胶 100ml 加甘油 12ml，再加麝香草酚液数滴防腐，混匀后涂于载玻片上，切片附贴后，置于多聚甲醛蒸汽（80℃）中 1 小时。

（2）甲醛明胶：1% 明胶 5ml，2% 甲醛 5ml，涂在载玻片上，切片附贴后，置于 37℃ 温箱中 1 小时或过夜。

（3）铬矾明胶：明胶 0.5g，加蒸馏水 20ml，水浴或温箱中加热溶解，加入硫酸铬钾 0.05g，补充蒸馏水至 100ml。涂片或将载玻片在胶中浸泡 5～10 分钟，置于 37℃ 温箱中烘干。

3. 多聚赖氨酸（PLL）　多聚赖氨酸 0.5g，加蒸馏水至 100ml，配成浓度为 0.5% 的储存液，-20℃ 的环境中可长期保存备用。此液可反复冻融，对黏片效果无明显影响。使用时按 1:10 稀释配成工作液。涂片时，将清洁的载玻片在工作液中反复浸蘸几下，分散竖放在架子上，于空气中自然干燥。

4. APES　APES 是一种新型黏片剂，与一般黏片剂不同。一般黏片剂涂在载玻片表面是一种单纯的物理覆盖，而 APES 是通过化学作用改变玻璃表面的分子结构，使组织切片牢固地贴在载玻片上，不易脱落。一般可从生物试剂公司购得，使用时用丙酮 1:50 稀释。将清洁的载玻片浸入 APES 丙酮溶液中 30 秒，取出后稍干燥一会儿，在纯丙酮中涮洗两次，干燥后备用。

五、抗原的修复

（一）抗原修复的原因

目前，免疫组织化学的组织标本大多是由甲醛等固定剂固定的石蜡包埋后切片。甲醛固定剂可以使组织蛋白内或蛋白质之间发生交联，从而封闭了许多抗原决定簇，影响了抗原的定位，使染色结果不明显甚至失败。因此，在常规染色时，有些抗原需要先进行抗原修复（antigen retrieval，AR）或暴露，将固定时分子之间形成的交联打开，恢复到原有空间状态。

（二）抗原修复的机制

抗原修复的方法有多种，但机制仍处在探讨之中，一般认为与以下因素有关：

1. 化学反应　甲醛与组织中的抗原蛋白在固定过程中发生交联反应，某些化学物质分子或离子可以增加膜的通透性，在一定温度时又可水解因固定而交联的蛋白质抗原，使蛋白质抗原暴露，使抗体与抗原充分结合。

2. 热效应　高温使某些封闭的抗原决定簇重新打开和暴露。

3. 微波的高速振荡效应　微波能产生高频电磁波，可以加速组织内部分子的高速运动,从而打开蛋白质之间的交联键,使抗原决定簇暴露。

(三)常用的抗原修复方法

常用的抗原修复方法是酶消化方法和物理化学方法。有些抗体不需要进行抗原修复,有些抗体需要酶消化修复,有些抗体需要热修复,有些抗体则需几种抗原修复技术的联合应用。至于哪种抗原是否需要修复以及如何修复,一般试剂公司会在产品目录或说明书上予以说明。

1. 酶消化法

(1)胰蛋白酶法:主要用于细胞内抗原的修复。浓度一般是 0.05%~0.1%。取 0.05~0.1g 胰蛋白酶,加入 100ml 0.05%~0.1% pH7.8 的无水氯化钙水溶液中,溶解即可。37℃消化 10~40 分钟,一般 20 分钟即可,消化时间长短取决于组织经甲醛固定时间的长短和被检测抗原种类。

(2)胃蛋白酶法:主要用于细胞间质和基底膜抗原的修复。浓度一般为 0.04%,用 0.1mol/L HCl 配制,37℃消化 20 分钟。

(3)尿素消化法:一般使用浓度为 3mol/L,37℃消化 5 分钟。主要用于使用单克隆抗体所做的石蜡切片。

此外还有链霉蛋白酶、无花果蛋白酶、菠萝蛋白酶等消化方法,临床工作中以胰蛋白酶法的使用最广泛。

2. 物理化学法

(1)单纯加热法:将切片放入盛有柠檬酸盐缓冲液的容器中,并将此容器置于盛有一定数量自来水的大器皿中,电炉上加热煮沸,从容器温度到达 95℃开始计时 15~20 分钟,然后端离电炉。室温冷却 20 分钟,备用。

(2)高压加热法:将柠檬酸盐缓冲液注入不锈钢压力锅中加热至沸腾。切片置于金属架上,放入锅内,切片位于液面以下,盖高压锅盖。当压力锅开始慢慢喷气时,持续 1~2 分钟,然后将压力锅断电,冷水冲至室温后,取下气阀,打开锅盖,取出切片,备用。

(3)微波加热法:将切片放入盛有柠檬酸盐缓冲液的微波炉专用切片盒中,置微波炉内加热,使温度保持在 92~98℃之间,并维持 10~15 分钟。取出容器,室温冷却 10~20 分钟,备用。

注意事项:

1)任何抗原修复法都不得使组织切片干燥。

2)加热必须达到规定的温度。

3)加热后应放置足够的时间使之冷却,否则会严重影响免疫组织化学染色结果。

抗原修复效果取决于缓冲液的组成成分及 pH。抗原修复液种类很多,如 0.01mol/L pH6.0 柠檬酸盐缓冲液、TBS、PBS、2% 硝酸铅、2% 硫酸铝和生理盐水等。实践证明柠檬酸盐缓冲液效果较好、最常使用。

(四)各种抗原修复法的评价

1. 酶消化法　酶消化法是常用抗原修复法之一,可以明显增强一些抗体的染色结果,同时用于酶消化的种类和方法也在不断发展和改进。但是它在暴露某些抗原的同时,也会破坏一部分其他抗原,尤其是对某些膜抗原、激素受体、癌基因及部分淋巴细胞抗原,不仅没有增强作用,反而有破坏作用,甚至可以破坏细胞的结构,促进抗原的弥散,不利于定位观察。因此,必须严格按照说明书的要求去做。

2. 物理化学法　单纯加热法操作简单、经济,但对于封闭牢固的抗原决定簇暴露得不够理想;高压加热法比较简单、耗时短、价格便宜、经济实用,值得推广应用。但是也发现高压温度和时间掌握不当,会发生非特异性抗原暴露,增加背景染色。微波加热法目前应用也比较广泛,但是由于各种型号微波炉功率不同,受热不均,温度不易控制,修复抗原效果有时不稳定,因此要尽可能选择免疫组织化学专用微波炉。

 本节小结

本节主要从以下方面介绍了如何恰当地处理组织标本,保持组织形态的完整性和保存组织细胞的抗原性,以保证最后结果的准确可靠。

一、组织标本的取材、固定和切片部分

不同的标本采取不同的取材方法,如组织标本和细胞标本(印片法、穿刺法和沉淀法);不同的标本采用不同的固定剂(醛类、丙酮及醇类固定剂)及固定方法(浸入法、灌注法、微波固定法);常用的切片(石蜡切片和冷冻切片)及切片方法。

二、免疫组化常用仪器部分

详细介绍了常用的可调式微量加样器和微波炉的使用方法及注意事项。

三、试剂及抗体部分

介绍了常用的缓冲液(PBS、Tris-HCl、TBS和柠檬酸盐等缓冲液)的配制方法;抗体是免疫组织化学技术最重要的试剂,使用一种新的抗体时,首先要了解其工作浓度范围,重点介绍了影响抗体稀释度的因素和抗体最佳稀释度的测定法(直接法和棋盘法)以及抗体的分装保存法;由于抗原抗体复合物本身没有颜色,需借助某些化学基团的呈色反应显示,文中介绍了如何选择显色剂(DAB、AEC和固蓝)及复染剂(苏木素、甲基绿和核固红)。

四、防脱片处理部分

介绍了常用的处理方法(白色树脂胶、多聚赖氨酸和APES),以增加切片的黏附力。

五、抗原修复部分

介绍了抗原的修复的原因、机制和常用抗原修复法(酶消化方法和物理化学方法)及注意事项。

(宋长芹)

复习题

一、名词解释

抗原、抗原决定簇、抗体、McAb、抗原抗体反应

二、填空题

1. 单克隆抗体的制备技术采用的方法是(　　)。

2. 同时具有(　　)和(　　)的抗原叫完全抗原。

3. 存在于抗原分子表面的决定抗原特异性的特殊化学基团是(　　)。

三、选择题

单项选择题

1. 免疫组织化学技术的首要试剂是(　　)

　A. 抗原　　　　　　　　　　　　B. 抗体

    C. 标记物   D. 固定剂

    E. 洗涤液

2. 抗体稀释溶解后,过滤分装,4℃条件下保存,可用多长时间（   ）

    A. 1年   B. 2年

    C. 1个月   D. 6个月

    E. 3个月

3. 组织离体后应及时固定,最理想的固定时间为（   ）

    A. 4小时,不超过24小时

    B. 4～6小时,不超过72小时

    C. 1小时,不超过24小时

    D. 1～2小时,不超过72小时

    E. 超过12小时

4. 组织切片背景深与下列因素无关,应注意避免（   ）

    A. 第一抗体浓度太高

    B. 抗体孵育时间过短

    C. 抗体孵育温度过高

    D. DAB 显色剂中 DAB 浓度过高或 H_2O_2 太多

    E. 正常血清封闭之后,滴加第一抗体之前用了 PBS 洗切片

5. 决定抗原免疫原性的条件中,最主要的是（   ）

    A. 异物性   B. 抗原分子的化学组成

    C. 抗原分子的空间构象   D. 抗原进入机体的方式

    E. 抗原分子的物理性状

6. 下列关于半抗原的叙述哪一项正确（   ）

    A. 有免疫原性、无抗原性   B. 有免疫原性、也有抗原性

    C. 无免疫原性、有抗原性   D. 无免疫原性、无抗原性

    E. 以上都不是

7. 免疫球蛋白单体的基本结构包括（   ）

    A. 2条轻链和2条重链   B. 1条轻链和3条重链

    C. 2条轻链和3条重链   D. 3条轻链和1条重链

    E. 以上都不是

8. 木瓜蛋白酶将 IgG 水解后,形成的片段为（   ）

    A. 2个 F(ab')$_2$、Fc'   B. 2个 Fab、Fc

    C. 1个 F(ab')$_2$、Fc'   D. 1个 Fab、2个 Fc

    E. 以上都不是

9. 免疫球蛋白的高变区位于下列哪个区（   ）

    A. 可变区   B. CH1 区

    C. CH2 区   D. CH3 区

    E. 铰链区

B 型题

    A. 病原微生物   B. HLA

C. 改变或修饰的自身成分   D. Rh 血型抗原

E. ABO 血型抗原

10. 对人体来说,哪一种属于异种抗原(　　　)

11. 哪一种属于自身抗原(　　　)

12. 哪一种被称为人类白细胞抗原(　　　)

四、简答题

1. 抗原特异性是由什么决定的?

2. 简述抗体的生物学功能。

3. 简述组织固定的目的。

4. 简述影响抗体稀释度的因素。

5. 简述抗原修复的原因和方法。

第三节　免疫组织化学的常用染色方法

学习目标

1. 掌握免疫组织化学常用染色方法(二步法和三步法)的原理及染色步骤;免疫组织化学染色过程中的注意事项;免疫组织化学染色结果的判断原则和导致假阳性、假阴性及背景着色的原因。

2. 熟悉常用免疫组织化学各种染色方法的评价。

3. 了解免疫胶体金染色的原理及步骤。

4. 培养学生动手操作、分析问题和解决问题的能力。

一、免疫组织化学常用染色方法

免疫组织化学的染色方法根据标记物的不同可分为三大类,即免疫荧光法、免疫酶标法、免疫胶体金银法。每一类染色方法的基本原理相似,只是所用的标记物不同而已。每一类染色均可分为直接法和间接法等。其中直接法操作步骤简单易行,但一种酶标抗体或金标抗体只能检测一种抗原,如需检测许多种抗原时,则每一种特异性抗体均需要进行酶标或金标,这是一项巨大而且烦琐的工作,且一旦特异性抗体进行酶标或金标后,其稳定性将有所降低,其效价也会随之降低,也不利于特异性抗体的保存,故直接法的应用受到限制。而间接法只需标记一种抗体(即第二抗体),就可以检测许多种抗原成分,故间接法在临床上应用较广泛。免疫荧光法在诊断肾脏、皮肤的免疫性疾病上具有重要的价值。但由于免疫荧光技术在常规临床病理诊断中也存在着许多不足之处:①如需用新鲜冷冻组织进行检测,且敏感性和特异性较差;②所需特异性抗体用量较大;③背景着色不够清晰,常给确诊带来一定的困难;④因荧光强度随时间的延长逐渐减弱,故切片无法长期保存;⑤观察结果所用的荧光显微镜价格也比较昂贵等。因此,使免疫荧光技术的推广和应用受到了很大的限制。目前,免疫荧光技术逐渐被迅速发展起来的免疫酶标技术和免疫胶体金技术所代替。所以,本节着重介绍几种常用的免疫酶标染色方法和免疫胶体金染色方法。

（一）免疫酶标、免疫亲和组织化学染色原理及方法

以常规石蜡切片、辣根过氧化酶（HRP）系统和 DAB 显色剂为例，介绍几种常用的免疫酶标、免疫亲和组织化学的染色原理及方法。根据染色步骤的不同，可分为以下几种。

1. 一步法

直接酶标法

（1）染色原理：通过化学反应将酶标记在特异性抗体上，然后用酶标记的特异性抗体直接与组织中的相应抗原结合，形成抗原 - 特异性抗体 - 酶复合物，再加底物显色剂，使显色反应产物沉积于抗原所在部位（图 11-6）。

图 11-6 直接酶标法染色原理

Ag：组织或细胞内抗原；HRP：辣根过氧化物酶；Ab-HRP：酶标特异性抗体

（2）染色方法

1）常规石蜡切片经脱蜡、逐级乙醇到水。

2）PBS 液冲洗三次，每次冲洗 3～5 分钟，冲洗完毕，用吸水纸擦干组织块周围多余的液体。

3）用 3% 过氧化氢甲醇液（30%$H_2O_2$10ml 加甲醇 90μl），室温下，湿盒内，处理切片 10～30 分钟。

知识链接

3% 过氧化氢甲醇液的作用

染色过程中，需用 3% 过氧化氢甲醇液处理组织切片 20 分钟左右，是为了封闭内源性过氧化物酶的活性。因为人体的大多数组织细胞内均含有内源性过氧化物酶，如果不将其封闭，内源性过氧化物酶将可催化底物，出现显色反应，导致假阳性或非特异性背景着色。

知识拓展

免疫组织化学染色过程中的室温

免疫组织化学染色过程中的室温通常是指 25℃ 以上（含 25℃）。若室温低于 25℃时，可适当延长染色或孵育时间。

4）PBS 液冲洗三次，每次冲洗 3～5 分钟，冲洗完毕，用吸水纸擦干组织块周围多余的液体。

5）需要进行抗原修复的，可根据需要采用酶消化法或物理化学法对抗原进行修复，修复完毕后，PBS 液冲洗三次，每次冲洗 3～5 分钟，冲洗完毕，用吸水纸擦干组织块周围多余的液体。不需要进行抗原修复的组织切片，可直接进入下一步。

6）用适当稀释的正常动物非免疫血清处理切片，室温下孵育 20～30 分钟，倾去多余的血清液体，用吸水纸擦干组织块周围多余的液体，不必冲洗。

 知识链接

正常动物非免疫血清的作用

染色过程中，需用适当稀释的正常动物非免疫血清处理组织切片 20 余分钟左右，是为了封闭内源性的免疫球蛋白，以减轻背景的非特异性染色。

7）滴加适当稀释的酶标抗体于切片上，放于湿盒内，4℃冰箱过夜或 37℃温箱孵育 30～60 分钟。

8）PBS 液冲洗三次，每次冲洗 3～5 分钟，冲洗完毕，用吸水纸擦干组织块周围多余的液体。

9）每张切片滴加（两滴或 100μl）新配制的 DAB 溶液，作用 3～5 分钟后，显微镜下观察，当结果清晰，而背景无非特异性染色时，即可终止显色。

10）自来水冲洗，苏木素复染，乙醇脱水，二甲苯透明，中性树胶封片。

（3）染色结果：阳性部位呈现棕黄色 - 棕褐色颗粒。

EPOS 法（enhanced polymer system）

（1）染色原理：先将特异性抗体和多个酶分子结合于多聚物上，用结合后的特异性抗体直接与组织中的相应抗原结合，形成抗原 - 特异性抗体 - 酶 - 多聚物，最后用底物显色剂显色，以显示抗原所在部位。

（2）染色方法

1）常规石蜡切片经脱蜡、逐级乙醇到水。

2）PBS 液冲洗三次，每次冲洗 3～5 分钟，冲洗完毕，用吸水纸擦干组织块周围多余的液体。

3）用 3% 过氧化氢甲醇液处理组织切片，室温下，湿盒内孵育 10～30 分钟。

4）PBS 液冲洗三次，每次冲洗 3～5 分钟，冲洗完毕，用吸水纸擦干组织块周围多余的液体。

5）需要进行抗原修复的，可根据需要采用酶消化法或物理化学法对抗原进行修复，修复完毕后，PBS 液冲洗三次，每次冲洗 3～5 分钟，冲洗完毕，用吸水纸擦干组织块周围多余的液体。不需要进行抗原修复的组织切片，可直接进入下一步。

6）每张切片滴加适当稀释的动物非免疫血清（两滴或 100μl），37℃温箱或室温下，湿盒内孵育 10～20 分钟，倾去多余的血清液体，用吸水纸擦干组织块周围多余的液体，不必冲洗。

7）滴加适当稀释的由多个酶分子标记的特异性抗体（EPOS 多聚物）于组织切片上，放于湿盒内，37℃温箱孵育 30～60 分钟。

8）PBS 液冲洗三次，每次冲洗 3～5 分钟，冲洗完毕，用吸水纸擦干组织块周围多余的液体。

9）每张切片滴加新配制的 DAB 显色剂（两滴或 100μl），室温下作用 3～5 分钟后，显微镜下观察，当出现阳性结果，而背景清晰时，即可终止显色。

10）自来水冲洗，苏木素复染，酒精脱水，二甲苯透明，中性树胶封片。

（3）染色结果：阳性部位呈现棕黄色 - 棕褐色颗粒。

2. 二步法

间接酶标法

（1）染色原理：先用未标记的特异性抗体（一抗）与组织中的相应抗原结合，形成抗原抗体复合物，再用酶标记的抗特异性抗体的抗体（二抗）与特异性抗体结合，形成抗原 - 特异性抗体 - 酶标抗体复合物，最后用底物显色剂显色，以显示抗原所在部位（图 11-7）。

图 11-7　间接酶标法染色原理

Ag：组织或细胞内抗原；Ab$_1$：特异性一抗；Ab$_2$-HRP：酶标第二抗体；HRP：辣根过氧化物酶

（2）染色方法

1）常规石蜡切片经脱蜡、逐级乙醇入水。

2）PBS 液冲洗三次，每次冲洗 3～5 分钟，冲洗完毕，用吸水纸擦干组织块周围多余的液体。

3）用 3% 的过氧化氢甲醇液处理组织切片，室温下，湿盒内孵育 10～30 分钟。

4）PBS 液冲洗三次，每次冲洗 3～5 分钟，冲洗完毕，用吸水纸擦干组织块周围多余的液体。

5）需要进行抗原修复的，可根据需要采用酶消化法或物理化学法对抗原进行修复，修复完毕后，PBS 液冲洗三次，每次冲洗 3～5 分钟，冲洗完毕，用吸水纸擦干组织块周围多余的液体。不需要进行抗原修复的组织切片，可直接进入下一步。

6）滴加适当稀释的动物非免疫血清，室温下，湿盒内作用 10～20 分钟，倾去多余的血清液体，擦干组织块周围多余的液体，不必冲洗。

7）滴加适当稀释的特异性抗体于组织切片上，放于湿盒内，4℃冰箱过夜或 37℃温箱或室温下孵育 30～60 分钟。

8）PBS 液冲洗三次，每次冲洗 3～5 分钟，冲洗完毕，用吸水纸擦干组织块周围多余

的液体。

9）滴加适当稀释的酶标记的抗体于组织切片上，放于湿盒内，37℃温箱孵育30分钟。

10）PBS冲洗三次，每次冲洗3～5分钟，冲洗完毕，用吸水纸擦干组织块周围多余的液体。

11）滴加新配制的DAB显色剂，室温下3～5分钟，显微镜下观察，当出现阳性结果，而背景清晰时，即可终止显色。

12）自来水冲洗，苏木素复染，乙醇脱水，二甲苯透明，中性树胶封片。

（3）染色结果：阳性部位呈现棕黄色-棕褐色颗粒。

Envision System 法

（1）染色原理：先将第二抗体和多个酶标分子结合于多聚物上，再与已经结合了相应抗原的特异性抗体反应，最终用底物显色剂显色，以显示抗原所在部位。

（2）染色方法

1）常规石蜡切片经脱蜡、逐级乙醇入水。

2）PBS冲洗三次，每次冲洗3～5分钟，冲洗完毕，用吸水纸擦干组织块周围多余的液体。

3）3%过氧化氢甲醇液处理切片，室温下，湿盒内作用10～30分钟。

4）PBS液冲洗三次，每次冲洗3～5分钟，冲洗完毕，用吸水纸擦干组织块周围多余的液体。

5）需要进行抗原修复的，可根据需要采用酶消化法或物理化学法对抗原进行修复，修复完毕后，PBS液冲洗三次，每次冲洗3～5分钟，冲洗完毕，用吸水纸擦干组织块周围多余的液体。不需要进行抗原修复的组织切片，可直接进入下一步。

6）滴加适当稀释的动物非免疫血清，室温下作用10～20分钟。作用完毕，倾去多余的血清液体，擦干组织块周围多余的液体，不必冲洗。

7）滴加适当稀释的特异性抗体（一抗），放入湿盒内，室温下作用10～30分钟。

8）PBS液冲洗三次，每次冲洗3～5分钟，冲洗完毕，用吸水纸擦干组织块周围多余的液体。

9）滴加适当的与酶-多聚物连接的第二抗体，室温下作用10～30分钟。

10）PBS液冲洗三次，每次冲洗3～5分钟，冲洗完毕，用吸水纸擦干组织块周围多余的液体。

11）滴加新配制的DAB显色剂，作用3～5分钟，显微镜下观察，当抗原所在部位呈现棕色颗粒，而背景清晰时，则可终止显色反应。

12）自来水冲洗，苏木素复染，酒精脱水，二甲苯透明，中性树胶封片。

（3）染色结果：阳性部位呈现棕黄色-棕褐色颗粒。

 前沿知识

即用型非生物素免疫组化 EliVision plus 检测试剂盒的应用

1. **染色原理** 即用型第二代免疫组化 EliVision plus 试剂盒是基于聚合物技术的非生物素检测系统，是将多个抗鼠和抗兔的 IgG（二抗）分子标记在辣根过氧化物酶聚合物上，所形成的聚合物直接与一抗结合，由此起到了明显放大抗原抗体结合的信号，其放大功效比 SP 试剂盒更高，操作更简便，背景更清晰，核定位更强。特别适合于生物素含量较高的组织细胞的免疫组织化学染色。

EliVision plus 染色试剂盒原理图

2. 试剂盒组成

试剂 A：反应增强剂。

试剂 B：酶标羊抗鼠 / 兔（二抗）聚合物。

3. 染色步骤　同 Envision System 法，在滴加一抗作用后，加反应增强剂（试剂 A），然后再加酶标羊抗鼠 / 兔（二抗）聚合物（试剂 B）。

SP 二步法

（1）染色原理：先将二抗与生物素结合，再将链霉菌、抗生物素蛋白和辣根过氧化物酶以适当比例混合，形成 SP 复合物（链霉菌 - 抗生物素蛋白 - 过氧化物酶复合物），然后将 SP 复合物与生物素化的二抗结合，再与已结合了抗原的特异性一抗结合，形成抗原 - 特异性一抗 - 生物素化二抗 -SP 复合物，最后再用底物显色剂显色，以显示抗原所在部位。

（2）染色方法

1）常规石蜡切片经脱蜡、逐级乙醇入水。

2）PBS 冲洗三次，每次冲洗 3～5 分钟，冲洗完毕，用吸水纸擦干组织块周围多余的液体。

3）3% 过氧化氢甲醇液处理切片，室温下，湿盒内作用 10～30 分钟。

4）PBS 液冲洗三次，每次冲洗 3～5 分钟，冲洗完毕，用吸水纸擦干组织块周围多余的液体。

5）需要进行抗原修复的，可根据需要采用酶消化法或物理化学法对抗原进行修复，修复完毕后，PBS 液冲洗三次，每次冲洗 3～5 分钟，冲洗完毕，用吸水纸擦干组织块周围多余的液体。不需要进行抗原修复的组织切片，可直接进入下一步。

6）滴加适当稀释的动物非免疫血清，室温下作用 10～20 分钟。作用完毕，倾去多余的血清液体，并擦干组织块周围多余的液体，不必冲洗。

7）滴加适当稀释的特异性抗体，放入湿盒内，室温下作用 30～60 分钟。

8）PBS 液冲洗三次，每次冲洗 3～5 分钟，冲洗完毕，用吸水纸擦干组织块周围多余的液体。

9）滴加适当的生物素 -SP 复合物连接的第二抗体，放入湿盒内，室温下作用 10～20 分钟。

10）PBS 液冲洗三次，每次冲洗 3～5 分钟，冲洗完毕，用吸水纸擦干组织块周围多余

的液体。

11）滴加新配制的 DAB 显色剂，作用 3～5 分钟，显微镜下观察，当抗原所在部位呈现棕色颗粒，而背景清晰时，则可终止显色反应。

12）自来水冲洗，苏木素复染，酒精脱水，二甲苯透明，中性树胶封片。

（3）染色结果：阳性部位呈现棕黄色 - 棕褐色颗粒。

3．三步法

PAP 法（过氧化物酶 – 抗过氧化物酶复合物法）

（1）染色原理：先将酶（HRP）注入动物体内，制备出效价高、特异性强的抗酶抗体。再将酶与抗酶抗体结合，形成免疫复合物（即 PAP 复合物），然后用第二抗体作"桥梁"，先与特异性一抗结合，再与 PAP 复合物连接，形成抗原 - 特异性一抗 - 第二抗体 -PAP 复合物。最后再用底物显色剂显色，以显示抗原成分（图 11-8）。

图 11-8　PAP 法染色原理
Ag：组织或细胞内抗原；Ab$_1$：特异性一抗；Ab$_2$：二抗

（2）染色方法

1）常规石蜡切片经脱蜡、逐级乙醇入水。

2）PBS 液冲洗三次，每次冲洗 3～5 分钟，冲洗完毕，用吸水纸擦干组织块周围多余的液体。

3）3% 过氧化氢甲醇溶液处理切片，室温下，湿盒内作用 10～20 分钟。

4）PBS 液冲洗三次，每次冲洗 3～5 分钟，冲洗完毕，用吸水纸擦干组织块周围多余的液体。

5）需要进行抗原修复的，可根据需要采用酶消化法或物理化学法对抗原进行修复，修复完毕后，PBS 液冲洗三次，每次冲洗 3～5 分钟，冲洗完毕，用吸水纸擦干组织块周围多余的液体。不需要进行抗原修复的组织切片，可直接进入下一步。

6）滴加动物非免疫血清，室温下，湿盒内作用 10～30 分钟。作用完毕，倾去并用吸水纸擦干组织块周围多余的血清液体，不必冲洗。

7）滴加适当稀释的特异性抗体（一抗），放入湿盒内，室温下作用 30～60 分钟，或 4℃冰箱过夜。

8）PBS 液冲洗三次，每次冲洗 3～5 分钟，冲洗完毕，用吸水纸擦干组织块周围多余的液体。

9）滴加适当稀释的第二抗体，放入湿盒内，室温下作用 30～60 分钟。

10）PBS 液冲洗三次，每次冲洗 3～5 分钟，冲洗完毕，用吸水纸擦干组织块周围多余的液体。

11）滴加 PAP 复合物，湿盒内，室温下作用 30～60 分钟。

12）PBS 液冲洗三次，每次冲洗 3～5 分钟，冲洗完毕，用吸水纸擦干组织块周围多余的液体。

13）滴加新配制的 DAB 显色剂，作用 3～5 分钟，显微镜下观察，待出现阳性颗粒，而背景清晰时，即可终止显色。

14）自来水冲洗，苏木素复染，乙醇脱水，二甲苯透明，中性树胶封片。

（3）染色结果：阳性部位呈现棕黄色 - 棕褐色颗粒。

ABC 法（卵白素 - 生物素 - 过氧化物酶连接法）

（1）染色原理：ABC 法是利用卵白素与生物素之间具有高度亲和力这一生物学特性。先将生物素与辣根过氧化物酶（HRP）结合，形成生物素化的 HRP，再与卵白素按一定比例混合，形成卵白素 - 生物素化的辣根过氧化物酶复合物，即 ABC 复合物。发生作用时先用生物素化的第二抗体与特异性一抗结合，再与 ABC 复合物连接，形成抗原 - 特异性一抗 - 生物素化二抗 -ABC 复合物。最后用底物显色剂显色，以显示抗原所在部位。

（2）染色方法

1）常规石蜡切片经脱蜡、逐级乙醇入水。

2）PBS 液冲洗三次，每次冲洗 3～5 分钟，冲洗完毕，用吸水纸擦干组织块周围多余的液体。

3）3% 过氧化氢甲醇溶液处理切片，室温下作用 10～20 分钟。

4）PBS 液冲洗三次，每次冲洗 3～5 分钟，冲洗完毕，用吸水纸擦干组织块周围多余的液体。

5）需要进行抗原修复的，可根据需要采用酶消化法或物理化学法对抗原进行修复，修复完毕后，PBS 液冲洗三次，每次冲洗 3～5 分钟，冲洗完毕，用吸水纸擦干组织块周围多余的液体。不需要进行抗原修复的组织切片，可直接进入下一步。

6）滴加动物非免疫血清，室温下作用 20 分钟。作用完毕，吸去多余的血清液体，不必冲洗。

7）滴加适当稀释的特异性抗体（一抗），湿盒内，室温下作用 30～60 分钟，或 4℃冰箱过夜。

8）PBS 液冲洗三次，每次冲洗 3～5 分钟，冲洗完毕，用吸水纸擦干组织块周围多余的液体。

9）滴加适当稀释的生物素化的二抗，室温下，湿盒内作用 40～60 分钟。

10）PBS 液冲洗三次，每次冲洗 3～5 分钟，冲洗完毕，用吸水纸擦干组织块周围多余的液体。

11）滴加 ABC 复合物，室温下，湿盒内作用 40～60 分钟。

12）PBS 液冲洗三次，每次冲洗 3～5 分钟，冲洗完毕，用吸水纸擦干组织块周围多余

的液体。

13）滴加新配制的 DAB 显色剂，作用 3～5 分钟，显微镜下观察，出现阳性结果，而背景清晰时，即可终止显色。

14）自来水冲洗，苏木素复染，乙醇脱水，二甲苯透明，中性树胶封片。

（3）染色结果：阳性部位呈现棕黄色 - 棕褐色颗粒。

SP 三步法（链霉菌抗生物素蛋白 - 过氧化物酶连接法）

（1）染色原理：SP 法的染色原理基本上与 ABC 法相同。只是用链霉菌抗生物素蛋白代替 ABC 复合物中的卵白素，即先将生物素化的辣根过氧化物酶与链霉菌抗生物素蛋白混合，形成链霉菌抗生物素蛋白 - 过氧化物酶复合物，即 SP 复合物。再用生物素化的二抗，将特异性的一抗和 SP 复合物连接起来，形成抗原 - 特异性一抗 - 生物素化二抗 -SP 复合物。最后用底物显色剂显色，以显示抗原的分布及含量。

（2）染色方法

1）石蜡切片经常规脱蜡、逐级乙醇入水。

2）PBS 液冲洗三次，每次冲洗 3～5 分钟，冲洗完毕，用吸水纸擦干组织块周围多余的液体。

3）用 3% 过氧化氢甲醇溶液（即用型 SP 试剂盒 A 瓶试剂）处理切片，室温下，湿盒内作用 10～30 分钟。

4）PBS 液冲洗三次，每次冲洗 3～5 分钟，冲洗完毕，用吸水纸擦干组织块周围多余的液体。

5）需要进行抗原修复的，可根据需要采用酶消化法或物理化学法对抗原进行修复，修复完毕后，PBS 液冲洗三次，每次冲洗 3～5 分钟，冲洗完毕，用吸水纸擦干组织块周围多余的液体。不需要进行抗原修复的组织切片，可直接进入下一步。

6）滴加适当稀释的动物非免疫血清（即用型 SP 试剂盒 B 瓶试剂），室温下，湿盒内作用 10～20 分钟。作用完毕，吸去多余的血清液体，不必冲洗。

7）滴加适当稀释的特异性抗体（一抗）后，放入湿盒内，室温下作用 30～60 分钟，或 4℃冰箱过夜。

8）PBS 液冲洗三次，每次冲洗 3～5 分钟，冲洗完毕，用吸水纸擦干组织块周围多余的液体。

9）滴加适当稀释的生物素标记的二抗（即用型 SP 试剂盒 C 瓶试剂），室温下，湿盒内作用 10～20 分钟。

10）PBS 液冲洗三次，每次冲洗 3～5 分钟，冲洗完毕，用吸水纸擦干组织块周围多余的液体。

11）滴加 SP 复合物（即用型 SP 试剂盒 D 瓶试剂），室温下，湿盒内作用 10～20 分钟。

12）PBS 液冲洗三次，每次冲洗 3～5 分钟，冲洗完毕，用吸水纸擦干组织块周围多余的液体。

13）滴加新配制的 DAB 显色剂，作用 3～5 分钟，显微镜下观察，出现阳性结果，且背景清晰，即可终止显色。

14）自来水冲洗，苏木素复染，乙醇脱水，二甲苯透明，中性树胶封片。

（3）染色结果：阳性部位呈现棕黄色 - 棕褐色颗粒。

知识拓展

即用型免疫组织化学超敏 UltraSensitive SP 试剂盒的应用

1. 染色原理　UltraSensitive SP 试剂盒是根据生物素与链霉菌抗生物素蛋白之间具有很强的亲和力的原理而设计的，先将二抗标记上生物素，再与标记了过氧化物酶的链霉菌抗生物素蛋白相连接。由于采用了新型的亲和纯化技术和酶标技术，使得该试剂盒的染色敏感度更高、背景更清晰，适合于检测经甲醛固定、石蜡包埋、组织中抗原含量较低的组织细胞，也可用于冷冻切片、细胞涂片及新鲜制备的血涂片等。

免应组织化学超敏 UltraSensitive SP 试剂盒染色原理图

2. 即用型 SP 试剂盒组成

A. 内源性过氧化酶阻断剂

B. 正常动物非免疫血清

C. 生物素标记的第二抗体

D. 链霉菌抗生物素蛋白 - 过氧化酶

3. 染色步骤　同上述的三步 SP 法。

4. 四步法

酶桥法

（1）染色原理：首先用酶（HRP）作为抗原免疫动物，制备出特异性强、效价高的抗酶抗体。然后用二抗作为"桥梁"，将已与相应抗原结合的特异性一抗与抗酶抗体连接起来，再将酶结合在抗酶抗体上，形成抗原 - 特异性一抗 - 第二抗体 - 抗酶抗体 - 酶（HRP），最后经底物显色剂显色，则可显示出抗原的分布特点及含量（图 11-9）。

（2）染色方法

1）常规石蜡切片经脱蜡，逐级乙醇入水。

2）PBS 液冲洗三次，每次冲洗 3～5 分钟，冲洗完毕，用吸水纸擦干组织块周围多余的液体。

3）用 3% 过氧化氢甲醇溶液处理切片，在室温下，湿盒内作用 10～30 分钟。

4）PBS 液冲洗三次，每次冲洗 3～5 分钟，冲洗完毕，用吸水纸擦干组织块周围多余的液体。

图 11-9 酶桥法染色原理

Ag：组织或细胞内抗原；Ab$_1$：特异性一抗；Ab$_2$：桥抗（二抗）；Ab$_3$：抗酶抗体；Po：酶

5）需要进行抗原修复的，可根据需要采用酶消化法或物理化学法对抗原进行修复，修复完毕后，PBS 液冲洗三次，每次冲洗 3～5 分钟，冲洗完毕，用吸水纸擦干组织块周围多余的液体。不需要进行抗原修复的组织切片，可直接进入下一步。

6）滴加适当稀释的动物非免疫血清，室温下，湿盒内作用 20 分钟。作用完毕，吸去多余的血清液体，不必冲洗。

7）滴加适当稀释的特异性抗体（一抗），放入湿盒内，37℃温箱或室温下作用 30～60 分钟，或 4℃冰箱过夜。

8）PBS 液冲洗三次，每次冲洗 3～5 分钟，冲洗完毕，用吸水纸擦干组织块周围多余的液体。

9）滴加适当稀释的二抗，放入湿盒内，在 37℃温箱或室温下，孵育 30～60 分钟。

10）PBS 液冲洗三次，每次冲洗 3～5 分钟，冲洗完毕，用吸水纸擦干组织块周围多余的液体。

11）滴加抗酶抗体（抗 HRP 抗体），放入湿盒内，在 37℃温箱或室温下，孵育 30～60 分钟。

12）PBS 液冲洗三次，每次冲洗 3～5 分钟，冲洗完毕，用吸水纸擦干组织块周围多余的液体。

13）滴加酶（HRP）溶液，在湿盒内，37℃温箱或室温下，孵育 30～60 分钟。

14）PBS 液冲洗三次，每次冲洗 3～5 分钟，冲洗完毕，用吸水纸擦干组织块周围多余的液体。

15）滴加新配制的 DAB 显色剂，作用 3～5 分钟，显微镜下观察，适时终止显色。

16）自来水冲洗，苏木素复染，乙醇脱水，二甲苯透明，中性树胶封片。

（3）染色结果：阳性部位呈现棕黄色 - 棕褐色颗粒。

ASPAPAP 法（抗体 -SPA-IgG-PAP 法）

（1）染色原理：此法的基本原理是利用葡萄球菌 A 蛋白（SPA）与许多动物的 IgG 的 Fc 段和 Fab 段具有高度亲和力的这一化学特性。首先制备好 PAP 复合物，制备方法同 PAP 法，然后再用 SPA 将特异性一抗与第二抗体连接起来，最后再与 PAP 复合物连接，形成抗

原 - 特异性一抗 -SPA-IgG-PAP 复合物。最后再用底物显色剂显色,就可以清楚显示抗原的分布特点(图 11-10)。

图 11-10 ASPAPAP 法染色原理

Ag:组织或细胞内抗原;Ab₁:特异性一抗;SPA:葡萄球菌 A 蛋白;
SAR:羊抗兔 IgG;SAM:羊抗鼠 IgG

(2)染色方法

1)常规石蜡切片经脱蜡,逐级乙醇入水。

2)PBS 液冲洗三次,每次冲洗 3～5 分钟,冲洗完毕,用吸水纸擦干组织块周围多余的液体。

3)用 3% 过氧化氢甲醇溶液处理切片,在室温下,湿盒内作用 10～30 分钟。

4)PBS 液冲洗三次,每次冲洗 3～5 分钟,冲洗完毕,用吸水纸擦干组织块周围多余的液体。

5)需要进行抗原修复的,可根据需要采用酶消化法或物理化学法对抗原进行修复,修复完毕后,PBS 液冲洗三次,每次冲洗 3～5 分钟,冲洗完毕,用吸水纸擦干组织块周围多余的液体。不需要进行抗原修复的组织切片,可直接进入下一步。

6)滴加适当稀释的特异性一抗,放入湿盒内,在 37℃温箱或室温下,孵育 30～60 分钟,或 4℃冰箱过夜。

7)PBS 液冲洗三次,每次冲洗 3～5 分钟,冲洗完毕,用吸水纸擦干组织块周围多余的液体。

8)滴加 1∶100～1∶200 的葡萄球菌 A 蛋白(SPA)溶液,放入湿盒内,在 37℃温箱中,孵育 30 分钟。

9)PBS 液冲洗三次,每次冲洗 3～5 分钟,冲洗完毕,用吸水纸擦干组织块周围多余的液体。

10）滴加 1:200～1:400 的羊抗鼠或羊抗兔 IgG，放入湿盒内，在 37℃温箱中，孵育 30 分钟。

11）PBS 液冲洗三次，每次冲洗 3～5 分钟，冲洗完毕，用吸水纸擦干组织块周围多余的液体。

12）滴加 1:200～1:400 鼠 PAP 或兔 PAP 复合物，放入湿盒内在 37℃温箱中，孵育 50～60 分钟。

13）PBS 液冲洗三次，每次冲洗 3～5 分钟，冲洗完毕，用吸水纸擦干组织块周围多余的液体。

14）滴加新配制的 DAB 显色剂，作用 3～5 分钟后，显微镜下观察，适时终止显色。

15）自来水冲洗，苏木素复染，乙醇脱水，二甲苯透明，中性树胶封片。

（3）染色结果：阳性部位呈现棕黄色 - 棕褐色颗粒。

5. 五步法

双 PAP 法

（1）染色原理：双 PAP 法是在单 PAP 法的基础上，重复使用第二抗体和 PAP 复合物。重复使用的二抗和 PAP 复合物有两种结合方式：①重复使用的二抗直接与一抗结合，然后再与 PAP 连接；②重复使用的二抗先与第一次使用的 PAP 复合物中的抗 HRP 抗体的 Fc 段结合，再与后加的 PAP 复合物连接。这两种连接方式均可使特异性一抗上结合更多的二抗和 PAP 复合物，对抗原有了进一步的放大作用，其敏感性比单 PAP 法明显增高。

（2）染色方法

1）常规石蜡切片经脱蜡、逐级乙醇入水。

2）PBS 液冲洗三次，每次冲洗 3～5 分钟，冲洗完毕，用吸水纸擦干组织块周围多余的液体。

3）用 3% 过氧化氢甲醇溶液处理切片，在湿盒内，室温下作用 10～30 分钟。

4）PBS 液冲洗三次，每次冲洗 3～5 分钟，冲洗完毕，用吸水纸擦干组织块周围多余的液体。

5）需要进行抗原修复的，可根据需要采用酶消化法或物理化学法对抗原进行修复，修复完毕后，PBS 液冲洗三次，每次冲洗 3～5 分钟，冲洗完毕，用吸水纸擦干组织块周围多余的液体。不需要进行抗原修复的组织切片，可直接进入下一步。

6）滴加适当稀释的动物非免疫血清，在室温下，湿盒内，作用 10～30 分钟。作用完毕后，倾去组织块表面多余的血清液体，并擦干组织块周围多余的血清，不必冲洗。

7）滴加适当稀释的特异性抗体（一抗），在湿盒内，37℃温箱或室温下作用 30～60 分钟，或 4℃冰箱过夜。

8）PBS 液冲洗三次，每次冲洗 3～5 分钟，冲洗完毕，用吸水纸擦干组织块周围多余的液体。

9）滴加适当稀释的第二抗体，湿盒内，37℃温箱或室温下作用 30～60 分钟。

10）PBS 液冲洗三次，每次冲洗 3～5 分钟，冲洗完毕，用吸水纸擦干组织块周围多余的液体。

11）滴加 PAP 复合物，放入湿盒内，在 37℃温箱或室温下作用 30～60 分钟。

12）PBS 液冲洗三次，每次冲洗 3～5 分钟，冲洗完毕，用吸水纸擦干组织块周围多余的液体。

13）第二次滴加适当稀释的二抗（比第一次稀释倍数大一倍），放入湿盒内，在37℃温箱中孵育30分钟。

14）PBS液冲洗三次，每次冲洗3～5分钟，冲洗完毕，用吸水纸擦干组织块周围多余的液体。

15）第二次滴加PAP复合物（比第一次稀释倍数大一倍），放入湿盒内，在37℃温箱中孵育30～50分钟。

16）PBS液冲洗三次，每次冲洗3～5分钟，冲洗完毕，用吸水纸擦干组织块周围多余的液体。

17）滴加新配制的DAB显色液，3～5分钟，显微镜下观察，适时终止显色。

18）自来水冲洗，苏木素复染，乙醇脱水，二甲苯透明，中性树胶封片。

（3）染色结果：阳性部位呈现棕黄色-棕褐色颗粒。

（二）免疫胶体金染色原理和方法

1．免疫胶体金法（IGS法）

（1）染色原理：免疫胶体金法的染色原理与免疫酶标法相似，可分为直接法和间接法两种。直接法是将胶体金标记的一抗直接与组织中的抗原结合，然后进行光学显微镜下或电子显微镜下观察，以了解抗原分布的特点及含量。间接法是先用特异性抗体与相应的抗原结合，然后用20nm以上的胶体金作为标记物，标记第二抗体（即二抗）或葡萄球菌A蛋白。用胶体金标记的第二抗体或葡萄球菌A蛋白再与特异性抗体结合，在光学显微镜下或电子显微镜下观察抗原所在部位及含量。

（2）染色方法（光镜免疫胶体金法）

1）常规石蜡切片经过脱蜡、逐级乙醇入水。

2）0.05mol/L（pH 7.4）TBS液冲洗三次，每次冲洗3～5分钟。冲洗完毕，用吸水纸擦干组织块周围多余的液体。

3）需要进行抗原修复的，可根据需要采用酶消化法或物理化学法对抗原进行修复，修复完毕后，用0.05mol/L（pH 7.4）TBS液冲洗三次，每次冲洗3～5分钟，冲洗完毕，用吸水纸擦干组织块周围多余的液体。不需要进行抗原修复的组织切片，可直接进入下一步。

4）滴加正常动物非免疫血清，室温下，作用10分钟，吸去多余的血清液体，不要冲洗。

5）滴加适当稀释的特异性抗体，放入湿盒内，在37℃温箱中孵育1小时，或室温下孵育2小时，或4℃冰箱过夜。

6）0.05mol/L（pH 7.4）TBS液冲洗三次，每次3～5分钟，用吸水纸擦干组织块周围多余的液体。

7）0.02mol/L（pH 8.2）TBS液冲洗10分钟，用吸水纸擦干组织块周围多余的液体。

8）滴加正常动物非免疫血清，作用10分钟，吸去多余的血清，不必冲洗。

9）滴加适当稀释的胶体金标记的二抗，室温下孵育1小时，或4℃冰箱过夜。

10）0.02mol/L（pH 8.2）TBS液冲洗10分钟，用吸水纸擦干组织块周围多余的液体。

11）0.05mol/L（pH 7.4）TBS液冲洗三次，每次3～5分钟，用吸水纸擦干组织块周围多余的液体。

12）双蒸水洗5分钟。

13）1%戊二醛固定10分钟。

14）蒸馏水洗5分钟。

15）0.01%Evans 蓝衬染 2～3 分钟，甘油封片。

结果判断：阳性部位呈现淡红色或红色。

说明：上述染色过程中，如用胶体金标记的葡萄球菌 A 蛋白代替胶体金标记的第二抗体时，则需将动物非免疫血清换成 1% 卵蛋白处理，并将 0.02mol/L pH8.2 的 TBS 液换成 0.05mol/L pH7.4 的 TBS 液即可。

2. 免疫胶体金银法（IGSS 法）

（1）染色原理：由于 IGS 法要求金标记抗体的浓度较高，价格昂贵，光镜染色用量大，且不敏感。因此，1983 年 Holgate 等人将免疫胶体金染色法与银显影方法结合，形成了敏感性较高的免疫胶体金银法（IGSS 法）。此法的基本原理是在 IGS 法的基础上，通过免疫反应沉积在抗原部位的胶体金颗粒起催化作用，用对苯二酚作还原剂，将显影液中的银离子还原为银原子，大量被还原的银原子吸附在金颗粒的周围，形成"银壳"，"银壳"越来越大，最终在光镜下就可以清晰的观察到抗原所在部位（图 11-11）。

图 11-11 免疫胶体金银法染色原理

Ag：组织或细胞内抗原；Ab_1：特异性一抗；GAb_2：金标记第二抗体；GP：金颗粒；SP：银沉淀

（2）染色方法

1）常规石蜡切片经脱蜡、逐级乙醇入水。

2）如用含汞固定液固定的组织切片，需经 0.5% 碘酒精处理切片 10 分钟脱汞，然后再经 5% 硫代硫酸钠水溶液脱碘，经用自来水、蒸馏水冲洗后，用 0.05mol/L（pH 7.4）TBS 液冲洗三次，每次冲洗 3～5 分钟，用吸水纸擦干组织块周围多余的液体。如用不含汞的固定液固定的组织切片，可直接用 0.05mol/L（pH 7.4）TBS 液冲洗，染后进入下一步。

3）需要进行抗原修复的，可根据需要采用酶消化法或物理化学法对抗原进行修复，修复完毕后，用 0.05mol/L（pH 7.4）TBS 液冲洗三次，每次冲洗 3～5 分钟，用吸水纸擦干组织块周围多余的液体。如不需做抗原修复的组织切片，可直接进入下一步。

4）滴加正常动物非免疫血清，室温下，湿盒内作用 10 分钟，吸去多余的血清，不必冲洗。

5）滴加适当稀释的特异性抗体，放入湿盒内，在 37℃ 温箱中孵育 1 小时，或室温下孵育 2 小时，或 4℃ 冰箱过夜。

6）0.05mol/L（pH 7.4）TBS 液冲洗三次，每次 3～5 分钟，用吸水纸擦干组织块周围多余的液体。

7）0.02mol/L（pH 8.2）TBS 液冲洗 10 分钟，用吸水纸擦干组织块周围多余的液体。

8）滴加正常动物非免疫血清，室温下，湿盒内作用 10 分钟，吸去多余的血清，不必冲洗。

9）滴加适当稀释的胶体金标记的二抗，室温下孵育 1 小时，或 4℃冰箱过夜。

10）0.02mol/L（pH 8.2）TBS 液冲洗 10 分钟，用吸水纸擦干组织块周围多余的液体。

11）0.05mol/L（pH 7.4）TBS 液冲洗三次，每次 3～5 分钟，用吸水纸擦干组织块周围多余的液体。

12）1% 戊二醛洗 10 分钟。

13）双蒸水洗 5 分钟。

14）入银显影液作用 8～15 分钟，反应过程需避光。

15）双蒸水洗 15 分钟。

16）用洗相片的固定液（1:4 或 1:10）固定 5 分钟。

17）蒸馏水冲洗 3～5 分钟。

18）自来水冲洗。衬染，核固红染 1 分钟或甲基绿染 3 分钟。

19）蒸馏水冲水，甘油封片。

（3）染色结果：阳性部位呈现金属银的黑色或黑褐色，背景较干净。

说明：上述染色过程中，如用胶体金标记的葡萄球菌 A 蛋白代替胶体金标记的第二抗体时，则需将动物非免疫血清换成 1% 卵蛋白处理，并将 0.02mol/L pH 8.2 的 TBS 液换成 0.05mol/L pH 7.4 的 TBS 液即可。

3. HistoGold 法

（1）染色原理：在 IGSS 法的基础上，形成了 HistoGold 法。其基本原理与 IGSS 法相同，但操作步骤比 IGSS 法更简单，敏感性更高。

（2）染色方法

1）常规石蜡切片经脱蜡、逐级乙醇入水。

2）PBS 液冲洗三次，每次冲洗 3～5 分钟，冲洗完毕，用吸水纸擦干组织块周围多余的液体。

3）滴加动物非免疫血清，室温下，湿盒内作用 10 分钟，倾去并擦干多余的血清，不必冲洗。

4）滴加特异性抗体，室温下孵育 60 分钟

5）PBS 液冲洗三次，每次冲洗 3～5 分钟，用吸水纸擦干组织块周围多余的液体。

6）滴加胶体金标记的第二抗体，室温下孵育 30 分钟。

7）PBS 液冲洗三次，每次冲洗 3～5 分钟，用吸水纸擦干组织块周围多余的液体。

8）滴加银溶液，于室温下作用 3～5 分钟，显微镜下观察，抗原所在部位出现黑色物质，即可进入下一步。

9）自来水冲洗，苏木素复染，乙醇脱水，二甲苯透明，中性树胶封片。

（3）染色结果：阳性部位呈现黑色颗粒。

（三）多重免疫组织化学染色方法

1. 染色原理　多重免疫组织化学染色的基本原理是利用各种染色方法之间所用的标记物及显色剂的不同，加以组合，在同一张切片上，进行多种免疫组织化学染色的方法。

如以辣根过氧化物酶（HRP）为标记物的，其底物显色剂主要有 DAB 和 AEC 两种，分别呈现棕黄色和红色；以碱性磷酸酶（AP）为标记物的，其底物显色剂主要为 AP-red 和 Fast-blue 两种，分别呈现红色和蓝色；而免疫胶体金法，则分别呈现胶体金颗粒的红色和银原子的黑色。利用上述三种不同显色系统进行组合，可在同一张切片上，检测多种不同的抗原成分。

2. 染色方法　参考前面讲述过的染色方法。

3. 应用　目前，多重免疫组织化学染色应用最广泛、最普遍的是双重免疫组织化学染色，即用辣根过氧化物酶的 DAB 显色系统染色方法与碱性磷酸酶的 AP-red 显色系统染色方法进行组合，或用辣根过氧化物酶的 AEC 显色系统染色方法与 IGSS 染色方法进行组合等。在进行多重免疫组织化学染色时，应注意以下几点：

（1）在进行多重免疫组织化学染色之前，应先分别检测每一种抗原的分布部位和阳性细胞的数量。在进行多重免疫组织化学染色时，先显示哪一种抗原成分，后显示哪一种抗原成分，这取决于待检抗原的阳性细胞数量。一般规律是阳性细胞数量少的先染，阳性细胞数量多的后染，避免阳性细胞数量少的被阳性细胞数量多的覆盖。

（2）在进行多重免疫组织化学染色时，抗体的选择应根据抗原的阳性部位进行选择，应尽量避免抗原阳性部位重叠。如可选择细胞核阳性与细胞质阳性配对；细胞核阳性与细胞膜阳性配对；细胞质阳性与细胞膜阳性配对。而不应选择细胞核阳性与细胞核阳性配对，或细胞质阳性与细胞质阳性配对，或细胞膜阳性与细胞膜阳性配对。只有当病变组织中有多种细胞存在，且已知各种细胞之间有不同的抗原表达时，方可选择细胞核阳性与细胞核阳性配对，或细胞膜阳性与细胞膜阳性配对，或细胞质阳性与细胞质阳性配对。

（3）由于多重免疫组织化学染色，是将两种或两种以上的免疫组织化学染色方法有机地结合在一起，因此，染色步骤繁多，所需时间较长，经常会出现脱片现象，故防脱片处理显得尤为重要，最好使用多聚赖氨酸防脱片处理。

二、免疫组织化学染色过程中的注意事项

在免疫组织化学染色过程中应注意以下几点：

（一）正确设置阳性、阴性对照

在免疫组织化学染色过程中，有很多因素可以影响到抗原、抗体及抗原和抗体的免疫反应，即影响到染色结果。因此，对免疫组织化学染色结果的正确评价必须要有必要的对照，否则就不能作出正确的判断。免疫组织化学染色常用的对照有阳性对照、阴性对照（空白对照、替代对照）、吸收试验、抑制试验和自身对照等。其中在临床病理诊断工作中，应用最多、最普遍的是阳性对照和阴性对照。

1. 阳性对照　是指用已经被证实了含有靶抗原的组织切片与待检组织切片一起做免疫组织化学染色，结果为阳性，称为阳性对照。每一次染色都应设置阳性对照。设置阳性对照的方法：可以使用自己平日工作中收集的阳性切片，也可以使用购买的同一厂家、同一批号抗体染色的阳性切片。正确设置阳性对照的意义是通过阳性对照证实：①靶抗原的存在并具有一定的活性；②染色步骤正确；③染色方法可靠；④各种试剂及抗体的浓度符合标准。尤其是当阳性对照切片呈现阳性反应，而待检切片呈现阴性染色时，则可排除待检切片假阴性的可能。如阳性对照切片呈现阴性反应时，可能与阳性对照设置不正确（不含靶抗原），或抗原已被破坏，或抗体效价降低、失活，或染色方法及染色步骤有误等因素有关，

说明本次染色无效。

2. 阴性对照　是指用已知不含靶抗原的组织切片与待检组织切片一起做免疫组织化学染色,结果为阴性,称为阴性对照。阴性对照主要包括空白对照和替代对照两种。每一次染色均应设置阴性对照。设置阴性对照的方法有:用 PBS 液(空白对照)或用动物非免疫血清(替代对照)代替一抗进行染色,结果为阴性。正确设置阴性对照的意义在于通过阴性对照说明:①组织中不含相应的靶抗原;②从反面证实染色方法正确,染色步骤可靠;③可排除染色过程中因非特异性染色或交叉反应等因素造成的假阳性的可能性。如阴性对照呈现阳性反应,则可能与内源性酶着色、非特异性染色、交叉反应及抗体的纯度等因素有关。

(二) 时间

在进行免疫组织化学染色过程中,要想染出高质量、高水平的切片,除严格按照操作规程进行外,还应严格控制各步的染色时间。从组织切片的脱蜡开始,到最后的封片,每一个实验室都应根据自己实验室的特点,逐渐摸索出适合自己实验室的最佳染色时间。一般来说,二甲苯脱蜡的时间应根据二甲苯的新旧而定,新换的二甲苯脱蜡时间可短些,陈旧的二甲苯脱蜡时间应适当延长,如果二甲苯脱蜡不彻底,可直接影响染色结果;3% 过氧化氢甲醇液作用时间应充分,如果作用时间过短,内源性过氧化物酶封闭不彻底,可导致内源性过氧化物酶着色;一抗、二抗及各种复合物的作用时间也应充分,尤其是一抗的作用时间要充分,如果一抗作用时间过短,一抗就不能与相应的抗原充分结合,导致染色结果呈现假阴性;每次 PBS 液冲洗都不应少于 3 分钟,如果冲洗时间过短,冲洗不彻底,也可影响染色结果。

(三) 温度

在免疫组织化学染色过程中,温度也可直接影响免疫组织化学的染色结果。如组织块在固定、浸蜡、包埋过程中,温度过高(超过 62℃),可导致抗原破坏过多,产生假阴性染色结果;当滴加一抗、二抗或复合物后,应在 37℃温箱或室温下孵育 30～60 分钟,如果温度偏低,则应适当延长孵育时间,如果温度过低,孵育时间过短,也可产生假阴性染色。

(四) 湿度

在免疫组织化学染色过程中,尤其是在滴加一抗、二抗及复合物时,应滴加足够量的适当稀释好的抗体或复合物,将组织块完全覆盖,并将切片放入湿盒内,湿盒下面要加入适量温水,表面密封盖好,在湿盒内进行孵育,确保组织切片表面湿润,以免抗体蒸发。如果切片表面过分干燥,也可影响染色效果。同时,还应注意每一步操作完毕后,均应用吸水纸将切片上多余的液体擦干,以免将以后所加试剂稀释。

(五) 显色

在免疫组织化学染色过程中,当加入底物显色剂后,应在显微镜下进行观察,以控制显色。当阳性颗粒显示清楚,而背景清晰无着色时,即可终止显色。由于标记物的不同,抗体的质量、种类的不同,组织中抗原含量的不同及显色剂的不同,使显色时间各不相同。DAB 显色剂的显色时间一般为 3～5 分钟。显色时间不宜过长,过长可导致背景着色,但也不宜过短,过短可导致假阴性染色。

三、常用免疫组织化学染色方法的评价

1. 常用染色方法敏感性比较　在免疫组织化学染色技术中,各种不同的染色方法其敏

感性是不同的。使用的标记物不同,其敏感性也不相同。一般来说,胶体金标记的染色方法敏感性比酶标记的染色方法敏感性高。在酶标记的染色方法中,可用于标记的酶有很多种,其中常用的有:辣根过氧化物酶(HRP)、碱性磷酸酶(AP)、葡萄糖氧化酶(GO)等。因为在哺乳类动物体内,许多组织细胞中都存在过氧化物酶,因此,用碱性磷酸酶标记的染色方法比用辣根过氧化物酶标记的相应的染色方法敏感性高,但由于用碱性磷酸酶标记的染色方法背景非特异性染色较强,且染色结果不易长期保存,故目前大多数免疫酶标组织化学染色均用辣根过氧化物酶做标记物。而葡萄糖氧化酶在哺乳类动物的组织细胞中含量也较少,背景非特异性染色较轻。近年来,用葡萄糖氧化酶标记的抗体越来越多,但因其敏感性比碱性磷酸酶低,且底物显色剂不易保存等缺点,尚未被推广应用,目前应用最广泛的仍然是辣根过氧化物酶。从理论上讲,各种常用免疫组织化学的染色方法敏感性由高至低依次为:双PAP法、IGSS法、IGS法、SP法、ABC法、ASPAPAP法、PAP法、酶桥法、间接酶标法、直接酶标法。

2. 常用染色方法的优缺点

(1)直接法:优点是简单、快速、特异性强,背景非特异性染色轻。常用于检查肾脏、皮肤活检组织中的各种免疫球蛋白和补体等成分,检测某些自身免疫性疾病和其他结缔组织疾病。其缺点是敏感性低,且一种酶标抗体只能检测一种抗原,若要检测多种抗原,就必须对每一种特异性抗体进行标记,这样做既麻烦,又不经济,且降低了特异性抗体的稳定性和效价。

(2)间接法:优点是敏感性比直接法高,且一种酶标抗体可与多种特异性一抗配合检测多种抗原,广泛应用于自身抗体、病毒、细菌、寄生虫等抗原、抗体的检测。其缺点是敏感性比酶桥法、PAP法低。

(3)酶桥法:优点:酶桥法是免疫酶标染色方法的重大突破,酶与抗体的连接由过去的化学交联发展为酶与抗酶抗体的免疫反应。由于避免了化学交联剂的使用,有效地保护了酶的活性和抗体的效价,使其敏感性明显提高,背景非特异性染色也比间接法轻。其缺点是对抗酶抗体的效价、纯度要求较高。

(4)PAP法:优点是PAP复合物是由3分子的辣根过氧化物酶与2分子的抗酶抗体结合,形成的一个环形复合物,该复合物性质稳定,沉积于组织内,不易被洗脱,因此敏感性较高,有人报道其敏感性比酶桥法高5~10倍。由于酶与抗酶抗体通过免疫反应结合,避免了化学交联剂对酶活性和抗酶抗体效价的不良影响。由于PAP复合物中不含游离的免疫球蛋白,因此不易引起非特异性染色,背景着色较轻。其缺点是PAP复合物的制备较复杂。

(5)ABC法:优点是ABC复合物的稳定性较好,敏感性高,特异性强,方法简便,应用广泛,最适合病理组织学、细胞学的应用。其缺点是非特异性染色较强,背景着色较深。

(6)SP法:优点是特异性强,敏感性高,其敏感性比PAP法高25~50倍,比ABC法高5~8倍。方法简便,染色时间短。由于链霉菌抗生物素蛋白不易与组织中的内源性过氧化物酶发生反应,因此,非特异性染色较轻,背景清晰干净,目前应用较为广泛。

(7)IGS法:优点是敏感性比SP法高。但其缺点是对金标抗体的浓度要求较高,价格昂贵,光学显微镜下IGS法,金标抗体用量较大,不够经济,故使其应用受到了限制。

(8)IGSS法:优点是敏感性很高,据报道其敏感性比SP法高约50倍,而且金标抗体可稀释 10 倍后应用，大大降低了金标抗体的用量。适合于常规石蜡切片中的多种抗原的检测。可代替免疫酶标法，避免使用具有强致癌性的显色剂。但其缺点是操作复杂，染色时间较长，易产生背景着色等，故使其应用受到了一定的限制。

（9）双 PAP 法：优点：该法是免疫酶标染色方法中敏感性最高的一种。双 PAP 法通过两次连接桥抗和 PAP 复合物，使抗原 - 抗体复合物上结合了比单 PAP 法更多的酶分子，起到了免疫放大作用，增强了该法的敏感性，据报道双 PAP 法的敏感性比单 PAP 法的敏感性高 20～50 倍。适合于常规石蜡切片中含量较少的抗原或抗原性较弱的抗原的检测。其缺点是步骤繁多，染色时间长，易脱片，故不利于临床外检诊断应用。

综上所述，各种染色方法既有优点，也有不足之处。应根据实际工作需要，选择适当的方法，这是做好免疫组织化学染色的基础。目前，在病理科的临床诊断工作中，应用最多的是二步 SP 法和三步 SP 法，其次是 PAP 法、ABC 法，其中已有即用型的 PAP 试剂盒、ABC 试剂盒和 SP 试剂盒销售。随着免疫组织化学技术的不断发展，现已涌现出许多敏感性更高、染色效果更好、操作更便捷的染色方法，如即用型免疫组织化学超敏 UltraSensitive SP 试剂盒、即用型非生物素免疫组化 EliVision plus 检测试剂盒等。

四、免疫组织化学染色结果的判断原则

免疫组织化学染色结束后，还要在显微镜下观察染色结果，判断其染色反应是阳性还是阴性，这对病理诊断是非常重要的。在判断免疫组织化学染色结果时，为确保其准确性，应遵循以下原则：

1. 首先观察常规石蜡切片，形成初步诊断意见，并选好靶细胞。在观察免疫组织化学染色结果时，应以靶细胞为准，即主要观察靶细胞的反应是阳性还是阴性，这一点是非常重要的，如果没有选择好靶细胞或靶细胞选择错误，将会导致染色结果判断错误。

2. 每一次染色都应设置阳性和阴性对照，这是正确判断染色结果的前提。只有当阳性对照呈现阳性反应，阴性对照呈现阴性反应，且背景清晰时，才能从正反两方面说明抗体的浓度和效价准确；染色方法和染色步骤正确无误；无交叉反应及非特异性染色。如果没有阳性和阴性对照，就不能对染色结果作出正确的判断。若没有阳性对照，就不能作出真正阴性的判断；同样若没有阴性对照，就不能作出真正阳性的判断。

3. 抗原的表达必须在靶细胞或靶组织的特定部位上，才能视为阳性，不在抗原特定部位上的阳性颗粒不能视为阳性表达。不同的抗原在靶细胞内或靶组织间的分布部位是不同的，有的抗原位于细胞膜上，如上皮膜抗原、淋巴细胞亚型、CerbB-2 等阳性表达的颗粒应在细胞膜上；有的抗原位于细胞质内，如细胞角蛋白、癌胚抗原等阳性表达的颗粒应在细胞质内；有的抗原位于细胞核内，如增殖细胞核抗原（PCNA）、雌激素受体（ER）、孕激素受体（PR）、P53 等阳性表达的颗粒应在细胞核内；还有的抗原位于细胞间，如层粘连蛋白、各型胶原等阳性表达的颗粒应在细胞间。阳性表达有强弱之分，只要在抗原的特定部位上，即使有少数细胞有阳性颗粒，也应视为阳性表达。

4. 阴性结果不能视为抗原不表达。因为导致免疫组织化学染色出现阴性结果的原因有很多，不同的肿瘤或同一肿瘤的不同瘤细胞，由于分化程度不同，其抗原的表达也不完全相同。因此，免疫组织化学染色结果阳性支持 HE 诊断，阴性不具有否定意义。

5. 当免疫组织化学染色结果与 HE 诊断不相符或发生矛盾时，应以 HE 诊断为标准，而不能用免疫组化染色结果推翻 HE 诊断。因为影响免疫组织化学染色结果的因素很多，而

且细胞内或组织间还有许多人们尚未认识的抗原系谱的存在。所以，当免疫组织化学染色结果与 HE 诊断不一致时，应结合临床资料及实验室、影像学检查，全面分析，作出正确的诊断。

五、假阳性、假阴性及背景着色的原因

由于影响免疫组织化学染色结果的因素有很多，因此，在临床实际工作中经常会遇到染色结果呈现假阳性、假阴性或背景着色较深等问题，分析其原因，可能与以下因素有关。

（一）导致假阳性染色的原因

1. 抗体浓度过高。

2. 抗体特异性较差，可与组织中多种抗原发生交叉反应或与组织中某些成分发生非特异性结合。

3. 内源性过氧化物酶封闭不彻底，导致内源性酶显色。

4. 当肿瘤组织或病变组织中有其他组织残留时，极易将残留组织的阳性结果误认为是肿瘤组织或病变组织的阳性结果。

5. 由于抗原的弥散或被肿瘤细胞吞噬，使抗原出现在不该出现的部位上，而呈假阳性反应。

6. 异位抗原的表达和抗原的例外表达等均可产生假阳性。

（二）导致假阴性染色的原因

1. 抗体稀释不当或浓度过低。

2. 抗体失活或抗体效价过低，敏感性较差。

3. 标本处理不当，致使抗原丢失或破坏过多。如固定液的类型及浓度、浸蜡和包埋时的温度过高等。

4. 抗体孵育时间过短，致使抗体与抗原不能充分结合，导致染色呈现假阴性。

5. 染色过程中，组织切片未放入湿盒内，组织表面过分干燥。

6. 染色操作步骤不正确，如冲洗不充分，随意省略步骤等。

7. 抗体与检测试剂盒不匹配，单克隆抗体应该用鼠的试剂盒，多克隆抗体应该用兔的试剂盒。目前已有广谱试剂盒销售，均适合于单克隆抗体和多克隆抗体，这就基本上避免了由于抗体与检测试剂盒不匹配而引起的假阴性反应。

（三）导致背景着色的原因

从理论上讲，免疫组织化学染色应是特异性染色，即抗体只能与相应的抗原决定簇发生特异性结合，而与其他抗原决定簇不发生反应。因此，理想的免疫组织化学染色，应该是在组织中只有相应抗原的部位呈现较强的阳性反应，而其他部位应为阴性反应，背景清晰。凡不属于特异性反应的染色，统称为非特异性染色。非特异性染色包括假阳性染色和背景染色。引起背景染色的原因有很多，概括起来可以有以下几个方面：

1. 组织标本陈旧、固定不及时或固定时间过长。

2. 组织切片过厚、脱蜡不彻底。

3. 组织切片处理不当、防脱片剂浓度过高。

4. 内源性过氧化物酶封闭不完全，导致内源性酶显色。

5. 所用的动物非免疫血清与抗体不匹配。一般动物非免疫血清应与二抗是同类动物的。

6. 抗体浓度过高。

7. 抗体特异性较差，与组织内某些抗原或其他成分发生交叉反应或非特异性染色。

8. PBS 液冲洗不彻底、不干净。

9. 标记物质量较差，纯度不够，游离的标记物过多等，均可导致背景着色。

10. 底物显色时间过长。

 本节小结

第三节主要学习了免疫组织化学常用染色方法；免疫组织化学染色过程中的注意事项；常用免疫组织化学染色方法的评价；免疫组织化学染色结果的判断原则；假阳性、假阴性及背景着色的原因。通过对本节内容的学习，要求同学们掌握免疫组织化学常用的二步法和三步法的染色原理、染色步骤及染色过程中的注意事项；对各种常用免疫组织化学染色方法能进行正确的评价并熟悉其优缺点；掌握免疫组织化学染色结果的判断原则，并能依据该原则对免疫组织化学染色结果作出正确的判断；掌握导致假阳性、假阴性及背景着色的原因，让学生学会分析并能查找出临床实际工作中假阳性、假阴性及背景着色的原因。

（黄晓红）

复习题

一、名词解释

阳性对照、阴性对照、空白对照、假阳性、假阴性、背景着色

二、填空题

1. 从理论上讲用于标记的酶敏感性最高的是_____，目前应用最广泛的标记酶是_____。

2. 免疫组化染色过程中，用 3% 过氧化氢甲醇液的目的是_____。

3. 免疫组化染色过程中，用动物非免疫血清的作用是_____。

4. 免疫组织化学染色时最常设置的对照有_____、_____。

三、选择题

单项选择题

1. 在进行多重免疫组织化学染色时，抗体的选择应尽量避免选择（　　）

    A. 胞核 / 胞质　　　　　　　　　　B. 胞核 / 胞膜

    C. 胞质 / 胞膜　　　　　　　　　　D. 胞核 / 胞核

    E. 胞膜 / 胞核

2. 在下列免疫组织化学染色方法中，目前临床应用最多的是（　　）

    A. 直接法　　　　　　　　　　　　B. 双 PAP 法

    C. 间接法　　　　　　　　　　　　D. 酶桥法

    E. SP 法

3. 在下列各种免疫组化染色方法中，敏感性最高的是（　　）

    A. 直接法　　　　　　　　　　　　B. 间接法

C. PAP 法   D. SP 法

E. 双 PAP 法

4. 在下列各种免疫组化染色方法中,敏感性最高的是(   )

    A. 直接法   B. 间接法

    C. 三步 SP 法   D. 酶桥法

    E. 双 PAP 法

5. 在下列导致背景着色的原因中,错误的是(   )

    A. 内源性过氧化物酶阻断不完全

    B. PBS 液冲洗不彻底

    C. 抗体浓度过低

    D. 抗体特异性较差

    E. 底物显色时间过长

6. 在下列导致假阳性染色的原因中,错误的是(   )

    A. 抗体浓度太高

    B. 抗体与抗原交叉反应

    C. 抗体与组织中某些成分非特异性结合

    D. 内源性酶显色

    E. 抗体浓度太低或失活

多项选择题

7. 免疫组织化学染色时,设置阳性对照的方法有(   )

    A. 用 PBS 液或蒸馏水代替一抗   B. 用厂家提供的阳性切片

    C. 随便选择一张阳性切片   D. 用平时自己积累的阳性切片

    E. 用正常动物非免疫血清代替一抗

8. SP 法的优点有(   )

    A. 特异性强   B. 敏感性高

    C. 非特异性染色轻   D. 背景清晰

    E. 方法简便,染色时间短

9. 免疫组织化学染色过程中,应注意的事项有(   )

    A. 正确设置阳性、阴性对照   B. 时间

    C. 温度   D. 湿度

    E. 显色

四、简答题

1. 常用的三步免疫组织化学染色方法包括哪几种?

2. PAP 法的染色原理及染色步骤如何?

3. ABC 法的染色原理及染色步骤如何?

4. SP 法的染色原理及染色步骤如何?

5. 双 PAP 法的染色原理及染色步骤如何?

6. 免疫组织化学染色过程中应注意的问题有哪些?

7. 如何正确设置阳性对照和阴性对照?

8. 如何评价各种染色方法的敏感性?

9. PAP 法、ABC 法、SP 法、双 PAP 法的优缺点？
10. 如何正确判断免疫组织化学的染色结果？
11. 引起假阳性染色的原因有哪些？
12. 引起假阴性染色的原因有哪些？
13. 导致背景着色的原因有哪些？

第四节　免疫组织化学的应用

 学习目标

1. 掌握免疫组织化学的应用范围、应用中的注意事项。
2. 熟悉各种组织及其常见肿瘤的常用标记物及其意义。
3. 了解如何选择适当的抗体进行肿瘤的诊断和鉴别诊断。
4. 培养学生分析问题、解决问题的能力。

一、免疫组织化学的应用范围

随着免疫组织化学技术的不断发展和提高，免疫组织化学的应用范围也越来越广泛，目前，免疫组织化学在病理诊断和鉴别诊断中的应用主要有以下几个方面。

（一）提高病理诊断的准确性

在临床病理工作中，对病理诊断的要求是非常严格的，尤其是对肿瘤的良恶性的诊断，从理论上讲不能有丝毫的偏差，准确率应达到 100%。但是，在实际工作中有时是很难做到的。为了避免病理诊断的误诊和漏诊，可通过免疫组织化学的应用，以提高病理诊断的准确性。例如有些肿瘤在良恶性的诊断和鉴别诊断上缺乏明确的形态学指标，单纯依靠形态学变化，很难作出确切的诊断，可结合某些免疫组织化学检查，以综合判断肿瘤的良恶性。再如淋巴结内的滤泡型淋巴瘤与淋巴结滤泡性反应性增生有时仅从形态学上的改变，很难作出正确的诊断，可选用免疫球蛋白轻链 κ 和 λ 进行标记，如果滤泡内的淋巴细胞单克隆表达 κ 或 λ，则提示为恶性淋巴瘤，如果滤泡内的淋巴细胞同时表达 κ 和 λ，则提示为反应性增生。对一些组织来源不明的肿瘤，可通过某些免疫组织化学检测，判断其组织起源。如用上皮细胞膜抗原、细胞角蛋白等抗体染色为阳性，则支持癌的诊断；如用甲状腺球蛋白抗体染色为阳性，则支持甲状腺癌的诊断；如用前列腺特异性抗原或前列腺酸性磷酸酶抗体染色为阳性，则支持前列腺癌的诊断；如用波形蛋白抗体染色为阳性，则支持肉瘤的诊断；如用黑色素瘤蛋白抗体染色为阳性，则支持黑色素瘤的诊断。总之，通过免疫组织化学的应用，使很多疑难病例得到了明确的诊断，大大提高了临床病理诊断的准确性。

（二）癌基因蛋白的临床应用

近些年来，癌基因一直是细胞分子生物学和肿瘤病理学研究的重点，通过大量的研究发现：在肿瘤细胞内常有癌基因的扩增、突变、移位等变化，这些异常变化则通过 mRNA 控制肿瘤蛋白的合成水平而表达出来的。癌基因的检测方法有很多，如原位分子杂交或原位 PCR 法，这些方法操作过程比较复杂，技术条件要求比较严格，在临床病理工作中，不便于广泛推广和应用。目前,临床上多采用免疫组织化学方法检测癌基因蛋白产物,此方法较原位分子杂交法或原位 PCR 法简便易行、快捷、便于推广,已被广大病理工作者所青睐。

癌基因蛋白的种类有很多,目前,已被广泛应用于临床病理工作的癌基因蛋白主要有 ras 癌基因蛋白、c-myc 癌基因蛋白、抑癌基因蛋白(P53、P16 等)、c-erbB-2 癌基因蛋白等,其临床意义各不相同,如 c-erbB-2 癌基因蛋白在乳腺癌和卵巢癌中均有不同程度的表达,阳性表达越强提示肿瘤恶性程度越高,预后越差;*c-myc* 癌基因是作用于细胞核内 DNA 的癌基因,可促进肿瘤细胞内 DNA 的合成。因此,c-myc 癌基因蛋白的过度表达则提示肿瘤组织生长速度快,侵袭性较强;P53 抑癌基因蛋白根据其功能的不同可分为野生型和突变型两种,其中突变型 *P53* 癌基因蛋白在人体的许多肿瘤如胃肠道肿瘤、乳腺癌、肺癌中均有表达,尤其是在生长活跃的恶性肿瘤中表达较强,而在癌旁组织或癌前病变中则表达较弱,在正常组织细胞中几乎没有突变型 P53 蛋白的表达。由此可见,突变型 P53 蛋白的表达强度随肿瘤分级的增高而增强,即肿瘤恶性程度越高,P53 蛋白表达越强。

(三)对肿瘤细胞增生程度及生物学行为的评价

在组织学上评价肿瘤细胞的增生程度,习惯上是通过观察肿瘤细胞核分裂的多少来决定的,但仅凭核分裂象的多少来评价肿瘤细胞的增生程度是不够全面的,若能结合免疫组织化学检查,进行综合评价,就能更加客观、准确评价肿瘤细胞的增生程度和生物学行为。如通过 Ki-67 和增殖细胞核抗原(PCNA)等抗体的免疫组织化学检查,可对肿瘤细胞增殖核抗原进行定位、定量检测,则可更加全面、可靠地评价肿瘤细胞的增生程度和生物学行为。经大量研究发现:Ki-67 或 PCNA 表达越高的肿瘤,恶性程度越高,预后越差。在乳腺癌中 Ki-67 阳性者,淋巴结转移率高,并与雌、孕激素受体的表达呈负相关。

(四)通过对激素受体的检测以判断预后及疗效

目前,通过免疫组织化学方法,对肿瘤细胞内的各种激素受体进行定位、定量分析,既可指导临床治疗,也可判断肿瘤的预后及疗效。其中研究最多、最明确的是乳腺癌与雌、孕激素受体的关系,现已广泛应用于乳腺癌的临床病理工作。大量研究表明:雌激素受体(ER)和孕激素受体(PR)阳性的乳腺癌病人,内分泌治疗有效率较阴性者高,预后好,治愈率高,复发率低。在子宫内膜癌、子宫内膜肉瘤、输卵管腺癌和卵巢癌的研究中,发现有同样的意义。目前,已有针对癌细胞核内激素受体的免疫组织化学检测方法,此方法可作为某些肿瘤对内分泌治疗敏感性的一项重要的预测指标。

(五)发现微小转移灶

某些低分化癌在淋巴结内形成散在的单个或几个癌细胞的转移,如果用常规组织学观察去辨认淋巴结内这些少数散在的癌细胞,有时是非常困难的,很容易将已有转移的淋巴结漏诊。如果采用免疫组织化学检查方法,则很容易识别这些微小转移灶。这些微小转移灶的发现,为临床治疗和估计预后提供了可靠的理论依据。

(六)在肿瘤分期上的应用

肿瘤在组织学上进行分型、分期的重要参考指标是:观察基底膜的完整性和有无血管、淋巴管的侵犯。上述形态学的变化,有时仅靠光镜下的观察,是很难辨别清楚的。通过免疫组织化学检查,可清楚的显示上述的形态学变化。如采用层粘连蛋白和 IV 型胶原等单克隆抗体可清晰地显示基底膜的结构，通过显微镜观察可以准确地判断出肿瘤细胞是否突破基底膜，若突破基底膜则为浸润性癌，若未突破基底膜则为原位癌，两者的治疗和预后是完全不同的，准确地判断浸润性癌和非浸润性癌，对临床的治疗和估计预后有重要的指导作用。再如，采用荆豆凝集素(UEA-1)、第Ⅷ因子相关蛋白抗体免疫组织化学染色，可清晰地显示血管、淋巴管内皮细胞形态，从而更加明确、容易判断出有无肿瘤细胞浸润血管、淋巴管。若有血管、淋巴管的侵犯，则应诊断为恶性，若无血管、淋巴管的侵犯，则可能为良性，这是区别肿瘤良恶性的重要指标之一，正确区别肿瘤的良恶性对临床的治疗和估计预后有重要的指导作用。

（七）指导肿瘤的临床治疗

免疫组织化学的应用不仅在肿瘤的诊断和鉴别诊断中起着重要的作用，而且对肿瘤的临床治疗也有重要的指导作用。如乳腺癌病人，可根据其癌细胞是否表达雌、孕激素受体，选择不同的治疗方案，如果雌、孕激素受体测定为阳性，提示内分泌治疗有效，临床可选用内分泌治疗；如果雌、孕激素受体测定为阴性，提示内分泌治疗无效，临床可选用化学治疗。

目前，有些肿瘤对化学治疗不敏感，这是由于肿瘤细胞内原发存在或在治疗过程中产生了多药耐药基因，由这些基因编码的某些酶或蛋白质活性增强所致。可通过免疫组织化学检查，对肿瘤细胞内多药耐药基因的蛋白产物如 P- 糖蛋白等含量进行定位、定量检测，以了解肿瘤细胞是否具有耐药性。如果 P- 糖蛋白在肿瘤细胞膜上表达阳性，则提示该肿瘤对化疗药物有耐药性，应选择其他治疗方案或增加化疗药物的剂量和种类，为临床选择有效的治疗方案提供重要指标。

（八）对免疫性疾病的辅助诊断

人体的免疫性疾病主要包括三大类，其中自身免疫性疾病较为常见，如各种类型的肾小球肾炎、皮肤的自身免疫性疾病等，此类疾病在发病过程中均有免疫球蛋白、免疫复合物或补体的形成。可利用免疫组织化学方法，对肾小球基底膜上的或病变组织细胞内的免疫球蛋白、免疫复合物、补体进行定位、定量检测，以确定肾小球肾炎和皮肤自身免疫性疾病的类型。

（九）检查某些病原微生物

对病原微生物的检查主要依靠常规染色和特殊染色，但对分子水平上的某些病原微生物如病毒等检测，有时仅靠常规染色和特殊染色是显示不出来的。通过免疫组织化学方法可清晰地显示病毒抗原的部位和含量。并可通过免疫组织化学检测病毒来研究病毒与某些肿瘤发生的关系。如用病毒粒子制备的抗体证实了乳头状瘤病毒和乙肝病毒的感染分别与宫颈癌、肝癌的发生有密切关系。最近研究发现：EB 病毒在鼻咽癌、霍奇金病、伯基特淋巴瘤及胃肠道恶性肿瘤的发生上起着重要作用。

二、免疫组织化学应用中的注意事项

随着免疫组织化学技术的不断推广和应用，在临床病理的诊断和鉴别诊断工作中，逐渐出现了两个误区：一是过分相信免疫组织化学的染色结果，将免疫组织化学染色结果绝对化，认为免疫组织化学可取代一切，在免疫组织化学染色结果与 HE 诊断发生矛盾时，不是以 HE 诊断为标准，而是以免疫组织化学结果为诊断标准。二是彻底否认免疫组织化学技术，认为免疫组织化学染色结果不稳定、不可靠、不可信。这两种观点都是片面的、不正确的。应正确认识免疫组织化学的优点，充分发挥免疫组织化学的优势，才能更好地为临床服务。

（一）正确认识设置对照的意义

在免疫组织化学染色过程中，每一次染色都应设置特异性的阳性对照和阴性对照，这对于正确判断免疫组织化学染色结果是非常必要的，不可省略的。因为只有当阳性、阴性对照染色正常时，才能说明本次的染色方法、染色步骤及抗体的浓度正确无误。如果没有阳性对照，就不能作出真正阴性结果的诊断；如果没有阴性对照，也不能作出真正阳性结果的诊断，因此，在临床上，进行免疫组织化学染色时，每一种抗体每一次染色都必须设置特异性的阳性对照和阴性对照。

（二）正确判断免疫组织化学染色结果

随着免疫组织化学技术的广泛应用，如何正确判断免疫组织化学的染色结果显得非常重要。因为同一张免疫组织化学染色切片，在不同的病理工作者进行诊断时，可能会得出不同的结果；还有的时候，免疫组织化学染色是完全正确的，但诊断大夫在观察该切片后，却得出了一个错误的诊断。导致上述现象的主要原因是对免疫组织化学染色结果的判断原则认识不充分、标准掌握不统一所致。如何正确判断免疫组织化学的染色结果，是病理诊断的关键，如果将免疫组织化学染色结果判断错误，将会导致病理诊断的错误。在判断免疫组织化学染色结果时，一定要按照前面讲过的免疫组织化学染色结果的判断原则来判断。

（三）正确分析假阳性、假阴性的原因

随着免疫组织化学技术的不断开展，在临床病理实际工作中经常会遇到假阳性、假阴性和背景着色的情况，正确分析和查找导致假阳性、假阴性和背景着色的原因，并在之后的临床实际工作中不断地加以矫正或改进，尽可能避免假阳性、假阴性和背景着色现象的出现，才能确保对免疫组织化学染色结果作出正确的判断。

（四）正确认识抗原的"例外"表达

抗原的"例外"表达是指在正常情况下或从理论上讲不应该为阳性表达的抗原而出现了阳性表达的现象。造成此现象的主要原因是由于不同分化阶段的细胞，其抗原性不完全相同，可有相应的变化。目前，用于临床病理诊断的抗体多为单克隆抗体。从理论上讲，一种抗体仅能与其相应的抗原发生特异性结合，而不应与其他抗原成分结合。如细胞角蛋白在开始应用时，认为是上皮细胞的特异性标记物，具有重要的鉴别诊断意义，但是随着免疫组织化学应用的不断发展，人们逐渐发现细胞角蛋白不仅可表达于上皮组织，而且还可表达于某些非上皮细胞及其肿瘤，如平滑肌细胞及其肿瘤、横纹肌细胞及其肿瘤、恶性纤维组织细胞瘤、恶性黑色素瘤、胶质细胞瘤、浆细胞瘤、上皮样血管内皮肉瘤、某些大细胞淋巴瘤、尤因肉瘤等，细胞角蛋白均可呈阳性表达。同样，间叶组织的常用标记物如波形蛋白，既可表达于间叶组织，也可表达于某些上皮组织及其肿瘤，如肾癌、肺癌、乳腺癌等。

（五）正确认识抗原的联合表达

在免疫组织化学应用过程中，人们逐渐认识到在某些正常组织细胞或某些肿瘤细胞内还存在着抗原联合表达的现象，即一种细胞可表达多种抗原，因此，在检测这种细胞及其肿瘤时，仅凭一种抗体阳性进行诊断和鉴别诊断是很不完善的，而应使用一组抗体进行检测，才能作出正确的诊断。如有的肺癌可同时表达细胞角蛋白、波形蛋白、神经纤维细丝蛋白、结蛋白四种抗原，当肿瘤细胞分化较差时，若仅做一项波形蛋白表达阳性，则易误诊为肉瘤；若仅做一项结蛋白表达阳性，则易误诊为肌源性肿瘤。再如某些横纹肌肉瘤可同时表达细胞角蛋白、波形蛋白、结蛋白、肌红蛋白，若仅做一项细胞角蛋白表达阳性，则易误诊为癌，若仅做一项波形蛋白表达阳性，则易误诊为肉瘤。因此，了解各种组织及其肿瘤细胞在抗原上的联合表达，是作出正确诊断的基础。

（六）正确应用双重互补及反正法

在临床病理诊断工作中，还经常会遇到一些分化较低的或未分化的肿瘤，很难确定其组织起源和原发部位，此时，常需要应用免疫组织化学染色进行诊断和鉴别诊断。为确保免疫组织化学检查在病理诊断中的准确性，应根据 HE 的诊断，选择一组，至少两种互相支持的阳性抗体，同时，还应选择一组反面的否定抗体，即既要有阳性抗体的结果，又要有阴性抗体的结果，获得双重互补、正反两方面的证实，才能确保诊断的可靠性、准确性。如腹股沟淋巴结转移性未分化肿瘤，其原发部位和组织起源均不明，HE 切片怀疑黑色素瘤转移，此时，如果只选择一种抗体，如 S-100 蛋白，结果染色为阳性，则病理诊断为黑色素瘤。这样做是很危险的，很容易导致错误的诊断。正确的做法是充分应用反正法，既选择黑色素瘤阳性表达的一组抗体，如 S-100 蛋白、HMB-45、波形蛋白等，同时还应选择一组黑色素瘤阴性表达的抗体，如细胞角蛋白、上皮膜抗原、人类白细胞共同抗原、结蛋白等，只有当正反两组抗体染色结果均支持黑色素瘤时，才能诊断为黑色素瘤。在肿瘤鉴别诊断中常用的双重互补的抗体可归纳如表 11-3。

表 11-3　常见肿瘤的免疫组织化学反证法应用参考抗体

肿瘤类型	阳性表达	阴性表达
上皮组织肿瘤	Keratin（高、低分子量）	S-100
	EMA	HMB-45
	CEA	LCA
间皮组织肿瘤	Keratin	CEA
	EMA	LCA
	Vimentin	Myoglobin
	Calretinin	
非霍奇金淋巴瘤	LCA	Keratin
B 细胞性	CD20	CD45RO
	CD45R	CD15
T 细胞性	CD45RO	CD20
	CD43	CD45R
	Leu22	CD15
组织细胞性	CD68	CD20
	LN2	CD45RO
		CD15
		CD43
霍奇金病	CD15	CD20
	CD30	CD45RO

续表

肿瘤类型	阳性表达	阴性表达
黑色素瘤	HMB-45 S-100 Vimentin NSE Chromogranin A	Keratin EMA LCA NF Desmin
横纹肌肿瘤	Desmin Vimentin Myoglobin	LCA S-100 HMB-45
平滑肌肿瘤	Desmin Actin Vimentin Myosin	keratin EMA S-100 HMB-45
Ewing 肉瘤	Vimentin Laminin NSE Keratin NF	Desmin Myoglobin S-100 Chromogranin A
血管肿瘤	CD31 CD34 Factor VIII Vimentin UEA 血型抗原	Keratin EMA S-100 Desmin GFAP NF CEA
恶性纤维组织细胞瘤	α_1-AT α_1-ACT Vjmentin Lysozyme	Keratin NSE S-100 NF Myoglobin LCA
神经内分泌肿瘤	Synaptophysin Chromogranin A NSE GFAP S-100 NF MBP Leu-7	LCA HMB-45 Vimentin
胰腺内分泌肿瘤	激素抗体（胰高血糖素、胰岛素） NSE Chromogranin A Synaptophysin	vimentin Desmin NF GFAP

续表

肿瘤类型	阳性表达	阴性表达
乳腺癌	ER、PR	S-100
	Keratin	HMB-45
	EMA	LCA
	CEA	Desmin
		NF
前列腺癌	PSA	LCA
	PAP	HMB-45
	EMA	S-100
	Kerain	Vimentin
	CEA	

三、各种组织及其常见肿瘤的免疫组织化学

(一)上皮组织及其肿瘤的常用标记物

上皮组织及其肿瘤的常用标记物主要有细胞角蛋白、上皮膜抗原、桥粒蛋白、包壳蛋白等,其中最常用的是细胞角蛋白和上皮膜抗原。

1. 细胞角蛋白(cytokeratin,CK)

(1)细胞角蛋白的分布:细胞角蛋白是细胞骨架蛋白中的一种,主要分布于上皮细胞内,有 20 多种不同的亚型。其分子量为 40 000~68 000(40~68kD),按分子量不同可分为两大类:即低分子量细胞角蛋白和高分子量细胞角蛋白。在不同类型的上皮细胞内或同一类型上皮细胞的不同分化阶段上,细胞角蛋白的表达是不同的。一般在细胞发育的早期、正常的单层上皮细胞和腺上皮细胞内主要表达低分子量的细胞角蛋白;而在细胞发育的晚期、正常的复层鳞状上皮细胞内则主要表达高分子量的细胞角蛋白。在移行上皮细胞和假复层上皮细胞内既可表达低分子量的细胞角蛋白,也可表达高分子量的细胞角蛋白。因此,在不同类型的上皮细胞起源的肿瘤中,细胞角蛋白的表达也是不同的。起源于单层上皮细胞和腺上皮细胞的肿瘤,如腺癌则主要表达低分子量的细胞角蛋白;起源于鳞状上皮的肿瘤,如鳞状细胞癌则主要表达高分子量的细胞角蛋白(彩图 11-1);起源于膀胱的移行上皮和肺的假复层纤毛柱状上皮的肿瘤,则即可表达低分子量的细胞角蛋白,也可表达高分子量的细胞角蛋白。

细胞角蛋白表达阳性的肿瘤主要有三大类:

1)癌:如鳞状细胞癌、梭性细胞癌、胃肠道腺癌、乳腺癌、大多数肺癌等。

2)双向分化的肿瘤:如间皮肉瘤、滑膜肉瘤、上皮样肉瘤等,其中肿瘤组织中向上皮分化的肿瘤成分可表达细胞角蛋白。

3)含有上皮成分的肿瘤:如畸胎瘤、胚胎性癌、胸腺瘤等肿瘤组织中的上皮成分,也可表达细胞角蛋白。

细胞角蛋白表达阴性的肿瘤主要有:大多数肉瘤(除双向分化肿瘤的上皮成分外)、黑色素瘤、淋巴瘤等。

(2)细胞角蛋白的应用:主要有以下几个方面。

1)低分化癌与肉瘤的区别:细胞角蛋白在低分化癌与肉瘤的鉴别诊断中是非常重要

的。一般细胞角蛋白表达阳性,多支持癌的诊断。但应同时联合应用多种其他抗体如上皮膜抗原(EMA)、波形蛋白、LCA 等综合判断,才能作出正确的诊断。

2)低分化癌或梭性细胞癌与黑色素瘤的鉴别诊断:低分化癌或梭性细胞癌 CK 表达多为阳性,而黑色素瘤 CK 表达多为阴性,但应联合应用其他抗体,如波形蛋白、黑色素瘤蛋白等综合判断。

3)腺癌与鳞状细胞癌的区别:腺癌多表达低分子量的细胞角蛋白,而鳞状细胞癌则多表达高分子量的细胞角蛋白,因此,可用不同分子量的细胞角蛋白来鉴别腺癌和鳞状细胞癌。但应特别注意的是:在某些上皮细胞内可含有多种不同分子量的细胞角蛋白,因此,用单一分子量的细胞角蛋白来鉴别腺癌与鳞状细胞癌时,是很容易误诊的,应结合多种分子量的细胞角蛋白或其他抗体如上皮膜抗原等综合判断,才能作出准确的诊断。

4)肌上皮性肿瘤与纤维性肿瘤的区别:在肌上皮性肿瘤中,呈上皮分化的肿瘤细胞 CK 表达可为阳性,而在纤维性肿瘤中,CK 的表达则为阴性。

5)胚胎性癌与精原细胞瘤的鉴别:在胚胎性癌中,呈上皮样分化的肿瘤细胞 CK 表达为阳性,而在精原细胞瘤中 CK 表达为阴性。

6)胸腺瘤与淋巴瘤的鉴别诊断:在胸腺瘤组织中,因含有上皮成分,所以 CK 表达可为阳性,而在淋巴瘤的瘤细胞内 CK 表达均为阴性。此外,在胸腺瘤与淋巴瘤的鉴别诊断中,还可结合淋巴瘤的一些标记物,如 T 细胞、B 细胞的标记物等,进行综合判断。

目前,抗细胞角蛋白的抗体已有很多种,但没有一种抗体能识别所有类型的细胞角蛋白。其中最常用的单克隆的抗细胞角蛋白抗体有 AE_1、AE_3 等,AE_1 主要识别低分子量角蛋白,AE_3 则主要识别高分子量角蛋白。如将 AE_1 与 AE_3 混合,则可同时识别高分子量细胞角蛋白和低分子量细胞角蛋白,即为广谱的细胞角蛋白抗体。

(3)细胞角蛋白应用时的注意事项

1)单克隆的细胞角蛋白抗体比多克隆的细胞角蛋白抗体敏感性更高,特异性更强。

2)细胞角蛋白阳性表达的部位多在细胞质内,少数可在细胞核内。

3)目前,使用的细胞角蛋白抗体多需用胰蛋白酶消化,经胰蛋白酶消化后,抗原得到了充分的修复,阳性表达明显增强。

4)在应用细胞角蛋白进行诊断、鉴别诊断时,应结合其他抗体或多种分子量的细胞角蛋白,进行综合分析。

5)少数非上皮性肿瘤细胞内也可有细胞角蛋白的表达。因此,在诊断和鉴别诊断时应特别注意。

2. 上皮膜抗原(epithelial membrane antigen,EMA)

(1)上皮膜抗原的分布:上皮膜抗原是由上皮细胞分泌的一种乳脂小球膜糖蛋白。其分布与细胞角蛋白相似,主要存在于人体各种上皮细胞内和由上皮细胞起源的肿瘤组织内(彩图 11-2)。EMA 在内脏腺上皮中的表达比细胞角蛋白的表达强。在上皮性肿瘤细胞中,上皮膜抗原不仅含量增加,而且其分布特点也与正常腺上皮不完全相同。在一些分化较差的和未分化的上皮性肿瘤中,EMA 可呈强阳性表达。所以,EMA 可作为上皮及上皮性肿瘤的可靠标记物。

在正常腺上皮细胞内,EMA 主要分布于腺上皮细胞顶端近腺腔面的细胞膜上,在大多数的腺癌中,如乳腺癌、胃腺癌、大肠腺癌、子宫内膜腺癌、卵巢腺癌、肺腺癌、甲状腺癌、前列腺癌等中均可呈阳性表达,且阳性表达的部位除细胞顶端近腺腔面的细胞膜外,还可分布于肿瘤的细胞质内。

在正常的鳞状上皮细胞内，EMA 的表达多为阴性，但在胚胎性的鳞状上皮、增生的鳞状上皮、原位癌及大多数的鳞状细胞癌中，EMA 表达均为阳性，而在基底细胞及基底细胞癌中，EMA 的表达均为阴性。在正常的移行上皮细胞内，EMA 主要分布于表层细胞的表面细胞膜上，而在绝大多数的移行细胞癌中，EMA 可呈阳性表达，且阳性表达的颗粒多位于乳头表层的肿瘤细胞内，尤其是表层肿瘤细胞的表面细胞膜上表达较强，而乳头基底部的肿瘤细胞内表达较弱。在滑膜肉瘤、上皮样肉瘤、间皮肉瘤等双向分化的肿瘤组织中，其中向上皮分化的肿瘤细胞 EMA 表达为阳性。

EMA 阳性表达的肿瘤：除上述腺癌、鳞状细胞癌、移行细胞癌外，还有脑膜瘤、脊索瘤、胸腺瘤、肌上皮肿瘤、肾母细胞瘤、肝母细胞瘤、绒毛膜上皮癌、浆细胞瘤、恶性中胚叶混合瘤等。

EMA 阴性表达的肿瘤有：黑色素瘤、部分淋巴瘤、神经外胚叶肿瘤、间叶组织肿瘤（如脂肪、纤维、肌源性肿瘤）、胰岛细胞瘤、生殖细胞肿瘤（畸胎瘤中的上皮成分除外）等。

（2）上皮膜抗原的应用：EMA 在病理诊断及鉴别诊断中的应用与 CK 相似，主要有以下几个方面。

1）用于上皮性肿瘤的诊断及鉴别诊断：EMA 在绝大多数上皮性肿瘤中均有表达，尤其在内脏腺上皮肿瘤中表达优于细胞角蛋白。因此，EMA 表达阳性，多支持上皮性肿瘤，但应注意在进行上皮源性肿瘤鉴别诊断时，最好与细胞角蛋白联合应用，可提高阳性诊断的准确率。

2）用于滑膜、间皮肿瘤的诊断及鉴别诊断：在滑膜、间皮起源的肿瘤中，上皮成分可表达 EMA，可通过 EMA 的阳性表达，同时结合波形蛋白的阳性表达，将滑膜和间皮等双向分化的肿瘤与其他肿瘤进行鉴别诊断。

3）用于低分化癌与黑色素瘤的鉴别诊断：在低分化癌中，尤其在低分化腺癌中，EMA 表达常为强阳性，而在黑色素瘤中，EMA 的表达为阴性。同时，也可结合波形蛋白、黑色素瘤蛋白等抗体加以区别。

4）脑膜瘤与神经鞘瘤的鉴别：在脑膜瘤中，尤其是上皮性脑膜瘤 EMA 表达为阳性，而在神经鞘瘤中，EMA 表达多为阴性。

（3）上皮膜抗原应用时的注意事项

1）由于 EMA 对内脏腺上皮的敏感性优于鳞状上皮，因此，EMA 在腺癌中的表达优于在鳞状细胞癌中的表达。

2）EMA 虽然是上皮细胞较特异的标记物，但一些非上皮性肿瘤，如浆细胞瘤、T 细胞淋巴瘤等也可有阳性表达，因此，在诊断和鉴别诊断时，应联合其他抗体如细胞角蛋白等综合判断。

（二）间叶组织及其肿瘤的常用标记物

间叶组织及其肿瘤的常用标记物有波形蛋白（vimentin）、结蛋白（desmin）、肌动蛋白（actin）、肌红蛋白（myoglobin）、肌球蛋白（myosin）、溶菌酶（lysozyme）、α_1- 抗胰蛋白酶（α_1-AT）、α_1- 抗糜蛋白酶（α_1-ACT）、第Ⅷ因子相关抗原（FⅧ-Rag）、间皮瘤抗体（calretinin）、纤维连接蛋白（fibronectin）、基底膜连接蛋白（laminin）Ⅳ型胶原等。这些标记物均为间叶组织的固有成分，主要分布于正常间叶组织及其起源的肿瘤组织内，上皮组织内几乎不含这些成分，因此，可通过免疫组织化学检测间叶组织的各种不同成分，进行间叶组织肿瘤的诊断和鉴别诊断。

间叶组织是人体的主要构成成分之一,广泛分布于全身各个部位和器官。由间叶组织起源的肿瘤是全身最复杂、最多样的肿瘤之一,其复杂性和多样性主要表现在形态学上的变化多种多样,不同的肿瘤或同一肿瘤的不同区域可有不同的形态结构,甚至有些不同的肿瘤还可有相似的形态学变化,这就给间叶组织肿瘤的诊断和鉴别诊断带来了很大的困难。由于某一种间叶组织的标记物对其起源的肿瘤具有特异性,因此,可利用间叶组织的不同标记物,来判断肿瘤的组织起源并进行分类。

在间叶组织常用的标记物中,波形蛋白和结蛋白属于细胞骨架中的中间丝蛋白,其余的为组织特异性抗原。其中波形蛋白是间叶组织及其肿瘤的特异性标记物;结蛋白、肌动蛋白、肌红蛋白、肌球蛋白等为肌源性肿瘤的常用标记物,且特异性较高。第Ⅷ因子相关抗原(FⅧ-Rag)是血管内皮细胞及其肿瘤的特异性标记物,但对血管外皮细胞及其肿瘤不能进行标记。溶菌酶、α_1-抗胰蛋白酶、α_1-抗糜蛋白酶是组织细胞、单核细胞、粒细胞及其肿瘤的常用标记物,其敏感性较高。间皮瘤抗体是间皮肿瘤的特异性标记物。纤维连接蛋白、基底膜连接蛋白、Ⅳ胶原等属于细胞外基质蛋白,主要用于对基底膜的标记,可通过对上皮和血管基底膜完整性的观察,以判断肿瘤有无基底膜和血管的浸润。

1. 波形蛋白(vimentin,VIM)

(1)波形蛋白的分布:波形蛋白为细胞内的一种中间微丝蛋白,分子量为58 000(58kD),它广泛分布于各种间叶组织及其起源的肿瘤组织内,是间叶组织及其起源肿瘤的特异性标记物。在上皮组织及其起源的肿瘤中几乎不含此蛋白,因此,在间叶性肿瘤与上皮性肿瘤的鉴别诊断中,波形蛋白是很重要的也是很常用的标记物之一,但在各种不同的间叶组织及其起源的肿瘤之间,波形蛋白不具有鉴别意义。

波形蛋白表达阳性的肿瘤有:纤维性肿瘤(如纤维肉瘤等)、纤维组织细胞性肿瘤(如恶性纤维组织细胞瘤等)、肌源性肿瘤(如横纹肌肉瘤、平滑肌肉瘤等)、脂肪组织肿瘤(如脂肪肉瘤等)、血管源性肿瘤(如血管内皮肉瘤、血管外皮肉瘤、血管球瘤等)、滑膜组织肿瘤(如滑膜肉瘤、上皮样肉瘤等)、骨及软骨组织的肿瘤(如骨肉瘤、软骨肉瘤等)、生殖细胞肿瘤(如精原细胞瘤等)、淋巴造血组织肿瘤(如淋巴瘤、白血病)、神经内分泌肿瘤(如胶质细胞瘤、神经鞘瘤等)、黑色素瘤、胸腺瘤等。这些肿瘤除可表达波形蛋白外,还可表达其他中间微丝蛋白,如desmin、胶质纤维酸性蛋白(GFAP)等。

波形蛋白表达阴性的肿瘤有:上皮组织肿瘤(如腺癌、鳞状细胞癌)等。

(2)波形蛋白的应用:主要有以下几个方面。

1)癌与肉瘤的鉴别诊断:在低分化的癌与肉瘤的鉴别诊断中,波形蛋白具有很重要的意义,但应同时结合其他抗体如CK、EMA等抗体,进行综合分析。大多数的癌CK、EMA等抗体表达为阳性,而vimentin表达为阴性;绝大多数肉瘤vimentin表达为阳性,而CK、EMA表达为阴性。

2)低分化癌与黑色素瘤的鉴别诊断:在低分化癌与黑色素瘤的鉴别诊断中,除可选用vimentin外,还应结合CK、EMA等抗体,进行综合判断。如果vimentin表达为阳性,而CK、EMA表达为阴性,则支持黑色素瘤的诊断;反之,如果vimentin表达为阴性,而CK、EMA表达为阳性,则支持低分化癌的诊断。

3)低分化癌与淋巴瘤、尤因肉瘤及神经母细胞瘤的鉴别诊断:在低分化癌与淋巴瘤、尤因肉瘤及神经母细胞瘤的鉴别诊断中,同样应选择 vimentin 和 CK、EMA 联合应用,如果是低分化癌,则 CK、ENA 表达应为阳性,vimentin 应为阴性表达;如果是淋巴瘤、尤因肉瘤及神经母细胞瘤则 vimentin 表达应为阳性,而 CK、EMA 的表达应为阴性。

4)胸腺瘤与淋巴瘤的鉴别诊断:胸腺瘤可同时表达 vimentin 和 CK,而淋巴瘤则仅表达 vimentin,不表达 CK。

5)滑膜肉瘤、间皮瘤与梭性细胞癌的鉴别:滑膜肉瘤和间皮肉瘤可同时表达 vimentin 和 CK,而梭性细胞癌则只表达 CK,不表达 vimentin。

(3)波形蛋白应用时的注意事项

1)在福尔马林固定的标本中,vimentin 染色容易出现假阴性反应,用冷冻切片或经乙醇固定的标本,可提高波形蛋白的敏感性。

2)单独使用 vimentin 不能鉴别各种不同类型的间叶组织肿瘤,应结合其他特异性标记物,综合判断。

3)有些上皮性肿瘤如乳腺癌、肺腺癌、甲状腺癌、肾细胞癌、子宫内膜癌等,也可有 vimentin 的弱表达,因此,在肿瘤的诊断和鉴别诊断时,只有当波形蛋白表达阳性而细胞角蛋白表达阴性时,才能说明肿瘤起源于间叶组织,并应结合组织学形态进行诊断。

4)波形蛋白阳性表达的颗粒应在细胞质内。

2. 结蛋白(desmin,DES)

(1)结蛋白的分布:结蛋白属于肌细胞骨架蛋白中的一种中间微丝蛋白,其分子量为 55 000(55kD)。主要存在于大多数肌细胞及其起源的肿瘤细胞内,包括平滑肌、横纹肌、心肌细胞及其起源的良恶性肿瘤中,是平滑肌和横纹肌及其肿瘤的特异性标记物。在唾液腺、汗腺、乳腺的肌上皮细胞及其肿瘤中也可有阳性表达。

结蛋白表达阳性的肿瘤有:平滑肌瘤、平滑肌肉瘤、横纹肌瘤、横纹肌肉瘤、肌上皮肿瘤等。经多年的实际工作发现:结蛋白在良性肿瘤中的阳性表达率和阳性表达强度均比恶性肿瘤高。在平滑肌肉瘤、横纹肌肉瘤中,肿瘤细胞的分化程度不同,结蛋白表达的阳性率和阳性强度也不同,一般高分化的阳性率和阳性强度明显高于低分化的。而在横纹肌肉瘤的不同组织学类型中,结蛋白的阳性率和阳性强度也不同,如在胚胎性横纹肌肉瘤和腺泡状横纹肌肉瘤中,结蛋白的表达高于其他类型的横纹肌肉瘤。此外,在肌上皮瘤、多形性腺瘤、恶性中胚叶混合瘤(肌源性成分)等肿瘤中均可有结蛋白的阳性表达。

(2)结蛋白的应用

1)用于肌源性肿瘤与非肌源性肿瘤的鉴别诊断:在大多数肌源性肿瘤中,结蛋白的表达均为阳性,而在非肌源性肿瘤中,如脂肪肉瘤、淋巴瘤中,结蛋白表达均为阴性。

2)可用于癌肉瘤、恶性中胚叶混合瘤中肌源性成分的检测:在低分化的癌肉瘤和恶性中胚叶混合瘤中,可通过结蛋白免疫组织化学染色,将肌源性成分清晰的显示出来,有助于明确诊断。

(3)结蛋白应用时的注意事项

1)结蛋白阳性表达的部位应位于细胞质内。

2)在某些分化很幼稚的肌源性肿瘤或某些上皮样平滑肌肉瘤中,结蛋白也可呈阴性表达,因此,不能只凭结蛋白阴性表达而除外平滑肌肉瘤的诊断,应结合其他标记物,综合判断。

3)有些非肌源性肿瘤也可有结蛋白的弱表达,如纤维肉瘤、恶性纤维组织细胞瘤、血管球瘤等，因此，在诊断和鉴别肌源性肿瘤时，还应注意结合形态特点来加以区别。

4）不能用结蛋白来区别不同类型的肌源性肿瘤，如平滑肌源性肿瘤与横纹肌源性肿瘤。

5）在横纹肌肉瘤的诊断、鉴别诊断中，结蛋白与肌红蛋白相比较，结蛋白的敏感性比较高，但特异性比较差，而肌红蛋白的敏感性不如结蛋白，但特异性比较强，因此，在横纹肌肉瘤的诊断及鉴别诊断时，两者应联合使用。

3．肌动蛋白（actin）

（1）肌动蛋白的分布：肌动蛋白是一种具有收缩功能的微丝蛋白（5～6nm），广泛分布于各种类型的肌细胞中。根据其分子结构的不同，可有 6 种同分异构体，其中有 4 种存在于肌细胞中，分别为横纹肌型、心肌型、平滑肌型（2 种），另外 2 种为非肌源型。目前，已商品化的肌动蛋白抗体主要有 3 种。①平滑肌型的肌动蛋白（smooth muscle actin，SMA）主要分布于平滑肌细胞（包括血管平滑肌）、肌上皮细胞、肌纤维母细胞及其起源的肿瘤中，是平滑肌瘤、平滑肌肉瘤、肌上皮瘤的特异性标记物。②肌源节型的肌动蛋白（sarcomeric actin）则主要存在于横纹肌细胞及其起源的肿瘤中，因此，横纹肌型的肌动蛋白可作为横纹肌瘤、横纹肌肉瘤的特异性标记物。③肌肉特异性肌动蛋白（MSA、HHF-35）主要存在于横纹肌、平滑肌、血管平滑肌、心肌、肌上皮细胞、肌纤维母细胞及其起源的肿瘤中，是平滑肌肉瘤、横纹肌肉瘤、肌上皮瘤、肌纤维母细胞性肿瘤的常用标记物。此标记物在低分化的平滑肌肉瘤和横纹肌肉瘤中也可表达，且敏感性和特异性均比结蛋白高。

（2）肌动蛋白的应用

1）用于肌源性肿瘤与非肌源性肿瘤的鉴别诊断：在肌源性肿瘤中，肌动蛋白表达均为阳性。平滑肌型肌动蛋白主要用于平滑肌瘤、平滑肌肉瘤诊断和鉴别诊断；肌源节型肌动蛋白主要用于横纹肌瘤、横纹肌肉瘤的诊断和鉴别诊断；肌肉特异性肌动蛋白可用于平滑肌肿瘤、横纹肌肿瘤与其他非肌源性肿瘤的鉴别诊断。

2）肌上皮性肿瘤的诊断与鉴别诊断：在正常或肿瘤性的外分泌腺组织中，肌动蛋白表达阳性的细胞则提示为肌上皮，而肌动蛋白表达阴性，则提示为非肌上皮细胞或组织中不含肌上皮细胞。用平滑肌型肌动蛋白检测肌上皮细胞是否存在，对判断乳腺的良恶性肿瘤具有非常重要的意义。一般在乳腺腺病、乳腺导管上皮增生等良性病变中，肌上皮细胞是完整的，而在乳腺的恶性病变（如乳腺导管内癌、浸润性导管癌等）中，肌上皮细胞可呈局灶性或完全性消失。由于肌上皮细胞具有合成Ⅳ型胶原，形成基底膜的功能，因此，在乳腺的肿瘤中，肌上皮细胞的局灶性或完全性消失常提示肿瘤有浸润性生长的生物学行为，是恶性肿瘤诊断指标之一。

（3）肌动蛋白应用时的注意事项

1）三种不同类型的肌动蛋白阳性表达的部位均位于细胞质内。

2）三种不同类型的肌动蛋白虽然对不同类型的肌源性肿瘤有一定的特异性，但三者之间有交叉反应，因此，不能用单一的某一种肌动蛋白作为肌源性肿瘤之间的鉴别诊断。

3）少数非肌源性肿瘤也可表达肌动蛋白，如星形细胞瘤、涎腺肿瘤等均可表达肌动蛋白，因此，在肌源性肿瘤的诊断和鉴别诊断时一定要联合使用其他抗体，以提高诊断的准确率。

4）某些组织和器官的非肌上皮性肿瘤细胞内，也可有肌动蛋白的表达，如胃肠道、肺、膀胱的上皮性肿瘤等,因此,在诊断和鉴别诊断肌上皮性肿瘤时,不仅要联合多种抗体应用,还要结合细胞形态,才能作出准确的诊断。

5)肌肉特异性肌动蛋白(MSA、HHF-35)也可标记肌上皮细胞,但其敏感性和特异性不如平滑肌型肌动蛋白。

4. 肌红蛋白(myoglobin,MG)

(1)肌红蛋白的分布:肌红蛋白是横纹肌细胞质中的一种可溶性蛋白,其分子量为17 800(17.8kD)。肌红蛋白主要分布于正常的心肌细胞、横纹肌细胞及其起源的肿瘤组织内,而非肌源性肿瘤细胞内均无肌红蛋白的表达,因此,肌红蛋白可作为横纹肌肉瘤的特异性标记物。目前,经多年临床实践发现:肌红蛋白在横纹肌肉瘤中的含量与肿瘤细胞的分化程度有关,分化越高者,其含量越多,阳性表达越强,敏感性越高;在某些分化较差的或胚胎性的横纹肌肉瘤中,肌红蛋白可呈阴性表达。

肌红蛋白表达阳性的肿瘤有:横纹肌瘤、横纹肌肉瘤、伴有横纹肌分化的肿瘤(如恶性中胚叶混合瘤、恶性畸胎瘤、Wilms瘤、良恶性蝾螈瘤等)、肌上皮性肿瘤。

肌红蛋白表达阴性的肿瘤有:上皮性肿瘤、间叶组织的非肌源性肿瘤(如纤维肉瘤、恶性纤维组织细胞瘤、平滑肌肉瘤、脂肪肉瘤、滑膜肉瘤、上皮样肉瘤、尤因肉瘤)黑色素瘤、淋巴瘤等。

(2)肌红蛋白的应用

1)用于横纹肌肉瘤的诊断及鉴别诊断:在横纹肌肉瘤与未分化癌或其他的分化较差的肉瘤进行鉴别诊断时,可选用肌红蛋白将两者区别开来,在横纹肌肉瘤中,肌红蛋白表达为阳性,而在未分化癌或分化较差的肉瘤中,肌红蛋白表达为阴性。

2)用于多形性横纹肌肉瘤与多形性脂肪肉瘤或恶性纤维组织细胞瘤的鉴别诊断:在多形性横纹肌肉瘤中,肌红蛋白表达为阳性,而在多形性脂肪肉瘤或恶性纤维组织细胞瘤中,肌红蛋白表达为阴性。

3)用于腺泡状横纹肌肉瘤与腺泡状软组织肉瘤或化学感受器瘤的鉴别:在腺泡状横纹肌肉瘤中,肌红蛋白表达为阳性;而在腺泡状软组织肉瘤或化学感受器瘤中,肌红蛋白表达为阴性。

4)用于检测某些伴有横纹肌分化的肿瘤:在恶性中胚叶混合瘤、蝾螈瘤、恶性畸胎瘤、Wilims瘤中,部分肿瘤细胞可向横纹肌方向分化,这些肿瘤细胞肌红蛋白可呈阳性表达。因此,可通过肌红蛋白的检测,来判断肿瘤组织中是否含有横纹肌成分。

5)肌红蛋白也可用于肌上皮肿瘤的诊断及鉴别诊断:在大多数肌上皮来源的肿瘤(如肌上皮瘤、多形性腺瘤等)中,肌红蛋白可表达阳性。但最好与结蛋白、肌动蛋白联合应用。

(3)肌红蛋白应用时的注意事项

1)肌红蛋白阳性表达的部位应位于细胞质内。

2)虽然肌红蛋白的特异性比较高,但在某些肿瘤组织(如黑色素瘤、淋巴瘤、浸润性癌等)周围,常可有肌红蛋白的假阳性表达,这主要是由于肿瘤组织的破坏,使残存的横纹肌细胞萎缩、变性、坏死,或肌红蛋白被肿瘤细胞、巨噬细胞吞噬所致。因此,在诊断和鉴别诊断时,一定要注意识别肌红蛋白的这种假阳性表达。

3)由于肌红蛋白在低分化的横纹肌肉瘤中表达较弱,因此,在低分化横纹肌肉瘤的诊断和鉴别诊断时,需同时与结蛋白、肌球蛋白等抗体联合应用,以提高诊断的准确性。

4)由于肌红蛋白的抗原性容易被破坏,因此,在浸蜡、摊片、烤片过程中,温度不易过高（应低于60℃），否则可导致抗原被破坏，引起假阴性结果。

5. 肌球蛋白（myosin）

（1）肌球蛋白的分布：肌球蛋白又称肌凝蛋白，是细胞质内的一种收缩蛋白，有2条相同的多肽重链和4条不同的轻链组成。主要分布于平滑肌、横纹肌细胞及其起源的肿瘤组织内。在横纹肌细胞中，肌球蛋白是构成粗肌丝的主要成分。肌球蛋白可分为两大类，即平滑肌型和横纹肌型。平滑肌型肌球蛋白对平滑肌细胞及平滑肌良性肿瘤具有较高的特异性，在正常平滑肌细胞和平滑肌瘤中均呈阳性反应，但在平滑肌肉瘤中敏感性较低，只有1/3为阳性，在某些上皮样平滑肌肉瘤中还可呈阴性表达。横纹肌型肌球蛋白根据肌纤维的收缩特点不同，可分为2个亚型：Ⅰ型肌纤维为慢收缩型肌纤维，Ⅱ型肌纤维为快收缩型肌纤维。横纹肌型肌球蛋白是横纹肌细胞及其肿瘤的特异性标记物。

肌球蛋白表达阳性的肿瘤主要有：平滑肌源性肿瘤、横纹肌源性肿瘤等。

肌球蛋白表达阴性的肿瘤有：上皮性肿瘤、纤维肉瘤、恶性纤维组织细胞瘤、脂肪肉瘤、血管内皮肉瘤、神经母细胞瘤、尤因肉瘤、恶性淋巴瘤、腺泡状软组织肉瘤等。

（2）肌球蛋白的应用

1）横纹肌型肌球蛋白可用于横纹肌肉瘤或伴有横纹肌分化的肿瘤的诊断和鉴别诊断：在横纹肌肉瘤和伴有横纹肌分化的肿瘤中，横纹肌型肌球蛋白表达为阳性，且特异性较强；在非肌源性肿瘤中，横纹肌型肌球蛋白表达均为阴性。

2）横纹肌型肌球蛋白还可用于横纹肌肉瘤与平滑肌肉瘤或其他肉瘤的鉴别诊断：在横纹肌肉瘤中横纹肌型肌球蛋白表达阳性；在平滑肌肉瘤或其他肉瘤中，横纹肌型肌球蛋白表达均为阴性。其中与平滑肌肉瘤的鉴别还可结合结蛋白、平滑肌型肌动蛋白等。

3）平滑肌型肌球蛋白可用于平滑肌肿瘤的诊断和鉴别诊断：但由于平滑肌型肌球蛋白在平滑肌肉瘤中的敏感性较低，因此，在平滑肌肉瘤的诊断和鉴别诊断时，要结合平滑肌型肌动蛋白或结蛋白等其他抗体，以免漏诊。

（3）肌球蛋白应用时的注意事项

1）肌球蛋白阳性表达的部位均为细胞质内。

2）平滑肌型肌球蛋白经胰蛋白酶消化或微波抗原修复后，其阳性率和染色强度明显增加。

3）横纹肌型肌球蛋白虽然对横纹肌肉瘤具有较高的特异性，但可与平滑肌肉瘤发生交叉反应，因此，在横纹肌肉瘤的诊断和鉴别诊断时，应特别注意。

4）横纹肌型肌球蛋白对横纹肌肉瘤特异性较高，但敏感性较低，因此，在横纹肌肉瘤的诊断和鉴别诊断时，应注意结合横纹肌细胞的其他标记物，如肌红蛋白、结蛋白等联合应用，以提高诊断的准确性。

6. 溶菌酶（lysozyme，LYS）

（1）溶菌酶的分布：溶菌酶和 α_1- 抗胰蛋白及 α_1- 抗糜蛋白酶主要存在于组织细胞、单核细胞、巨噬细胞、粒细胞及其起源的肿瘤细胞中。是组织细胞及其起源肿瘤的常用标记物，溶菌酶在肿瘤组织中的表达强度与肿瘤细胞的分化程度有关，在分化较高的肿瘤组织中，溶菌酶表达较强；在分化较差的肿瘤组织中，溶菌酶表达较弱，不如 AAT 和 AACT 表达阳性率高。

溶菌酶表达阳性的肿瘤有：组织细胞瘤、恶性纤维组织细胞瘤、恶性组织细胞增生症、组织细胞性淋巴瘤、单核细胞性白血病、粒细胞性白血病、滑膜肉瘤、间皮肉瘤、黑色素瘤、某些上皮性肿瘤(如胃癌、大肠癌等)、多形性腺瘤等。

溶菌酶表达阴性的肿瘤有:纤维肉瘤、脂肪肉瘤、横纹肌肉瘤、平滑肌肉瘤、淋巴瘤(除组织细胞型以外)等。

(2)溶菌酶的应用

1)恶性纤维组织细胞瘤、恶性组织细胞增生症与软组织其他恶性肿瘤的鉴别诊断:在恶性纤维组织细胞瘤和恶性组织细胞增生症中,溶菌酶多为阳性表达,而在软组织的其他恶性肿瘤中,多为阴性表达。

2)用于淋巴瘤的分类:溶菌酶在恶性淋巴瘤的分类及组织细胞的判断上,发挥着重要的作用。在恶性淋巴瘤中,如肿瘤细胞多数表达溶菌酶,则提示该淋巴瘤为组织细胞型,如肿瘤细胞溶菌酶表达阴性,则提示该淋巴瘤为非组织细胞型。

(3)溶菌酶应用时的注意事项

1)溶菌酶阳性表达的颗粒应位于细胞质中。

2)由于溶菌酶的特异性较差,除组织细胞性肿瘤表达阳性外,还有许多其他肿瘤也可表达阳性,因此,在应用溶菌酶对组织细胞性肿瘤进行诊断和鉴别诊断时,还应注意结合细胞的形态。

3)由于溶菌酶的表达强度与肿瘤细胞的分化程度有关,在分化较低的组织细胞源性肿瘤中,溶菌酶的表达较弱,甚至可为阴性。因此,在组织细胞源性肿瘤的诊断和鉴别诊断时,应注意结合组织细胞的其他标记物,如 α_1- 抗胰蛋白酶、α_1- 抗糜蛋白酶、CD68 等,以提高阳性诊断率。

4)在行溶菌酶染色时,需用胰蛋白酶消化,消化后抗原表达可明显增强。

7. α_1- 抗胰蛋白酶(alpha-1-antitrypsin,α_1-AT,AAT)和 α_1- 抗糜蛋白酶(alpha-1-antichymotrypsin,α_1-ACT,AACT)

(1)α_1- 抗胰蛋白酶、α_1- 抗糜蛋白酶的分布:α_1- 抗胰蛋白酶是由肝细胞合成的一种低分子量糖蛋白,其分子量为 52 000(52kD),是血液中正常血浆蛋白成分之一,具有抑制血清中各种蛋白水解酶(包括胰蛋白酶)的作用。主要由肝细胞合成,在正常组织细胞和单核细胞中,也可合成少量的 α_1- 抗胰蛋白酶。α_1- 抗胰蛋白酶阳性表达的肿瘤有:组织细胞及其起源的肿瘤、生殖细胞性肿瘤、肝细胞及其起源的肿瘤、组织细胞性淋巴瘤、上皮性肿瘤(如胃癌、大肠癌、胰腺癌)等。α_1- 抗糜蛋白酶是一种能中和糜蛋白酶的蛋白溶解酶,主要存在于大多数巨噬细胞、组织细胞、正常胃肠道上皮细胞内。α_1- 抗糜蛋白酶表达阳性的肿瘤主要有:恶性纤维组织细胞瘤、嗜酸性肉芽肿,在某些上皮性肿瘤如胃癌、肺癌、肾癌等组织中也可有阳性表达。近年来,α_1- 抗胰蛋白酶、α_1- 抗糜蛋白酶及溶菌酶均被认为是组织细胞及其起源的肿瘤细胞的标记物,其中 α_1- 抗胰蛋白酶和 α_1- 抗糜蛋白酶除了组织细胞阳性外,在原发性肝癌、生殖细胞性肿瘤(如卵黄囊瘤)中也可呈阳性表达。因 α_1- 抗糜蛋白酶在各种类型的胶质细胞瘤中均有表达,故 α_1- 抗糜蛋白酶还可作为胶质细胞瘤的标记物。

(2)α_1- 抗胰蛋白酶、α_1- 抗糜蛋白酶的应用

1)组织细胞源性肿瘤的诊断和鉴别诊断:在组织细胞源性肿瘤中,α_1- 抗胰蛋白酶和 α_1- 抗糜蛋白酶均应表达阳性,且敏感性、特异性均较溶菌酶高。

2)用于淋巴瘤的组织学分类:在恶性淋巴瘤中,如肿瘤细胞表达 α_1- 抗胰蛋白酶和 α_1-抗糜蛋白酶或溶菌酶时,则提示该淋巴瘤为组织细胞性淋巴瘤,否则,则为其他类型的淋

巴瘤。

3）用于肝细胞性肿瘤的诊断和鉴别诊断：在肝细胞性肝癌中，α_1-抗胰蛋白酶、α_1-抗糜蛋白酶均应表达阳性，尤其在梭性细胞性肝癌的诊断和鉴别诊断中有非常重要的价值。

4）用于生殖细胞性肿瘤的诊断和鉴别诊断：在生殖细胞性肿瘤，如卵黄囊瘤中 α_1-抗胰蛋白酶和 α_1-抗糜蛋白酶含量较高，均应表达阳性。

（3）α_1-抗胰蛋白酶和 α_1-抗糜蛋白酶应用时的注意事项

1）α_1-抗胰蛋白酶和 α_1-抗糜蛋白酶阳性表达的颗粒均应位于细胞质中。

2）α_1-抗胰蛋白酶或 α_1-抗糜蛋白酶的敏感性、特异性还不够强，因此，在肿瘤的诊断和鉴别诊断时，应注意两者联合应用或与溶菌酶联合应用，以提高诊断的准确率。

8. 第Ⅷ因子相关抗原（factor 8-related antigen，FⅧ-Rag，F8）

（1）第Ⅷ因子相关抗原的分布：第Ⅷ因子相关抗原是血浆中Ⅷ因子的一种高分子亚基，属于一种糖蛋白，其分子量为 100 000～200 000（100～200kD）。主要由血管内皮细胞合成，少数可由巨核细胞、血小板合成。第Ⅷ因子相关抗原主要存在于血管内皮细胞、淋巴管内皮细胞、肝窦和脾窦的内皮细胞中，是血管内皮细胞及其起源的良恶性肿瘤的特异性标记物。在炎症性病变中，较成熟的毛细血管内皮细胞表达阳性，而新生的毛细血管内皮细胞可呈弱阳性或阴性表达。在血管内皮源性肿瘤中，第Ⅷ因子相关抗原表达的强弱与肿瘤细胞的分化程度有关，在良性血管瘤和高分化的血管内皮肉瘤中，阳性细胞的数量多，在分化较差的血管内皮肉瘤的实性瘤细胞区和 Kaposi 肉瘤的梭性细胞区，第Ⅷ因子相关抗原可表达弱阳性或阴性。而在血管外皮性肿瘤中则无第Ⅷ因子相关抗原的表达。

第Ⅷ因子相关抗原表达阳性的肿瘤有：血管瘤、上皮样血管内皮瘤、组织细胞性血管内皮瘤、血管肉瘤、Kaposi 肉瘤、部分淋巴管瘤、心脏黏液瘤等。

第Ⅷ因子相关抗原表达阴性的肿瘤有：血管球瘤、血管外皮瘤、黑色素瘤、隆凸性皮肤纤维肉瘤、平滑肌肉瘤、横纹肌肉瘤、神经纤维肉瘤、梭性细胞癌等。

（2）第Ⅷ因子相关抗原的应用

1）血管内皮肉瘤与其他软组织肉瘤的鉴别：在血管内皮肉瘤中，肿瘤细胞第Ⅷ因子相关抗原表达为阳性，而其他软组织肉瘤的肿瘤细胞内第Ⅷ因子相关抗原表达为阴性。

2）血管内皮肿瘤与血管外皮肿瘤、血管球瘤的鉴别诊断：在血管内皮肿瘤中，第Ⅷ因子相关抗原在肿瘤细胞内为阳性表达，而在血管外皮肿瘤、血管球瘤的肿瘤细胞中第Ⅷ因子相关抗原为阴性表达。

（3）第Ⅷ因子相关抗原应用时的注意事项

1）第Ⅷ因子相关抗原阳性表达的颗粒应位于细胞质内。

2）第Ⅷ因子相关抗原虽然是血管内皮细胞及其肿瘤的特异性标记物，但在分化较差的血管内皮肉瘤中，第Ⅷ因子相关抗原的表达可以较弱或阴性，因此，在血管内皮肉瘤的诊断和鉴别诊断时，应注意结合血管内皮细胞的其他标记物，如荆豆凝集素（UEA）等，进行综合分析，才能作出正确的诊断。

3）由于第Ⅷ因子相关抗原的敏感性不够高，因此，阴性结果不能完全排除血管内皮细胞或血管内皮肉瘤。

4）第Ⅷ因子相关抗原可被非内皮细胞吞噬，在细胞质或细胞核内呈现均匀一致的弱阳性反应，此为第Ⅷ因子相关抗原的假阳性反应，在判断染色结果时应特别注意。

（三）神经内分泌细胞及其肿瘤的常用标记物

1. 胶质纤维酸性蛋白（glial fibrillary acidic protin，GFAP）

（1）胶质纤维酸性蛋白的分布：胶质纤维酸性蛋白属于一种中间微丝蛋白，其分子量为 50 000～52 000（50～52kD）。主要存在于中枢神经系统的胶质细胞及其起源的肿瘤细胞中，是星形胶质细胞瘤的特异性标记物。胶质纤维酸性蛋白在星形细胞瘤中的阳性表达的方式有两种：一是细胞质和细胞突起弥漫性着色，此种阳性表达方式多见于分化较高的星形细胞瘤（如纤维性星形细胞瘤、肥胖性星形细胞瘤等）；二是胶质网着色，此种阳性表达的方式多见于分化良好的星形细胞瘤、间变性星形细胞瘤以及多形性的胶质母细胞瘤。肿瘤细胞分化越好，阳性表达的细胞越多，且染色越深；分化越差，阳性细胞越少，且染色越浅。

胶质纤维酸性蛋白表达阳性的肿瘤有：各种类型的星形胶质细胞瘤、多数室管膜瘤、少数脉络丛乳头状瘤、视网膜母细胞瘤、松果体瘤、髓母细胞瘤中向胶质细胞分化的成分以及含有胶质成分的施万细胞瘤等。

胶质纤维酸性蛋白表达阴性的肿瘤有：脑膜瘤、垂体腺瘤、小胶质细胞瘤、大多数施万细胞瘤、颅内原发性黑色素瘤、恶性淋巴瘤及转移性肿瘤等。

（2）胶质纤维酸性蛋白的应用

1）用于中枢神经系统胶质细胞瘤与非胶质性肿瘤的鉴别诊断：在中枢神经系统的胶质细胞瘤或含有胶质细胞成分的肿瘤中，尤其是在星形胶质细胞起源的肿瘤中，胶质纤维酸性蛋白表达均为阳性，而在中枢神经系统的非胶质性肿瘤中，胶质纤维酸性蛋白表达均为阴性。

2）由于胶质纤维酸性蛋白表达强度与肿瘤的分化程度有关，因此，可通过胶质纤维酸性蛋白的表达强弱来判断肿瘤的分化程度和恶性程度，为临床的治疗和推断预后提供依据。

（3）胶质纤维酸性蛋白应用时的注意事项

1）胶质纤维酸性蛋白阳性表达的部位可位于细胞质内或胶质网中。

2）胶质纤维酸性蛋白阳性表达的肿瘤除星形胶质细胞肿瘤以外，还有很多其他肿瘤，因此，在星形胶质细胞肿瘤的诊断和鉴别诊断时，既要注意与其他抗体联合应用，同时又要注意结合细胞的 HE 形态，以提高诊断的准确性。

3）胶质纤维酸性蛋白的表达强度和阳性细胞数与肿瘤的分化程度有关，分化好的星形胶质细胞肿瘤阳性表达强，阳性细胞数量多；分化差的星形胶质细胞肿瘤阳性表达弱或阴性表达，阳性细胞数量少。因此，胶质纤维酸性蛋白阴性表达不能除外星形胶质细胞性肿瘤。

4）如标本处理不当，可导致假阴性反应。

2. 神经元特异性烯醇化酶（neuron specific enolase，NSE）

（1）神经元特异性烯醇化酶的分布：烯醇化酶是糖酵解过程中一种具有催化作用的水解酶，能催化 α- 磷酸甘油酸形成 α- 磷酸烯醇式丙酮酸。烯醇化酶的分子量约为 50 000（50kD），是由三种不同的亚单位即 α、β、γ 组成的二聚体，该酶有 5 种同工酶，分别为 αα、ββ、γγ、αβ、αγ。烯醇化酶广泛分布于全身各种组织细胞中，但不同的同工酶在体内的分布是不同，其中 α-α 亚单位的烯醇化酶分布于体内许多组织细胞中（除肌肉组织外）。β-β 亚单位的烯醇化酶主要分布于肌肉组织中，尤其是横纹肌细胞中含量最高。γ-γ 亚单位的烯醇化酶主要分布于神经元细胞和神经内分泌细胞中，故被称为神经元特异性烯醇化酶。α-β 和

α-γ两种亚单位的烯醇化酶则主要分布于支气管上皮、前列腺组织、巨核细胞、浆细胞等。

神经元特异性烯醇化酶主要为γ-γ型，主要分布于神经元、皮肤黑色素细胞、Merkel细胞、消化道和呼吸道的内分泌细胞、垂体细胞、副神经节细胞、甲状腺C细胞、甲状旁腺细胞、胰岛细胞、神经节细胞及其起源的肿瘤中，如神经母细胞瘤、神经节细胞瘤、黑色素瘤、皮肤Merkel细胞瘤、各部位的类癌、肺小细胞癌、甲状腺髓样癌、垂体腺瘤、胰岛细胞瘤、嗜铬细胞瘤、副神经节瘤等肿瘤可表达阳性，近年来，通过临床应用发现：神经元特异性烯醇化酶还可在非神经内分泌性肿瘤（如肌上皮肿瘤、肾癌、肺癌）中表达，因此，目前认为神经元特异性烯醇化酶的特异性不是很强。

神经元特异性烯醇化酶表达阴性的细胞和肿瘤有：肌肉组织、纤维组织、淋巴结、施万细胞、神经束衣细胞、胶质细胞、脑膜细胞及其起源的肿瘤（如施万细胞瘤、神经纤维瘤、胶质细胞瘤、脑膜瘤、淋巴瘤等）。

（2）神经元特异性烯醇化酶的应用

1）用于神经元性肿瘤的诊断和鉴别诊断：在大多数神经元性肿瘤（如神经母细胞瘤、神经节细胞瘤等）中，神经元特异性烯醇化酶表达为阳性，而在非神经元性肿瘤中，神经元特异性烯醇化酶表达多为阴性。

2）用于神经内分泌肿瘤的诊断和鉴别诊断：在神经内分泌肿瘤（如类癌、甲状腺髓样癌、胰岛细胞瘤、肾上腺嗜铬细胞瘤、垂体腺瘤、肺小细胞癌、皮肤Merkel细胞瘤等）中，神经元特异性烯醇化酶表达为阳性，而在非神经内分泌肿瘤中，神经元特异性烯醇化酶多为阴性表达。

3）用于黑色素瘤的诊断和鉴别诊断：在黑色素瘤中，神经元特异性烯醇化酶可表达为阳性。但在进行黑色素瘤的诊断和鉴别诊断时，单独使用神经元特异性烯醇化酶是不够的，应联合应用S-100蛋白和HMB-45，才能作出正确的判断。

（3）神经元特异性烯醇化酶应用时的注意事项

1）神经元特异性烯醇化酶的阳性表达为细胞质的弥漫性着色。

2）由于神经元特异性烯醇化酶的特异性较差，因此，在进行神经元性肿瘤和神经内分泌性肿瘤的诊断和鉴别诊断时，应与其他相应的标记物联合使用，以提高诊断的准确性。

3）由于神经元特异性烯醇化酶在未分化的神经元中表达较差，因此，在原始神经内胚层起源的肿瘤中，表达较弱，甚至可呈阴性表达，因此神经元特异性烯醇化酶阴性表达，不能排除神经元性肿瘤。

4）目前发现，神经元特异性烯醇化酶还可在非神经元和非神经内分泌细胞及其起源的肿瘤（如肌上皮肿瘤等）中表达，因此，在进行诊断和鉴别诊断时，要特别注意，一定要与其他相应抗体联合使用并注意结合细胞形态，综合分析和判断。

3. 神经纤维细丝蛋白（neurofilament protein，NFP，NF）

（1）神经纤维细丝蛋白的分布：神经纤维细丝蛋白是神经元细胞质中的特异性中间丝蛋白，是由3个亚单位即NF-L（68kD）、NF-M（150kD）、NF-H（200kD）构成的多聚体，主要分布于中枢和外周神经元及其起源的肿瘤中，但在每个神经元中这3个亚单位的比例不同，在多数神经元细胞中均有3种亚单位，部分神经元细胞中只有2种亚单位，少数神经元细胞中则无任何亚单位。神经纤维细丝蛋白主要分布于神经元的胞体、轴突和树突，另外在神经节细胞、嗜铬细胞、神经内分泌细胞及其起源的肿瘤中也呈阳性表达。由于神经纤维细丝蛋白主要存在于神经元细胞内，因此，神经纤维细丝蛋白可作为神经细胞的一个重要标记物。

神经纤维细丝蛋白表达阳性的肿瘤有：节细胞神经瘤、副神经节瘤、髓母细胞瘤、外周神经母细胞瘤、嗜铬细胞瘤、黑色素瘤及某些神经内分泌肿瘤（如皮肤 Merkel 细胞瘤、胃肠道类癌、肺小细胞癌、胰岛细胞瘤）等。神经纤维细丝蛋白在这些肿瘤中阳性表达的程度与肿瘤细胞的分化程度有关。在分化良好的肿瘤组织中，其阳性表达的细胞数比分化较差肿瘤的阳性细胞数多。

神经纤维细丝蛋白表达阴性的肿瘤有：胶质细胞瘤、室管膜瘤、施万细胞瘤、星形细胞瘤、尤因肉瘤、化学感受器瘤、肌源性肿瘤、乳腺肿瘤、血管性肿瘤及未分化癌等。

（2）神经纤维细丝蛋白的应用

1）用于神经元性肿瘤的诊断和鉴别诊断：由于神经纤维细丝蛋白对神经元及其起源的肿瘤具有很强的特异性，因此，在神经元性肿瘤的诊断和鉴别诊断中，神经纤维细丝蛋白比神经元特异性烯醇化酶的特异性更强。

2）用于神经母细胞瘤与恶性淋巴瘤、尤文瘤的鉴别诊断：在绝大多数的神经母细胞瘤中，神经纤维细丝蛋白均表达阳性，而在恶性淋巴瘤和尤文瘤中，神经纤维细丝蛋白均表达阴性。因此，在神经母细胞瘤与恶性淋巴瘤、尤文瘤的鉴别诊断时，应首选神经纤维细丝蛋白。

3）用于嗜铬细胞瘤的诊断与鉴别诊断：在肾上腺内、外的嗜铬细胞瘤中，神经纤维细丝蛋白均表达阳性，且特异性较强。

（3）神经纤维细丝蛋白应用时的注意事项

1）神经纤维细丝蛋白的阳性表达的颗粒应位于细胞质内。

2）在中枢和外周的神经元性肿瘤中，肿瘤细胞的阳性表达程度与肿瘤细胞的分化程度有关。分化越高的肿瘤，神经纤维细丝蛋白的阳性表达越强；分化越低的肿瘤，神经纤维细丝蛋白的阳性表达越弱。

3）由于在中枢和外周神经系统中，少数神经元中不含神经纤维细丝蛋白的亚单位，因此，少数神经元可不表达神经纤维细丝蛋白。因此，神经纤维细丝蛋白阴性表达时，不能除外神经元性肿瘤。

4）神经纤维细丝蛋白在用 Bouin 或 B5 固定液固定的组织或冷冻切片的染色效果比用福尔马林固定的组织或石蜡切片好。

5）在神经内分泌癌（如类癌、肺小细胞癌、Merkel 细胞瘤等）的诊断和鉴别诊断中，神经纤维细丝蛋白不是唯一的诊断依据，应结合其他神经内分泌的标记物如 NSE、嗜铬素 A 及突触素等，综合分析，才能作出正确的判断。

4. S-100 蛋白（S-100protein, S-100）

（1）S-100 蛋白的分布：S-100 蛋白是从牛脑中分离出来的一种酸性钙结合蛋白，其分子量为 20 000～25 000（20～25kD），因 S-100 蛋白能溶解于 100% 的硫酸铵（pH 7.0）溶液而得名。早期认为它是神经组织的特异性蛋白，但随着临床应用的不断深入，发现 S-100 蛋白广泛存在于人体的许多非神经性组织中。S-100 蛋白主要分布于星形细胞、少突胶质细胞、施万细胞、室管膜细胞、脑膜上皮细胞、脉络丛上皮细胞、黑色素细胞、软骨细胞、脂肪细胞、肌上皮细胞、淋巴结内指状突网状细胞。S-100 蛋白不存在于小胶质细胞、神经束衣细胞和成纤维细胞中。

S-100 蛋白表达阳性的肿瘤有：

1）中枢神经系统的肿瘤：如星形细胞瘤、少突胶质细胞瘤、多形性胶质母细胞瘤、室管膜瘤、脉络丛乳头状瘤、髓母细胞瘤、视网膜母细胞瘤、部分脑膜瘤等。

2）周围神经系统的肿瘤：如施万细胞瘤、神经纤维瘤、恶性神经鞘瘤。在良性施万细胞瘤中，S-100 蛋白含量最高，阳性细胞数最多，染色较强。在 Antoni A 区的肿瘤细胞 S-100 蛋白阳性表达呈均匀分布于细胞质和细胞核内，在 Antoni B 区的肿瘤细胞 S-100 蛋白表达不规则，在纤维化区 S-100 蛋白表达为阴性。在神经纤维瘤中，S-100 蛋白阳性表达不如施万细胞瘤强，可有阳性和阴性两种细胞，这正说明神经纤维瘤的组织起源不同，部分肿瘤细胞来源于施万细胞，S-100 蛋白表达阳性，部分肿瘤细胞来源于神经束衣细胞，其 S-100 蛋白的表达为阴性。在恶性施万细胞瘤中，S-100 蛋白的表达比良性的弱。在上皮样施万细胞瘤、颗粒细胞瘤中，S-100 蛋白的表达可较强。

3）其他组织肿瘤：如黑色素瘤、透明细胞肉瘤、软骨肉瘤、脂肪肉瘤、脊索瘤、多形性腺瘤、肌上皮瘤、朗格汉斯细胞增生症、淋巴结指状突网状细胞肉瘤及某些癌（如乳腺癌、肺癌等）中，均可有 S-100 蛋白的表达。

S-100 蛋白表达阴性的肿瘤有：小胶质细胞瘤、纤维性肿瘤、乳头状癌等。

（2）S-100 蛋白的应用

1）用于脉络丛乳头状瘤与转移性乳头状癌的鉴别诊断：在脉络丛乳头状瘤中，S-100 蛋白表达为阳性，而在转移性乳头状癌中，S-100 蛋白为阴性表达。

2）用于良、恶性施万细胞瘤与纤维性肿瘤、平滑肌性肿瘤的鉴别诊断：在施万细胞瘤组织中，S-100 蛋白表达为阳性；而在纤维性肿瘤、平滑肌性肿瘤中，S-100 蛋白表达为阴性。

3）用于黑色素瘤的诊断和鉴别诊断：在黑色素瘤中，无论是有色素的还是无色素的，S-100 蛋白表达均为阳性。而且在分化较差的黑色素瘤细胞中，S-100 蛋白表达可呈强阳性。所以，S-100 蛋白的阳性表达对原发或转移性黑色素瘤的诊断是十分有意义的。

4）脂肪肉瘤、软骨肉瘤与其他软组织肿瘤的诊断和鉴别诊断：在部分脂肪肉瘤、软骨肉瘤组织中，S-100 蛋白表达阳性，而在其他软组织肿瘤中，S-100 蛋白呈阴性表达。

（3）S-100 蛋白应用时的注意事项

1）由于 S-100 蛋白可在许多神经系统及非神经系统肿瘤中均呈阳性表达，所以，其敏感性较高，但特异性较差。

2）S-100 蛋白阳性表达的颗粒可位于细胞质内，也可位于细胞核内或细胞质与细胞核同时共存。

3）在黑色素瘤的诊断和鉴别诊断时，应结合细胞形态和其他抗体如黑色素瘤蛋白（HMB-45）等同时标记，才能作出正确的诊断。

4）S-100 蛋白的表达强度与肿瘤的分化程度关系不大。

5）由于 S-100 蛋白可在许多非神经源性肿瘤中表达，因此，在神经源性肿瘤的诊断和鉴别诊断中，S-100 蛋白不是唯一的诊断依据，应结合细胞形态和其他抗体，综合判断。

5. 髓磷脂碱性蛋白（myelin basic protein，MBP）

（1）髓磷脂碱性蛋白的分布：是一种分子量为 18 300（18.3kD）的碱性蛋白，是构成髓鞘结构蛋白的主要成分，约占髓鞘蛋白总量的 1/3，是施万细胞、少突胶质细胞及其起源肿瘤的特异性标记物。其阳性表达的肿瘤有：少突胶质细胞瘤、良性和恶性施万细胞瘤、神经瘤、神经纤维瘤、神经纤维肉瘤、颗粒细胞瘤等。由于在神经元、星形细胞、室管膜细胞、脉络丛上皮细胞、脑膜上皮细胞、黑色素细胞中不含髓磷脂碱性蛋白，因此其阴性表达的肿瘤有：神经元性肿瘤、星形细胞瘤、室管膜瘤、脉络丛乳头状瘤、脑膜瘤、黑色素瘤。

（2）髓磷脂碱性蛋白的应用

1）良、恶性施万细胞瘤与软组织其他梭性细胞肉瘤的鉴别诊断：在良性和恶性施万细胞瘤中，髓磷脂碱性蛋白表达为阳性，而在软组织其他梭性细胞肉瘤（如纤维肉瘤、平滑肌肉瘤、恶性纤维组织细胞瘤等）中，髓磷脂碱性蛋白均呈阴性表达。

2）恶性施万细胞瘤与黑色素瘤的鉴别诊断：在恶性施万细胞瘤中，髓磷脂碱性蛋白表达为阳性；而在黑色素瘤中，髓磷脂碱性蛋白为阴性表达。髓磷脂碱性蛋白在恶性施万细胞瘤与恶性黑色素瘤的鉴别诊断上有很重要的意义。

（3）髓磷脂碱性蛋白应用时的注意事项

1）在使用髓磷脂碱性蛋白，进行肿瘤的诊断和鉴别诊断时，应与其他相应抗体（如 NF、S-100 蛋白、HMB-45）联合应用，以提高诊断的准确性。

2）在临床实际工作中，髓磷脂碱性蛋白的敏感性不高，阳性率偏低。

6. 突触素（synaptophysin, SY）

（1）突触素的分布：突触素又可称为突触囊泡蛋白，是一种分子量为 38 000（38kD）的突触前酸性转膜糖蛋白，主要存在于神经肌肉接头处突触前囊泡膜上，副节细胞、神经元细胞、肾上腺髓质细胞及神经内分泌细胞的胞质内，是神经元性肿瘤和内分泌性肿瘤的特异性标记物。其阳性表达的肿瘤有：神经母细胞瘤、髓母细胞瘤、节细胞神经瘤、副节神经瘤、节神经母细胞瘤、嗜铬细胞瘤、垂体腺瘤、甲状腺旁腺瘤、胰岛细胞瘤、甲状腺髓样癌、肺和胃肠道类癌、皮肤 Merkel 细胞瘤。而在胶质细胞瘤、脑膜瘤、施万细胞瘤、神经纤维瘤、鳞状细胞癌、腺癌、软组织肉瘤、大多数黑色素瘤和淋巴瘤中，突触素均为阴性表达。

（2）突触素的应用

1）用于神经元性肿瘤的诊断和鉴别诊断：在神经元性肿瘤（如神经母细胞瘤、髓母细胞瘤、节细胞神经瘤等）中，突触素表达均为阳性。其中在髓母细胞瘤的应用中，突触素的敏感性比神经纤维细丝蛋白、嗜铬素 A 更高，比神经元特异性烯醇化酶的特异性更强。

2）用于神经内分泌肿瘤与非神经内分泌肿瘤的鉴别诊断：在大多数的神经内分泌肿瘤（如垂体腺瘤、甲状腺髓样癌、甲状旁腺腺瘤、类癌、胰岛细胞瘤等）中，突触素表达均为阳性。而在非神经内分泌性肿瘤中，突触素多为阴性表达。

（3）突触素应用时的注意事项

1）突触素阳性表达的颗粒应位于细胞质内。

2）突触素阳性表达的强弱与肿瘤细胞的分化程度关系不大。

3）在应用突触素进行神经元性肿瘤和神经内分泌性肿瘤的诊断和鉴别诊断时，应与其他神经元或神经内分泌抗体联合应用，并结合肿瘤细胞的形态特点，以提高诊断的准确性。

4）突触素的染色效果在冷冻切片比石蜡切片好，用 Bouin 和 B5 固定液固定的组织比福尔马林固定的组织好。

7. 嗜铬素 A（chromogranin, CgA）

（1）嗜铬素 A 的分布：嗜铬素又可称为嗜铬颗粒蛋白，是一组分子量为 68 000～120 000（68～120kD）可溶性酸性蛋白，包括嗜铬素 A（Cg-A）、嗜铬素 B（Cg-B）和嗜铬素 C（Cg-C）

三种,其中嗜铬素 A 应用最广泛。在肾上腺髓质的颗粒蛋白中含量最多的是嗜铬素 A,约占肾上腺髓质中所有颗粒蛋白的 40%~50%,其次是嗜铬素 B 和嗜铬素 C。嗜铬素 A 主要存在于神经元、神经内分泌细胞及其起源的肿瘤中,是神经内分泌肿瘤的特异性标记物。其阳性表达的肿瘤有:嗜铬细胞瘤、胰岛细胞瘤、垂体腺瘤、甲状旁腺瘤、甲状腺髓样癌、副神经节瘤、肺和胃肠道类癌、肺小细胞癌、皮肤 Merkel 细胞瘤等。在非神经内分泌肿瘤中,嗜铬素 A 均为阴性表达。

(2)嗜铬素 A 的应用

1)用于神经内分泌肿瘤的诊断和鉴别诊断:在大多数神经内分泌肿瘤中,嗜铬素 A 均呈阳性表达,且特异性较强;而在非神经内分泌肿瘤中,嗜铬素 A 多呈阴性表达。在进行神经内分泌肿瘤的诊断和鉴别诊断时,还可结合其他神经内分泌肿瘤的标记物,如突触素、神经元特异性烯醇化酶等联合应用,以提高诊断的准确性。在神经内分泌肿瘤中,有些肿瘤(如副神经节瘤、嗜铬细胞瘤等)可伴有神经源性分化,除嗜铬素 A 表达阳性外,还可表达神经源性标记物;另一些神经内分泌肿瘤(如类癌、甲状腺髓样癌、肺小细胞癌、皮肤 Merkel 细胞瘤等),可伴有上皮分化,因此,这些肿瘤除嗜铬素 A 表达阳性外,还可表达上皮性肿瘤的标记物,如CK 等。

2)用于嗜铬细胞瘤的诊断和鉴别诊断:在肾上腺髓质的嗜铬细胞瘤中,嗜铬素 A 表达均为阳性,而在非神经内分泌性肿瘤中,嗜铬素 A 多为阴性表达。

(3)嗜铬素 A 应用时的注意事项

1)嗜铬素 A 阳性表达的颗粒应位于细胞质内。

2)嗜铬素 A 阳性表达的强度与细胞内所含嗜铬素颗粒的数量有关。

3)嗜铬素 A 虽然特异性较强,但敏感性较低,其敏感性不如神经元特异性烯醇化酶,少数神经内分泌肿瘤可不表达嗜铬素 A。

4)嗜铬素 A 呈阴性表达不能排除神经内分泌肿瘤的诊断。

8. 降钙素(calcitonin)

(1)降钙素的来源及其分布:降钙素是由甲状腺滤泡旁细胞(又称 C 细胞)分泌的。该细胞主要存在于甲状腺滤泡基底膜内侧滤泡上皮细胞之间及滤泡之间,在正常甲状腺组织的 HE 切片中不易观察到该细胞,但在嗜银染色的切片上可清楚地显示出甲状腺滤泡旁细胞,该细胞呈梭性,单个散在或 3~5 个聚集成群,这些细胞在甲状腺中的分布是不均匀的,主要分布于甲状腺侧叶中上 1/3 交界处。甲状腺滤泡旁细胞的主要功能是分泌降钙素,降低血钙浓度。

降钙素是一种由 32 个氨基酸组成的多肽,其分子量为 3500(3.5kD)。不同种系的降钙素抗血清可有交叉反应。降钙素对各种固定剂和各种组织处理均有较强的抵抗力。降钙素在正常 C 细胞、增生的 C 细胞及其来源的肿瘤(甲状腺髓样癌)中均有表达,降钙素还存在于各种非甲状腺组织,如甲状旁腺、胸腺、肾上腺髓质和肺组织中,也可存在于一些非甲状腺肿瘤中,如肺癌、胰岛细胞肿瘤、胃肠道类癌中,尤其是在肺的燕麦细胞癌中表达较多。

(2)降钙素的应用

1)降钙素几乎在所有的甲状腺髓样癌中均有阳性表达,因此,降钙素可作为甲状腺髓样癌的特异性标记物。用于甲状腺髓样癌与甲状腺滤泡癌、甲状腺未分化癌的鉴别诊断。

2)经研究发现:降钙素阳性表达的细胞数的多少与肿瘤的预后有关。阳性表达细胞数越多,表明细胞分化越成熟,浸润性低,预后好。

3)甲状腺髓样癌也可表达癌胚抗原(CEA),且与降钙素的表达呈反向关系。CEA表达越高,降钙素则表达越低。两者的表达与肿瘤细胞的成熟程度有关,因为CEA为肿瘤早期上皮分化的标记物,降钙素为肿瘤细胞终末分化的标记物。降钙素表达越多,常常提示肿瘤分化较成熟。甲状腺髓样癌还可同时表达NF、NSE、嗜铬素A、突触素等其他标记物。

(3)降钙素应用时的注意事项

1)降钙素免疫组织化学染色阳性表达的部位主要位于肿瘤细胞核周围的胞质中。在甲状腺髓样癌间质的淀粉样物中也可有阳性表达,但很不稳定。

2)由于在其他神经内分泌肿瘤中也可有降钙素的表达,因此,在甲状腺髓样癌的诊断和鉴别诊断中,可结合其他神经内分泌的标记物,综合判断。

(四)淋巴造血组织及其肿瘤的常用标记物

淋巴造血组织中的淋巴细胞在其分化成熟过程中,可形成许多分化性抗原,而且在不同的分化阶段上,所形成的抗原也不完全相同。因此,可利用这些分化性抗原的单克隆抗体,来区分出不同免疫表型的细胞系,而且还能利用这些分化性抗原的单克隆抗体,来区别出同一细胞系的不同亚群和不同分化阶段的细胞亚群。当淋巴造血组织发生肿瘤性增生时,增生的肿瘤细胞仍可表达相应分化阶段的淋巴细胞的免疫表型,我们利用这一特性可对恶性淋巴瘤和白血病进行诊断和分类,以指导临床的诊断、治疗和判断预后。

关于淋巴造血组织及其肿瘤的标记物有很多分类系统,由于命名和分类的不统一,给临床应用带来了很多混乱,经过多次国际性会议讨论,将淋巴造血组织及其起源的肿瘤常用标记物统一为CD系统。CD系统是指白细胞分化抗原的聚类分析系统。到目前为止,已确定的抗原数有160余种,从CD1到CD130,其中某些CD系列中还可分为多个亚群。随着研究的进一步深入,预计将有更多的CD抗原被发现。目前,有关CD系列的抗体已有上百种,但大多数适用于冷冻切片,能用于石蜡切片的抗体不过几十种,以下着重介绍几种常用的CD系列的抗体。

1. 白细胞共同抗原(leucocyte common antigen,LCA,CD45)

(1)白细胞共同抗原的分布:白细胞共同抗原是一种存在于所有淋巴造血细胞的分子量为180 000~220 000(180~220kD)的抗原。其主要存在于淋巴细胞、粒细胞、单核细胞中,不存在于非淋巴造血细胞中。因此,白细胞共同抗原是区别淋巴造血组织肿瘤与非淋巴造血组织肿瘤的一个良好的标记物。其特异性强,敏感性高。但在某些大细胞性淋巴瘤、粒细胞肉瘤、大多数的浆细胞瘤和多发性骨髓瘤、霍奇金病中的R-S细胞中,常不表达白细胞共同抗原。

(2)白细胞共同抗原的应用:目前,已有多种人体的白细胞共同抗原的单克隆抗体,如L_6B_{12}、T 200、PD7/26、$2B_{11}$等,其中PD7/26可用于常规福尔马林固定和石蜡包埋的切片。

1)用于淋巴瘤与非淋巴系统肿瘤的鉴别诊断:在恶性淋巴瘤中,包括霍奇金病和非霍奇金淋巴瘤,白细胞共同抗原均呈阳性表达;而在非淋巴系统的肿瘤(如胃癌、肺癌、大肠癌、肝癌、乳腺癌、卵巢癌、子宫颈癌、甲状腺癌及软组织的各种肉瘤)中,白细胞共同抗原均为阴性表达。因此,可与上皮性标记物如CK、EMA、CEA等联合应用,以鉴别淋巴瘤与未分化癌;与S-100、NSE、肌红蛋白等抗体联合应用,以鉴别淋巴瘤与神经内分泌肿瘤、黑色素瘤、横纹肌肉瘤、尤文瘤等。

2）用于白血病与非造血组织肿瘤的鉴别诊断：在各种类型的白血病中，白细胞共同抗原均呈阳性表达；而在非造血组织肿瘤中，白细胞共同抗原均呈阴性表达。

（3）白细胞共同抗原应用时的注意事项

1）白细胞共同抗原的阳性表达的颗粒位于细胞质内。

2）不能通过白细胞共同抗原的检测，来区别良性与恶性的淋巴细胞。因为在淋巴结的反应性增生、炎症等良性病变和恶性淋巴瘤中，白细胞共同抗原均呈阳性表达。

3）不能用白细胞共同抗原来区别淋巴细胞、髓细胞和单核细胞：因为在淋巴细胞、髓细胞和单核细胞中，白细胞共同抗原均为阳性表达。

4）用 B5 固定液固定组织对白细胞共同抗原的保存最佳，其次为 Zenker 液，用福尔马林固定良好的组织也可达到诊断要求。

2. B 淋巴细胞及其肿瘤的常用标记物

（1）免疫球蛋白（immunoglobulin, Ig）：免疫球蛋白分子的基本结构是由二条轻链和二条重链组成的。其中重链按其抗原性的不同可分为 5 类：即 μ 链、γ 链、α 链、δ 链、ε 链。轻链共有两型：即 κ 和 λ，不同的重链与轻链组成不同的免疫球蛋白分子，分别为 IgM、IgG、IgA、IgD 和 IgE。免疫球蛋白主要存在于不同分化阶段的 B 淋巴细胞的表面或细胞质内，是 B 淋巴细胞最可靠的标记物。在正常的淋巴组织或反应性增生的淋巴组织中，B淋巴细胞应同时表达 κ 和 λ；但在 B 淋巴细胞形成的肿瘤中，瘤细胞则仅单克隆表达 κ 或λ。因此，可通过检测免疫球蛋白的两种轻链（κ 和 λ）是否呈单克隆表达，有助于区别增生的 B 淋巴细胞的良恶性。如果增生的 B 淋巴细胞同时表达 κ 和 λ，则提示为良性病变；如果增生的 B 淋巴细胞单克隆表达 κ 或 λ，则提示为肿瘤性增生。免疫球蛋白的重链对鉴别 B 淋巴细胞的良恶性无意义。但在 B 淋巴细胞的不同发育阶段上，表达的免疫球蛋白的重链是不相同，因此，检测免疫球蛋白的重链对确定 B 淋巴细胞性淋巴瘤的亚型有重要的意义。

（2）全 B 淋巴细胞标记物：常用的全 B 淋巴细胞标记物主要有 CD19、CD20（L26）、CD21、CD22 和 CD45R（4KB5）等单克隆抗体，均适合于冷冻切片，其中 CD20（L26）和 CD45R（4KB5）还可适用于石蜡切片。全 B 细胞抗体均可标记 B 淋巴细胞及其起源的肿瘤，可用于 B 细胞性淋巴瘤与未分化癌、非淋巴组织肿瘤的鉴别诊断，但不能用来区别良性和恶性的 B 淋巴细胞。其阳性表达的颗粒主要定位于细胞膜上，也可位于细胞质内。

1）CD20（L26）是 B 淋巴细胞内的一种磷蛋白，由于磷酸化不同而有三种形式，其分子量分别为 33 000（33kD）、35 000（35kD）、37 000（37kD）。主要分布于成熟的 B 淋巴细胞、前B 淋巴细胞后期和浆细胞前的 B 淋巴细胞内。绝大多数的 B 细胞淋巴瘤 CD20 表达阳性。在淋巴细胞为主型霍奇金病中的 R-S 细胞、个别 T 细胞淋巴瘤和少数上皮性肿瘤中也可有L26 的阳性表达，因此，在应用 CD20 进行 B 淋巴细胞及其起源的肿瘤的诊断和鉴别诊断时，还应结合 LCA 和 T 淋巴细胞的标记物联合应用。

2）CD21 是分子量为 145 000（145kD）的糖蛋白，主要存在于正常淋巴组织和外周血的B 淋巴细胞膜上，又称 C3d 受体，主要参与 B 细胞活化调节和发育调节，是 B 淋巴细胞及其起源肿瘤的常用标记物。对鉴别 B 细胞淋巴瘤的亚型有一定的帮助。

3）CD45R（4KB5）是 CD45 分子家族的同分异构体，其分子量为 220 000（220kD）。主

要存在于 B 淋巴细胞和少数某些 T 淋巴细胞,此单克隆抗体主要用于标记大多数 B 淋巴细胞和 B 细胞性淋巴瘤,可与其他抗体联合使用,对非霍奇金淋巴瘤进行分类,是 B 淋巴细胞及其肿瘤的常用标记物。

 知识拓展

全 B 淋巴细胞标记物

全 B 淋巴细胞标记物常用的除 CD20(L26)、CD22 和 CD45R(4KB5)三种外,还有以下两种:

1. CD19 是分子量为 95 000(95kD)的糖蛋白,主要存在于前 B 淋巴细胞和成熟的 B 淋巴细胞,与 B 淋巴细胞的活化调节和发育调节相关。在 T 淋巴细胞和正常粒细胞内均无表达。是正常 B 淋巴细胞及 B 细胞性淋巴瘤的常用标记物。

2. CD22 是分子量为 135 000(135kD)的膜表面分子,主要存在于成熟的 B 淋巴细胞表面,参与 B 淋巴细胞的活化调节,是 B 淋巴细胞及其起源肿瘤的标记物。

3. T 淋巴细胞及其肿瘤的常用标记物

(1)全 T 淋巴细胞标记物:全 T 淋巴细胞标记物常用的有 CD2、CD3、CD5、CD7 及 CD45RO 等抗体,此类抗体均适用于冷冻切片,其中 CD3、CD5 和 CD45RO 的单克隆抗体也可适用于石蜡切片。全 T 细胞抗体均可标记 T 淋巴细胞及其起源的肿瘤,可用于 T 细胞性淋巴瘤与未分化癌、非淋巴组织肿瘤的鉴别诊断,但不能用于区别良性与恶性的 T 淋巴细胞。全 T 细胞抗体的阳性表达颗粒多位于细胞膜上,也可位于细胞质内。

1)CD3 是由五条肽链以非共价键组成的复合分子,可分别称为 γ、δ、ε、ζ、η,主要存在于所有成熟的 T 淋巴细胞表面,与 T 淋巴细胞抗原识别受体密切相关,是 T 淋巴细胞识别抗原的主要识别单位,具有稳定 T 淋巴细胞抗原识别受体结构和传递活化信息的作用。CD3 单克隆抗体或多克隆抗体主要用于 T 淋巴细胞及其起源肿瘤(彩图 11-3)的诊断和鉴别诊断。

2)CD5 是一种分子量为 67 000(67kD)的 I 型跨膜糖蛋白。主要分布于外周淋巴组织中的 T 淋巴细胞、胸腺 T 淋巴细胞及大多数的 T 细胞淋巴瘤,少数来源于 B 淋巴细胞的白血病也可呈阳性表达,但大多数 B 淋巴细胞来源的淋巴瘤则呈阴性表达。因此,CD5 单克隆抗体是 T 淋巴细胞及其肿瘤的标记物,可用于淋巴瘤的分类。

3)CD7 是分子量为 40 000(40kD)的细胞膜糖蛋白,主要分布于绝大多数的 T 淋巴细胞和胸腺 T 淋巴细胞,是正常 T 淋巴细胞及其肿瘤的常用标记物,也可用于淋巴瘤和白血病的分类。

4)CD45RO 又可称为 UCHL-1。是 CD45 家族中的同分异构体,其分子量为 180 000(180kD)。CD45RO 主要存在于大多数 T 淋巴细胞、粒细胞、单核细胞,因此,在大多数 T 细胞性淋巴瘤、T 细胞性白血病、粒细胞性白血病、单核细胞性白血病、组织细胞增生症中均可呈阳性表达。仅在少数 B 细胞淋巴瘤、B 细胞性白血病中有阳性表达。而在 NK 细胞、R-S 细胞中,CD45RO 均呈阴性表达。目前,CD45RO 的单克隆抗体已被广泛应用,主要用于 T 细胞性淋巴瘤、T 细胞性白血病、单核细胞性白血病及组织细胞增生症等疾病的诊断和鉴别诊断,是 T 淋巴细胞及其肿瘤的常用标记物。

知识拓展

全T淋巴细胞标记物

全 T 淋巴细胞标记物除 CD3、CD5、CD7 及 CD45RO 抗体外,还有:CD2 又可称为 OKT11、Leu-5、LFA-2 或羊红细胞受体等。其分子量为 55 000(55kD),主要存在于成熟的 T 淋巴细胞及胸腺 T 淋巴细胞膜表面,也可表达于 NK 细胞,主要功能是诱导 T 淋巴细胞增殖,具有细胞间黏附和传导信号的作用。CD2 主要用于 T 淋巴细胞及其肿瘤的诊断和鉴别诊断。

(2)T 淋巴细胞亚群标记物:常用的 T 淋巴细胞亚群标记物是 CD4 和 CD8。CD4 是存在于大多数辅助/诱导 T 淋巴细胞表面的糖蛋白,其分子量为 59 000(59kD,此抗体主要用于标记辅助/诱导 T 淋巴细胞。CD8 是存在于抑制/毒性 T 淋巴细胞表面的糖蛋白,其分子量为 32 000(32kD),此抗体主要用于标记抑制/毒性 T 淋巴细胞。胸腺皮质旁 T 淋巴细胞可同时表达 CD4 和 CD8 抗原,进一步分化成熟的 T 淋巴细胞只表达 CD4 或 CD8。在正常外周 T 淋巴细胞中,CD4 表达阳性的辅助/诱导 T 淋巴细胞数量应明显超过 CD8 表达阳性的抑制/毒性 T 淋巴细胞数量,正常情况下两者比例应为 3～4:1。在各种病变中,CD4 阳性细胞数量与 CD8 阳性细胞数量比例可有显著的变化。将 CD4 与 CD8 联合应用,可通过计算两者的比值,对某些疾病的诊断、疗效的观察及估计预后都有一定的意义。

在应用免疫组织化学诊断 T 细胞性淋巴瘤时,判断染色结果常常比较困难,这是因为:①B 淋巴细胞的标记物如免疫球蛋白轻链能特异性的区别正常的、反应性的和肿瘤性的 B 淋巴细胞,而 T 淋巴细胞的标记物就不像 B 淋巴细胞的标记物那样,能特异性的区别正常的、反应性的和肿瘤性的 T 淋巴细胞;②在某些类型的淋巴瘤中,常出现许多非肿瘤性的反应性增生的 T 淋巴细胞;③T 细胞性淋巴瘤的组织学形态常表现为多样性,可有反应性增生的 T 淋巴细胞,染色结果阳性的 T 淋巴细胞是反应性增生的还是肿瘤性增生的,有时是很难确定的。因此,在诊断 T 细胞性淋巴瘤时,组织学上的恶性特征是非常重要的,不能用免疫组织化学染色结果取代组织学诊断,这是最基本的也是最重要的原则。

4.髓细胞/单核细胞的常用标记物　在正常的淋巴组织中,除 B 淋巴细胞和 T 淋巴细胞以外,还有网状细胞和单核巨噬细胞,这些细胞也是淋巴组织的重要组成成分之一,它们不仅构成淋巴组织支架,而且还可参与免疫反应。尤其是单核巨噬细胞是降解和传递抗原信息的主要细胞。单核细胞起源于骨髓的造血干细胞,经多次分裂后转化为成熟的单核细胞进入血液循环,在血液中停留 12～32 小时后,进入组织并转化为巨噬细胞。

目前,髓细胞/单核细胞的常用标记物有:CD11b、CD13、CD14、CD33、CD34、CD68、CD15、CD30 等单克隆抗体,这些抗体均适用于冷冻切片,其中 CD14、CD15、CD30、CD34、CD68 还可适用于石蜡切片。CD14、CD15、CD68 等单克隆抗体,在使用前组织需经胰蛋白酶消化,CD30、CD34 等单克隆抗体,在使用前组织需经抗原热修复处理。此类抗体阳性颗粒多位于细胞膜上,少数也可位于细胞质内。

(1)CD11b:为Ⅲ型补体受体,其分子量为 165 000(165kD)。主要存在于各期单核细胞、成熟的粒细胞、NK 细胞表面,与细胞的吞噬功能密切相关,而在前髓细胞和成髓细胞中不含 CD11b，因此，此单克隆抗体可用于表记单核细胞、粒细胞及其起源的肿瘤细胞。

（2）CD14：是一种分子量为 55 000（55kD）的糖蛋白，主要存在于单核细胞、巨噬细胞，而在粒细胞中表达比较弱，在骨髓干细胞及分化早期的骨髓细胞、胸腺细胞均不表达 CD14。故此抗体主要用于标记单核细胞及其起源的肿瘤细胞。

（3）CD33：是一种分子量为 70 000（70kD）的膜表面糖蛋白，主要存在于成熟的单核细胞和早期的髓细胞，随着髓细胞分化成熟此抗原逐渐减少，在成熟的粒细胞、淋巴细胞和血小板中均呈阴性。此抗体主要用于标记单核细胞、早期髓细胞及其肿瘤细胞，对急性白血病的分类也有重要的意义。

（4）CD68：是一种分子量为 110 000（110kD）的糖蛋白，与溶酶体颗粒有关，主要存在于单核细胞、巨噬细胞和组织细胞中，在人体各种组织中的巨噬细胞、组织细胞、外周血中的单核细胞、粒细胞及骨髓前体细胞中均可呈阳性表达。此抗体还可用于白血病的鉴别诊断和巨噬细胞的研究。因此 CD68 是单核细胞、巨噬细胞、组织细胞的特异性标记物。

 知识拓展

髓细胞／单核细胞的常用标记物

髓细胞或单核细胞的常用标记物除上述的 CD11b、CD14、CD33、CD68 单克隆抗体外，还有 CD13、CD15、CD30、CD34 等，其中 CD13 是一种分子量为 159 000（159kD）的膜表面糖蛋白，主要存在于粒细胞 - 单核细胞系的前体细胞及成熟的粒细胞和单核细胞表面，而在淋巴细胞、血小板、红细胞中均不含此抗原。故此抗体可用于急性粒细胞性白血病和骨髓增生不良综合征等疾病的诊断和鉴别诊断。而 CD15、CD30、CD34 将在其他系列内讲述。髓细胞或单核细胞的常用标记物除上述的 CD 系列外，还有溶菌酶、α_1- 抗胰蛋白酶、α_1- 抗糜蛋白酶，此三种抗原成分主要分布于髓细胞、单核细胞、组织细胞、粒细胞及其来源的肿瘤细胞中，是髓细胞、单核细胞、组织细胞、粒细胞及其来源的肿瘤细胞的常用标记物，关于溶菌酶、α_1- 抗胰蛋白酶、α_1- 抗糜蛋白酶三种抗体的具体应用和应用注意事项见间叶组织及其肿瘤的常用标记物。

5. 其他系列

（1）CD15（Leu-M1）：是粒细胞／单核胞相关抗原，是一种由半乳糖、岩藻糖和 N- 乙酰葡萄糖组成的碳水化合物性抗原，主要在髓细胞成熟后期的粒细胞中表达较强，在外周血中的所有中性粒细胞、骨髓中的早幼粒细胞和中幼粒细胞、树突状网织细胞及 R-S 细胞中均可呈阳性表达，但阳性表达的部位不同，在 R-S 细胞中，其阳性表达的部位位于细胞核旁和细胞质边缘部；而在髓细胞、单核细胞、粒细胞及其他细胞中，其阳性表达的部位位于细胞质内弥漫阳性。因此，在应用 CD15 诊断霍奇金病时，一定要注意观察 CD15 阳性细胞的染色分布特点，并结合霍奇金病的组织学特点和临床表现，才能作出正确的诊断。因此，CD15 是成熟粒细胞和 R-S 细胞常用的标记物之一，主要用于标记霍奇金淋巴瘤中的 R-S 细胞。

（2）CD30（Ki-1 抗原，Ber-H2）：是一种分子量为 105 000（105kD）的 I 型跨膜糖蛋白，是霍奇金病的特异性标记物。在活化的 B、T 淋巴细胞、B 免疫母细胞性淋巴瘤，部分 T 细胞性淋巴瘤中均可有 CD30 的阳性表达。此抗体主要用于标记霍奇金病的 R-S 细胞和大细胞间变型淋巴瘤，所以 CD30 是 R-S 细胞和大细胞间变型淋巴瘤的常用标记物。

（3）CD34：是一种分子量为 105 000～120 000（105～120kD）的单链跨膜糖蛋白，主要存在于淋巴造血干细胞、成髓细胞、血管的内皮细胞、某些神经组织细胞中，目前，此抗体主要用于标记血管内皮细胞，是良恶性血管源性肿瘤的常用标记物。在部分急性髓细胞性白血病和急性淋巴细胞性白血病中也可呈阳性表达。

（五）肿瘤相关抗原的常用标记物

1. 癌胚抗原（carcinoembryonic antigen，CEA）

（1）癌胚抗原的分布：癌胚抗原是从结肠癌组织中分离出来的一种酸性糖蛋白，其分子量为 180 000（180kD）。该蛋白在胚胎时期的肠上皮细胞中含量较高，而在成人的正常肠上皮细胞中含量较低，故称为癌胚抗原。最初癌胚抗原被认为是结肠癌的特异性抗原，但随着大量的研究发现癌胚抗原广泛存在于各种上皮性肿瘤中，尤其是内胚层来源的肿瘤，如胃肠道癌、肝癌、肺癌、胰腺癌、胆管癌、乳腺癌、子宫颈癌、卵巢癌、甲状腺癌、膀胱癌、肾腺癌、食管癌、汗腺癌、唾液腺癌等中均有癌胚抗原的表达。其阳性表达的颗粒多数位于细胞质内，少数可位于细胞膜上。且阳性表达的强度与肿瘤细胞的分化程度无关，即使分化程度很低的腺癌，癌胚抗原也可呈阳性表达。在某些良性增生性病变、癌前病变、原位癌、微小浸润癌和癌旁组织中均可有癌胚抗原的阳性表达，其阳性表达的颗粒主要位于细胞膜上或细胞质内。在某些含有上皮成分的肿瘤中如恶性中胚叶混合瘤中也有癌胚抗原的阳性表达。在某些正常上皮细胞如胃肠道的上皮细胞、胆囊的上皮细胞、分泌腺的导管上皮细胞、腺泡细胞及其分泌物中均可有癌胚抗原的阳性表达，其阳性表达的颗粒多位于表面上皮细胞的腔缘。而在正常的鳞状上皮细胞、皮脂腺细胞内是不含癌胚抗原的。因此，癌胚抗原和 EMA 一样可作为上皮性肿瘤的重要标记物。

癌胚抗原呈阴性表达的肿瘤有：胰岛细胞瘤、恶性间皮瘤、淋巴瘤、其他肉瘤等。

（2）癌胚抗原的应用

1）用于胃肠道低分化腺癌（彩图 11-4）与其他恶性肿瘤的鉴别诊断：在胃肠道低分化腺癌中，有时癌细胞呈梭形，排列非常弥散，易与肉瘤相混淆，可用癌胚抗原进行鉴别诊断。在胃肠道低分化腺癌中癌胚抗原呈阳性表达；而在其他恶性肿瘤如软组织肉瘤中，癌胚抗原呈阴性表达。

2）用于肺癌与间皮肉瘤的鉴别诊断：前者癌胚抗原为阳性表达，后者癌胚抗原多为阴性表达。

3）用于转移癌的诊断和鉴别诊断：癌胚抗原可与 EMA、CK 等抗体联合应用，以区别转移癌与其他恶性肿瘤。

（3）癌胚抗原应用时的注意事项

1）癌胚抗原在胃肠道肿瘤中的阳性表达类型有三种：细胞膜或腔面型、细胞质型、细胞质间质混合型，此三种表达类型与肿瘤的转移和预后有密切的关系。前者转移晚，预后好；后两者易转移，预后差。

2）癌胚抗原不能用于良性上皮性肿瘤与恶性上皮性肿瘤的鉴别诊断：因为在良性和恶性上皮性肿瘤中，CEA 均可表达阳性。

3）由于大多数上皮性肿瘤均可表达 CEA，因此，不能用 CEA 来分辨各种上皮性肿瘤的组织起源。

4）CEA 可与 EMA、CK 等抗体联合应用，以区别癌与肉瘤，可提高诊断的准确性。

2．甲胎蛋白（α-fetoprotein，AFP）

（1）甲胎蛋白的分布：甲胎蛋白是由胚胎卵黄囊细胞、胚胎肝细胞、胎儿肠道细胞合成的一种糖蛋白。在正常人血清中含量极低，但在肝癌、肝硬化、肝坏死及妊娠第 2～3 个月时，血清中 AFP 含量升高，因此，临床上把血清中 AFP 水平升高作为原发性肝细胞癌诊断的重要指标之一。甲胎蛋白主要用于原发性肝细胞癌和某些生殖细胞肿瘤（主要指卵黄囊瘤或含有卵黄囊成分的生殖细胞肿瘤）的诊断和鉴别诊断。甲胎蛋白表达阳性的肿瘤有：原发性肝细胞癌、肝硬化、肝炎、肝转移性肿瘤、癌旁肝组织内、卵黄囊瘤、胚胎性癌中的卵黄囊成分。甲胎蛋白阴性表达的肿瘤有精原细胞瘤、无性细胞瘤、畸胎瘤、绒毛膜上皮癌及其他的癌或肉瘤等。

（2）甲胎蛋白的应用

1）主要用于原发性肝细胞癌的诊断和鉴别诊断：在原发性肝细胞癌中，AFP 的特异性和敏感性均较高，多数原发性肝细胞癌的病人均可表达为阳性，少数病人可表达为阴性。而在其他的癌和肉瘤中，AFP 表达均为阴性。

2）用于某些生殖细胞癌的诊断和鉴别诊断：在卵黄囊瘤和含有卵黄囊成分的胚胎性癌中，AFP 均可呈阳性表达，而在其他癌或肉瘤中，AFP 呈阴性表达。

（3）甲胎蛋白应用时的注意事项

1）AFP 阳性表达的颗粒应位于细胞质内或呈透明小体状。

2）由于少数肝细胞癌 AFP 可呈阴性表达，因此，AFP 呈阴性表达时，不能除外肝细胞癌的诊断，应结合其他免疫组织化学染色或血清学检查结果，综合分析判断。

3）位于腹膜后、纵隔、骶尾部或松果体的一些生殖细胞癌，当肿瘤细胞分化较低时，极易误诊为未分化癌，此时进行 AFP 或 HCG 染色，有重要的鉴别诊断价值。如染色结果为阳性，则支持生殖细胞癌的诊断。

4）在某些非肝细胞性肿瘤（如胃肠道癌、肺癌、乳腺癌等），尤其是胃的肝样腺癌中，AFP 也可呈阳性表达。因此，在诊断和鉴别诊断时，应特别注意。

3．甲状腺球蛋白（thyroglobulin、Tg）

（1）甲状腺球蛋白的分布：甲状腺球蛋白是甲状腺滤泡上皮细胞合成的一种糖蛋白，其分子量为 670 000（670kD）。主要存在于正常甲状腺滤泡上皮细胞及滤泡腔内胶质。其阳性表达的肿瘤有甲状腺滤泡上皮来源的甲状腺腺瘤和甲状腺腺癌，因此，甲状腺球蛋白是甲状腺滤泡上皮细胞及其肿瘤、异位甲状腺组织的特异性标记物，且特异性较强。在非甲状腺组织和非甲状腺滤泡上皮细胞起源的肿瘤（如甲状腺髓样癌）中，甲状腺球蛋白均呈阴性表达。

（2）甲状腺球蛋白的应用

1）用于原发性甲状腺癌的诊断和鉴别诊断：在滤泡上皮细胞起源的原发性甲状腺癌（如滤泡性癌、乳头状癌）的癌细胞中，甲状腺球蛋白均呈阳性表达；而在非甲状腺组织起源的各种肿瘤中和非滤泡上皮细胞起源的甲状腺癌（甲状腺髓样癌）中，甲状腺球蛋白均呈阴性表达。

2）用于转移性甲状腺癌的诊断和鉴别诊断：当甲状腺癌的原发瘤体积较小、尚未被发现，而且转移瘤的瘤细胞分化又比较低、缺乏形态学特点时，检测甲状腺球蛋白对转移性甲状腺癌的诊断和鉴别诊断有重要的意义。若甲状腺球蛋白染色呈阳性表达，则提示该转移性肿瘤来源于甲状腺。

（3）甲状腺球蛋白应用时的注意事项

1）甲状腺球蛋白阳性表达的颗粒主要位于细胞质内和分泌的胶质内。

2）甲状腺球蛋白在滤泡上皮细胞来源的不同类型的甲状腺癌中均有表达，但其阳性表达的强度和阳性的细胞数是不同的，一般来说，分化越高的甲状腺癌其阳性表达的强度越高，阳性细胞数越多；而在低分化的甲状腺癌（如甲状腺未分化癌、巨细胞癌）中，其阳性表达的强度较弱，阳性细胞数量较少。

3）由于甲状腺球蛋白在甲状腺的良性和恶性病变中均呈阳性，因此，不能用甲状腺球蛋白来区别甲状腺的良性或恶性肿瘤。

4）虽然甲状腺球蛋白的特异性比较强，但在进行甲状腺癌的诊断和鉴别诊断时，还应与其他抗体联合应用。

4. 前列腺特异性抗原（prostate specific antigen，PSA）

（1）前列腺特异性抗原的分布：前列腺特异性抗原是前列腺上皮细胞所特有的一种糖蛋白，其分子量为 33 000（33kD）。主要存在于正常或增生的前列腺导管上皮细胞、腺泡细胞及腺腔内的分泌物中，也存在于前列腺上皮性肿瘤细胞内，是前列腺组织及其起源肿瘤的特异性标记。在前列腺组织的鳞状上皮化生处、尿道周围腺体、精囊腺上皮、输精管上皮、膀胱移行上皮细胞内，前列腺特异性抗原均呈阴性表达，在正常的非前列腺组织和非前列腺组织起源的肿瘤中，前列腺特异性抗原均呈阴性表达。

（2）前列腺特异性抗原的应用

1）用于前列腺癌的诊断和鉴别诊断：在绝大多数的前列腺癌中，无论是原发的还是继发的，前列腺特异性抗原均呈阳性表达。而其他非前列腺组织起源的肿瘤均为阴性表达。

2）用于转移癌组织起源的判断：在判断转移癌的组织起源或转移癌的原发部位时，前列腺特异性抗原具有重要参考价值。尤其是当前列腺癌的原发瘤体积较小，尚未能查出，而首发在骨或其他部位已形成转移灶，且转移灶内的肿瘤细胞分化较低，缺乏组织学形态特点时，进行前列腺特异性抗原检测是非常必要的，若前列腺特异性抗原呈阳性表达，则支持前列腺癌的转移。

（3）前列腺特异性抗原应用时的注意事项

1）前列腺特异性抗原的阳性表达的颗粒应位于细胞质内或细胞的分泌物中。

2）在不同的病例或同一病例的不同区域，前列腺特异性抗原的分布和阳性表达强度是不同。在良性前列腺增生和前列腺癌中，前列腺特异性抗原均呈阳性表达，故不能用前列腺特异性抗原来区别前列腺的良性和恶性病变。

3）前列腺特异性抗原的表达强度与肿瘤细胞的分化程度无关。

4）少数前列腺癌可不表达前列腺特异性抗原，因此，在应用前列腺特异性抗原进行诊断和鉴别诊断时，若前列腺特异性抗原呈阴性表达时，不能除外前列腺癌的诊断，应与前列腺酸性磷酸酶联合应用，以提高诊断的准确性。

5. 前列腺酸性磷酸酶（prostate acid phosphatase，PAP）

（1）前列腺酸性磷酸酶的分布：前列腺酸性磷酸酶是由前列腺上皮细胞合成与分泌的一种酸性磷酸酶。主要存在于正常和增生的前列腺导管上皮细胞、腺泡细胞、腺泡腔内的分泌物及前列腺上皮性肿瘤中。在尿道周围的腺体、膀胱移行上皮、输精管上皮、精囊腺上皮细胞、非前列腺组织及其起源的肿瘤中，前列腺酸性磷酸酶均呈阴性表达。因此，前列腺酸性磷酸酶是前列腺组织及其起源的上皮性肿瘤的重要标记物，且特异性较强。

（2）前列腺酸性磷酸酶的应用

1）前列腺癌的诊断和鉴别诊断：前列腺酸性磷酸酶与前列腺特异性抗原一样，是前列腺癌的特异性标记物。在前列腺癌的诊断和鉴别诊断中，发挥着重要的作用。

2）确认转移癌的组织起源：当前列腺癌发生血道、淋巴结或骨组织转移时，其转移癌的癌细胞常缺乏特异性的组织学特征，因此，很难确定肿瘤的组织起源和原发部位，应用前列腺酸性磷酸酶免疫组织化学染色，若呈阳性表达，则支持为前列腺癌转移。

（3）前列腺酸性磷酸酶应用时的注意事项

1）前列腺酸性磷酸酶阳性表达的颗粒多位于细胞质内。

2）不同类型的前列腺癌均可表达前列腺酸性磷酸酶，但在不同的病例或同一病例的不同区域，其阳性表达的程度和分布特点也有所不同，可弥漫呈片，也可呈灶状分布。

3）前列腺酸性磷酸酶与前列腺特异性抗原相同，其阳性表达的强度与肿瘤的分化程度无关。

4）由于在前列腺的良性和恶性病变中，前列腺酸性磷酸酶均为阳性表达，因此，不能用前列腺酸性磷酸酶来鉴别前列腺的良、恶性病变。

5）虽然前列腺酸性磷酸酶是前列腺癌的特异性标记物，但有少数前列腺癌可不表达前列腺酸性磷酸酶，因此，在进行诊断和鉴别诊断时，前列腺酸性磷酸酶应与前列腺特异性抗原联合应用，以提高诊断的准确性。

6. 黑色素瘤蛋白（melanoma，HMB-45）

（1）黑色素瘤蛋白的分布：黑色素瘤蛋白是黑色素瘤的相关抗原，主要存在于皮肤的交界痣和蓝痣细胞中，绝大多数的黑色素瘤及伴有黑色素细胞分化的肿瘤中，均可呈阳性表达；而在正常成人的黑色素细胞、皮内痣细胞，非黑色素性细胞及其肿瘤中，黑色素瘤蛋白均呈阴性表达。黑色素瘤蛋白在黑色素瘤中的表达敏感性较高，特异性较强。在不同类型的黑色素瘤中，黑色素瘤蛋白的表达强度是不同的。如在上皮性黑色素瘤中，黑色素瘤蛋白的表达强度比肉瘤样梭性细胞黑色素瘤的表达强度更强。

（2）黑色素瘤蛋白的应用：主要用于黑色素瘤的诊断和鉴别诊断：在绝大多数的黑色素瘤中，包括有色素的和无色素、原发和转移的黑色素瘤，黑色素瘤蛋白均呈阳性表达，且其敏感性和特异性均较强。因此，黑色素瘤蛋白是黑色素细胞来源的肿瘤的特异性标记物。

（3）黑色素瘤蛋白应用时的注意事项

1）黑色素瘤蛋白阳性表达的颗粒位于细胞质或细胞核内，可呈弥漫分布或灶状分布，一般在原发病灶内，多呈弥漫分布，而在转移病灶内可呈灶状分布。

2）由于少数黑色素瘤的黑色素瘤蛋白可呈阴性表达，因此，在应用黑色素瘤蛋白进行诊断和鉴别诊断时，应与其他抗体（如波形蛋白、S-100蛋白）等联合应用，以提高诊断的准确性。

3）在应用黑色素瘤蛋白进行黑色素瘤与上皮性肿瘤的鉴别诊断时，应与细胞角蛋白、上皮膜抗原联合应用。如果黑色素瘤蛋白阳性，细胞角蛋白和上皮膜抗原为阴性，则支持黑色素瘤的诊断，反之，则支持上皮性肿瘤的诊断。

（六）常用癌基因蛋白的免疫组织化学

自 1981 年起，癌基因的研究成为细胞分子生物学和肿瘤学研究的热点，从此进入了癌基因时代。尤其是近几年来，对癌基因的研究有了重大的发展和突破，有关癌基因的检测方法也越来越多，如原位杂交法、PCR 法、DNA 测序法、RFLP 分析法等，这些检测方法操作比较复杂，对实验室的设备和条件要求比较高，耗时比较长，主要适用于病理的科研工作，不能满足临床病理的快速诊断的要求。因此，这些癌基因的检测方法在临床病理诊断工作中很难得到广泛的推广和应用。目前，癌基因在病理学研究和诊断上应用最多的检测方法是通过免疫组织化学检测癌基因蛋白产物，此方法简便、快速，易于推广和应用，已被广大病理工作者所接受。现介绍几种常用的癌基因蛋白产物在肿瘤中的表达及其与临床预后的关系。

1. 癌基因

（1）癌基因的基本概念：癌基因是指在某些条件下，具有诱导细胞恶性转化的、具有潜在活性的 DNA 核苷酸序列。此基因的主要功能是将正常的体细胞转变为肿瘤细胞。如果缺少了癌基因，体细胞就不能转化为肿瘤细胞，就丧失了恶性转化的功能。在正常情况下，体细胞内的癌基因是不表达的或是严格限制性表达的，无诱导细胞恶变的功能。只有在外界各种致癌因素作用下，使原来处于静止状态的癌基因被激活并发生某种突变或其他变化，使基因表达异常，导致体细胞原有的生物学性状发生改变，转变为肿瘤细胞。通常人们将反转录病毒基因组中的癌基因称为病毒癌基因（v-onc）。将广泛存在于各种动物细胞基因组内的癌基因称为细胞癌基因（c-onc）。在正常体细胞中以非激活形式存在的细胞癌基因，又可称之为原癌基因（proto-onc）。癌基因普遍存在于各种生物细胞中，它们对细胞的生长和分化起着重要的作用。

（2）癌基因及癌基因蛋白产物的命名：反转录病毒癌基因的命名一般用 3 个斜体小写英文字母表示，以表明其所在病毒的名称或该病毒的特征。病毒来源的癌基因在其名称前标以小写的 v，代表病毒（virus）的，称为病毒癌基因，如 v-src 等。同样细胞来源的癌基因在其名称前标以小写 c，代表细胞（cellular）的，称为细胞癌基因，如 c-abl 等。在反转录病毒中尚未发现的细胞癌基因和某些致瘤性 DNA 病毒中的癌基因，其命名不完全相同。如在神经母细胞瘤中发现的癌基因为 N-myc，在腺病毒中发现的癌基因 E_1A 和 E_1B 等。在同一病毒中发现的几个独立表达的癌基因，则在其名称之后加上大写英文字母以示区别，如 v-erbA、v-erbB 等。癌基因是一种信息分子，是通过控制其蛋白合成来表现其生物学特征。癌基因蛋白产物的命名方式是：P 表示癌基因编码的蛋白质，PP 表示磷酸化蛋白质，P 或 PP 后面的数字表示该蛋白质的近似分子量，在分子量的右上角注明癌基因的名称。如 $P150^{c-abl}$，表示细胞癌基因 abl 的蛋白质产物，其分子量为 150 000（150kD）；如 $PP60^{v-src}$ 则表示病毒癌基因 src 的磷酸化蛋白质产物，其分子量为 60 000（60kD）；如 $P185^{c-erbB-2}$，表示细胞癌基因 erbB-2 的蛋白产物，其分子量为 185 000（185kD）。但在实际工作中，为了书写方便，可省略右上角的癌基因名称。

（3）癌基因的分类：目前，已发现的癌基因蛋白产物可分布于细胞膜、细胞质及细胞核。根据其分布部位和生物学特性不同，可将癌基因分为以下五大类：① src 癌基因家族（酪氨酸蛋白激酶类）；② ras 癌基因家族（GTP 结合蛋白类）；③ myc 癌基因家族（核内蛋白类，又可称为 DNA 结合蛋白类）；④ sis 癌基因家族（生长因子类）；⑤ erb 癌基因家族（生长因子受体蛋白类）。在同一癌基因家族中，又可包括多种癌基因。

（4）癌基因的激活与致癌机制：分子遗传学认为细胞的形态和功能是由基因的遗传信息决定的。在某些致癌物质的作用下，体细胞中处于抑制状态的原癌基因被激活，引起 DNA 结构改变，使正常体细胞获得新的遗传特性，从而影响了蛋白质和酶的合成，使正常体细胞转变为恶性肿瘤细胞，并具有了恶性肿瘤细胞的形态及生物学特征，表现为分裂增殖能力的增强和分化成熟能力的减弱，且这些特征可通过亲代的癌细胞遗传给子代癌细胞，代代相传，形成恶性肿瘤细胞。正常体细胞内原癌基因的激活方式主要有以下两种学说。

基因突变学说：引起基因的突变的刺激因素有很多，如物理性、化学性、生物性等因素，但大多数的基因突变并不导致癌变，只有在某些特殊条件下的突变，由于引起基因活性或产物活性的突变，才有可能造成调控和表达异常，导致癌变。基因突变的方式主要有以下几种。

1）DNA 重排：基因携带的遗传信息是由 DNA 上专一的碱基排列顺序所编码的。基因突变时，核苷酸的排列顺序可发生多种不同类型的变化，如碱基对的替代、倒位、缺失、插入等，使正常基因转变为非正常基因，尤其是当含有启动子的末端重复顺序插入到原癌基因前，使原癌基因得以表达，从而导致癌变。

2）点突变：基因上的一个点突变同样可以导致癌变。虽然点突变后的基因及其编码的蛋白质与正常基因及其编码的蛋白质仅有很小的结构差异，但在形态、结构、功能和生物学特性上是完全不同的。正常的基因及其编码的蛋白质可促进细胞正常生长和增殖，而点突变后的基因及其编码的蛋白质可导致细胞癌变。如膀胱癌的发生是由于 *H-ras* 基因的点突变，产生了异常癌基因蛋白产物 P21 所致，与正常基因和蛋白产物相比仅仅是一个氨基酸残基发生改变。目前，发现许多肿瘤（如胰腺癌、胆囊癌、结肠癌、子宫内膜癌、甲状腺癌、肺腺癌、髓性白血病等肿瘤）的发生均与 *ras* 基因的点突变有关。

3）基因扩增：癌基因的扩增是通过产生过量的蛋白表达而导致肿瘤发生的。在人体的许多肿瘤中，都发现有癌基因的扩增现象。如在髓细胞性白血病、结肠神经内分泌癌细胞中，有 *C-myc* 癌基因的扩增；在原发性肝癌细胞中，有 *N-ras* 癌基因的扩增；在肺小细胞癌的癌细胞中，有 *L-myc*、*N-myc* 和 *C-myc* 癌基因的扩增，尤其是 *C-myc* 癌基因的扩增更为明显。在神经母细胞瘤中，有 *N-myc* 癌基因的扩增；在乳腺癌中，有 *c-erbB-2* 癌基因的扩增。目前，认为癌基因的扩增与肿瘤的进展和预后有关。

基因调控异常学说：由于某些恶性肿瘤早期可自行消退，癌细胞消失，转变为正常细胞。所以肿瘤的发生并非完全是由于基因的突变所致，可能与基因活性及其调控的改变有关。即当基因在不适宜的环境和条件下进行表达时，就有可能出现异常的表型，形成新的生物学特征，导致细胞癌变。大量的研究已证实：部分细胞的癌变是由于基因的表达和调控异常所致，而基因的结构并没有发生改变，而且导致癌变的环境和条件对维持肿瘤细胞的恶性增殖有很大的影响。

（5）癌基因的检测方法：随着分子生物学技术的不断发展，癌基因的检测方法也越来越多。目前，常用的检测方法有：Southern 和 Northern 印迹杂交法、原位分子杂交法、聚合酶链式反应法（PCR 法）、限制性核酸内切酶片段长度多态性分析（RFLP 分析）、DNA 测序、免疫组织化学等方法。但在目前病理学领域中应用最多的是原位分子杂交法和免疫组织化学法。

原位分子杂交

原位分子杂交（ISH）是将分子杂交与组织化学（细胞化学）或免疫组织化学相结合的一项技术。是用标记的 DNA 或 RNA 探针在原位检测组织细胞内特定的 DNA 或 RNA 序列。根据所用的探针和靶核酸的不同，原位分子杂交可分为三大类：即 DNA-DNA 杂交、DNA-RNA 杂交、RNA-RNA 杂交。其中最常用的是双链重组 DNA 探针。当 DNA 变性成两条单链时，加入已知的标记的 DNA 互补序列片段，在一定的条件下，DNA 与互补 DNA 序列片段形成异质性双链 DNA 分子即称为杂交。有关原位分子杂交的详细内容请参阅本教材第十二章。

免疫组织化学检测的是癌基因产物，即使用含有与突变癌基因蛋白产物一致序列的合成多肽或单克隆抗体检测癌基因的蛋白产物。免疫组织化学检测方法经济、简便、快速、结果可靠、易于推广和应用。通过免疫组织化学方法，对癌基因蛋白产物进行检测，发现某些癌基因蛋白产物在肿瘤组织中的过度表达，常提示该肿瘤分化程度低，恶性程度高，预后较差。通过免疫组织化学检测癌基因产物的方法同前，主要有 SP 法、聚合物法、ABC 法、PAP 法、SPA 法、IGSS 法等。检测的组织多为福尔马林固定、石蜡包埋的组织。福尔马林固定和石蜡包埋可导致部分癌基因抗原受损或抗原决定簇被封闭，因此，在免疫组织化学染色前，需进行抗原的修复，修复方法有酶消化法和物理化学法，经抗原修复后的组织切片，染色效果增强。

（6）常用癌基因蛋白的标记物：由于癌基因的表达与细胞的生长发育、分化、增殖、癌变等现象密切相关，因此，癌基因蛋白产物也直接影响到细胞的生长发育、分化、增殖、癌变等过程。目前，癌基因蛋白产物的免疫组织化学检测已被广泛应用于肿瘤的发病机制、肿瘤的分类、肿瘤的恶性程度、肿瘤的转移和预后等方面的研究，并逐渐地应用于肿瘤的诊断、鉴别诊断和治疗。近年来，有越来越多的癌基因蛋白产物的单克隆抗体出售，给病理学的研究和临床诊断带来了极大的方便。

1）ras 癌基因蛋白：*ras* 癌基因是一种广泛存在于各种不同分化阶段及各种不同类型细胞内的原癌基因，在细胞癌变过程中起着引发作用，是肿瘤发生的"启动基因"。它主要有 *K-ras*、*H-ras*、*N-ras* 家族组成，三者在 DNA 分子水平上是高度同源的，其编码的蛋白产物分子量为 21 000（21kD）。目前，已有各型 ras-21 蛋白抗体，其中应用最广的是混合性 ras-P21 蛋白的单克隆抗体。ras-P21 癌基因蛋白的表达与肿瘤的浸润、转移和预后有密切的关系。

ras-P21 蛋白的分布及阳性率

ras-P21 蛋白主要分布于细胞膜内侧和细胞质中，在不同类型的肿瘤中其分布特点不完全相同。有的肿瘤其阳性颗粒主要位于细胞膜的内侧，有的肿瘤其阳性颗粒主要位于细胞质中，这可能与组织的处理、标本的固定、实验室的条件、肿瘤的类型不同有关。

ras-P21 蛋白的阳性表达率有很大的差异，这主要是由于病变组织的部位不同、组织处理方式及染色方法不同所致。ras-P21 蛋白的阳性表达的肿瘤有：大肠癌、胃癌、乳腺癌、膀胱癌、肝细胞性肝癌、肾细胞癌、前列腺癌等。

ras-P21 蛋白的阳性表达的意义

ras-P21 蛋白的阳性表达与肿瘤病人的发病年龄、性别、肿瘤的部位、病理学类型无关，但 ras-P21 蛋白的阳性表达与某些肿瘤的分化程度、肿瘤的浸润、转移和肿瘤的预后有一定的关系。通过对正常胃黏膜、胃癌前病变、胃癌组织中三种 ras 癌基因的表达进行检测，结果表明：①在胃癌组织中 H-ras 癌基因的阳性表达率明显高于 C-ras 癌基因和 N-ras 癌基因，说明在胃癌的形成过程中主要是 H-ras 癌基因被激活，使之转录活性增强，合成新的 RNA 进入细胞质，在细胞质中合成大量的 H-ras 癌基因蛋白产物 P21，从而导致细胞癌变，且阳性表达的颗粒主要分布于细胞质内，少数也可分布于细胞核中。②在癌旁的癌前病变中，包括不典型性增生的上皮细胞和肠上皮化生（尤其是大肠上皮化生）的细胞中，H-ras 癌基因的阳性表达率明显高于正常胃黏膜上皮细胞。表明 H-ras 癌基因的活化和表达在胃黏膜的癌变中发挥着重要作用，且主要在癌变的早期，即细胞形态尚未出现改变，就已经有了 H-ras 癌基因的表达了。③ H-ras 癌基因的表达与胃癌的组织学类型无关，但在浸润型胃癌中 H-ras 癌基因的表达明显高于非浸润型胃癌，此结果提示 H-ras 癌基因的高度表达表明癌细胞浸润性生长的能力增强，恶性程度较高，预后较差。在膀胱癌、皮肤鳞状细胞癌、基底细胞癌的研究中，可得到同样的结论。

2）c-erbB-2 癌基因蛋白：c-erbB-2 癌基因又可称为 Neu 或 HER-2 癌基因。此癌基因位于 17 号染色体 q21 区带上，与表皮生长因子受体（EGFR）基因具有同源性。由 c-erbB-2 癌基因编码的细胞膜糖蛋白，具有酪氨酸激酶活性，其分子量为 185 000（185kD）。此基因的致癌机制是通过 c-erbB-2 癌基因结构的改变或扩增，导致癌基因蛋白产物过多表达，形成大量的表皮生长因子或表皮生长因子受体，增强细胞有丝分裂。该癌基因在某些肿瘤启动阶段的后期发挥着重要作用，使肿瘤细胞获得不受机体控制而能独立生长的能力。通过免疫组织化学技术检测 c-erbB-2 癌基因的蛋白产物 P185 在肿瘤细胞中的含量，可间接反映该癌基因的扩增情况。

c-erbB-2 癌基因蛋白产物 P185 的分布及阳性率

c-erbB-2 癌基因蛋白产物 P185 在肿瘤细胞中的阳性表达部位位于细胞质和细胞膜上，呈灶状或多点散在分布。在乳腺癌（彩图 11-5）、胰腺癌、肺腺癌中，P185 蛋白的阳性表达主要定位于细胞膜上，少数也可位于细胞质中。而有的肿瘤其阳性部位即可位于细胞膜上，也可位于细胞质中。一般细胞阳性沉淀物较深时，以细胞质型为主，而阳性沉淀物较浅时，则以细胞膜型为主。目前，P185 蛋白有多克隆的抗 P185 抗体，也有单克隆的抗 P185 抗体，两者相比，单克隆抗体的特异性更强，背景着色低，作为某些肿瘤的预后指标更理想。

c-erbB-2 癌基因蛋白产物 P185 的阳性表达率与肿瘤的部位有关，不同部位的肿瘤其阳性表达率差异很大，导致这种差异的主要原因可能与肿瘤细胞自身表达不均一、肿瘤的部位和组织学类型不同、组织处理不当及抗原修复程度不同等因素有关，其阳性表达率可相差 20% 左右。一般在乳腺癌、肺癌、胃癌、结肠癌、胰腺癌、膀胱癌、前列腺癌、肝细胞癌、皮肤鳞状细胞癌、基底细胞癌中均有 P185 蛋白的阳性表达。P185 蛋白在不同类型的乳腺癌中，其阳性表达率是不同的。在导管内癌、浸润性导管癌、单纯癌、浸润性小叶癌、乳腺黏液腺癌、乳腺 Paget 病中，c-erbB-2 癌基因蛋白产物 P185 的阳性表达率较高，而在小叶原位癌、导管内乳头状癌中，其阳性表达较弱，在乳腺的良性病变（如腺瘤、腺病等）中，P185 蛋白均呈阴性表达。

c-erbB-2 癌基因蛋白产物 P185 阳性表达的意义

c-erbB-2 癌基因蛋白产物 P185 在肿瘤中的过度表达与肿瘤的分化程度、肿瘤的恶性程度有关。由于 c-erbB-2 癌基因的激活是通过基因的扩增来实现的，因此，c-erbB-2 癌基因蛋白产物 P185 表达强弱与基因扩增的拷贝数之间呈明显的正相关，即 P185 蛋白表达越强，说明该基因在肿瘤细胞中扩增越明显。在乳腺癌中，如 P185 高水平表达，则提示原发瘤的体积较大，腋窝淋巴结转移较多，对内分泌治疗反应较差，术后复发率较高，生存期较短。因此，P185 蛋白的阳性表达是判断乳腺癌预后的一个重要的独立指标。即在乳腺癌中，P185 蛋白表达水平越高，说明对内分泌治疗的反应率越低，预后越差，这与雌、孕激素受体的表达恰恰相反。所以，目前国内许多医院已将 P185 蛋白免疫组织化学检测作为乳腺肿瘤病理分析的常规测定方法，已列入病理科的常规工作中。

3）C-myc 癌基因蛋白：myc 癌基因家族主要有 4 个成员，分别为 C-myc（来源于细胞，C）、N-myc（来源于神经母细胞瘤，N）、L-myc（来源于肺小细胞癌，L）、R-myc（来源于横纹肌肉瘤，R）。其中对 C-myc 癌基因研究的最多。C-myc 癌基因属于细胞原癌基因，是一种 DNA 相关核蛋白，其编码的氨基酸分子量为 60 000～62 000（60～62kD）。人体 C-myc 癌基因及其蛋白产物 P62 在增生活跃的细胞及各种肿瘤细胞中均有表达。

C-myc 癌基因蛋白的分布及阳性表达率

在人体的许多肿瘤细胞中，如恶性淋巴瘤、结肠癌、胃癌、食管癌、胰腺癌、肝细胞癌、肺癌、子宫颈癌、白血病、甲状腺肿瘤中，C-myc 癌基因蛋白均有过量表达。C-myc 癌基因蛋白的阳性表达部位不完全位于细胞核中，也可定位于细胞质中。在不同的肿瘤中其阳性表达的部位也不相同，如在肺癌中，C-myc 癌基因蛋白在细胞质和细胞核中均有阳性表达；在肝细胞癌中，C-myc 癌基因蛋白的表达主要以细胞质为主；在食管癌中，C-myc 癌基因蛋白的表达则主要以细胞核为主。一般用福尔马林固定的组织，C-myc 癌基因蛋白表达主要位于细胞质中，而用多聚甲醛固定的组织，C-myc 癌基因蛋白的表达则主要定位于细胞核内。冷冻切片经丙酮固定的组织，C-myc 癌基因蛋白的表达较差，而经多聚甲醛固定的组织，C-myc 癌基因蛋白的阳性表达则较强。

C-myc 癌基因蛋白阳性表达的意义

C-myc 癌基因蛋白在肝癌组织和肝癌的癌旁组织中均有过量表达，表明：① C-myc 癌基因激活可能与肝细胞癌变有密切的关系，且在癌变过程中始终发挥着作用；②部分癌旁组织虽然在细胞形态上尚未达到癌细胞的程度，但实际上已处于癌前状态或已发生癌变了。在肺小细胞癌的研究中发现：C-myc 癌基因的扩增仅见于肿瘤的转移病灶中，而在原发病灶中则无扩增的 C-myc 癌基因表达，表明：C-myc 癌基因的扩增在肿瘤的发展过程中发挥着重要的作用，并与病人的生存期有关，C-myc 癌基因扩增明显者其生存期比无 C-myc 癌基因扩增者短。在白血病的研究中发现：C-myc 癌基因蛋白在各种类型的白血病中均有表达。C-myc 癌基因蛋白的异常表达虽然与白血病的分型无关，但在白血病的病程发展、疗效评价、预后估计上有重要的临床意义。如白血病中对化疗敏感者，在用药后 24 小时，C-myc 癌基因水平明显降低，若在化疗过程中，C-myc 癌基因及其蛋白产物持续高水平表达，则提示该病人对化疗不敏感，不易缓解白血病症状。

2. **抑癌基因** 随着分子生物学的迅速发展，人们逐渐认识到肿瘤的发生是在各种致瘤因素的作用下，导致原癌基因被激活和抑癌基因的缺失或失活，癌基因的过度表达和抑癌基因功能的丧失是肿瘤发生的主要原因。在正常人体的体细胞内，存在着两大类基因：一类是原癌基因，前面已讲述。此类基因在某些化学物质或反转录病毒诱导下，可通过 DNA

重排、易位、点突变及扩增等改变，导致原癌基因被激活并过量表达，使正常体细胞转变为肿瘤细胞，形成肿瘤。另一类是抑癌基因，又可称为抗癌基因或癌抑制基因等。它们具有生长负调节作用，可抑制细胞恶性生长，当在某些致瘤因素的作用下，这些抑癌基因的结构可发生改变，导致基因表达产物异常或在蛋白水平上抑制了抑癌基因的活性，使细胞生长负调节作用减弱，导致细胞恶性生长，分化失控，形成肿瘤。

知识拓展

抑癌基因的功能

抑癌基因的主要功能有：①维持基因稳定；②诱导细胞分化、衰老和凋亡；③调节细胞生长；④抑制蛋白酶活性；⑤改变 DNA 甲基化酶活性；⑥调节组织相容性抗原；⑦促进细胞间联系；⑧调节血管生成等。

目前，常见的抑癌基因主要有 Rb、P53、WT$_1$、NF$_1$、DCC、PTP、Krev-1、APC 和 P16 等，它们与多种肿瘤的形成有密切的关系。其中 Rb 基因是研究最早、最多的抑癌基因，P53 抑癌基因具有广泛性的生长负调节作用，P16 基因是一种新型的抑癌基因。现重点介绍 Rb、P53、P16 三种抑癌基因。

（1）Rb 抑癌基因

1）Rb 抑癌基因的生物学特性及功能：Rb 抑癌基因是人类克隆的第一个抑癌基因，它定位于人类 13 号染色体 q14 带区，含有 26 个内含子和 27 个外显子，其编码的蛋白质有 928 个氨基酸组成。Rb 抑癌基因具有抑制细胞恶性生长，除去细胞致瘤特性或减慢肿瘤细胞生长速度等作用。导致 Rb 抑癌基因功能异常的原因有：等位基因的突变、甲基化、表达失活、与细胞或病毒癌蛋白结合等。Rb 抑癌基因正常功能的丧失与许多肿瘤（如视网膜母细胞瘤、骨肉瘤、软组织肉瘤、肺小细胞癌、乳腺癌、食管癌、膀胱癌、前列腺癌等肿瘤）的形成有关。Rb 抑癌基因蛋白的磷酸化是 Rb 抑癌基因调节细胞生长分化的主要形式。在细胞周期 G$_1$ 期，Rb 抑癌基因蛋白为非磷酸化状态；在 G$_2$、S、M 期，Rb 抑癌基因蛋白为磷酸化状态。突变的 Rb 抑癌基因蛋白失去了正常的功能，使非磷酸化的 Rb 抑癌基因蛋白具有抑制细胞生长的作用，而磷酸化的 Rb 抑癌基因蛋白则无抑制细胞生长的活性。

2）Rb 抑癌基因蛋白的表达及阳性率：Rb 抑癌基因蛋白的表达多定位于细胞核，少数可位于细胞质中。其阳性表达的肿瘤主要有视网膜母细胞瘤、骨肉瘤、软组织肉瘤、乳腺癌、膀胱癌、食管癌、肺小细胞癌、前列腺癌等。在肺小细胞癌中，约有半数以上的病人有 Rb 基因及其蛋白产物的表达异常；而在肺的非小细胞癌中，仅有少数病人有 Rb 基因及其蛋白产物的表达异常，由此可见，Rb 基因及其蛋白的异常表达与肿瘤的病理学类型有密切的关系。

（2）P53 癌基因蛋白

1）P53 抑癌基因及其蛋白产物的生物学特征：P53 抑癌基因定位于人类 17 号染色体 p13.1 带区，有 11 个外显子组成，其编码的蛋白质有 393 个氨基酸组成。P53 抑癌基因共有 5 个高度保守区，这些保守区是 P53 基因蛋白生物学活性的关键部位。P53 抑癌基因蛋白是分子量为 53 000（53kD）的一种核磷酸蛋白质，其主要功能是对细胞生长的负调节作用，与细胞周期的控制、DNA 的复制合成、细胞分化、基因组的可塑性及细胞凋亡有关。正常 P53 抑癌基因编码序列的改变与肿瘤的发生、发展有密切的关系。人类许多恶性肿瘤的发生与 P53 抑癌基因突变有关。

P53 抑癌基因可分为两型：野生型（P53-wt）和突变型（P53-mt），其中野生型 P53 基因能有效地抑制细胞的恶性转化，而突变型 P53 基因则与野生型 P53 基因的作用完全不同，它可促进细胞的恶性转化。只要 P53 基因结构中出现一个保守序列的突变，就可丧失抑制细胞恶性转化的特性。野生型 P53 基因蛋白的半衰期短，仅有 20～60 分钟，且含量较低，故不易用免疫组织化学检测到；突变型 P53 基因蛋白半衰期较长，为 2～12 小时，在增生活跃的细胞中含量明显增多，故易通过免疫组织化学检测到。

2）P53 抑癌基因蛋白的表达及阳性率：在人体的许多肿瘤，如胃肠道肿瘤、呼吸道肿瘤、乳腺癌、肝细胞癌、卵巢癌、膀胱癌等肿瘤中，均有突变型 P53 基因蛋白的表达。表明突变型 P53 基因在肿瘤的发生、发展过程中发挥着重要作用。其分布特征主要位于恶性肿瘤细胞中，在癌旁组织中或癌前病变中，P53 蛋白表达较弱，在生长活跃但无癌变的组织中，仅有少量的 P53 蛋白表达。由此可见：P53 基因蛋白表达强度与肿瘤的组织学分级有关，分级越高，阳性表达越强，阳性细胞数越多。其阳性表达的部位主要位于肿瘤细胞核内，少数可位于肿瘤细胞质内。

3）P53 基因蛋白阳性表达的意义：在正常胃黏膜、慢性萎缩性胃炎、肠上皮化生的胃黏膜上皮细胞中均无突变型 P53 基因蛋白的表达，但在发生癌变的组织中，其阳性表达率明显升高，且随着病变的不断进展，其阳性率也随着升高。有的学者认为：突变型 P53 基因蛋白的表达与胃癌的部位、组织学类型、血管淋巴管侵犯无关。但也有的学者认为：突变型 P53 基因蛋白阳性表达的肿瘤易发生淋巴结转移，易较早出现复发。关于突变型 P53 基因蛋白阳性表达与预后的关系，多数学者认为：突变型 P53 基因蛋白阳性表达的肿瘤预后较差，死亡率高。

在正常的大肠黏膜上皮和癌旁黏膜上皮细胞中，无突变 P53 基因及其蛋白的表达。但在大肠腺瘤癌变时，可有突变型 P53 基因蛋白的过度表达，表明突变型 P53 基因在腺瘤向腺癌转化过程中发挥着一定的作用。在大肠不同类型的腺瘤中，P53 蛋白的阳性表达率有显著的差异，在大肠管状腺瘤中，突变型 P53 蛋白的阳性表达率较低，但在大肠的绒毛状腺瘤中，突变型 P53 蛋白的阳性表达率明显升高，反应也较强。说明了突变型 P53 蛋白表达阳性的大肠腺瘤（如绒毛状腺瘤）易发生癌变。在大肠的轻度不典型增生性腺瘤中，突变型 P53 蛋白呈阴性表达，随着不典型增生程度的增加，突变型 P53 蛋白阳性表达率和阳性表达强度也随着增加，在癌变的腺瘤中，其阳性表达率更强，因此，突变型 P53 蛋白的阳性表达可作为大肠腺瘤癌变的判断指标，尤其是在重度不典型增生的腺瘤与腺癌的区别时，单凭形态学变化不易区别时，可利用免疫组织化学的方法，通过检测突变型 P53 蛋白的表达，有利于我们进行鉴别诊断。若肿瘤细胞有一定的异型性，且突变型 P53 蛋白表达阳性，则提示该腺瘤已发生癌变。因此，可通过对突变型 P53 基因及其蛋白产物的检测，早期发现大肠癌，为临床早期治疗提供理论基础。在肝细胞癌中，突变型 P53 蛋白的阳性表达与肿瘤的大小、组织学分级、肿瘤的转移和预后有密切的关系，但与肝细胞癌的组织学类型无关。在乳腺癌中，突变型 P53 基因及其蛋白的阳性表达与乳腺癌的组织学分级、淋巴结的转移显著相关，但与乳腺癌的组织学类型无关。由此可见，突变型 P53 基因蛋白的阳性表达与许多肿瘤的生长部位、组织学类型无关，而与肿瘤细胞的分化程度、分级、淋巴结转移及预后有关。一般认为：突变型 P53 基因蛋白阳性表达的肿瘤分化程度较低，易发生淋巴结转移，预后较差。

（3）P16 抑癌基因蛋白

1）P16 抑癌基因及其蛋白的阳性表达：P16 抑癌基因是一种新型的肿瘤抑制基因，其主要功能是抑制依赖性细胞周期蛋白激酶，防止细胞的增殖。在某些致癌因素的作用下，导致 P16 抑癌基因发生突变和缺失，丧失了抑制细胞增殖的功能，使肿瘤细胞呈现无限制性生长的生物学行为。P16 抑癌基因的突变和缺失在许多肿瘤的形成过程中起着重要的作用。通过临床观察发现：在肺癌、食管癌、胃癌、肝癌、大肠癌、胰腺癌等肿瘤中，均有 P16 抑癌基因的突变和缺失，导致 P16 抑癌基因蛋白的过度表达。P16 抑癌基因蛋白在正常细胞内的阳性表达均定位于细胞核上，而在肿瘤细胞中的阳性表达则定位于细胞质中。

2）P16 抑癌基因蛋白阳性表达的意义：在胃癌中，癌细胞 P16 蛋白表达为强阳性，且阳性表达定位于细胞质内，而在周围癌旁组织中 P16 蛋白表达阳性程度明显减低，其阳性表达主要定位于细胞核内。P16 蛋白异常定位的阳性表达程度与胃癌的转移有密切的关系。在各种类型的肺癌组织中，均有 P16 蛋白的过度表达。在肺小细胞癌中 P16 蛋白阳性表达率最低，肺腺癌中 P16 蛋白的阳性表达率最高，其阳性表达率明显高于肺小细胞癌、肺未分化大细胞癌和肺鳞状细胞癌。而在癌旁正常肺组织中 P16 蛋白表达为阴性或弱阳性，在少数支气管黏膜上皮细胞、腺上皮细胞、肺泡上皮细胞中 P16 蛋白可呈弱阳性表达。综上所述，P16 蛋白的过量表达与肺癌的发生有密切的关系，且 P16 蛋白的过量表达与肺癌的分化程度有关。P16 蛋白表达越强，则提示肺癌分化程度越低，恶性程度越高。因此，P16 蛋白可作为判断肺癌分化程度的一个参考指标。在胰腺癌中，P16 蛋白的过度表达与胰腺癌的组织学分级无显著关系，而与胰腺癌的淋巴结转移情况密切相关，因此，P16 蛋白可作为胰腺癌病人预后的一个重要指标。

3. 肿瘤转移相关基因　转移是恶性肿瘤的重要特征之一，关于恶性肿瘤转移的机制非常复杂，除了与肿瘤细胞自身特性、肿瘤细胞与宿主之间复杂关系有关外，还受多种基因的调控。目前，认为肿瘤的转移特性分别受到"转移相关基因"和"转移抑制相关基因"的调控。"转移相关基因"的激活和（或）"转移抑制相关基因"的失活均可诱导肿瘤转移表型的产生，导致肿瘤转移。近年来研究较多的与肿瘤转移密切相关的癌基因有 nm23、CD44、整合素、钙黏蛋白、免疫球蛋白超家族分子等，现重点介绍 nm23 基因的特性、功能及其表达的意义。

（1）nm23 基因

1）nm23 基因的特性和功能：nm23 基因定位于人类 17 号染色体长臂 q21 带区，该基因含有 5 个外显子和 4 个内含子，其编码的蛋白质分子量为 17 000（17kD）。现已发现 nm23 基因有两种类型，分别为 nm23-H_1 和 nm23-H_2。nm23 基因的主要功能是抑制肿瘤的转移，属于肿瘤转移抑制基因。其作用机制非常复杂，可能通过调节细胞分裂、分化、影响细胞的转录过程等多种方式抑制肿瘤细胞的转移。nm23 基因在人体多种肿瘤中均有改变，如通过基因突变、等位基因丢失、mRNA 的转录和蛋白翻译水平的改变等，导致 nm23 基因结构发生变化，功能异常，对肿瘤细胞转移抑制作用减弱或丧失。因此，通过免疫组织化学方法检测肿瘤组织中 nm23 基因蛋白的表达水平，可判断肿瘤转移的难易程度。

前沿知识

nm23 基因的功能测试

通过实验将 nm23 基因的 cDNA 转入具有较高转移潜能的恶性黑色素瘤细胞株和乳腺癌细胞株内，结果发现：

1. 阳性转染细胞形成转移的能力及形成转移灶的数目明显少于阴性转染细胞。
2. 阳性转染细胞的克隆能力及细胞的迁徙能力均有所降低。

实验结果说明 nm23 基因能有效地抑制肿瘤细胞的转移。

2）nm23 基因蛋白的表达及意义：在正常人体的大多数组织中均有 nm23 基因蛋白的表达，且表达强弱与体内激素水平有关。如在乳腺的分化发育阶段及受孕、泌乳状态时，nm23 基因蛋白的表达明显增强。在不同类型分化成熟的上皮组织中 nm23 基因蛋白的表达强弱不等，如在分化成熟的肠黏膜上皮中，nm23 基因蛋白表达较弱。nm23 基因蛋白在各种肿瘤中均有不同程度的表达，其阳性表达的部位多位于细胞质内，少数也可于细胞核、细胞膜上。

在高分化的乳腺癌中，nm23 基因蛋白表达水平较高；在无淋巴结转移的乳腺癌中，nm23 基因蛋白表达水平也较高；但在有淋巴结转移的乳腺癌中，nm23 基因蛋白表达水平较低。研究表明 nm23 基因蛋白的表达水平与乳腺癌淋巴结转移情况及预后密切相关。nm23 基因蛋白的低水平表达提示淋巴结转移率较高，生存期较短。

在有转移灶形成的原发性肝细胞癌中，nm23 基因蛋白的表达水平明显低于无转移的原发性肝细胞癌，且 nm23 基因蛋白表达水平较高的原发性肝细胞癌病人存活期长，术后复发率较低。因此，nm23 基因蛋白表达水平不仅与肝细胞癌转移能力有关，而且还与病人的生存期、复发率有关。

在正常甲状腺组织和大多数良性肿瘤中，nm23 基因蛋白的阳性表达主要定位于细胞核内，而在大多数恶性肿瘤和部分良性肿瘤中，nm23 基因蛋白的阳性表达主要定位于细胞质内，少数定位于细胞膜上。定位于细胞膜上的具有转移倾向，且易复发。所以 nm23 基因蛋白的表达分布特点与甲状腺癌的转移、复发密切相关，故 nm23 基因蛋白可作为甲状腺肿瘤预后的指标。

在大肠癌的原发灶中 nm23 基因蛋白呈阳性表达，在无局部淋巴结转移的病人中，其 nm23 基因蛋白的阳性表达率明显增高，而在伴有局部淋巴结转移的病人中，其 nm23 基因蛋白的阳性表达率明显降低。随着大肠癌浸润肠壁深度和分期的进展，原发灶中 nm23 基因蛋白的阳性表达率逐渐降低。nm23 基因蛋白的表达水平还与大肠癌术后生存率有关，高水平表达者 5 年存活率明显高于低水平表达者。因此，测定大肠癌中 nm23 基因蛋白的表达情况，有助于判断大肠癌的生物学行为及估计预后。

在各型肺癌中均有 nm23 基因蛋白的阳性表达，其中腺癌的阳性表达率高于鳞状细胞癌的阳性表达率。在鳞状细胞癌中，无肺门淋巴结转移者其阳性表达率明显高于伴有肺门淋巴结转移者的阳性表达率，但 nm23 基因蛋白阳性表达与肺腺癌有无肺门淋巴结转移无相关性，且与肺癌的分化程度也无显著相关性。

总之，nm23 基因蛋白表达的降低和阳性表达的分布特点与肿瘤的转移能力、术后的复发情况密切相关，是判断肿瘤预后的重要指标之一。

E- 钙黏蛋白（E-cadherin）

1）E- 钙黏蛋白的特性和功能：是一类介导细胞间粘连作用的跨膜糖蛋白，主要参与细胞间的连接，有 E- 钙黏蛋白，P- 钙黏蛋白、N- 钙黏蛋白、T- 钙黏蛋白等 30 多种亚型。家族的不同成员在不同的位置出现，如 E- 钙黏蛋白位于上皮组织；N- 钙黏蛋白位于神经元中；P- 钙黏蛋白分布于胎盘组织中。其中 E- 钙黏蛋白是研究最多、最为透彻的钙黏蛋白家族成员。其功能的丧失可引起细胞与细胞间连接破坏，使细胞间的黏着力降低。在上皮细胞中，含 E- 钙黏蛋白的细胞间连接常毗邻含肌动蛋白的细胞骨架微丝。

2）E- 钙黏蛋白的表达和意义：E- 钙黏蛋白在哺乳动物发育的细胞周期中被磷酸化，而导致细胞紧密化。在成年组织中，E- 钙黏蛋白主要在上皮组织中表达，并以 5 小时的半衰期在细胞表面持续更新。

E- 钙黏蛋白功能丧失或表达的缺失与肿瘤的发展和预后有密切的关系。E- 钙黏蛋白的下调，提示组织内细胞间的黏附能力及黏附强度明显降低，导致肿瘤细胞活动性增加，有利于肿瘤细胞穿过基底膜浸润周围组织，或使肿瘤细胞的迁徙性增强，易形成转移。因此，E- 钙黏蛋白目前主要用于各种恶性肿瘤细胞侵袭和转移方面的研究，是判断肿瘤预后的重要指标之一。

目前，E- 钙黏蛋白还可用于不同类型乳腺癌的鉴别诊断，大量的免疫组织化学研究发现：大部分浸润性小叶癌的 E- 钙黏蛋白表达比浸润性导管癌明显减少或消失。因此，临床上可有 E- 钙黏蛋白来鉴别乳腺浸润性导管癌和浸润性小叶癌。

4. 多药耐药基因　肿瘤细胞对一种抗肿瘤药物产生耐药性，同时对其他多种结构和作用迥然不同的抗肿瘤药物也产生交叉耐药性的现象，称为多药耐药性（multidrug resistance，MDR）。多药耐药性可原发存在于某些肿瘤细胞中，在药物治疗一开始时就出现者，称为内在性多药耐药性；也可在药物治疗过程中产生，称为获得性多药耐药性。由于多药耐药性是指对多种类型的抗肿瘤药物产生耐药性，因此，多药耐药性是一种独特的广谱耐药现象。

1）多药耐药基因及 P- 糖蛋白的结构及动能：多药耐药基因是一个多基因家族。位于人体第 7 号染色体的 p21.1 带区，该基因由 28 个外显子组成，编码 1280 个氨基酸。在人类基因组中，含有 2 个多药耐药基因，分别为 mdr1 基因和 mdr2 基因，其中 mdr1 基因的表达水平与肿瘤细胞的多药耐药性有关，而 mdr2 基因的表达水平与肿瘤的多药耐药性无关。因此，一般所说的多药耐药基因是指 mdr1 基因而言。多药耐药基因的表达产物为 P- 糖蛋白（P-glyeoprotein，P-gp）。不同的多药耐药基因编码的 P- 糖蛋白是不同的，一般所说的 P- 糖蛋白是指 P- 糖蛋白 1 而言的。P- 糖蛋白是一种位于具有多药耐药性的肿瘤细胞膜上的大分子物质，其分子量为 170 000（170kD），P- 糖蛋白的跨膜结构具有能量依赖性药泵功能。当抗癌药物进入细胞时，P- 糖蛋白可同时与抗癌药物和 ATP 结合，ATP 水解释放能量，使抗癌药物转运出细胞外，导致细胞内药物浓度降低，使药物的细胞毒作用减弱或完全丧失，细胞产生耐药。因此，P- 糖蛋白的表达水平与细胞膜的通透性、细胞内的药物浓度以及细胞的耐药性有关。一般 P- 糖蛋白的表达水平与肿瘤细胞的耐药程度成正比。

 知识拓展

P- 糖蛋白的分子结构

P- 糖蛋白是一种位于具有多药耐药性的肿瘤细胞膜上的大分子物质，其分子量为 170 000（170kD），其中蛋白质部分的分子量为 140 000（140kD），糖基部分的分子量为 30 000（30kD）。P- 糖蛋白约有 1280 个氨基酸组成，可分成 2 个大致相等的同源部分，每一部分都含有 6 个跨膜疏水区和一个 ATP 结合位点，一个完整的 P- 糖蛋白分子共有 12 个跨膜疏水区和 2 个 ATP 结合位点。P- 糖蛋白既有与抗癌药物结合的位点，同时，也有与 ATP 结合的位点。

2）多药耐药基因和 P-gp 的表达及意义：在正常人体的许多组织中均可有多药耐药基因和 P- 糖蛋白的表达。通过检测发现，在正常人体的肾上腺组织、肾小管上皮细胞、肝细胞、肠道黏膜上皮细胞、胎盘滋养层细胞、脑实质的毛细血管内皮细胞中 mdr1 基因的水平较高，在其他组织中 mdr1 基因的水平较低，这充分说明了 mdr1 基因在正常人体组织中的表达具有组织特异性和细胞定位的特点。采用免疫组织化学方法检测正常人体组织中 P- 糖蛋白的阳性表达水平，结果与 mdr1 基因的表达水平一致，且 P- 糖蛋白在各种不同组织细胞中的分布具有明显的极性特点，即 P- 糖蛋白的阳性表达主要位于肝细胞的胆管面、肾近曲小管的刷状缘、肠道黏膜上皮和腺体的腔膜面。P- 糖蛋白在某些正常组织中的高表达与这些组织的生理功能密切相关，如在肝、肾组织中，P- 糖蛋白的高表达与其清除内外源性毒物、排泄代谢产物等功能有关；在肠道上皮细胞中，P- 糖蛋白的高表达与其防止食物中生物碱和致癌物吸收后所致的毒性反应有关；在脑实质的毛细血管内皮细胞中，P- 糖蛋白的高表达与血脑屏障的功能有关；在肾上腺、胎盘滋养层细胞中，P- 糖蛋白的高表达与某些内源性代谢产物的转运和某些激素的分泌有关。因此，mdr1 基因及其产物 P- 糖蛋白可将进入细胞内的化学毒性物质排出细胞外，使细胞免受伤害。同时这些高表达 P- 糖蛋白的组织或器官起源的肿瘤也往往具有较高的耐药性，在临床上常表现为对化疗药物不敏感。所以 P- 糖蛋白被认为是一种预测肿瘤细胞是否具有多药耐药性表型的重要标记物。通过免疫组织化学方法检测肿瘤组织中 P- 糖蛋白的表达水平，具有细胞定位、极性分布、敏感性高、特异性强、快速、简便易行等优点。

多药耐药性的表达可分为 3 种类型：化疗前高表达、化疗前低表达、化疗后高表达。其中化疗前高表达的肿瘤主要有：结肠癌、肝细胞癌、肾细胞癌、肾上腺皮质腺癌、嗜铬细胞瘤、胰腺癌、神经内分泌肿瘤、类癌等肿瘤。这些肿瘤多数是起源于正常情况下 P- 糖蛋白表达水平较高的组织或器官，因此，这些肿瘤细胞内 P- 糖蛋白表达水平也较高，具有较高的耐药性，对化疗不敏感。化疗前低表达的肿瘤主要有：乳腺癌、肺小细胞癌、膀胱癌、食管癌、胃癌、恶性黑色素瘤、间皮瘤、卵巢癌、前列腺癌等肿瘤。这些肿瘤通常对化疗敏感。化疗后高表达的肿瘤主要有：非霍奇金淋巴瘤、乳腺癌、卵巢癌、急性髓性白血病、急性和慢性淋巴细胞性白血病、多发性骨髓瘤等肿瘤。这些肿瘤通常对化疗药物也不敏感，尤其是复发的病例，对化疗药物更不敏感。

前沿知识

P-糖蛋白在各种肿瘤中的阳性表达情况

P-糖蛋白在各种肿瘤中的阳性表达率是不同的。

乳腺癌化疗前，P-糖蛋白表达率较低，对化疗药物较敏感，治疗效果较好，但在化疗过程中逐渐出现耐药性，转变为化疗后P-糖蛋白高表达的肿瘤，由于耐药性的产生，使化疗药物对肿瘤细胞的杀伤力明显降低，导致肿瘤容易复发、转移、无瘤生存期缩短。P-糖蛋白阳性表达的病人术后5年和10年生存率明显降低。因此，检测乳腺癌组织中P-糖蛋白的表达情况，对临床估计病人的预后、判断化疗的效果以及选择治疗方案有重要的指导意义。

由于正常肾小管上皮细胞中P-糖蛋白表达最高，因此由肾小管上皮细胞来源的肾细胞癌中P-糖蛋白含量也较高，所以肾细胞癌最容易产生耐药性，而导致对化疗药物不敏感。

由于在正常的结肠黏膜上皮细胞中也含有较高的P-糖蛋白，因此，在结肠癌组织中也有较高的P-糖蛋白表达，所以结肠癌可对多种化疗药物产生耐药性。但P-糖蛋白的高表达与结肠癌的其他预后因素的关系尚无定论，有待于进一步的探讨。

不同组织学类型的肺癌其化疗效果不同。一般肺鳞状细胞癌对化疗效果较好，肺腺癌对化疗效果最差，大多数肺小细胞癌对初期化疗效果较好，为化疗最敏感的肿瘤之一，但经多个化疗疗程之后，也可产生耐药性，导致肿瘤复发、转移、死亡。而大多数肺的非小细胞癌对初期化疗不敏感，这主要与肿瘤细胞的多药耐药性有关。

总之，P-糖蛋白在许多肿瘤中均有阳性表达，但其阳性表达率是不同的。一般来说肿瘤组织中P-糖蛋白表达越高，肿瘤细胞的耐药性越强，对化疗药物越不明感，治疗效果越差。在肿瘤细胞产生耐药的机制中，除了P-糖蛋白的"药泵"作用以外，还存在着其他作用机制如谷胱甘肽-S-转移酶的解毒作用的增强、拓扑异构酶水平的降低以及多药耐药性相关蛋白的表达等，在肿瘤细胞产生耐药的过程中均发挥着重要作用。

（七）激素受体类的常用标记物

激素受体类的常用标记物主要包括雄激素受体类、雌激素受体类、孕激素受体类。其中对雌激素受体和孕激素受体类的标记物研究的最多、最深入。现主要介绍雌激素受体（estrogen receptor，ER）和孕激素受体（progesterone receptor，PR）的检测及其临床意义。

雌、孕激素属于甾体类激素，在正常人体内主要由卵巢和胎盘组织产生，并通过血液循环作用于靶器官，如子宫、乳腺、输卵管等。其主要功能是调节细胞代谢，控制机体的生长和发育。在正常乳腺组织中存在着雌激素受体和孕激素受体的特异性结合蛋白。

雌激素受体和孕激素受体与乳腺癌的预后和内分泌治疗有密切的关系。目前，多采用免疫组织化学方法检测雌激素受体和孕激素受体，此方法操作简便、快速易行，不仅适用于冷冻切片，也适用于石蜡切片和肿瘤穿刺涂片，而且能够清楚地地显示阳性细胞在肿瘤组织中的分布情况。值得注意的是：用石蜡切片检测雌激素受体和孕激素受体时，标本的固定时间不宜过长，一般不应超过24小时，如果固定时间过长可能会影响染色结果。

雌、孕激素受体的检测方法

对雌激素受体和孕激素受体的检测，在许多医院病理科已成为乳腺癌的常规检查。雌激素受体和孕激素受体的检测方法有很多。传统的方法是用葡聚糖包裹活性炭吸附法（DCC法），检测乳腺癌组织匀浆中雌激素受体和孕激素受体的含量。此法的优点是：敏感性高，可以定量；缺点是：需要大量的新鲜的肿瘤组织，且操作复杂，不能定位。目前，多采用免疫组织化学的方法检测雌激素受体和孕激素受体。

1. 雌激素受体和孕激素受体的阳性表达　雌激素受体和孕激素受体在正常人体的许多组织中均有分布，如乳腺、子宫、卵巢、肝、唾液腺、口腔和鼻黏膜、精囊、前列腺、附睾及皮肤等组织。在乳腺癌、子宫癌、卵巢癌、结肠癌、胃癌、胃肠道类癌、肝癌、前列腺癌、甲状腺癌、白血病等肿瘤中均有雌激素受体和孕激素受体的表达。雌激素受体和孕激素受体阳性表达的部位应位于细胞核上。

2. 雌激素受体和孕激素受体阳性表达的意义　①雌激素受体和孕激素受体的阳性表达率与肿瘤（尤其是乳腺癌、子宫内膜癌、卵巢癌）的分化程度、组织学分级、临床分期、肿瘤细胞的增殖活性、淋巴结转移情况等多种预后因素有关。一般雌激素受体（彩图11-6）和孕激素受体（彩图11-7）表达水平较高者，肿瘤的分化程度较高，肿瘤的复发率和转移率较低，病人的存活时间长。即使雌激素受体和孕激素受体中有一项阳性者，其预后也比两项都阴性者好。在增殖活性较高的肿瘤和c-erbB-2、表皮生长因子受体（EGFR）高表达的肿瘤中，雌激素受体和孕激素受体的阳性表达率较低。②雌激素受体和孕激素受体的阳性表达不仅与肿瘤的预后有密切的关系，更重要的是其阳性表达与肿瘤的治疗也密切相关。即雌激素受体和孕激素受体阳性的肿瘤对内分泌治疗有效，而雌激素受体和孕激素受体阴性表达的肿瘤对内分泌治疗反应差。因此，检测肿瘤组织中雌激素受体和孕激素受体的水平不仅可以推断肿瘤的预后，还可作为临床选择内分泌治疗的依据。

（八）激素类的常用标记物

目前，激素类抗体有很多种，主要用于各种内分泌肿瘤的功能性分类。常用的激素类标记物及其功能见表11-4。

表11-4　疫组织化学常用激素类标记物

抗体的名称	抗体的用途	适用切片及处理	阳性部位
促肾上腺皮质激素（ACTH）	用于垂体腺瘤的功能性分类	冷冻/石蜡胰酶消化	胞质
胰高血糖素（gluccagon）	用于胰岛细胞瘤的功能性分类	冷冻/石蜡	胞质
胰岛素（insulin）	用于胰岛细胞瘤的功能性分类	冷冻/石蜡	胞质
生长抑素（somatostatin）	用于胰岛细胞瘤的功能性分类	冷冻/石蜡	胞质
胰多肽（pancreatic polypeptide）	用于胰岛细胞瘤的功能性分类	冷冻/石蜡	胞质
生长激素（HCH）	用于垂体腺瘤的功能性分类	冷冻/石蜡	胞质
促卵泡生成素（FSH）	用于垂体腺瘤的功能性分类	冷冻/石蜡	胞质
促黄体生成素（LH）	用于垂体腺瘤的功能性分类	冷冻/石蜡	胞质
催乳素（prolactin）	用于垂体腺瘤的功能性分类	冷冻/石蜡	胞质

续表

抗体的名称	抗体的用途	适用切片及处理	阳性部位
促甲状腺素（TSH）	用于垂体腺瘤的功能性分类	冷冻/石蜡	胞质
雌二醇（estradiol）	用于乳腺癌卵巢和子宫肿瘤的检测	冷冻/石蜡	胞质
孕酮（progesterone）	用于乳腺癌卵巢和子宫肿瘤的检测	冷冻/石蜡	胞质
绒毛膜促性腺激素（HCG）	用于滋养叶细胞肿瘤的鉴别诊断	冷冻/石蜡	胞质

1. 胰岛细胞及其肿瘤的常用标记物 胰岛细胞肿瘤除可产生正常胰岛细胞本身的激素外，还可合成和分泌多种异位激素。正常胰岛细胞可分为 α、β 和 d 三种细胞类型，其中 α 细胞的主要功能是合成和储存胰高血糖素；β 细胞的主要功能是合成和储存胰岛素；d 细胞的主要功能是合成和储存生长抑素。通过免疫组织化学染色，除了可证实上述三种细胞外，在胰岛细胞中还可发现一种新的细胞，称为胰多肽细胞（又可称为 PP 细胞），该细胞主要分布于胰头部的胰岛细胞中，其主要功能是合成和储存胰多肽。由上述不同类型细胞来源的肿瘤，其分泌的激素不同。可通过免疫组织化学方法检测各种激素水平，对胰岛细胞肿瘤进行功能分类。少数胰岛细胞的肿瘤可无功能性，激素的检测是反映该肿瘤生化特性的唯一指标。胰岛细胞瘤除能分泌上述激素外，还可分泌多种异位激素，如胃泌素、促肾上腺皮质激素（ACTH）、绒毛膜促性腺激素、甲状旁腺激素、降钙素等异位激素。

2. 垂体细胞及其肿瘤的常用标记物 正常腺垂体的细胞包括三大类，即嗜酸性粒细胞、嗜碱性粒细胞、嫌色性细胞。用激素类抗体的免疫组织化学染色，可将腺垂体细胞按功能进行分类，可分为以下几种：①生长激素细胞约占腺垂体细胞的 50%，主要分布于腺垂体前叶的外侧，其主要功能是合成和分泌生长激素（HCH）；②催乳素细胞约占腺垂体细胞 15%～25%，主要分布于腺垂体的后外侧，其功能是合成和分泌催乳素（prolactin）；③皮质醇细胞约占腺垂体细胞的 15%～25%，主要分布于腺垂体中央部的黏液样楔状区，其主要功能是合成和分泌促肾上腺皮质激素（ACTH）；④促甲状腺素细胞约占腺垂体细胞的 5%，主要分布于腺垂体的前中段区，其主要功能是合成和分泌促甲状腺素（TSH）；⑤促性腺激素细胞约占腺垂体细胞的 10%，主要分布于整个腺垂体，部分可集中在腺垂体的后外侧，其主要功能是合成和分泌促卵泡生成素（FSH）和促黄体生成素（LH）。某些促性腺激素可两种激素共存于同一个细胞中，而其他类激素只能一种激素存在于同一种细胞中。

垂体肿瘤根据其起源的细胞不同，分泌的激素不同，可通过各种激素类抗体的免疫组织化学检测，对垂体肿瘤进行功能性分类诊断，为临床的诊断和治疗提供理论依据。

（九）肿瘤细胞增殖活性的常用标记物

判断肿瘤细胞的增生程度，传统的方法是计算肿瘤细胞核分裂象的多少，这是肿瘤病理组织学分级的重要指标之一。但由于影响核分裂象计数的因素很多，如选择的病变区和视野不同等因素的影响，使每一位病理大夫对肿瘤细胞核分裂象的计数出现明显的误差，缺乏客观性。近几年，随着免疫组织化学技术的不断发展，对肿瘤细胞增生活性的评价可采用增殖细胞核抗原、癌基因产物及核仁组成区等多种检测方法，这些方法简便易行，经济实用，便于推广和应用，既能反映肿瘤细胞核的增生程度，又与肿瘤病人的预后有关。

知识拓展

肿瘤细胞增生活性的评价方法

传统对肿瘤细胞增生活性的评价方法，除核分裂象计数外，还有 ^{3}H 胸腺嘧啶摄入自显影、溴脱氧尿嘧啶及流式细胞测定等方法，这些方法均可反映肿瘤细胞增殖周期DNA 的合成和含量。但对实验条件和实验设备要求较高，且操作步骤较复杂，不便于普及和推广，目前，对肿瘤细胞增生活性的评价多采用增殖细胞核抗原、癌基因产物及核仁组成区等检测方法。

1. 增殖细胞核抗原（PCNA）　增殖细胞核抗原是一种与细胞增殖有关的核抗原，其高峰位于 G_1S 期后部，处于静止期（G_0 期）的细胞内无增殖细胞核抗原的表达。该抗体可适用于冷冻切片、石蜡切片及涂片检查，其阳性表达的部位主要位于细胞核上，通常以阳性细胞数多少或标记指数（即阳性细胞数占肿瘤细胞总数的百分比）来表示细胞增殖活性的高低。一般增殖细胞核抗（彩图 11-8）原阳性细胞数越多或标记指数越大，则提示肿瘤的恶性程度越高，侵袭能力越强，淋巴结转移率越高，预后越差。在乳腺癌中，增殖细胞核抗原除了与肿瘤细胞的核分裂象、肿瘤的组织学分级、淋巴结的转移率有关外，增殖细胞核抗原的表达还与 ER、PR 的表达呈负相关。即增殖细胞核抗原标记指数越高者，提示乳腺癌组织分化越低，淋巴结转移率越高，ER 和 PR 表达越弱，内分泌治疗效果越差。因此，增殖细胞核抗原是肿瘤细胞增殖活性的可靠标记物。

2. Ki-67 单克隆抗体　Ki-67 抗原为非组蛋白，由多肽链构成，主要位于细胞核内，属核内多肽。其双链分子量分别为 395 000（395kD）和 345 000（345kD）。处于细胞增殖循环周期的 G_1、S、G_2、M 期的细胞均有 Ki-67 的表达，且随着细胞增殖循环的进展，在 G_2M 期达到最高峰。其阳性表达的部位主要位于细胞核内（彩图 11-9）。而处于静止期（G_0 期）的细胞则无 Ki-67 的表达。该抗体既可用于冷冻切片，也可用于石蜡切片。Ki-67 抗原阳性表达的意义与增殖细胞核抗原的阳性表达意义相同，也与细胞增殖活性密切相关。

3. 表皮生长因子受体（EGFR）　表皮生长因子受体是一种雌激素受体依赖蛋白，为单一多肽链，其分子量为 6000（6kD）。具有较高的稳定性。其分子结构与 c-erbB-2 相似，均有酪氨酸激酶活性。在全身各组织器官中，均有表皮生长因子受体的表达。在乳腺癌中约有30% 以上的病人可表达表皮生长因子受体，其阳性表达与肿瘤的预后密切相关，并与 ER 表达呈负相关。表皮生长因子受体和 c-erbB-2 表达水平越高，病人的预后越差，ER 表达水平越低，对内分泌治疗越不敏感。

4. 核仁组织区嗜银蛋白（AgNOR）　核仁组织区嗜银蛋白同增殖细胞核抗原抗体相似，与肿瘤细胞增殖活性密切相关。核仁组织区嗜银蛋白是指在细胞增殖周期的间期（G_1G_2 期）阶段，核内 DNA 链可突入核仁内，称为核仁组织区。此时，核仁组织区内含有较多的嗜银蛋白，可通过银染色法显示，在核内呈现棕黑色颗粒。可通过计数或测量这些颗粒，作为区别良恶性肿瘤及恶性肿瘤恶性程度分级的重要指标之一。该法简便易行，易于推广和普及。目前，通过计算机图像分析软件，使得核仁组织区嗜银蛋白的检测更客观、更准确、更迅速、更简便。

除了上述四种常用的增殖细胞活性标记物外，还有一些其他的标记物，同样也可反映细胞增殖活性，如 c-erbB-2、P53、P120、Bcl-2 等。

前沿知识

乳腺癌检测试剂盒

目前,临床上对乳腺癌的分型、增殖活性、治疗及预后的研究比较多,而且也比较深入,为了适应临床病理工作的需要,推出了乳腺癌检测试剂盒,现简要介绍如下:

经临床观察发现:在乳腺癌组织中,ER 的存在状态与乳腺癌病人预后和内分泌治疗结果密切相关,乳腺癌组织中 ER 水平的检测已成为临床病理科常规检测项目。PR 是一种孕激素相关蛋白,PR 的表达预示着 ER 有良好反应,也预示着乳腺癌病人内分泌治疗的良好效果。因此,PR 的表达提供了乳腺癌病人内分泌治疗良好反应和判断预后的补充信息。癌基因 *c-erbB-2* 是生长因子受体 1 型家族中的成员之一,*c-erbB-2* 的过度表达提示乳腺癌病人预后较差、内分泌治疗无效、5 年生存率较低。ER、PR 阳性,c-erbB-2 阴性的病人进行三苯氧胺治疗,可取得良好的治疗效果。人源化单克隆抗体 Herceptin 治疗的作用靶细胞为 c-erbB-2 蛋白阳性的癌细胞,因此,c-erbB-2 的阳性表达的乳腺癌病人对人源化单克隆抗体 Herceptin 治疗效果较好,即 c-erbB-2 的表达情况对人源化单克隆抗体 Herceptin 的治疗起到了指导性的作用。该试剂盒适用于常规福尔马林固定、石蜡包埋切片或冷冻切片。试剂盒组成:

试剂 1 　　雌激素受体单克隆抗体

试剂 2 　　孕激素受体单克隆抗体

试剂 3 　　c-erbB-2 单克隆抗体

试剂 4 　　P53 单克隆抗体

试剂 5 　　Ki-67 单克隆抗体

试剂 6 　　增殖细胞核抗原(PCNA)抗体

试剂 7 　　表皮生长因子(EGFR)抗体

试剂 8 　　nm23 单克隆抗体

乳腺癌预后相关蛋白及其表达意义

抗体名称	阳性部位	表达情况	关联性	预后	其他
ER	细胞核	阳性	内分泌治疗	好	
PR	细胞核	阳性	内分泌治疗	好	
c-erbB-2	细胞膜	强阳性	*Her-2* 基因扩增	差	适合曲妥珠单抗药物治疗
P53	细胞核	强阳性	*P53* 基因突变	差	
Ki-67	细胞核	强阳性	肿瘤细胞高增殖	差	
PCNA	细胞核	强阳性	肿瘤细胞高增殖	差	
nm23	细胞质	强表达	抑制肿瘤转移	好	
EGFR	细胞膜	阳性	分子靶向治疗	差	可接受 EGFR 靶向药物的治疗

本节小结

第四节主要讲授了免疫组织化学的应用,包括免疫组织化学的应用范围、应用过程中的注意事项、各种组织及其肿瘤的免疫组织化学三部分内容。其中关于免疫组织化学的应用范围主要有九个方面,这九个方面均要求学生掌握;关于免疫组织化学应用中的注意事项,主要讲授了免疫组织化学应用过程中需要高度注意的六方面,是免疫组织化学应用中的关键问题,所以要求同学们掌握;关于各种组织及其肿瘤的免疫组织化学是具体讲授各种组织及其起源肿瘤的常用标记物,是教给学生在临床病理工作中,如何选择适当的抗体,进行肿瘤的诊断与鉴别诊断,锻炼和培养学生分析问题和解决问题的能力。由于这一部分内容涉及的肿瘤标志物(即特异性一抗)较多,只要求学生熟悉,不要求学生掌握。对每一种标志物的分布、应用及应用时的注意事项均作出了详细的说明,便于学生在今后实际工作中的参考和查阅。

(黄晓红)

 复习题

一、名词解释

癌基因、原癌基因、抑癌基因、病毒癌基因、细胞癌基因、多药耐药性

二、填空题

1. 上皮组织及其肿瘤的常用标记物有_____、_____。

2. 在细胞角蛋白中,低分子量的细胞角蛋白多主要在_____中表达,高分子量的细胞角蛋白多在_____中表达。

3. 上皮细胞膜抗原在_____中的表达优于在_____中的表达。

4. 全 B 淋巴细胞的常用标记物有_____、_____、_____,其中可用于石蜡切片的标记物是_____、_____。

5. T 淋巴细胞的常用标记物有_____、_____、_____、_____。

6. 霍奇金病中的 R-S 细胞的常用标记物是_____、_____。

7. 间叶组织的常用标记物有_____、_____、_____、_____、_____、_____。

8. 神经内分泌肿瘤的常用标记物有_____、_____、_____、_____、_____。

9. 肿瘤相关抗原的常用标记物有_____、_____、_____、_____。

10. 正常体细胞内癌基因被激活的方式有_____、_____、_____。

三、选择题

单项选择题

1. 在癌与其他非上皮性肿瘤中的鉴别诊断时,首选的抗体是( )

    A. 细胞角蛋白   B. 肌红蛋白

    C. 肌球蛋白   D. 肌动蛋白

E. 结蛋白

2. 诊断内脏腺上皮的肿瘤时最好选用的抗体是( )

    A. CK   B. 波形蛋白

    C. EMA   D. GFAP

    E. S-100 蛋白

3. 上皮膜抗原阳性表达的部位主要位于( )

    A. 细胞核内   B. 细胞质内

    C. 细胞膜上   D. 细胞质和细胞核内

    E. 细胞核和细胞膜上

4. 在横纹肌肉瘤的诊断和鉴别诊断中,首选的抗体是( )

    A. 波形蛋白   B. 结蛋白

    C. 肌球蛋白   D. 肌动蛋白

    E. 肌红蛋白

5. 在淋巴瘤与非淋巴系统肿瘤的鉴别诊断中,应选择的抗体是( )

    A. EMA   B. CK

    C. 白细胞共同抗原(LCA)   D. 波形蛋白

    E. 结蛋白

6. 在淋巴瘤的分类诊断中,疑为 T 细胞淋巴瘤时,首选的抗体是( )

    A. LCA   B. CD-45RO

    C. CD-20   D. CD-30

    E. CD-68

7. 在淋巴瘤的分类诊断中,疑为 B 细胞淋巴瘤时,首选的抗体是( )

    A. LCA   B. CD-45RO

    C. CD-20   D. CD-30

    E. CD-68

8. 在霍奇金淋巴瘤中,R-S 细胞阳性表达的抗体是( )

    A. LCA   B. CD-45RO

    C. CD-20   D. CD-30

    E. CD-68

9. 在乳腺癌中,下列哪项标记物表达越强,提示肿瘤内分泌治疗有效,预后越好( )

    A. ER、PR   B. c-erbB-2

    C. PCNA   D. P53

    E. ras-p21

10. 可用于判断肿瘤细胞增生活性的标记物是( )

    A. LCA   B. CK

    C. PCNA   D. Vimentin

    E. ER 和 PR

11. 单核细胞、巨噬细胞及组织细胞的特异性标记物是( )

    A. CD20   B. CD45RO

    C. CD68   D. CD45R

E. CD30

多项选择题

12. 上皮性肿瘤的常用标记物有（   ）
    A. 癌胚抗原　　　　　　　　　　B. 波形蛋白（   ）
    C. EMA　　　　　　　　　　　　D. 神经元特异性烯醇化酶
    E. CK

13. 在黑色素瘤的诊断和鉴别诊断中，可选用的抗体有（   ）
    A. EMA　　　　　　　　　　　　B. CK
    C. HMB-45　　　　　　　　　　D. S-100 蛋白
    E. CEA

14. 免疫组化应用中的注意事项有（   ）
    A. 正确认识设置对照的意义
    B. 正确判断染色结果
    C. 正确分析假阳性、假阴性的原因
    D. 正确认识抗原的"例外"和联合表达
    E. 正确应用反正法

15. T 淋巴细胞亚群的标记物有（   ）
    A. CD4　　　　　　　　　　　　B. CD45RO
    C. CD8　　　　　　　　　　　　D. CD45R
    E. CD30

16. 全 B 淋巴细胞的常用标记物中，可用于石蜡切片的标记物是（   ）
    A. CD5　　　　　　　　　　　　B. CD45R
    C. CD8　　　　　　　　　　　　D. CD45RO
    E. CD20

四、简答题

1. 简述免疫组织化学的应用范围。
2. 简述免疫组织化学应用中的注意事项。
3. 简述上皮组织及其肿瘤的常用标记物的种类、应用及注意事项。
4. 简述间叶组织及其肿瘤的常用标记物的种类、应用及注意事项。
5. 简述神经内分泌细胞及其肿瘤的常用标记物的种类、应用及注意事项。
6. 简述淋巴造血组织及其肿瘤的常用标记物的种类、应用及注意事项。
7. 简述肿瘤相关蛋白的常用标记物的种类、应用及注意事项。
8. 简述常用的激素受体类抗体的种类及其临床意义。
9. 简述细胞增殖活性的常用标记物的种类及其意义。

第十二章 原位杂交技术

 本章要点

1. 掌握DNA的变性与复性,核酸分子杂交的原理。
2. 熟悉核酸探针的种类、制备过程及标记方法,每种探针的优缺点;原位杂交的种类、特点及光学显微镜下原位杂交的操作方法。
3. 了解电子显微镜下原位杂交的特点和原位杂交在病理学中的应用。

第一节 核酸分子杂交概论

一、DNA的变性和复性

(一) DNA变性

在物理和化学因素的影响下,DNA双螺旋之间的氢键断裂,双螺旋解旋成为单链的过程称为DNA变性(denaturation)。在DNA溶液中加入过量的酸、碱,有机溶剂如乙醇、丙酮或加热,均可使DNA变性。DNA变性可发生于整个DNA分子中,也可发生于局部双螺旋片段上,其实质是连接碱基配对的氢键断裂。

实验室常采用加热的方法使DNA变性,它是将DNA溶液加热到80℃左右,配对碱基间的氢键断裂,双螺旋结构遭到破坏,两条链彼此分开并随机卷曲形成不规则线团(图12-1),其理化性质也发生相应改变。

图 12-1 DNA 的变性与复性

由于构成 DNA 分子碱基的嘌呤、嘧啶环上都有共轭双键存在，因此在 260nm 附近对紫外光有较强的吸收，这是 DNA 分子的一个重要理化特征。在 DNA 变性的研究中可利用此特征追踪 DNA 的变性过程。在 DNA 变性前，碱基位于双螺旋结构的内侧，变性时由于双螺旋打开，碱基暴露，DNA 溶液在 260nm 处的吸光度因而增加，这一现象称为增色效应（hyperchromic effect）。

如果加热 DNA 溶液使之变性，在连续升温的过程中测定各温度下 DNA 溶液在 260nm 处的吸光度变化并以此做图，可得到一条曲线，称为解链曲线（图 12-2）。

图 12-2　DNA 的解链曲线

从曲线中可以看出，在 DNA 变性前吸光度基本不变，当温度升高到一定范围时，DNA 溶液的吸光度急剧升高到最大值，随后即使温度继续升高，其吸光度也无明显变化。这说明 DNA 从开始变性到完全解链是在一个很窄的温度范围内完成的，其增色效应是爆发式的，DNA 双链几乎同时解开。通常将加热变性时 DNA 双螺旋被解开一半时的温度定为解链温度（melting temperature，Tm）。每一种 DNA 都有一个解链温度，通常 Tm 在 85～95℃之间。

（二）DNA 复性

变性 DNA 的两条互补单链，在适当条件下重新结合，这一过程称为 DNA 复性（renaturation）。在 DNA 加热变性后，缓慢冷却 DNA 溶液，并将温度维持在比 Tm 低 25℃左右时，变性后的两条 DNA 单链即可恢复双螺旋结构，所以，DNA 复性过程又叫做退火。复性后的 DNA 其理化性质可以恢复。

DNA 的复性过程并不是变性的简单逆向反应，变性反应可以在一个很短的时间内迅速完成，而复性则需要相对较长的时间才能完成。复性时，两条 DNA 单链在溶液中不断地碰撞，如果碰撞到一起的两条单链的局部碱基不能配对，则会重新分开，一旦找到了正确的互补区域，就会按照碱基配对的原则：A 与 T、G 与 C 配对而形成一定长度的局部双链；然后，在此基础上两条单链的其余部分碱基会像"拉链"一样迅速配对，完成整个复性过程。一个稳定的成核区至少要有10~20个碱基对。

二、核酸分子杂交原理

复性是变性DNA两股单链的重新结合，但是，不同来源的核酸单链只要彼此间存在碱基互补序列，也可按照碱基配对的原则以氢键相结合而形成双链，这一过程称称为核酸分子杂交（nucleic acid molecular hybridization）。杂交所形成的双链叫做杂交体。核酸分子杂交并不要求进行杂交的两条单链其碱基序列完全互补，只要两条单链之间存在一定程度的互补序列即具有同源性（homogeneity），就可以形成杂交体。所以，核酸分子杂交可以发生在DNA与DNA、DNA与RNA、RNA与RNA以及人工合成的寡核苷酸单链与DNA或RNA单链之间。

根据核酸分子杂交理论，可将一种已知核酸分子进行标记作为探针来检测另一未知核酸序列，由此产生了一种新的分子生物学实验技术——核酸分子杂交技术。

三、核酸分子杂交技术

核酸分子杂交技术是分子生物学领域中最常用的基本技术之一。由于核酸分子杂交的高度特异性及检测方法的高度灵敏性，使得该项技术广泛应用于特定基因序列的定量和定性检测、基因克隆的筛选、基因突变的分析和疾病的诊断。

核酸分子杂交技术根据其反应环境的不同可分为固相杂交和液相杂交两大类。液相杂交是将待测的核酸样品和杂交探针同时溶于杂交液中，在一定条件下进行杂交，然后除去未杂交的探针，即可得到杂交体。液相杂交是最早使用的杂交方法，但其应用远不如固相杂交广泛。固相杂交是将待测的靶核酸链预先固定在固体支持物上如硝酸纤维素膜、尼龙膜等，而标记的探针则游离在溶液中，经过杂交后，使杂交体留在支持物上。由于固相杂交后，未杂交的游离探针可容易地漂洗除去，留在支持物上的杂交体易被检测和能防止靶DNA自我复性等优点，故被广泛应用。

常用固相杂交的类型有：原位杂交、斑点杂交、Southern印迹杂交、Northern印迹杂交等。

第二节 核 酸 探 针

一、核酸探针的概念

核酸探针是指带有标记物的已知序列的核酸片段，它能和与其互补的核酸序列杂交，形成双链，所以可用于待测核酸样品中特定基因序列的检测。核酸探针与靶核酸杂交后形成杂交体，为了检测杂交体的存在，必须预先对核酸探针进行标记，使其带有标记物。

二、核酸探针的种类和制备

根据核酸性质的不同，核酸探针可分为三类：DNA探针、RNA探针和寡核苷酸探针。根据实验目的和要求可选择不同类型的探针，探针选择正确与否将直接关系到实验结果的准确性和可靠性。

1. DNA探针　DNA探针是最常用的核酸探针，指长度在几百碱基对以上的双链DNA

或单链 DNA 探针。这类探针的制备是将探针的 DNA 片段导入大肠杆菌细胞内，通过细菌培养扩增所需要的探针，这是获取 DNA 探针较为方便的方法。现在由于聚合酶链式反应（PCR）技术的出现，能将微量 DNA 在短时间内大量扩增，使得 DNA 探针的制备更为方便。

DNA 探针的优点是：探针的制备方法简单，容易获得；DNA 探针比 RNA 探针稳定，不易降解；探针的标记方法成熟，易标记；杂交适宜的温度范围较宽。

DNA 探针的缺点是：由于是双链探针，杂交前需变性为单链；杂交反应中存在自身复性而与靶核酸竞争结合的可能，降低了杂交效率；所形成的杂交体不如 RNA 探针的杂交体稳定。

2. RNA 探针　RNA 探针与 DNA 探针相比具有以下优点：首先 RNA 探针是单链探针，使用时不需要预先变性，而且在杂交反应中也不会发生自身复性，可与靶核酸序列全部结合，杂交效率较高；其次，RNA 探针所形成的杂交体（RNA-DNA 或 RNA-RNA）的稳定性比 DNA（DNA-DNA）要高。此外，杂交后可用 RNA 酶将未杂交的 RNA 探针水解掉，以减少对杂交信号的干扰。因此，RNA 探针在原位杂交中得到了广泛的应用。

RNA 探针的缺点是：探针的标记方法复杂；对 RNA 酶敏感，易被降解破坏；杂交适宜温度的范围较窄。

3. 寡核苷酸探针　随着核苷酸化学合成技术的发展，寡核苷酸探针在原位杂交中的应用逐渐增加。寡核苷酸探针可由 DNA 自动合成仪来制备，其合成长度一般为 10～50 个核苷酸。

寡核苷酸探针具有以下优点：制备方法简单，可大量合成，且成本较低；可根据已知待测核酸的序列来设计探针；自身为单链探针，避免了自我复性，提高了杂交效率；探针较短，对组织的穿透性好，容易进入细胞内。

寡核苷酸探针的缺点是：只能合成短链探针，其应用范围较窄；标记方法受限，携带的标记分子少，检测时敏感性较低。

寡核苷酸探针的设计很重要，应注意以下几点：①探针长度应在 10～50bp 之间，探针过长不仅合成困难，杂交时间也长，过短则特异性较差；②碱基组成中 G+C 的含量应为 40%～60%，超出此范围会增加非特异性杂交；③探针内部应无互补序列，否则可形成"发夹"结构而抑制杂交；④避免同一碱基反复出现，一般不能超过 4 个，如 -CCCCC-。

三、核酸探针的标记

为实现对核酸探针分子的有效检测，必须将探针分子用一定的标记物即示踪物进行标记。一种理想的探针标记物应具备以下几个条件：①标记物与探针结合后，不影响探针的理化性质，更不能影响探针与靶核酸的杂交反应；②标记方法简便，如用酶促方法进行标记时，应对酶的活性无较大影响，以保证标记反应的正常进行；③检测方法要具有高度的灵敏性和特异性，尽量降低假阳性率；④对环境无污染，价格便宜。目前，探针标记物有放射性核素和非放射性标记物两类。

探针的标记方法主要有两种：酶促标记法和化学标记法。酶促标记法是将标记物预先标记在单核苷酸分子上，然后利用酶促方法将它掺入到探针分子中。此法适用于所有放射性核素探针的标记，部分非放射性探针也可用此法标记。化学标记法是利用标记物分子上的活性基团与探针分子上的基团发生化学反应，从而将标记物直接结合到探针分子上。

（一）放射性探针的标记

放射性探针的标记是在探针核酸链中加入放射性核素,常用的放射性核素有 ^{32}P、^{35}S 和 ^3H。其中 ^{32}P 由于释放出的 β 粒子能量高,信号强,最为常用。杂交信号通过放射自显影技术来检测。

放射性探针的特点是:检测的特异性强,很少出现假阳性结果;灵敏度高,可以检测到 $10^{-18}\sim10^{-14}g$ 的物质,有时在最适条件下,可测出样品中少于 1000 个分子的核酸含量;对酶促反应无任何影响,也不影响探针的杂交反应。其主要缺点是易造成放射性污染;此外,多数放射性核素的半衰期都较短,限制了探针的使用,如 ^{32}P 半衰期只有 14.3 天,其探针标记后必须立即使用,不能长期存放。

放射性探针的标记通常采用酶促法,根据具体方法的不同又分为切口平移法、随机引物法和末端标记法。

1. 切口平移法　这是一种快速、简便的标记方法,其原理主要是利用了大肠杆菌 DNA 聚合酶Ⅰ(DNase Ⅰ)的多种生物活性。首先,在极微量 DNase Ⅰ和 Mg^{2+} 的作用下,将双链 DNA 分子的单股链上随机切开若干切口,切口处形成 $3'$ 末端和 $5'$ 末端;此时再在 DNase Ⅰ 的 $5'\to 3'$ 聚合酶活性的催化下,在 $3'$ 末端加入四种脱氧三磷酸核苷(dNTP),其中一种为 ^{32}P 所标记;与此同时,DNase Ⅰ又具有 $5'\to 3'$ 核酸外切酶活性,将切口 $5'$ 末端的核苷酸逐个切除。其结果是切口的 $5'$ 末端不断切除核苷酸,而在 $3'$ 末端依次添加标记核苷酸,从而使切口沿着互补 DNA 链移动,故称切口平移。切口平移是用放射性核素标记的核苷酸取代原 DNA 链中未标记的核苷酸,由于原来双链 DNA 是随机切口,因此新生成的两条链都被放射性核素均匀标记上,可合成较高放射活性的 DNA 探针。用此法标记的探针能满足大多数杂交的要求(图 12-3)。

图 12-3　切口平移法

2. 随机引物法　此法是利用寡核苷酸作为引物,在大肠杆菌 DNA 聚合酶Ⅰ的 Klenow 片段的催化下来标记 DNA 探针的方法。

Klenow 片段是指 DNA 聚合酶Ⅰ经枯草菌蛋白酶水解而获得的分子量为 76 000(76kD)的单链多肽片段,它仍保留了 $5'\to 3'$ 聚合酶的活性和 $3'\to 5'$ 外切酶的活性,但缺乏 $5'\to 3'$

外切酶的活性。

随机引物（random primer）是含有各种可能排列顺序的寡核苷酸片段的混合物，可与任何一种核酸序列随机杂交。寡核苷酸的长度一般为 6 个核苷酸残基，其排列顺序可能有 $4^6=4096$ 种。随机引物可由 DNase I 酶切小牛胸腺 DNA 获得或由 DNA 自动合成仪人工合成得到。

将待标记的 DNA 探针变性后与随机引物杂交，使寡核苷酸片段随机互补结合在单链模板 DNA 上，以此为引物在 DNA 聚合酶 I 的 Klenow 片段的催化下，在引物的 3' 末端沿 $5' \rightarrow 3'$ 合成一条与探针模板 DNA 互补的新的 DNA 链。当反应液中含有 ^{32}P 标记的 dNTP 时，可形成放射性核素标记的 DNA 探针。（图 12-4）

图 12-4 随机引物法

3. 末端标记法 与切口平移法和随机引物法不同，末端标记法并不是对探针核酸链的全长进行标记，而只是将标记物导入核酸链的 5' 或 3' 末端。此法制备的探针，携带的标记分子比较少，主要适用于寡核苷酸探针或短链 DNA 和 RNA 探针的标记。

（二）非放射性探针的标记

虽然放射性探针灵敏度高，但存在放射性污染以及半衰期短的限制。人们一直在寻找非放射性标记物并取得了很大进展，迄今已发现的非放射性标记物有十几种，如生物素、地高辛、碱性磷酸酶、辣根过氧化物酶和荧光素等。非放射性探针的灵敏度不如放射性探针，但其稳定性和分辨率更高，操作简便，不需要特殊的防护设备，而且检测所需时间也大大缩短，一般 24 小时内可得到实验结果。因此非放射性探针在原位杂交中的应用越来越广泛。非放射性探针的标记可用酶促标记法，也可用化学标记法。

1. 酶促标记法 非放射性标记物生物素和地高辛可以像放射性核素那样预先与 dNTP 结合，然后通过多种酶促方法如切口平移法、随机引物法及末端标记法，在各种酶的催化下掺入到 DNA、RNA 和寡核苷酸探针中，形成生物素或地高辛标记的探针。

酶促法具有灵敏度高的优点，但操作程序复杂，产量低，成本高，难于大规模制备。

2. 化学标记法 是将标记物通过化学反应直接连接到探针分子上。相对酶促法而言，化学法简便快速，成本低，可大量制备。

化学法中常用的标记物是光敏生物素。光敏生物素是由一个光敏基团、一个生物素基团以及连接两个基团的连接臂所构成（图 12-5）。

图 12-5 光敏生物素的结构

光敏基团是芳基叠氮化合物，在可见光照射下，可被活化成为芳基硝基苯，后者可与核酸的碱基发生交联反应，尤其是与腺嘌呤的 N-7 位置特异性结合，这样可将生物素标记在探针上。光敏生物素的标记方法简单，快速省时，不需昂贵的酶催化，只需光照，且探针稳定，−20℃条件下可保存 12 个月以上，适用于 DNA 和 RNA 探针，特异性和灵敏度均较高。

第三节 原 位 杂 交

一、原位杂交概述

原位核酸分子杂交技术简称原位杂交（in situ hybridization），属于固相杂交，是将已知碱基顺序并带有标记物的核酸片段作为探针与组织、细胞中具有同源性的待测核酸序列进行杂交，再用与标记物相应的检测系统来确定杂交体在组织、细胞原位的存在。由于非放射性探针的广泛应用，杂交体的检测一般是通过组织化学或免疫组织化学染色方法进行的，因此原位杂交又称为原位杂交组织化学。

原位杂交技术是在组织细胞原位对某种特定基因或 mRNA 的表达进行定位、定性及定量检测的一项新技术，这一技术为从分子水平研究细胞内基因表达和有关基因调控提供了有效的工具。它使医学研究从器官、组织和细胞水平走向分子、基因水平。

根据所用探针和靶核酸的不同，原位杂交可分为 DNA-DNA 杂交、DNA-RNA 杂交和RNA-RNA 杂交三种类型。

原位杂交同其他核酸分子杂交技术相比具有以下特点：①既保持了核酸分子杂交特异性强、灵敏度高的特点，又可用组织化学或免疫组织化学染色方法检测结果并在显微镜下观察；②无须提取核酸，保存了组织细胞的形态结构，从而在组织细胞原位直接检测基因表达；③适用性强，既可用于新鲜组织，又可用于石蜡包埋组织，还可用于活检穿刺和细胞涂片等标本；④应用范围广，不仅用来检测基因的表达情况，还可检测组织细胞中病毒或细菌的 DNA 或 RNA，从而进行传染性疾病的诊断。

二、光学显微镜下原位杂交

随着原位杂交技术的不断完善，特别是非放射性标记技术的建立，结合应用免疫组织化学的检测技术，使原位杂交技术广泛应用于光学显微镜下的石蜡切片、冷冻切片等病理标本。其基本操作方法有以下几个方面：①杂交前准备，包括玻片的预处理、取材、固定、增强探针的穿透性和降低背景染色等；②杂交；③杂交后处理；④显色。

（一）杂交前准备

1. 玻片的预处理 玻片包括盖玻片和载玻片，原位杂交主要在载玻片上进行，因此，玻片的预处理非常重要。玻片的处理分为四个方面：①玻片的清洁；②去除核酸酶；③黏片剂的使用；④盖玻片的硅化。

（1）玻片要彻底清洁，去除灰尘和油脂：玻片可先用热肥皂水洗刷，自来水清洗干净后，置于硫酸清洁液中浸泡 24 小时，清水洗净并烘干，95% 乙醇中浸泡 24 小时，蒸馏水冲洗，烘干。

（2）为防止核酸酶的污染，应去除玻片上的核酸酶：将清洁后的玻片放入 180℃的烤箱中，烘烤 4 小时以上，亦可经 15 磅高压蒸汽灭菌 20 分钟处理，可将玻片上的核酸酶清除。

（3）为防止实验过程中组织切片从载玻片上脱落下来，还应使用黏片剂进行预处理，其具体操作方法见第十一章第二节。

（4）为减少实验中盖玻片对于探针的吸附，应对盖玻片进行硅化处理。常用的方法有两种：

1）将新的盖玻片分散开，在通风的条件下于 0.1mol/L 的 HCl 中煮 20 分钟，待其冷却后，倒掉盐酸；用去离子水漂洗盖玻片，竖放在架子上自然干燥。在通风条件下，将盖玻片在 2% 的二甲二氯硅烷（dimethydichlorosilane，DMDC）液中浸几下，竖放在架子上干燥；2%DMDC 可由 2ml DMDC 与 98ml 三氯乙烷混合而成，待气泡消失后即可使用。

收集干燥的盖玻片于一可耐热的培养皿中，用去离子水漂洗数次，彻底清洗。而后用铝箔将装有盖玻片的培养皿包好，于 180℃烘烤 4 小时以上。取出待冷却至室温后，进行后续处理。

注意：DMDC 有毒且高度挥发，应于通风环境操作并戴口罩、手套，避免接触皮肤或吸入。

2）室温下将玻片在 2%APES 丙酮液中浸泡 10 秒，丙酮中洗涮一次，DEPC 水中漂洗，空气中干燥，用铝箔包好，4℃存放备用。

2. 取材 机体活组织在离体后，其组织细胞内的核酸在内源性核酸酶的作用下会很快降解，为了最大限度地保存靶核酸，必须尽快取材并马上固定。一般认为，取材后的新鲜组织应在 30 分钟内固定，超过此时限，杂交信号会降低。及早固定可灭活内源性核酸酶，从而保存要检测的靶核酸。为此，组织取材时，若为实验动物则应采取先灌注固定而后取材的方法；若为临床活检或手术切除标本，应在病房或手术室立即取材，马上固定；若不能尽快固定，标本运送时应置于盛有冰水的密闭容器内，尽可能减少组织内靶核酸的降解。

除了及时灭活标本中的内源性核酸酶外，在整个原位杂交过程中还应注意避免外源性核酸酶的污染。尤其是在做 RNA 原位杂交时，要防止 RNA 酶的污染，这是一种普遍存在和十分耐热的酶，可以在原位杂交的任何阶段降解 mRNA 和 RNA 探针。所以，首先要求操作者要戴消毒手套和口罩，以防止含 RNA 酶丰富的手指和唾液污染实验。参与杂交的各种试剂和器皿也应清除 RNA 酶,玻璃制品和其他耐热物品,实验前一天应在 180℃的烤箱中高温烘烤 4 小时以上,塑料容器用前必须高压灭菌。

进行 RNA 原位杂交时,杂交及其之前的各步反应中,所用液体试剂都应经 DEPC(diethylprocarbonate)处理。DEPC 即二乙基焦碳酸酯,是 RNA 酶的强抑制剂。具体方法是:配制这些液体试剂时,可用 DEPC 水配制。DEPC 水是用 DEPC 处理过的蒸馏水,制作方法是取市售 DEPC 1ml,加入 1000ml 蒸馏水中,经剧烈振摇后,于 37℃过夜,然后高压灭菌以备用。有些试剂也可直接加入 DEPC,终浓度一般为 0.1%~0.4%。除此之外,接触标本以及与标本有关的容器的洗涤也需 DEPC 水。通过以上措施可消除或抑制 RNA 酶,注意:① DEPC 是一种潜在的致癌物质,操作时应在通风条件下进行,并避免接触皮肤;②含有 Tris 缓冲液的溶液中,不能加入 DEPC。

3. 固定 原位杂交的组织标本要用化学固定剂尽快固定,其目的是:①最大限度地保存细胞内的 DNA 或 RNA;②保持组织细胞的形态结构;③增加组织通透性,使探针易于进入组织细胞。一般情况下,多选用 4% 多聚甲醛作为固定剂,因其不会与蛋白质产生广泛的交叉连接,不影响探针进入组织细胞,可获得较好的原位杂交效果。

4% 多聚甲醛的固定方法可采用灌注法和浸泡法。除此之外,组织标本也可取材后直接置入液氮中冷冻,切片后再将其浸入 4% 多聚甲醛约 10 分钟,空气干燥后保存在 −70℃冰箱中可达数月之久而不影响杂交效果。

在临床病理活检时多用福尔马林固定和石蜡包埋,这种标本进行原位杂交检测 DNA 和 RNA 也可获得杂交信号,但由于蛋白质交联及包埋过程中 mRNA 的丢失,其杂交信号常低于冷冻切片。

4. 组织切片 常用的原位杂交标本有冷冻切片、石蜡切片和细胞培养标本。不论是哪一类的标本,在制备时要尽量避免 RNA 酶的污染。操作时要戴手套;切片前要用 70% 的乙醇擦洗工作面、切片机的刀架、摇柄和载物台等手经常接触的部位,以及镊子、刷子等工具。

制备石蜡切片时,展片要用高压灭菌处理过的蒸馏水,裱片后把切片置于 60℃烤箱中烘烤 1~3 小时,然后可在室温下保存备用。新鲜组织切片最好先用固定剂固定(如 4% 多聚甲醛或冷丙酮固定 10 分钟),吹干后 −70℃保存或在 70% 乙醇中 4℃保存。培养细胞标本的处理方法与冷冻切片相似。

5. 组织切片的预处理 杂交前组织切片的处理目的在于提高组织的通透性,使探针易于进入组织细胞;同时,防止探针与细胞组织之间的非特异性结合,从而增强杂交信号,减少背景着色。

(1)脱蜡:石蜡切片必须首先脱蜡。由于石蜡会影响探针的穿透力,因此脱蜡要充分彻底,其中关键是脱蜡用的二甲苯要尽可能新鲜。脱蜡后经逐级乙醇入水。

(2)增强组织的通透性和探针的穿透性:稀酸处理、去污剂处理和蛋白酶消化。

1)稀酸处理:用稀释的酸溶液处理组织切片,能使组织中的碱性蛋白变性,结合蛋白酶消化,可将碱性蛋白去除。这样不仅增加组织的通透性,也可避免碱性蛋白与核酸探针之间的非特异性结合,从而可以降低背景着色。一般杂交前可用 0.2moL/L HCl 处理标本 10 分钟。

2)去污剂处理:可增加组织的通透性,有利于杂交探针进入组织细胞。常用的去污剂是 Triton X-100,可用 PBS 配成 0.1%~0.3% 的溶液来使用。

3)蛋白酶消化:蛋白酶消化能使经固定后被遮盖的靶核酸暴露,以增加探针与靶核酸的接触机会。常用的蛋白酶有蛋白酶K、链霉蛋白酶、胃蛋白酶和胰蛋白酶等。蛋白酶消化作用的浓度及孵育时间应根据组织种类、应用固定剂类型和组织切片的厚度而定。

一般使用蛋白酶K，浓度为1～5μg/ml（于0.1mol/L Tris-HCl、50mmoL/L EDTA、pH 8.0缓冲液中），37℃孵育15～30分钟，以达到充分消化蛋白质而又不影响组织形态的目的。蛋白酶K还具有消化包围靶DNA蛋白质的作用，因而可提高杂交信号。

过度的蛋白酶消化会引起细胞形态结构的破坏及靶核酸的减少，甚至会导致标本从载玻片上脱落。所以，在蛋白酶的用量及孵育时间上应谨慎掌握。

标本经蛋白酶消化后应及时终止反应。甘氨酸是蛋白酶K的抑制剂，常用含0.2%甘氨酸的PBS液反复清洗10分钟以终止反应，或用4%多聚甲醛再固定3分钟。

（3）预杂交：杂交前用不含探针的杂交缓冲液在杂交温度下孵育2小时，以阻断玻片和标本中可能与探针产生非特异性结合的位点，从而可以达到减低背景染色的目的。

（二）杂交反应

虽然杂交反应操作简单，但影响实验结果的因素很多，应将这些因素设计优化，使其适于杂交反应的进行。

1. 变性　进行杂交反应时，探针和靶核酸都必须是单链的。如果用双链DNA探针检测标本中的DNA时，可先将含有探针的杂交液加在组织标本上，再将载玻片加热至95～100℃，变性5～10分钟。探针与靶DNA同时变性，变性的单链探针与靶DNA随即进行杂交反应。如果用单链探针与双链DNA进行杂交，虽然探针本身并不需要变性，但也可将探针加在组织标本上，用上述方法使靶DNA变性。

当用双链DNA探针检测RNA时，可将探针加热至95～100℃，变性5～10分钟，而后将探针置于冰水浴中5分钟，再将变性后的探针按要求浓度加入到杂交液中，最后加到切片上进行杂交反应。

2. 杂交液的组成与配制　杂交液内除含有一定浓度的探针外，还含有较高浓度的盐类、甲酰胺、硫酸葡聚糖、牛血清白蛋白及载体DNA或RNA等。

杂交液中含有较高浓度的Na^+可使杂交率增加，还可降低探针与组织标本之间的静电结合。应用甲酰胺可以降低杂交反应的温度，避免因温度过高而引起组织形态结构的破坏和标本从载玻片上脱落，杂交液中每含1%的甲酰胺可分别使RNA-RNA、RNA-DNA和DNA-DNA的杂交温度降低0.35℃、0.5℃和0.65℃，甲酰胺的最佳浓度一般在50%，硫酸葡聚糖能与水结合，从而减少杂交液的有效容积，提高探针的有效浓度，以达到提高杂交率的目的。杂交液中的其他成分如牛血清白蛋白及载体DNA或RNA等，都是为了阻断探针与组织结构成分之间的非特异性结合，以减低背景。

3. 探针的浓度　杂交液中探针的浓度应根据实验要求和探针的种类而有所不同，一般为0.5～5ng/μl时。最适宜的探针浓度要通过实验摸索才能确定。通常建议的探针浓度为：放射性标记探针0.5ng/μl，非放射性标记探针2ng/μl。

除此之外，杂交液的用量也要适当，一般以10～20μl/片为宜。杂交液过多一方面造成浪费，另一方面会使盖玻片易滑动而影响杂交效果，而且探针含量过高也易造成高背景。

4. 探针的长度　一般认为，原位杂交所用探针长度以50～300bp最为适宜，因为此长度的探针在组织细胞中的穿透能力强，杂交率高。在特殊情况下，如在染色体上进行基因定位，探针可长至1.5kb，或需要探针有较高的组织穿透性和特异性时，可短至30bp左右。

5. 盖玻片的使用　将杂交液滴于切片组织上，加盖硅化的盖玻片，目的是防止孵育过程中杂交液的蒸发。在盖玻片周围加液体石蜡封固或加橡皮泥封固。硅化盖玻片的优点是清洁无杂质，光滑不会产生气泡和影响组织切片与杂交液的接触，盖玻片自身有一定重量能使有限的杂交液均匀覆盖。加上盖玻片后，可将进行杂交的载玻片放在盛有少量 5×SSC 溶液的湿盒中进行孵育。

6. 杂交温度　杂交温度是影响杂交反应最重要的因素之一。合适的杂交温度可促进探针与靶核酸的结合，提高杂交率。杂交温度的确定应根据所形成杂交体的 Tm 值，通常杂交温度应低于杂交体 Tm 20~30℃，因为在这一温度下杂交反应的杂交率最高。如果反应温度过高，还可以使用适当浓度的盐溶液和甲酰胺来降低温度。一般情况下，当杂交液含 50% 甲酰胺，盐浓度为 0.75mol/L 时，DNA 探针的杂交温度为 42℃，RNA 探针为 50~55℃，寡核苷酸探针约为 37℃。

7. 杂交时间　多数杂交反应可在数小时内完成，为稳妥起见，一般将杂交反应时间定为 16~20 小时。为了工作方便，可将杂交液和标本孵育过夜。但杂交反应的时间不要超过 24 小时，反应时间过长，形成的杂交体会自动解链，杂交信号反而减弱。

（三）杂交后处理

杂交后处理是指杂交后用不同浓度、不同温度的盐溶液对切片进行漂洗，其目的是洗去未参与杂交的过剩探针，除去探针与组织标本之间的非特异性结合，从而减低背景染色，获得较好的反差效果。漂洗的条件，如盐溶液的浓度、温度、洗涤的时间和次数因探针的类型和标记物的种类不同而稍有差别，一般遵循的共同原则是盐溶液浓度由高到低而温度由低到高。

必须注意的是漂洗过程中，切勿使切片干燥。干燥的切片即使大量的溶液漂洗也很难减少非特异性结合，从而增强了背景染色。

（四）显色

标本经杂交后漂洗，即可对杂交体进行检测，检测的方法应根据探针标记物而确定，探针标记物有两种：放射性核素和非放射性标记物。目前，非放射性标记物的应用越来越广泛，其中以生物素和半抗原地高辛最为常用。在此主要介绍非放射性探针标记物的检测。

1. 非放射性探针标记物的检测方法　一般与免疫组织化学方法类似，当带有酶的抗半抗原抗体或者抗生物素蛋白通过搭桥（或直接）与探针连接后，酶催化底物混合液即显色剂中的底物发生反应，使其产生有色沉淀物为阳性反应。现在大多数研究都是采用辣根过氧化物酶（HRP）或碱性磷酸酶（AKP）与抗半抗原抗体或者抗生物素蛋白连接构交显示系统而进行检测，其中最常用的是生物素 - 抗生物素 - 酶系统和地高辛 - 抗地高辛 - 酶系统。

不同的酶所作用的底物不同，因而显色剂也不相同。辣根过氧化物酶的常用显色剂为二氨基联苯胺（DAB），其特点是显色反应稳定，所显示的棕黄色沉淀不易退色，切片树胶封片后可长期保存。

碱性磷酸酶常用显色剂为硝基四氮唑蓝（nitroblue tetrazolium，NBT）和 5- 溴 -4- 氯 -3- 吲哚基 - 磷酸盐（5-bromo-4-chloro-3-indolyl-phosphate，BCIP），在酶的作用下，NBT 被还原成光学显微镜下可见的蓝紫色沉淀。

2. 防止非特异性染色　组织细胞内源性酶染色是原位杂交中非特异性染色的重要来源，现在原位杂交显示系统中常用的过氧化物酶和碱性磷酸酶都广泛存在于组织细胞中，因此用这两种酶时应消除相应的内源性酶。如过氧化物酶可用 3% 的 H_2O_2 甲醇溶液将切片处理 5～30 分钟；内源性碱性磷酸酶可用 10% 冰醋酸处理 10 分钟或在其底物显色液中加入 1mmol/L 左旋咪唑。另外，NBT 和 BCIP 显示碱性磷酸酶时如果在光照下显色将可能增强其非特异性染色，所以必须避光显色。

如果使用生物素标记探针，则应考虑内源性生物素造成的非特异性染色。对于含内源性生物素丰富的组织，如冷冻切片、肝肾等组织的石蜡切片，可用抗生物素室温作用 15 分钟以封闭内源性生物素。

3．对照试验　与免疫组织化学一样，为了判断原位杂交实验操作和结果的准确性、特异性、敏感性和可重复性，每次实验均应设置一系列对照试验。

（1）组织对照：包括：①组织结构对照。杂交后的切片经复染可显示其组织结构，有助于判断杂交中组织结构的保持情况以及杂交信号在组织细胞中的分布；②用已知阳性或阴性组织对照。用探针在已知含靶核酸序列的阳性组织和不含靶核酸序列的阴性组织标本上进行原位杂交，应分别得到阳性结果和阴性结果。如果已知阳性组织出现阴性结果，则应对探针的制备和原位杂交的各个步骤进行检查。相反，如已知阴性组织出现阳性结果，则说明存在非特异性的杂交信号；③免疫组织化学对照。可用靶基因产物的抗体对被检测标本进行免疫组织化学染色，并将结果与原位杂交结果进行比较而进一步确定杂交信号的正确分布。

（2）探针对照：将标记探针与未标记探针按一定比例梯度混合，然后进行原位杂交，如果杂交信号随标记探针比例的增加而增强，说明探针是特异性的。

（3）杂交对照：杂交液中省去探针，如果出现阳性结果则说明是与杂交反应无关的假阳性，这是一项简单而有意义的阴性对照。

（4）检测对照：检测对照是为了验证检测系统工作是否正确。常用的是非放射性检测系统对照，方法是省去检测反应中的一个步骤或多个步骤，应获得阴性结果。

（五）举例

1．生物素标记 DNA 探针在石蜡切片上检测病毒 DNA 的方法

（1）组织切片的预处理

1）固定：取材后，组织以 10% 中性甲醛或 4% 多聚甲醛缓冲液固定，常规石蜡包埋，作 5μm 连续切片，黏附于涂有黏片剂的载玻片上，入烤箱 43℃ 烤片过夜。临用前 75℃ 烤 10 分钟加热融化石蜡。

2）脱蜡：将切片趁热浸入二甲苯中 30 分钟，再转入新鲜二甲苯中 10 分钟。

3）逐级乙醇入水：100%、95%、90%、80%、70% 各 5 分钟，用高压灭菌过的蒸馏水或 PBS 洗涤 2 次，每次 5 分钟。

4）入 0.2mol/L 的 HCl 室温 20 分钟以去除碱性蛋白，然后在含 0.2% 甘氨酸的 PBS 中孵育 15 分钟。

5）蛋白酶 K（配法同上）37℃ 消化 15～30 分钟，然后在含 0.2% 甘氨酸的 PBS 中室温孵育 10 分钟。

6）4% 多聚甲醛（PBS 新鲜配制）室温下固定 15 分钟。

7）用含 5mmol/L $MgCl_2$ 的 PBS 漂洗两次，各 10 分钟。

8）脱水，自低浓度到高浓度至无水乙醇各 3 分钟，空气干燥。

（2）预杂交：加预杂交液 2μl/ 片，在杂交温度下如 42℃ 孵育 30 分钟～2 小时。

（3）杂交：去除预杂交液，每片加 10～20μl 杂交液（含 0.2～5ng/μl 探针），覆盖硅化盖

玻片，液体石蜡封片或橡皮泥封片；将切片置于 95℃水浴 10 分钟，使探针及病毒的 DNA 变性，而后迅速置于冰上 1 分钟，再将切片放于盛有 2×SSC 的湿盒内，42℃杂交过夜（16～18 小时）。

（4）杂交后处理

1）将杂交切片从湿盒中取出，用 2×SSC 洗脱盖玻片。

2）2×SSC 37℃洗 2 次，每次 15 分钟。

3）1×SSC 42℃洗 2 次，每次 15 分钟。

4）0.5×SSC 37℃洗 2 次，每次 15 分钟。

5）PBS 洗 2 次，每次 5 分钟。

（5）显色（辣根过氧化物酶系统）

1）将切片浸入 3% 过氧化氢甲醇溶液中 30 分钟以灭活内源性过氧化物酶。PBS 洗 3 次，共 5 分钟。

2）切片滴加小鼠抗生物素血清，20～37℃ 30 分钟。PBS 洗 3 次，共 5 分钟。

3）切片滴加生物素化的抗小鼠 IgG（1∶100），20%～37℃30 分钟。PBS 洗 3 次，共 5 分钟。

4）滴加辣根过氧化物酶标记的 ABC 复合物（1∶100），20～37℃ 30 分钟。PBS 洗 3 次，共 5 分钟。

5）用 DAB 显色 3～15 分钟，自来水冲洗终止显色。

6）苏木素复染，乙醇脱水，二甲苯透明，中性树胶封片。

结果：杂交阳性部位呈棕褐色。

2. 地高辛标记寡核苷酸探针检测组织切片中 RNA 的方法

（1）组织切片的预处理

1）冷冻切片的制备：组织取材后立即置入液氮中冷冻储存，−20℃恒温冷冻切片切成 5～10μm 薄片，黏附于涂有黏片剂的载玻片上；也可将取材后的组织块直接投入 4% 多聚甲醛中，4℃下固定 2～4 小时，然后放入 30% 蔗糖溶液中，4℃冰箱内过夜，次日冷冻切片。

2）4% 多聚甲醛室温下固定 15 分钟。

3）PBS 洗 2 次，各 10 分钟，43℃烤片过夜。

4）0.2mol/L 的 HCl 室温 20 分钟以去除蛋白，然后在含 0.2% 甘氨酸的 PBS 中孵育 15 分钟。

5）蛋白酶 K 37℃消化 15～30 分钟，然后在含 0.2% 甘氨酸的 PBS 中室温孵育 10 分钟。

6）用含 5mmol/L $MgCl_2$ 的 PBS 漂洗两次，各 10 分钟。

7）逐级乙醇脱水，空气干燥。

（2）预杂交：加不含探针的预杂交液 20μl/ 片，在杂交温度下孵育 2 小时。

（3）杂交：滴加杂交液（含地高辛标记探针 0.2ng/μl，加硅化盖玻片并封边，湿盒于 45℃杂交过夜。

（4）杂交后处理

1）切片从湿盒中取出，用 2×SSC 洗脱盖玻片。

2）2×SSC 37℃洗 3 次，每次 15 分钟。

3）1×SSC 37℃洗 3 次，每次 10 分钟。

4）0.5×SSC 45℃洗 3 次，每次 10 分钟。

5）0.5×SSC 37℃洗 3 次，每次 10 分钟。

6）TBS 洗 2 次，每次 5 分钟。

（5）显色（碱性磷酸酶系统）

1）用 Buffer A（100mmol/L Tris-HCl，150mmol/L NaCl，pH 7.5）振荡漂洗切片 3 次，共 5 分钟。

2）滴加封闭液（2% 小牛血清蛋白，0.1%Triton X-100，用 Buffer A 稀释），37℃ 湿盒内 30 分钟。

3）抖去封闭液，每张切片加 AKP 标记的抗地高辛抗体 20μl（1∶500 用封闭液配制），37℃湿盒内孵育 1 小时。

4）用 Buffer A 振荡漂洗切片 3 次，共 15 分钟。

5）用 Buffer B（100mmol/L Tris-Cl，100mmoL/L NaCl，50mmol/L MgCl$_2$，pH 9. 5）孵育切片 10 分钟。

6）滴加 NBT 和 BCIP 显色液，室温下避光显色 2～24 小时。

7）显色满意后用 Buffer C（10mmol/L Tris-HCl，1mmol/L EDTA，pH 8.0）漂洗 3 分钟，终止显色反应。

8）双蒸水洗，核固红复染细胞核 1～2 分钟。

9）用自来水洗 2 次，共 10 分钟。

10）水溶性封片剂封片。

结果：杂交阳性部位呈蓝紫色。

三、电子显微镜下原位杂交

电子显微镜下原位杂交具有定位精确可靠，又可同时观察细胞超微结构的特点，从分子生物学的角度认识细胞基因水平的改变与细胞超微结构变化之间的关系。其原理和基本操作与光学显微镜下的原位杂交相似，只是电子显微镜原位杂交不仅要求获得满意的杂交信号，而且还要能观察到良好的超微结构。

原位杂交的技术特点：①固定剂的选择至关重要，好的固定剂既能完整地保存细胞的超微结构，又能尽量保存靶核酸。一般认为，4% 多聚甲醛与 0.1%～0.5% 戊二醛混合液为较理想的固定剂；②探针宜选择较短的核酸片段，放射性和非放射性标记的探针均可用于电子显微镜原位杂交。同光学显微镜下原位杂交一样，非放射性探针由于其自身的优点应用越来越广泛；③显色系统的反应物必须具有较高的电子密度，才能在电子显微镜下识别。胶体金由于电子密度高成为电子显微镜原位杂交的理想标记物；④杂交前处理中应尽量避免蛋白酶消化，可使用去污剂处理，也可用预杂交方式以减低背景。

电子显微镜原位杂交的方法较多，根据操作程序可分为：包埋前电子显微镜原位杂交、包埋后电子显微镜原位杂交和不包埋电子显微镜原位杂交三种技术。其中包埋后电子显微镜原位杂交应用较广泛，其主要操作步骤如下：

（1）常规电子显微镜制备超薄切片。

（2）组织切片捞于电子显微镜镍网上。

（3）载片镍网如同玻片原位杂交一样进行杂交反应。

杂交后常规 SSC 漂洗，铅铀染色，电子显微镜观察。

第四节 原位杂交在病理学中的应用

由于原位杂交技术既可以从分子水平去研究 DNA 或 RNA 的性质及其病理变化，又能在组织细胞水平进行形态学观察，使传统的形态观察方法与现代分子生物学技术相结合，该技术在医学生物学的各个领域得到了广泛的应用。

一、病毒性疾病研究中的应用

同以往的病毒检测方法相比较，如血清学检查、病毒分离培养等，原位杂交技术具有快速、灵敏和特异性强的特点，它可以在组织细胞原位直接证明病毒的存在，并确定感染病毒的类型，又可以同时观察感染组织细胞的病理变化，这有助于了解病毒性疾病的发病机制。

1. 乙型肝炎病毒（hepatitis B virus，HBV） 通过这一技术研究发现，在肝外组织细胞中也有 HBV 的 DNA，这说明 HBV 不仅在肝细胞内复制，而且肝外组织细胞也有复制，动摇了 HBV 是嗜肝组织病毒的观念。最引人注目的是，肝癌细胞内发现有整合型 HBV DNA 及游离的 HBV DNA，在原发性肝癌中其整合率可达 90%，这对进一步阐明 HBV 与原发性肝癌的关系有重要意义。

2. EB 病毒（Epstein-Barr virus，EBV） EBV 是一种亲人 B 淋巴细胞性病毒，经原位杂交证实，EBV 还可在口咽上皮细胞、宫颈上皮细胞内复制，与淋巴瘤、鼻咽癌和宫颈癌等多种恶性肿瘤的发病有密切关系。

二、肿瘤研究中的应用

核酸分子杂交技术的应用极大地促进了人们对于肿瘤发病机制的认识。目前的研究表明，肿瘤本质上是基因病。在机体细胞中含有原癌基因，正常情况下以非活性形式存在，没有致癌性，但受多种因素的作用可被激活成为癌基因而有致癌作用。

应用原位杂交技术结合染色体显带技术可进行正常细胞基因和癌基因的染色体定位。用上述方法检出的癌基因有近 30 种，其中大部分已定位于人类染色体的特定区域。

用原位杂交技术检测肿瘤细胞内癌基因的 mRNA，可检出激活的癌基因；用多种癌基因探针检测同一癌组织内癌基因的 mRNA，可以明确肿瘤细胞内有哪些癌基因被激活，如经研究发现，胃癌、肺癌细胞内 H-ras 和 c-myc 癌基因被激活。

总之，原位杂交技术可视为生命科学研究中的革命性突破，其技术日趋成熟，尤其是非放射性标记探针的广泛应用以及与其他分子生物学和免疫组织化学技术相结合，在基础研究方面显现出越来越重要的作用并具有很好的临床应用价值。

本章小结

1. 核酸分子杂交技术根据其反应环境可分为固相杂交和液相杂交两大类。

2. 常用固相杂交的类型有：原位杂交、斑点杂交、Southern 印迹杂交、Northern 印迹杂交等。

3. 核酸探针根据核酸性质的不同可分为三类：DNA 探针、RNA 探针和寡核苷酸探针。

4.探针的标记方法主要有两种:酶促标记法和化学标记法。

5.原位杂交的方式有多种,包括光学显微镜下的原位杂交和电子显微镜下的原位杂交。

(赵 瑞)

 复习题

一、选择题

单项选择题

1.常用的非核素探针标记物除外( )

    A.地高辛   B.生物素

    C.辣根过氧化物酶   D.酸性磷酸酶

    E.荧光素

2.原位杂交前对玻片进行处理的最主要目的是( )

    A.使杂交结果可长期保存   B.提高杂交信号

    C.去除 RNA 酶   D.去除 DNA 酶

    E.去除蛋白酶

3.原位杂交中使用的洗涤缓冲液,遵循的共同原则是( )

    A.盐浓度和温度对杂交结果无明显影响

    B.盐浓度由低到高,而温度则由高到低

    C.盐浓度由高到低,而温度也由高到低

    D.盐浓度由低到高,而温度也由低到高

    E.盐浓度由高到低,而温度则由低到高

4.原位杂交固定的目的是( )

    A.保持酶的活性,使酶联抗体易于连接到组织或细胞上

    B.保持组织结构的完整性,使抗体易于检测

    C.保持细胞形态结构,最大限度地保存细胞内的蛋白水平,使抗体易于进入组织或细胞

    D.保持细胞形态结构,最大限度地保存细胞内的 DNA 或 RNA 水平,使探针易于进入细胞或组织

    E.增强杂交信号,降低非特异性染色

5.原位分子杂交的基本过程不包括( )

    A.标本固定   B.玻片处理

    C.杂交   D.延伸

    E.显色

二、简答题

1.如何理解 DNA 变性、DNA 复性、核酸分子杂交、核酸探针、原位杂交的概念?

2.核酸探针有几种?每种探针有何优缺点?

3. 核酸探针的常用标记方法有哪些?

4. 原位杂交有几种类型?有何特点?

5. 玻片的预处理包括哪些方面?其目的是什么?

6. 杂交前组织切片处理的方法有哪些?其目的是什么?

7. 进行 RNA 原位杂交时,如何防止外源性核酸酶的污染?

第十三章　聚合酶链式反应（PCR）技术

本章要点

1. 掌握 PCR 技术的基本原理及特点；PCR 反应体系的组成成分。
2. 熟悉培养细胞、新鲜组织、石蜡包埋组织中模板 DNA 的提取；常见临床标本中 DNA 和 RNA 的提取；原位 PCR 技术的原理、操作步骤。
3. 了解 PCR 技术的应用范围；PCR 扩增仪的使用与维护。

聚合酶链式反应（polymerase chain reaction，PCR）技术是目前最先进，使用最广泛的分子生物学技术之一。在美国 PE-Cetus 公司工作的 Kary. B. Mullis 教授及同事于 1985 年发明了该技术，1987 年获得了美国专利权。PCR 技术是 20 世纪分子生物学技术领域内重大发明之一，其方法本身设计巧妙、操作简单，而且还迅速衍生了许多相关的分子生物学技术。PCR 技术在分子生物学领域内掀起了一场革命，推动了分子生物学的迅速发展。因其突出贡献 Mullis 教授于 1993 年获得了诺贝尔化学奖。

人们为了从生物材料中获得某种特定的 DNA 对其进行鉴定、序列分析，按传统的方法需要经过 DNA 酶切、连接、转化等步骤构建目的 DNA 克隆，然后导入活细胞内扩增，再进行放射性核素标记探针的筛选等过程，操作非常复杂，往往需要数周甚至几个月的时间。而 PCR 技术是一种在试管内特异性扩增 DNA 片段的技术，其操作简单，可将极微量的靶 DNA 在数小时内扩增数百万倍，从而大大提高了对 DNA 分子分析和检测的能力。

我国从 1988 年开始引进和研究 PCR 技术，因其快速、灵敏、简单而迅速推广，在考古、体育、法医、动植物基因组测序等领域得到了广泛应用。在临床医学上，PCR 技术的诊断能力比传统方法具有更大的优势，能从基因水平研究疾病的发生机制，给临床诊疗工作提供了有力的支持。

第一节　PCR 技术的基本原理及特点

一、PCR 技术的基本原理

在一定条件下，以靶 DNA（或 RNA）为模板，Taq DNA 聚合酶作用于底物，通过变性、退火、延伸使 DNA 得以复制。经过如此反复的循环过程可以使 DNA 不断扩增。

DNA 在细胞内的复制是一个非常复杂的过程。参与复制的物质，有 DNA 聚合酶、连接酶、模板、核苷酸原料、无机离子以及参与 DNA 解链的多种酶等。

PCR 反应分为三步：①变性。通过 94℃加热 5 分钟使 DNA 双链氢键断裂，解离成单链 DNA，即为模板。②退火。温度突然降至 55℃时引物与 DNA 模板结合形成杂交链。③延伸。温度上升至 72℃± 时在 Mg^{2+} 和四种脱氧核糖核苷三磷酸（dNTP）存在的条件下，Taq DNA 聚合酶催化 5′ → 3′ 端以引物为起点的 DNA 链延伸反应，形成双链 DNA。上述三步为一个循环，在每个循环过程中形成的 DNA 又可成为下一个循环的模板。从理论上推断只要满足其反应条件，DNA 即可无限扩增，其产量呈指数上升。

在反应的初期，靶 DNA 担负着起始模板的作用，随着循环次数递增，由引物介导延伸的 DNA 片段急剧增加，而成为 PCR 反应的主要模板（图 13-1）。

图 13-1　PCR 的操作流程

二、PCR 技术的特点

1. 特异性强　PCR 技术的特异性，是由二种人工合成引物所决定的。扩增产物受到所加引物 5′ 末端的限制，其最终产物是介于两种引物 5′ 末端之间的 DNA 片段。序列分析证明扩增的 DNA 与原模板 DNA 一致，其错配率一般只有万分之一。

2. 灵敏度高　PCR 技术可将微量 DNA 扩增数百万倍。能从 100 万个细胞中检出一个突变的靶细胞或从感染细胞中特异性地将仅含 0.01pg 的 DNA 片段检测出来。

3. 快速、简便　整个操作过程包括标本处理、扩增、产物分析，一般在 4 小时内完成。扩增产物可直接作分子克隆和序列分析，已固定或包埋的标本切片也可直接检测。即可扩增 DNA，又可扩增 RNA。

4. 对原始材料质量要求低　DNA 粗制品、微量 DNA 或 RNA 都可做原始材料，经过反复循环，最终可获得所需要的全部 DNA 片段。

5. 有一定的错配现象　由于 Taq DNA 聚合酶没有 3′ → 5′ 核酸外切酶活性，因此不能纠正反应中发生的错配现象，估计每 9000～10 000 个核苷酸掺入中会发生一次错配。错配的核苷酸有终止 DNA 链延伸的作用，使发生的错配不会再扩大。

第二节　PCR反应体系的组成和作用

经过多年的探索、优化，PCR技术已形成了一个通用的反应体系，一般选用50～100μl体积。

一、组成成分

50mmol/L　　　KCl
10mmol/L　　　Tris-HCl（pH 8.4，室温）
1.5mmol/L　　MgCl$_2$
100μg/ml　　明胶或牛血清蛋白（BSA）
2个引物，各0.25μmol/L
4种底物（dATP+dCTP+dGTP+dTTP），各200μmol/L
模板DNA　　　　0.1μg
Taq DNA聚合酶　2.5U
液体石蜡

注意：模板DNA的用量，需要根据DNA分子量的大小加以调整，一般可控制在10^2～10^5个拷贝的DNA。

二、PCR反应体系中各组分的作用

（一）PCR缓冲液

PCR缓冲液一般使用10～50mmol/L Tris-HCl，主要是调节反应环境的pH，保障Taq DNA聚合酶的最大活性。Tris-HCl是一种双离子缓冲液。KCl在50mmol/L时能促进引物退火，浓度过高则会抑制Taq DNA聚合酶的活性。Mg^{2+}浓度可显著影响PCR的产量及产物的特异性，一般用15mmol/L。Mg^{2+}浓度过高，易产生非特异性扩增产物；反之，则使产量降低。BSA或明胶对Taq DNA酶有一定保护作用，但如果质量不好会起反作用，尤其是BSA，建议使用乙酰化的BSA。

（二）底物（脱氧核糖核苷三磷酸，dNTP）浓度

dNTP是提供靶DNA序列扩增的原料，dNTP溶液具有较强的酸性，贮存液pH应为7.0，以保证PCR反应的pH不低于7.1。调配好的dNTP应置于−20℃保存，反复冻融会使dNTP产生降解。工作浓度为20～200μmol/L，dNTP浓度过高可加快反应速度，同时还可增加碱基错误掺入率和实验成本。相反，浓度过低会导致反应速度下降，但可提高实验的精确性，因此，四种dNTP在使用时浓度必须相同，其中某一种浓度偏高或偏低都会导致脱氧核苷酸的错误掺入或降低合成速度，而过早地终止反应。在标记探针及测序等特殊PCR中，其中的任何一种核苷酸还可被标记的脱氧核苷酸取代。

（三）DNA聚合酶

Taq DNA聚合酶是从嗜热水生菌中提取的天然酶。Taq酶是一种耐热的DNA聚合酶，92℃时的半衰期至少为130分钟，在不同的实验条件下，聚合酶活性为每秒30～50个碱基，在70℃±延伸时，链的延伸速度可达到每秒60个碱基。Taq DNA聚合酶除了聚合作用外，还具有5′→3′外切酶活性，但缺乏3′→5′外切酶活性，因此不能纠正链延伸过程中脱氧核

苷酸的错误掺入。

在 100μl 反应体系中，一般应用浓度为 0.5～5U，具体用量可根据扩增片段的长短及其复杂程度（G+C 含量）不同而有所区别。浓度过高可引起非特异性扩增，浓度过低使合成产物减少。

（四）引物

引物是二段分别与靶脱氧核糖核苷酸片段两端互补的 DNA 片段。PCR 在所扩增的靶序列基因组中的位置和长度是由引物限定的，因此引物的特异性对扩增产物起决定作用。

在 PCR 反应体系中，引物浓度一般为 0.1～0.5μmol/L。引物浓度过高会引起错配和非特异性扩增，也会增加引物间形成二聚体的概率，同时由于引物二聚体竞争性使用酶、dNTP，均可使目的 DNA 合成产量下降。引物浓度过低，以至于不足以完成 30 次循环，则会降低 DNA 的产出率。

（五）模板 DNA

是 PCR 反应体系中的起始 DNA，可以是单链或双链。如果是 mRNA 则需要通过反转录获得 cDNA，再以 cDNA 为模板进行 PCR 扩增。

PCR 模板 DNA 不需要纯化，细胞加热所释放的 DNA 就可直接使用，称为粗品 DNA。应避免混有任何蛋白酶、核酸酶、DNA 聚合酶抑制剂及结合 DNA 的蛋白质。如果用纯化的模板 DNA 做 PCR 样品，由于增加了模板分子浓度，除去了抑制 PCR 反应的杂质，因而可提高 PCR 扩增的成功率。

PCR 反应中所需模板 DNA 的量极微，不到 1μg 的 DNA 就足以进行 PCR 分析，甚至可以从 1 个 DNA 分子扩增特定的 DNA 序列。实际使用中可根据 DNA 分子大小加以调节，一般可控制在 $10^2～10^5$ 个拷贝。DNA 分子只要不接触核酸酶，它是非常稳定的。因此，科学家可以从石蜡包埋 40 多年的宫颈癌活检组织中检测出人乳头瘤病毒（HPV）DNA，甚至从几千年前埃及木乃伊中分离出来的 DNA，也能做 PCR 样品进行扩增。

（六）液体石蜡

对反应体系无大的影响，主要是覆盖液体表面，以防止加温过程中液体蒸发对体积的影响，最好选用纯度高且不含 Taq 酶抑制剂的液体石蜡。应用经过高压灭菌过滤后的分析纯液体石蜡，即可取得满意效果。

第三节　PCR 反应模板的制备

DNA 模板的制备是 PCR 技术重要的准备工作之一。在大多数 PCR 反应中，对 DNA 模板的要求并不严格。粗品 DNA 中存在一定数量的蛋白质对实验结果影响不大。只要有 $10^2～10^5$ 拷贝的模板即可满足各种 PCR 反应的要求。下面介绍常用的 DNA 模板和 RNA 模板的提取方法。

一、新鲜组织标本或冷冻组织中 DNA 的提取

（一）试剂

PBS 缓冲液：0.01mol/L（pH 7.4）
匀浆缓冲液：0.25mmol/L　　　　蔗糖
　　　　　　25mmol/L　　　　　Tris-HCl（pH 7.5）

| 25mmol/L | NaCl |
| 25mmol/L | $MgCl_2$ |

消化液：10mmol/L　Tris-HCl（pH 8.3）

0.5%　　　　　Tween-20

20mg/ml　　　蛋白酶 K

1mmo/L　　　EDTA

（二）步骤

1. 将新鲜组织标本或解冻的组织标本放入盛有 PBS 缓冲液的平皿中冰浴，用剪刀尽量剪碎组织，500r/min 离心 10 分钟，去上清液。

2. 每克组织加入 10ml 预冷的匀浆液悬浮组织。在 4℃条件下，用匀浆器打碎组织，500r/min 离心 10 分钟，去上清液。

3. 每 0.1g 原组织加入 1ml PBS 缓冲液悬浮细胞，500r/min 离心 10 分钟，去上清液，每 0.1g 原组织加入 1ml 消化液悬浮细胞。

4. 55℃作用 1 小时，95℃作用 10 分钟，3000r/min 离心（高速）30 秒，取 5～10μl 上清液做 PCR，或离心后分装上清液（每份 5～10μl），−20℃保存。

二、固定和石蜡包埋组织中 DNA 的提取

病理组织最常用的固定剂是福尔马林，其他也可选用乙醇、B-5 等。不同固定剂对 PCR 结果有明显影响，一般固定时间越长，对扩增结果影响越大，尤其对长片段 DNA 的扩增影响更大。常规制片中透明用的二甲苯也可以破坏 DNA。采用 10% 中性甲醛缓冲液和丙酮对 DNA 的扩增结果影响较小。

固定和石蜡包埋组织中 DNA 提取包括两步：①组织切片的脱蜡和水化；②蛋白酶 K 消化。

（一）试剂

辛烷

无水乙醇

消化液：50mmol/L　　Tris-HCl（pH 9.0）

1mmol/L　　　EDTA

0.5%　　　　　Tween-20

20mg/ml　　　蛋白酶 K

（二）操作步骤

1. 脱蜡

（1）准备切片：取固定或石蜡包埋的组织块，切成 5～10μm 厚的切片。用同一切片机切割不同标本时，应防止标本间的交叉污染：①标本不多时像切片刀、镊子等器械，应每份标本准备一份；②标本多时，每两次操作期间，可用二甲苯认真擦洗任何可能污染的部位和器械。

（2）步骤

1）用一小镊子将 1～2 片切片放入微量离心管中，每管加入辛烷约 1ml，盖紧盖后至室温作用 30 分钟。

2）3500r/min 离心（高速）5 分钟，沉淀组织和残存的石蜡。

3）用吸水纸小心吸去残存的辛烷，应防止已破碎的组织丢失。

4）重复以上三步操作，直至石蜡脱净。

5）每管加入 0.5～1ml 无水乙醇，翻转混匀，同 2）离心，小心地吸去无水乙醇。同法再用乙醇重复处理一次。乙醇漂洗可除去残余的辛烷。

6）凉干使无水乙醇完全挥发（约 1 小时左右）。

2. 蛋白酶 K 消化

（1）向凉干的样品中加入 100～200μl 消化液。

（2）55℃3 小时或 37℃过夜。

（3）短暂离心，使盖或管壁上蒸发冷凝的水分沉至管底。

（4）95℃加热 10 分钟灭活蛋白酶 K。

（5）短暂离心后，取 5μl 上清液，用于 PCR 扩增，或分装上清液（每份 5～10μl）-20℃保存、备用。

三、培养细胞中 DNA 的提取

（一）试剂

1. PBS 缓冲液

2. TE 缓冲液

3. 裂解缓冲液

2%	SDS
100μg/ml	蛋白酶 K 溶于 TE 液中
10mg/ml	RNase A

4. 平衡酚　酚：三氯甲烷：异戊醇（25：24：1）

5. 10mol/L 乙酸铵

6. 无水乙醇

7. 75% 乙醇

（二）操作步骤

1. 悬液制备　取待测生长良好的细胞，增长至接近汇合时，向培养瓶内加入 1ml 0.25% 胰蛋白酶，37℃温箱中消化至细胞接近脱离瓶壁前吸出，加新的 5ml 培养液轻轻吹制成细胞悬液。

2. 取一平皿单层培养细胞，约 1×10^8 个，用冷冻的 PBS 洗涤 3 次，每次 10ml。

3. 洗涤后的单层细胞中加入裂解液 10ml，使培养皿中细胞完全裂解，用移液管转移至一离心管内。

4. 50℃保温 3 小时或 55～60℃水浴 15～20 分钟，也可 37℃过夜。

5. 上述裂解液冷至室温后加入等体积的平衡酚，颠倒混匀，室温下 5000r/min 离心 15 分钟，使两液相分层，用移液管小心转移水相至另一离心管内。同法用酚再抽取两次。

6. 将全部三次酚抽提后的水相转移至透析袋中，置 4℃用 TE 缓冲液透析 4 次，每次 4～6 小时。

7. 将透析后的 DNA 样品，分别测定 260nm 和 280nm 的吸光度，两者的比值应大于 1.75，否则说明蛋白质未清除尽。可向样品中加入 SDS 至终浓度为 0.5%，并重复 3～6 的步骤。

8. 符合要求的 DNA 样品，用移液管转移至另一离心管内，加入 0.2 体积的 10mmol/L 乙酸胺溶液，混匀后加入 2 倍体积的冷冻无水乙醇，用细玻棒沿着醇水交界面逐步向水相内搅拌，使醇水缓慢混合，这时白色的 DNA 分子即缠绕在玻棒上。

9. 将缠绕有 DNA 的玻棒缓慢浸入 70% 的乙醇中连续 2 次，除去盐分，将玻棒置于超净台内吸去 DNA 分子吸附的少量乙醇（切忌完全干燥）。

10. 用 TE 缓冲液 1～2ml 将玻棒上的 DNA 洗到另一离心管中，放置 4℃或室温内 12～24 小时，不时摇动使 DNA 完全溶解，分装备用。

四、常见临床标本中 DNA 和 RNA 的提取

（一）细菌 DNA 的提取

1. 试剂

TE 缓冲液

裂解缓冲液：2%　　　　　　　SDS

　　　　　　100μg/ml　　　　　蛋白酶 K，溶于 TE 缓冲液中

　　　　　　10mg/ml　　　　　RNase A

平衡酚　酚：三氯甲烷：异戊醇（25∶24∶1）

三氯甲烷：异戊醇（24∶1）

无水乙醇

70% 乙醇

3mol/L 乙酸钠（pH 5.2）

2. 操作步骤

（1）刮取适量纯培养菌（约 1/3 环），加入 40μl 裂解缓冲液中制成均匀的混悬液。

（2）置 55～60℃的水浴中 15～20 分钟。

（3）取出后，加入等体积的酚：三氯甲烷：异戊醇（25∶24∶1）混匀。

（4）5000r/min 离心 10 分钟。

（5）用移液管吸取上层水相于另一离心管内，再加入等体积的三氯甲烷：异戊醇（24∶1）。

再重复（3）～（4）步骤一次。

（6）吸取上层水相与上次水相混合，加入 1/10 体积的 3mol/L 乙酸钠及 RNase A（终浓度 0.25～0.3μg/μl）摇动混匀，置 37℃水浴中 30 分钟。

（7）取出后冷至室温加入 2.5 倍体积的预冷无水乙醇，-30℃放置 30 分钟或 -20℃放置 2 小时。

（8）3000r/min 离心（高速）15 分钟，吸去上清液，或用无菌玻棒，搅拌出 DNA。

（9）70% 乙醇洗涤 2 次，置净化工作台上吹干 DNA 上吸附的乙醇，将 DNA 重新溶解于 0.5～1ml TE 缓冲液中，分装备用。

（二）全血细胞中 DNA 的提取

从全血及陈旧血迹中提取 DNA 的方法有多种，下面仅介绍表面活性剂裂解法。

1. 试剂

（1）裂解缓冲液 A：0.32mol/L　　　蔗糖

　　　　　　　10mmol/L　　　　Tris-HCl（pH 7.6）

| | 5mmol/L | MgCl$_2$ |
| | 1% | Triton- X-100 |

(2)裂解缓冲液 B:10mmol/L　　　　Tris-HCl

　　　　　　　　　1%　　　　　　　　SDS

(3)25mg/ml 蛋白酶 K,用水配制,−20℃保存。

(4)2mol/L KCl 溶液。

2.操作步骤

(1)取 0.7ml 全血与等量裂解缓冲液 A 混匀。

(2)3000r/min 离心(高速)30 秒,去上清液。沉淀物用裂解缓冲液 A 如上法重复处理 1~2 次。

(3)上述沉淀物中加入裂解缓冲液 B 117μl,置 70℃水浴作用 5 分钟。

(4)冷至室温,加入 4μl 蛋白酶 K 溶液,55℃保温 1 小时,100℃加热 5 分钟。

(5)加入 30μl KCl 溶液,水(冰)浴 5 分钟,3500r/min 离心(高速)5 分钟,上清液分装备用。

(三)拭子标本中 DNA 提取

临床工作中常用拭子采集鼻、咽、口腔和生殖道等部位的标本作检查,下法用于快速提取 DNA。

1.试剂

消化液:50mmol/L　　　　　　KCl

　　　　10mmol/L　　　　　　Tris-HCl(pH 8.3)

　　　　25mmol/L　　　　　　MgCl$_2$

　　　　1%　　　　　　　　　Laureth Iz(表面活性剂)

　　　　0.5%　　　　　　　　Tween-20

　　　　20mg/ml　　　　　　 蛋白酶 K

2.操作方法

(1)将棉拭子置于 2ml 生理盐水中,洗下棉拭子上的标本,如样品 4 小时内处理,室温保存,否则于 4℃保存。

(2)1500r/min 离心 5 分钟沉淀细胞,小心吸出上清液,弃去。

(3)在沉淀物中加入 50~300μl 消化液,使细胞浓度约为 10~1000 个细胞/μl。

(4)置 55℃消化 1 小时,释放 DNA。

(5)置 95℃作用 10 分钟灭活蛋白酶 K。

(6)3500r/min 离心(高速)30 秒,取 5~10μl 做 PCR 或分装置于−20℃保存。

(四)绒毛和羊水细胞中 DNA 提取

1.绒毛标本中 DNA 提取

(1)试剂

TE 缓冲液:100mmol/L　　　　 NaCl

　　　　　10mmol/L　　　　　 Tris-HCl(pH 8.0)

　　　　　1.0mmol/L　　　　　 EDTA

裂解液:0.1mmol/L　　　　　　 NaOH

　　　　2.0mmol/L　　　　　　 NaCl

0.5%	SDS

（2）操作步骤

1）将绒毛组织置于离心管内，3000r/min 离心 5 分钟，吸出上清液，弃去。

2）加入等量 TE 缓冲液混匀，3000r/min 离心 5 分钟，吸出上清液，弃去。同法再洗一次。

3）加入 50μl 裂解液混匀，振荡裂解。

4）100℃隔水煮沸 3 分钟。

5）1000r/min 离心 10 分钟，取上清液 5～10μl 做 PCR。

2. 羊水细胞中 DNA 提取

（1）试剂

TE 缓冲液：10mmol/L	Tris-HCl
1.0mmol/L	EDTA
裂解液：0.1mmol/L	NaOH
2.0mmol/L	NaCl

（2）操作步骤

1）吸取 1.5ml 混匀的羊水标本置离心管中，3000r/min 离心 5 分钟，小心吸出上清液，弃去。

2）沉淀物中加等量 TE 缓冲液，混匀，3000r/min 离心 5 分钟，小心吸出上清液，弃去。同法再重复一次。

3）在沉淀的细胞中加入 50μl 裂解液，混匀，振荡裂解。

4）100℃隔水煮沸 3 分钟。

5）1000r/min 离心 10 分钟沉淀细胞碎片，取 5～10μl 上清液做 PCR，或分装 −20℃保存备用。

（五）RNA 的提取

1. 从单核细胞中提取 RNA

（1）试剂

PBS 缓冲液

裂解液：0.5%	NP-40
10mmol/L	Tris-HCl（pH 8.0）
10mmol/L	NaCl
3.0mmol/L	$MgCl_2$

（2）操作步骤

1）用密度梯度离心法从抗凝血中制备单核细胞。

2）小心吸取单核细胞于另一离心管中，用适量的 PBS 混悬起来，3000r/min 离心 5 分钟，沉淀单核细胞，小心吸出上清液弃去。同法用 PBS 再重复一次。

3）用 PBS 配制成 1000 个 /ml 细胞悬液。

4）吸取 10～100 个细胞于微量离心管内，离心 5 秒，使细胞沉淀，吸出上清液，弃去。

5）加入 10～20μl 预冰冷的裂解液，振荡混匀，使细胞分散于裂解液中。

6）冰浴 5 分钟，于 4℃ 3500r/min 离心（高速）2 分钟，直接吸取上清液作反转录合成 cDNA，再进行 PCR 扩增。此法也可用于培养细胞中 RNA 的提取。

2. 血浆中 RNA 的提取

（1）试剂：6mol/L 异硫氰酸胍液

玻璃粉

无水乙醇

（2）操作步骤

1）吸取 0.2ml 血浆置于一离心管中，加入 0.2ml 异硫氰酸胍液和 20μl 玻璃粉，振荡混匀。

2）室温下静置 90 分钟，3000r/min 离心（高速）10 分钟，弃去上清液。

3）将沉淀物用 300μl 无水乙醇漂洗 3 次。

4）用 50μl 反转录酶缓冲液悬起结合了 RNA 的玻璃粉，可直接进行反转录反应，此法亦可用于培养细胞上清液中 RNA 的提取。

第四节　PCR 技术的基本操作

PCR 是体外扩增 DNA 的技术，标准的反应体系体积为 100μl，在 0.5ml 体积的微量反应管中进行。根据实际工作需要也可选用反应体积为 50μl。PCR 反应扩增仪，有不同厂家的多种型号，但其本质均是提供一个"变性 - 复性 - 延伸"的温度环境。

一、PCR 技术的设备、材料

PCR 扩增仪、紫外线透射仪、微量可调加样器、塑料吸头、微量离心管。

二、试剂

1. PCR 反应缓冲液　有商品供应，常随 Taq 酶提供给用户，如需自己配制时，可按下法配制：

500mmol/L	KCl
100mmol/L	Tris-HCl　（pH 8.4）
15mmol/L	$MgCl_2$
0.1%	明胶（W/V）
1%Trion	X-100

2. 引物　用去离子水配制成 10～50μmol/L，扩增时用量为 1～2μl/100μl 反应体积。

3. dNTP　现在已有商品化的中性混合液（2mmol×10）供应。也可自己配制，将 dATP、dCTP、dTTP、dGTP 钠盐各 10mg 混合，加去离子水 2ml 溶解，用 0.1mol/L 的 NaOH 调至 pH 7.0～7.5，分装后 −20℃保存（浓度为 5mmol/L）。

4. 模板　不同标本模板 DNA 或 RNA 制备方法同前述，但用量应根据预实验的结果调整。

5. Taq 聚合酶　现已有商品供应，一般为 5U/μl，用时需按厂家要求用 PCR 缓冲液稀释为 1U/μl 或更小浓度。扩增时一般用量为 2～5U/100μl。

三、操作步骤

1. 取 0.5ml 体积的微量反应管（eppendorfp）加入下列各成分（合计 100μl/ 反应体积）。

二种引物（各）	2μl
10×PCR 缓冲液	10μl
dNTP	10U（2mmol/L 中性混合液）
模板	1～5μl
去离子水	补足 100μl（需预留 Taq 酶加入的容积）

以上各液混合后，低速离心 15 秒，使液体沉至管底，加液体石蜡 50μl，以保证加温过程中反应体积不变。

2. 置微量反应管于 94℃，变性 5～10 分钟，使模板 DNA 解链。然后冰浴冷却至室温 25℃以下，加入 Taq 聚合酶（1U/μl）2～5μl，短暂离心，使酶与反应体系混合。

3. 将微量离心管放入 PCR 扩增仪，进行循环扩增。循环参数见表 13-1。

表 13-1　DNA 扩增所用循环参数（s 示秒钟，min 示分钟）

	扩增 DNA 片段长度			
	100bp	500bp	1000bp	2000bp
94℃	30s	30s	1min	1min
55℃	30s	30s	1min	1min
72℃	30s	30s	2min	3min

一般重复 25～30 个循环即可（扩增量约 10^6 倍），进行最后一次循环时 72℃延伸反应增加 5 分钟。

4. 反应结束后，取出离心管冷至室温，短暂离心，吸取少量反应液（5μl）进行分析和检测，其余置 4℃保存备用。

第五节　PCR 产物检测与分析

样品 DNA（RNA）经过 PCR 反应完成循环扩增后，需要检测扩增反应液中是否存在预期的扩增产物及其产量。目前已经研究发展了许多 PCR 扩增产物的检测方法，包括凝胶电泳、高压液相色谱、核酸探针杂交、核酸序列分析等，其中凝胶电泳是检测 PCR 扩增产物应用最广泛和最简便的方法之一。目前全自动 PCR 分析仪已经开始应用到实际工作中，可一次完成 PCR 扩增和检测与分析，但是由于其价格昂贵等原因，要达到普及还有一定困难。而大部分的核酸实验都需要进行凝胶电泳，它是分离、鉴定和提纯 DNA 的标准方法之一。电泳能根据核酸分子量大小将其分离，而且操作简单，用途广泛，能迅速确定 PCR 反应液内有无预期扩增产物及其分子量大小。用溴化乙锭（EB）染色，凝胶中的 DNA 可直接在紫外线下观察，能检测至少 1ng 的 DNA。

一、琼脂糖凝胶电泳法

琼脂糖是从海洋植物中提取的多聚合链线性分子，将其加热到 90℃左右时，即可形成清亮、透明的液体。烧铸在模板上冷却后固化为乳白色的凝胶。其凝固点为 40～45℃，琼脂糖可区分相差 100KP 的 DNA 片段，检测 PCR 扩增产物最常用的琼脂糖浓度为 1%～1.5%。琼脂糖凝胶电泳分辨 DNA 片段的有效范围见表 13-2。

表 13-2 琼脂含量与 DNA 大小的关系

琼脂含量 %	分离 DNA 片段的有效范围（Kb）
0.5	1～30
0.6	1～20
0.7	0.8～12
1.0	0.5～7
1.2	0.4～6
1.5	0.2～3
2.0	0.1～2

（一）试剂配制

琼脂糖

10mg/ml 溴化乙锭（EB）

上样缓冲液：0.25% 溴酚蓝

0.25% 二甲苯青

30% 甘油

电泳缓冲液（0.5×TBE 或 1×TAE）

（二）设备及材料

电泳仪（一般稳压可调电泳仪即可）

水平电泳槽

凝胶托架：可用普通玻璃板（25mm×48mm）

微量加样器 2～20μl

胶带纸、梳子

紫外透射仪

照相机

（三）操作步骤

1. 制备凝胶

（1）根据事先选定的浓度称取一定量的琼脂糖置于三角烧瓶内，加入 100ml 1×TBE 或 TAE 电泳缓冲液（同一实验应用一种缓冲液）。

（2）用沸水浴或微波炉加热溶解琼脂糖。

（3）将凝胶托架两端用胶带纸封闭，平放在工作台上。放上梳子，使梳子下沿距托架板 0.5～1mm（图 13-2）。

图 13-2 水平琼脂糖凝胶板正面示意图

（4）待熔化的琼脂糖冷却至 55～60℃时，如需要，可加入 10mg/ml 溴化乙锭（EB）5μl，使终浓度为 0.5μl/ml，操作时必须戴手套。

（5）用大口吸管吸取凝胶约 20ml，注于凝胶托架板上，使凝胶的厚度为 3～5mm。如有气泡用吸管吸去，室温下放置 30～45 分钟。待凝胶凝固后，撤去两端的胶带。

（6）将凝胶托架放入电泳槽内，加入电泳液，使液面浸过凝胶面 1～2mm，小心取出梳子。

2．上样

（1）取 PCR 反应液与上样缓冲液按 4:1 混合均匀，上样缓冲液不仅能提高样品密度，使样品均匀沉于孔底，还可使样品带有颜色，有利于加样。

（2）用微量加样器将样品依次加入凝胶样品孔中，注意样品不要溢出孔外。

3．开始电泳

（1）开始前再检查一次，样品端是否朝向负极，电极标记是否清晰，一般正极为红色或用"+"号表示。切记 DNA 样品向正极泳动。

（2）盖上电泳槽，接通电泳槽与电泳仪电源，样品端接负极，一般 60～100V 恒压电泳约 30 分钟即可。

（3）电泳完毕切断电源，取出凝胶板。含有 EB 的凝胶可以直接在紫外线透射仪上观察结果或拍照记录。

二、凝胶摄影

对凝胶电泳结果进行摄影，既可清晰地显示电泳条带，又可作为资料长期保存，是分子生物学实验技术不可缺少的结果记录方式。其方法有：①普通摄影法。此法操作较复杂，费时费力，曝光时间比较难掌握，但成本较低；②一次成像摄影法。可立拍、立观、方便、快捷，但成本较高。

（一）普通摄影法

1．器材　135 照相机、照相机固定架、全色胶卷、紫外线透射仪、近摄镜头、红色滤光片。

2．显影液与定影液的配制

（1）显影液的配制：称取米吐尔 3.1g，无水亚硫酸钠 45g，无水碳酸钠 80g，海德尔 12g，淡代锌 1.9g，加水（25℃）1000ml，搅拌助溶，备用。

（2）定影液的配制：称取结晶硫代硫酸钠 250g，加水（25℃）1000ml，搅拌助溶，备用。

3．操作步骤

（1）在暗室中安装胶卷和近摄镜头，将照相机固定在支架上。

（2）将电泳完毕的凝胶置于紫外线透射仪的玻璃上。

（3）在凝胶与照相机支架间竖一把有刻度的尺子，测量镜头与凝胶间的距离，并在一张纸片上写明实验日期、样品编号，在普通灯光下观察纸片上的字迹，调整好照相机的焦距（图 13-3）。

（4）在镜头前装上红色滤光片，关闭普通灯光，打开紫外线透射仪开关，调整紫外线波长（最好 302nm）确定样品上电泳条带在视野中的位置，用照相机自动测光，以确定曝光时间和光圈大小，按下快门。

图 13-3　凝胶板摄影装置示意图

如果照相机不能自动测光，可将光圈选择在 4 或 5、6 的位置上，选择不同曝光时间拍摄数张照片，以探索最佳曝光时间，并做好记录，作为下次摄影时的参考。曝光时间一般在 10 秒左右，可根据紫外线的强弱而定。

（5）拍照完毕，可在暗室中立即剪下已拍过的数张胶片，用显影液冲洗胶片，显影 10 分钟左右，转移至定影液中，定影 10 分钟，检查拍摄效果。如果曝光不理想，可调整光圈大小或曝光时间重新拍摄。

（6）一张好的照片，电泳 DNA 条带清晰、整齐，可测 1ng 的 DNA 条带。

（二）一次成像摄影法

对电泳凝胶进行一次成像摄影，简便、快捷，是分子生物学实验中先进的结果记录方法，在很短时间内，就能获得一张高质量的照片。

1. 器材

一次成像照相机（如 DS-34）

立拍立现胶片（如 T667）

遮光罩

滤光镜

照相机固定架

2. 操作步骤把照相机配上遮光罩和滤光镜，将照相机固定在支架上。将电泳凝胶置于紫外线透射仪的玻璃上，打开紫外线透射仪的开关，按下快门，在几十秒内就能获得一张高质量的照片。

第六节　其他 PCR 技术

一、原位 PCR 技术

常规 PCR 技术，是将模板 DNA 从组织或细胞中分离出来以后进行的。因此，无法知道模板 DNA 来源于哪种组织细胞，以及在该细胞中的位置及数量等。1990 年 Hosse 等建立了原位 PCR 技术，其实验材料为新鲜组织、石蜡包埋组织、脱落细胞、血液细胞等。原位 PCR 既能分辨、鉴定带有靶 DNA 的细胞，又能确定靶 DNA 在细胞内的位置，可用于病毒、细菌等病原体感染细胞的检测以及基因重组和基因突变的检测。

原位 PCR 技术的原理：在实验体系中对拟检测的细胞或组织切片（或涂片），使用标记的三磷酸核苷酸或引物，在进行 PCR 扩增时，标记分子就掺入到扩增产物中，通过检测扩增产物中的标记物，即可显示靶 DNA 存在位置及数量等。

原位 PCR 是在组织细胞的原位检测单拷贝或低拷贝 DNA 或 RNA 的方法，可分为直接原位 PCR 技术、间接原位 PCR 技术、原位反转录 PCR 技术三种。

二、反转录 PCR 技术

因为 Taq 酶只能以 DNA 为模板进行 DNA 复制，当待扩增的模板为 RNA 时，必须将 RNA 反转录为 cDNA，然后进行常规的 PCR 扩增。这种 PCR 技术称为反转录 PCR（in situ reverse transcription PCR），又称 In Situ RT-PCR，使用本法可对单个细胞中少于 10 个拷贝的 RNA 进行定量。RT-PCR 主要用于克隆 cDNA 文库、合成 cDNA 探针以及 RNA 病毒等的检测。

除了上述 PCR 技术外，根据不同的实验目的，还可以选做定量 PCR、重组 PCR、彩色 PCR、不对称 PCR、膜结合 PCR、反向 PCR、锚定 PCR、夹心 PCR 以及免疫 PCR 等。

第七节 PCR 技术的应用

PCR 技术自问世以来，因其卓越的优势，已渗透到生命科学的各个领域，得到广泛的应用。有的替代了原有的方法，有的大大简化和方便了原有的方法，使该技术成为生命科学中的热点之一。在临床医学中其方法被广泛应用到肿瘤、遗传性疾病、基因诊断以及各种病原体检测等方面。

一、PCR 技术在肿瘤诊断中的应用

肿瘤的诊断是临床病理工作者最重要的工作之一。近年来，随着原位杂交和原位 PCR 技术的兴起，已将肿瘤诊断的方法提高到分子病理学的水平。原位 PCR、反转录 PCR 作为高敏感性、高特异性的诊断技术，能在组织细胞上直接进行低拷贝数基因的定位，在肿瘤细胞的基因突变、基因重排、良性、恶性肿瘤的鉴别等方面有其他实验技术无法比拟的优势。

临床意义：

（1）肿瘤的早期诊断，甚至癌前诊断。

（2）鉴别诊断，用于区分恶性肿瘤与良性肿瘤。

（3）用于白血病复发危象和是否继续治疗的预测。

（4）从粪便中检测 K-ras 基因，用于筛选早期大肠肿瘤的病人。

（5）ras 点突变可用于研究癌变的机制。

（6）ras 基因点突变可作为观察疗效的指标。

二、PCR 技术在其他方面的应用

（一）在病原体检测方面

病原体检测可用于疾病诊断、流行病学调查、治疗效果及疾病发展趋势预测等多个方面。PCR 技术可以检测各种标本中的病毒、细菌、真菌、寄生虫等多种病原体，标本可以是组织、细胞、体液及排泄物等。

只要引物设计正确，通过 PCR 反应，将反应产物进行电泳或对标记物检测，即可达到目的。如人类免疫缺陷病毒（HIV）感染后 2~3 个月后，才出现抗体。其中约 95% 的感染者在 6 个月内抗体检测呈阳性，少数感染者 6 个月以后血清内才能查到抗 -HIV。由于从 HIV 感染后到血清中查到抗 -HIV 约 6 周至 6 个月诱导期，因此血清抗体阴性的人也可能已感染了 HIV。用 PCR 法在高危人群中检测 HIV，确诊的时间可提前 6 个月。对血清实验不能确定者，也可以通过 PCR 做进一步的分析和确定。

使用 PCR 技术进行临床病原体检测，需设置阳性对照与阴性对照，以防止出现假阳性或假阴性。

（二）在遗传性疾病的诊断方面

目前已发现 1000 多种遗传性疾病，是危害人类健康、影响社会稳定和发展的公共卫生问题之一，对优生优育、提高人口群体素质是个严峻的挑战。通过 PCR 方法可直接检测与遗传性疾病有关的特异性基因突变，从而诊断多种遗传性疾病，如镰刀状细胞贫血、苯丙酮酸尿症、血友病和地中海贫血等。如地中海性贫血是由 α 珠蛋白基因缺乏导致的，因目前对该病缺乏有效的治疗手段，所以结合产前检查进行遗传咨询、婚姻指导达到优生优育目的，不失为一条有效方法。应用 PCR 技术可直接检测 α_1 基因和 α_2 基因，在基因水平上对地中海贫血进行基因分型、诊断。也可作为普查措施，更适宜胎儿的早期诊断，指导重症病人进行人工流产、终止妊娠，是预防遗传性疾病，提高我国人口素质的有效措施之一。

（三）在器官移植方面的应用

骨髓移植、器官移植被称为嫁接生命的技术，对某些疾病的治疗起到决定性的作用。已证实同基因移植（即同卵双胎）不存在移植器官后的排斥反应。但异基因移植时，受体会对供体器官产生排斥现象，而导致移植失败。因此需找到与受体组织相容性抗原相适应的供体才有可能进行成功的器官移植。例如骨髓移植治疗再生障碍性贫血、淋巴细胞性白血病等。由于人类白细胞抗原（HLA）系统在骨髓移植免疫中起主导作用，因此精确选择与受体相应的 HLA，才能保证供体骨髓在受体体内的存活。

使用 PCR 技术配型时，设计相关 HLA 引物对 HLA 基因扩增，并利用寡核苷酸探针杂交，比使用传统的血清学方法或淋巴细胞培养法，能更方便精确地选择合适的供体配型。

（四）在法医病理方面的应用

法医病理学鉴定关系到对犯罪嫌疑人的认定和指控，与保障公民的合法权益，打击刑事犯罪，维护社会治安，有着密切的关系，是一个十分严肃的问题，要求检测方法和结果必须完全可信。但是由于犯罪现场的特殊性，要提取大量标本有时相当困难。

PCR 技术在法医病理学鉴定中，有着独特优势，它可将微量的血迹、精液、唾液甚至单个毛囊滤泡经过 PCR 扩增，结合寡核苷酸探针，进行单位点或多位点分析，制成 DNA 指纹图，获得犯罪证据，使犯罪分子落入法网。

（五）在DNA克隆中的应用

DNA分离和克隆是分子生物学和细胞生物学中不可缺少的关键技术之一。传统方法是经过酶切、连接、转化建立DNA文库及基因的筛选鉴定等复杂的实验步骤，而运用PCR技术，只要知道目的基因的两侧序列，通过一对与模板DNA互补的引物，可十分有效地从基因组DNA中或RNA序列中扩增出所需要的DNA片段。

由于一次PCR可以对单拷贝的基因放大上百万倍，产生微克级的DNA片段，因此，PCR技术比传统方法更加方便、快捷。

（六）DNA序列的测定

目前我国科学家在人类基因组DNA序列测定方面已达到国际水平。在杂交水稻基因组DNA测序、钩端螺旋体、表皮葡萄球菌和黄单胞菌的全基因测序方面已处于国际领先水平。

目前广泛采用的DNA测序方法有化学法和双脱氧法两种，它们对模板DNA的需要量均较大。而传统的模板制备方法，是一项非常复杂的工作。用PCR技术使DNA测序大为简化。现在几乎都采用PCR方法进行DNA序列测定。PCR产物既可以克隆到测序载体中，也可以不经克隆直接测序。因为直接测序方便可靠，又可以标准化和自动化，所以直接测序使用更为普遍。利用PCR进行测序有多种方法：①直链直接测序；②双链克隆后测序；③基因扩增转录测序；④不对称PCR产生单链测序。

第八节 PCR扩增仪的使用与维护

PCR扩增仪，又称DNA热循环仪、基因扩增仪。PCR技术是由高温变性、低温退火和适温延伸三个温度平台反复热循环组成的。PCR扩增仪的技术要点是：要使一定容积的PCR反应液在尽可能短的时间内迅速实现不同要求温度平台间的变换，既要保证反应液达到要求的温度，又要使其迅速转换到下一温度平台。理论上讲，每一温度平台间转换时间越短，扩增的特异性越高。随着PCR技术的推广，国内外厂家已有许多品牌的PCR扩增仪供应，先进的PCR扩增仪，已经能够连续完成PCR扩增和DNA扩增产物的分析报告。

PCR扩增仪主要有三种变温方式：变温铅块、水浴或变温气流。熟悉了解PCR扩增仪的性能，对于正确使用仪器将会带来一定的帮助。

一、PCR扩增仪的变温方式

（一）变温气流式PCR扩增仪

此类PCR扩增仪，以热风迅速升温，以冷风迅速降温度。

优点：①以空气为热媒，变温快；②测定反应液温度，作为温控依据，显示温度可靠；③反应器不受管形限制；④可设置复杂的变温程序。

缺点：①对空气动力学要求较高，需精确设计，才能达到要求；②以室温为温度下限。

（二）变温铅块式PCR扩增仪

这类PCR扩增仪各厂家设计有较大差异，以电阻丝、导电热膜、热泵或半导体元件为热源。降温方式有自来水冷却、制冷压缩机及半导体元件降温。因为铅块的温度传导快，可使插入铅块凹孔内的PCR反应管快速升温或降温。

优点：①铅块传热快，且均匀一致，使各管扩增效果一致性好；②使用反应管数据一致，可不用外加液体石蜡；③可设置各种变温程序，做复杂的PCR。

缺点：①铅块温度与反应管内温度有一定差异，应选择能显示反应液温度的仪器型号；②必须使用厂家提供的微量反应管；③变温速度比较慢。

（三）水浴式PCR扩增仪

此类PCR扩增仪设有三个电子元件测控温度的水浴箱，有机械手臂升降移动反应管架，通过转换不同的温度环境，实现热循环。

优点：①用水作热媒，温度稳定，水浴内设有搅拌器，可精确控制反应液温度；②可采用不同规格、来源的反应管；③温度转换快，扩增效果均匀一致。

缺点：①水浴容量较大需不停搅拌，反应液面需加液体石蜡；②水浴温度变换慢，不适合设置复杂程序；③仪器体积大，分量重，不便移位；④以室温为温度下限。

二、一般使用方法

1. 仪器进入准备状态　初次使用，接通电源，开机，仪器即进入准备状态。仪器运行中，按"RUN"键退出运行，并返回准备状态。

2. 编写运行程序　在准备状态下，按"PROG"键进入编写状态。先显示提示符，再闪烁显示需设定的参数值，可用"DOWN"键设置或修改数据。

按"PROG"进入下一个项目。分别设置循环次数；变性温度、变性时间；退火温度、退火时间；延伸温度、延伸时间。全部参数设置完成后，选择一程序号，然后按"PROG"键。该设置即被永久保存于贮存器中，下次使用时，在调出状态下按"CALL"即可将该文件调出使用。

3. 调出文件　当仪器处于准备状态时，可按"CALL"键、"UP"或"DOWN"键调出已贮存的所需文件，使仪器处于运行状态。

4. 运行

（1）模板变性：使仪器处于准备状态下按"DISP"键检查起始参数是否为"0"，否则按"DOWN"键修改为0，再按"DISP"回到显示温度状态，按"RUN"键，即变性开始。

（2）温度循环：模板变性完成后，按下"RUN"键，温度循环便自动开始，直到完成预定的循环次数。仪器完成最后一次延伸后，自动降温进入准备状态。

注意：①若开机后直接进行温度循环，则于调出状态下，调出所需文件，用"DISP"键显示循环次数，用"UP"键设定为非0，然后按"RUN"键开始运行，直到实验结束；②仪器规定，当起始循环参数为0时，进行模板变性；当起始循环参数为非0时，进行温度循环。因此可通过改变循环参数决定运行方式。

三、安装与维护

1. 安装前详细阅读厂家提供的安装说明书。

2. 仪器开箱后，应按装箱单详细检查仪器型号、厂址等是否与购货合同一致，所带配件是否齐全。

3. 仪器应安置在一牢固的水平台上，远离水源、明火及腐蚀性物质。预设电源必须与仪器要求一致，并有可靠地线连接。

4. 每次实验最好能将扩增仪内的样品孔全部放置样品管，如果样品量不足时，可用同规格的空管代替,尽可能保证实验条件的一致性和可重复性。

5. 实验结束后,应及时切断电源,擦干孔内的残留水分、油污,盖好机盖,套上防尘罩。

6. 在使用前应仔细阅读使用说明书,使用过程中如发现有异常情况,请按说明书提供的故障检查处理办法,进行检查。

7. PCR扩增仪为高技术产品,设计精巧,制造工艺先进。如遇有按使用说明书不能排除的故障时,千万不要自行拆卸,请及时与厂家或经销商联系维修事宜。

本章小结

1. PCR技术是一种在试管内特异性扩增DNA片段的技术,其操作简单,可将极微量的靶DNA在数小时内扩增数百万倍,从而大大提高了对DNA分子分析和检测的能力。

2. PCR反应分为三步:①变性;②退火;③延伸。

3. PCR技术的特点是特异性强、灵敏度高、快速简便、对原始材料质量要求低等。

4. PCR反应体系组分包括:①PCR缓冲液;②dNTP;③DNA聚合酶;④引物;⑤模板DNA;⑥液体石蜡。

5. 目前已经研究发展了许多PCR扩增产物的检测方法,包括凝胶电泳、高压液相色谱、核酸探针杂交、核酸序列分析等,其中凝胶电泳是检测PCR扩增产物应用最广泛和最简便的方法之一。

6. 其他PCR技术还有原位PCR技术和反转录PCR技术。

7. PCR技术在肿瘤诊断中和病原体检测等方面有广泛应用。

（赵　瑞）

复习题

一、名词解释

PCR技术、水浴锅PCR基因扩增仪、压缩机PCR基因扩增仪、原位PCR技术

二、选择题

单项选择题

1. 在PCR反应体系中不需要以下哪种物质（　　）

　　A. Taq DNA聚合酶　　　　　　　　B. dNTPs

　　C. Mg^{2+}　　　　　　　　　　　D. RNA酶

　　E. 合适pH缓冲液

2. 下列哪种酶是耐高温的（　　）

　　A. Taq DNA聚合酶　　　　　　　　B. Hind Ⅲ

　　C. T4连接酶　　　　　　　　　　　D. RNA酶

　　E. Klenow片段

3. PCR反应的正确过程应为（　　）

　　A. 退火→变性→延伸　　　　　　　B. 变性→退火→延伸

　　C. 退火→延伸→变性　　　　　　　D. 变性→延伸→退火

E. 延伸→变性→退火

4. PCR 技术的本质是（　　）
　　A. 核酸杂交技术　　　　　　　　B. 核酸重组技术
　　C. 核酸扩增技术　　　　　　　　D. 核酸变性技术
　　E. 核酸连接技术

5. Taq DNA 聚合酶酶促反应的最适温度为（　　）
　　A. 37℃　　　　　　　　　　　　B. 50～55℃
　　C. 70～75℃　　　　　　　　　　D. 80～85℃
　　E. 94～95℃

6. 温度均一性较好的 PCR 仪为（　　）
　　A. 水浴锅 PCR 基因扩增仪和压缩机 PCR 基因扩增仪
　　B. 半导体 PCR 基因扩增仪和离心式空气加热 PCR 基因扩增仪
　　C. 压缩机 PCR 基因扩增仪和半导体 PCR 基因扩增仪
　　D. 压缩机 PCR 基因扩增仪和离心式空气加热 PCR 基因扩增仪
　　E. 水浴锅 PCR 基因扩增仪和离心式空气加热 PCR 基因扩增仪

7. 一步就可以摸索出最适合反应条件的 PCR 仪为（　　）
　　A. 普通 PCR 仪　　　　　　　　B. 梯度 PCR 仪
　　C. 原位 PCR 仪　　　　　　　　D. 荧光 PCR 仪
　　E. 实时 PCR 仪

8. 能在细胞内进行 PCR 扩增的 PCR 仪为（　　）
　　A. 普通 PCR 仪　　　　　　　　B. 梯度 PCR 仪
　　C. 原位 PCR 仪　　　　　　　　D. 荧光 PCR 仪
　　E. 实时 PCR 仪

9. PCR 基因扩增仪最关键的部分是（　　）
　　A. 温度控制系统　　　　　　　　B. 荧光检测系统
　　C. 软件系统　　　　　　　　　　D. 热盖
　　E. 样品基座

三、简答题

1. 如何理解 PCR 技术的原理？它有何特点？
2. PCR 反应体系各组分有何作用？
3. 如何制作 PCR 模板及怎样保存模板？
4. 怎样进行 PCR 操作和 PCR 产物的分析方法？
5. 什么是原位 PCR？它的原理和操作有何特点？
6. 什么是 *Tas* 基因？如何进行检测？你还知道 PCR 技术有哪些用途？
7. 试述如何使用和维护 PCR 扩增仪？

第十四章　细胞凋亡的常用检测方法

本章要点

1. 掌握细胞凋亡的概念和特征；细胞凋亡与细胞坏死的区别。
2. 熟悉细胞凋亡的生物学意义。
3. 了解细胞凋亡的常用检测方法。

第一节　概　　论

机体内的细胞死亡主要有两种方式：①细胞坏死，是由周围环境的各种致病因子如物理、化学和生物性因素导致细胞严重损伤时的病理性死亡；②细胞凋亡，是受基因控制的一种主动性细胞死亡，多发生于生理情况下，是生物体中普遍存在的基本生命现象，机体通过细胞凋亡清除衰老、损伤和突变的细胞，维持自身的稳定。因此，凋亡具有十分重要的生物学意义。

一、细胞凋亡的概念

在机体活组织中，散在的单个细胞受其基因编程的调控，通过主动的生化过程而自杀死亡的现象称为细胞凋亡（apoptosis）。由于细胞凋亡与基因编制程序的调控有关，也称之为程序性细胞死亡（programmed cell death，PCD）。apoptosis 一词来源于希腊语，是秋天树叶凋落的意思，以此来命名细胞的这种死亡方式，形象地说明了细胞凋亡的形态特征。

二、细胞凋亡的特征

（一）形态学特征

凋亡细胞表现为散在分布的单个细胞，而未见成片组织细胞同时死亡，故与树叶枯萎凋落的过程相似。细胞凋亡的形态学变化是多阶段的。首先是细胞变圆，随即与周围细胞脱离，微绒毛消失，细胞质浓缩，内质网扩张成泡沫状并与细胞膜融合，线粒体、溶酶体等细胞器聚集，但结构无明显改变，染色质逐渐聚集在核周边呈新月形，嗜碱性染色增强称为染色质边聚。然后，细胞核固缩，进而断裂形成若干个核碎片；同时，细胞膜皱缩内陷，分割包裹细胞质，以出芽方式形成多个突起于细胞的圆形小体并脱落下来。这些由细胞膜包裹的圆形小体内含细胞质和细胞器，核碎片可有可无，称为凋亡小体（apoptotic body），这是凋亡细胞最主要的形态改变。凋亡小体最终被周围具有吞噬功能的细胞如巨噬细胞、上皮细胞等吞噬、降解。在凋亡过程中，细胞膜一直保持完整，细胞内容物不会溢出，因而不引起周围组织的炎症反应。

（二）生物化学特征

DNA 的片段化是细胞凋亡的主要生物化学特征。凋亡细胞在激活的内源性核酸内切酶的作用下，其染色质 DNA 被降解，这种降解呈规律性的有控降解，产生长短不等的 DNA 片段，其长度均为 180～200bp 的整数倍。将凋亡细胞的 DNA 进行琼脂糖凝胶电泳可以发现其 DNA 片段呈现特异的"梯状"电泳条带（图 14-1）。

图 14-1　凋亡细胞的 DNA 凝胶电泳图

与标准相对分子质量参照物对比，条带分别为 180～200bp 的整数倍，这种典型的电泳条带被认为是细胞凋亡的可靠指标。坏死细胞虽然也有 DNA 的降解，但那种降解是 DNA 随机断裂成大小不等的连续片段，电泳图谱表现为从大到小连续分布的弥散条带，与梯状条带显著不同。

凋亡细胞 DNA 片段化的机制是由于激活的核酸内切酶将染色体上相邻两个核小体连接区的 DNA 链切断，使染色质 DNA 降解成核小体 DNA 长度的整数倍。

三、细胞凋亡与细胞坏死

细胞凋亡和细胞坏死存在着本质的区别，细胞凋亡多为生理情况下的细胞自然死亡，而细胞坏死是细胞受到病理性损伤时的意外死亡。两者不仅在形态及生化代谢等方面，而且在发生机制上都有着显著的不同（图 14-2）。

细胞凋亡多发生于生理情况下，是在基因控制下的细胞自我消亡过程。对凋亡的基因调控机制研究得比较清楚的是线虫体内的凋亡过程，该虫体较小，长约 1mm，可直接在显微镜下观察并精确统计细胞数量和记载细胞的行为，为研究提供了较好的实验模型。在胚胎发育期间线虫有 1090 个细胞，而成虫只有 959 个细胞，有 131 个细胞在发育过程中出现凋亡。经研究发现这些细胞的凋亡严格地受相关基因的控制，主要的凋亡基因有 3 个：*Ced-3*、*Ced-4* 和 *Ced-9*。*Ced-3* 和 *Ced-4* 基因的作用是启动细胞凋亡，在缺乏 *Ced-3*、*Ced-4* 的突变体中不发生凋亡，成虫体内的细胞数量会增加 *Ced-9* 基因对 *Ced-3*、*Ced-4* 起到抑制作用，*Ced-9* 功能不良的线虫往往在胚胎期因凋亡过度而死亡。高等动物细胞凋亡的基因调控机制非常复杂，目前还不十分清楚。

细胞坏死发生于病理情况下，是由于各种病理性强烈刺激如局部缺血、高热、中毒等影响了细胞的正常代谢活动，使线粒体功能下降，ATP 生成减少，细胞膜上钠 - 钾泵功能障碍，导致细胞内钠、水增多而引起细胞水肿。随着细胞质内水分增多，内质网高度扩张，线粒体持续膨胀,最终溶酶体破裂,释放出大量水解酶使细胞溶解。坏死早期细胞核可见核固缩,但染色质分布不规则;后期核碎裂,溶解消失。坏死细胞由于细胞膜的破裂,导致内容物溢出,引起周围组织的炎症反应。坏死细胞往往成片形成坏死组织,并常被组织修复。细胞凋亡和细胞坏死的主要区别(表14-1)。

图 14-2 细胞凋亡与细胞坏死

1. 正常细胞;2～4 细胞凋亡;5～6 细胞坏死。其中 2. 细胞质浓缩,核染色质边聚,细胞体积缩小;3. 细胞膜内陷包裹细胞质,以出芽方式形成凋亡小体;4. 凋亡小体被周围巨噬细胞等吞噬、降解;5. 核染色质不规则聚集,细胞器肿胀,细胞水肿;6. 核碎裂,细胞器膜、细胞膜崩解,进而自溶

表 14-1 细胞凋亡与细胞坏死的主要区别

	细胞凋亡	细胞坏死
发生条件	多见于生理情况	病理情况
基因调控	有	无
细胞数量	单个细胞	成群细胞
细胞核	染色质边聚,核断裂,核碎片进入凋亡小体	无染色质边聚,核断裂,核碎片溶解,消失
细胞器	无明显变化	肿胀,破坏
细胞膜	完整,细胞内容物无溢出	破裂,细胞内容物外溢
凋亡小体	有	无
炎症反应	无	有
DNA 降解	有控降解,电泳为梯状条带	随机降解,电泳为弥散条带

四、细胞凋亡的生物学意义

细胞凋亡是生物界中普遍存在的一种基本生命现象,如同细胞增殖一样是机体生理活动必不可少的组成部分,贯穿于整个生命周期中,具有十分重要的生物学意义,主要体现在以下几个方面:①在胚胎发育过程中,细胞凋亡可确保机体器官的正常生长发育,且可以清除多余无用的细胞,如人胚胎肢芽发育中指(趾)蹼细胞;清除发育不正常

的细胞,如大脑中没有形成正确连接的神经元;②清除机体中的衰老细胞,维持组织器官中细胞数量的稳定,如人体血液中的红细胞和皮肤、黏膜上皮细胞的定期更新;③清除有害细胞,防止疾病发生。通过凋亡可清除肿瘤细胞、自身反应性淋巴细胞和某些病毒感染的细胞,而防止相应疾病的发生。因此,细胞凋亡可以作为机体自身的一种保护和防御机制。

五、细胞凋亡与肿瘤

肿瘤的发生机制十分复杂。长期以来,人们一直单纯从细胞增殖的角度来研究肿瘤的发生,认为肿瘤是由于细胞增殖过度和分化不足造成的。细胞凋亡现象的发现促使人们从另外一个方面即细胞死亡来重新认识肿瘤。事实上,肿瘤不仅是细胞增殖和分化异常的疾病,同时也是凋亡异常的疾病。正常情况下,组织细胞增殖缓慢,细胞凋亡也少,两者维持动态平衡。当发生癌变时细胞的增殖与凋亡关系失调,表现为细胞的增殖加强,凋亡受到抑制,细胞的数量不断增加,最终导致肿瘤的形成。所以,细胞凋亡的发现为探究肿瘤开辟了新的途径。

第二节 细胞凋亡的检测方法

检测细胞凋亡的方法很多,常用的有形态学观察、琼脂糖凝胶电泳和原位末端标记法。这些方法是根据凋亡细胞在形态学、生物化学和分子生物学上的特征性改变来检测组织细胞中的凋亡细胞。

一、形态学方法

形态学观察是鉴定细胞凋亡最常用的方法,主要是通过对组织、细胞进行各种染色,而后在普通光学显微镜、荧光显微镜和电子显微镜下观察凋亡细胞的形态特征。

(一)光学显微镜观察方法

在光学显微镜下,通常采用石蜡切片的苏木素 - 伊红染色即 HE 染色进行细胞凋亡的观察。

1. 操作方法　按常规 HE 染色方法进行操作。

2. 结果观察　凋亡细胞在组织中单个散在分布,表现为核染色质聚集,嗜碱性增强,染成深蓝色,呈新月形附在核膜周边,或细胞核固缩碎裂成数个圆形颗粒。凋亡小体多呈圆形或卵圆形,大小不等,细胞质浓缩,强嗜酸性,染成深红色,较大者可在光学显微镜下见到,如病毒性肝炎中的嗜酸性小体实际是凋亡小体。

(二)荧光显微镜观察方法

常用方法为吖啶橙染色法。吖啶橙是一种荧光染料,可与细胞中的 DNA 和 RNA 特异性结合,从而使细胞呈现一定颜色的荧光,通过荧光显微镜可观察细胞核、细胞质的变化。

1. 试剂及配制

吖啶橙贮存液:10mg 吖啶橙溶解于 100ml PBS 中,过滤后 4℃避光保存。

2. 操作方法

(1)制备活细胞悬液,浓度为 10^7 个 /ml。

(2)取 95μl 细胞悬液,加入 5μl 的吖啶橙贮存液,混匀。

（3）吸一滴混合液滴在载玻片上，直接用盖玻片封片。

（4）荧光显微镜下观察。

3. 结果观察 在荧光显微镜下，正常细胞的细胞核 DNA 呈黄色或黄绿色均匀荧光，细胞质和核仁的 RNA 为橘黄色或橘红色荧光。细胞凋亡时，细胞核或细胞质内可见致密浓染的黄绿色荧光，甚至可见黄绿色碎片。细胞坏死时，细胞质内黄绿色或橘黄色荧光均可减弱或消失。

（三）电子显微镜观察方法

电子显微镜分为透射电镜和扫描电镜两种，一般用透射电镜来观察细胞凋亡，细胞核及各种细胞器的结构变化清晰易辨。

1. 操作方法 电子显微镜观察细胞凋亡的常用标本有新鲜组织和培养细胞，其标本制作无特殊性，采用电子显微镜常规方法固定、脱水、渗透、包埋和超薄切片，经铀或铅染色后可在透射电镜下观察到凋亡细胞的超微结构特征。

2. 结果观察 凋亡细胞的核染色质边聚，在核膜周边呈新月形，细胞质浓缩，细胞器密集，但结构完整。晚期，细胞核裂解为碎片，散在细胞质中，细胞膜突起以出芽方式包裹细胞质，形成凋亡小体。细胞膜始终保持完整。

二、琼脂糖凝胶电泳法

DNA 片段化是细胞凋亡的重要生化特征。在激活的核酸内切酶的作用下，凋亡细胞 DNA 在核小体连接区被切断，形成 180～200bp 整数倍长度的 DNA 片段，将这些片段从细胞中提取出来，置于含溴化乙锭的 2% 琼脂糖凝胶中进行电泳，可呈现特征性的梯状条带。此法因需要一定数量的凋亡细胞，所以适合培养细胞和动物实验组织。下面以培养细胞为例介绍其操作方法：

1. 仪器及试剂

仪器：

台式高速离心机　恒温水浴箱　　电泳仪　照相设备

试剂：

（1）细胞裂解液：100mmol/L　　　NaCl

　　　　　　　　10mmol/L　　　　Tris-HCl（pH 8.0）

　　　　　　　　25mmol/L　　　　EDTA（pH 8.0）

　　　　　　　　0.5%　　　　　　SDS

　　　　　　　　0.2mg/ml　　　　蛋白酶 K

（2）酚：三氯甲烷：异戊醇混合液按 25:24:1 比例配制。

（3）三氯甲烷：异戊醇混合液按 24:1 比例配制。

（4）醋酸铵：7.5moL/L。

（5）TE 缓冲液（pH 8.0）：1Ommol/L Tris-HCl，5mmol/L EDTA。

2. 操作方法

（1）培养的悬浮细胞以 1000r/min 离心 5 分钟，弃上清液，用冷 PBS（4℃）洗涤两次；培养的贴壁细胞经胰蛋白酶消化，细胞脱离瓶壁后收集，同样方法洗涤两次，离心并去掉上清液，仅留细胞沉淀物。

（2）向沉淀细胞中加入细胞裂解液，混匀，50℃水浴水解 3 小时，或 37℃过夜。

（3）用等体积的酚、三氯甲烷、异戊醇抽提液抽提 DNA 一次，再用三氯甲烷、异戊醇抽提两次，其中每次加入抽提液后混匀 5 分钟，然后以 5000r/min 离心 5 分钟，吸取抽提物。

（4）向抽提物中加入醋酸铵，至终浓度为 2.5moL/L，混匀后，加入 2 倍体积冷无水乙醇混匀，4℃条件下静置 2 小时。

（5）将抽提物室温下 12 000r/min 离心 10 分钟，弃上清液。

（6）用 70% 乙醇洗 1～2 次后，干燥 DNA 沉淀物，真空抽干或室温干燥均可。

（7）加入 50～100μl 的 TE 缓冲液，另加 5μl 的 RNA 酶，37℃水浴 30 分钟。

在 2% 的琼脂糖凝胶上加样电泳，紫外灯下观察结果并摄片。

3. 结果观察　凋亡细胞 DNA 电泳表现为有一定间隔的梯状条带，而坏死细胞的 DNA 电泳为连续的弥散条带。

三、原位末端标记法

1. 原理　凋亡细胞由于内源性核酸内切酶的激活而导致细胞核染色质 DNA 双链的断裂，大量 DNA 片段暴露出一系列 DNA 的 3′ 末端，在末端脱氧核苷酸转移酶（terminal deoxynucleotidyl transferase，TDT）的作用下，经标记的外源性核苷酸与之结合。通常所用核苷酸为三磷酸尿苷（dUTP），标记物为地高辛或生物素，再经过免疫组织化学染色，使凋亡细胞在组织原位被特异性地标记和显示出来。

这种方法是将分子生物学与形态学相结合的研究方法，其特异性和敏感性比一般形态学方法和电泳法高，可检测到早期的凋亡细胞，因而在细胞凋亡的研究中广泛应用。此法可使用于石蜡包埋组织切片、冷冻切片、培养细胞制片及各种细胞涂片。

2. 操作方法　目前市场上有配套的凋亡细胞检测试剂盒出售，只要按随盒提供的说明书进行操作，均可获得满意效果。在此介绍地高辛结合的 dUTP（digoxigenin-dUTP，dig-dUTP）标记法：dig-dUTP 在 TDT 酶的作用下与凋亡细胞 DNA 片段的 3′ 末端连接，而后再与带有辣根过氧化物酶的抗地高辛抗体结合，经 DAB 显色后，可在组织切片原位上准确地定位出正在凋亡的细胞，然后可在光学显微镜下观察。具体操作步骤如下：

（1）常规石蜡切片，二甲苯脱蜡，逐级乙醇入水，PBS 洗涤。

（2）加入浓度为 20μg/ml 的蛋白酶 K 溶液，室温消化 15 分钟，去除组织蛋白。蒸馏水洗 3 次，每次 2 分钟。

（3）在新鲜配制的 3%H_2O_2 溶液中室温反应 5～10 分钟；PBS 洗 2 次，每次 5 分钟。

（4）用滤纸吸去玻片上组织周围的多余液体，滴加标记缓冲液，室温反应 15 分钟后甩掉。

（5）用滤纸吸去切片周围液体，滴加 50μl 的标记反应液（将适量 TDT 酶及 dig-dUTP 溶于标记缓冲液中，具体配制请按说明书进行），置于湿盒中 37℃反应 1～2 小时。阴性对照切片不加反应液。

（6）将切片在反应终止液（NaCl 17.4g，柠檬酸钠 8.82g，蒸馏水 1000ml）中洗涤 3 次，每次 5 分钟；PBS 洗涤 3 次。

（7）滴加过氧化物酶标记的抗地高辛抗体，室温反应 30 分钟，PBS 洗涤 3 次。

（8）滴加 DAB 溶液，室温显色 3～6 分钟，蒸馏水洗 3 次。

（9）苏木素复染 1 分钟，常规脱水，透明，封片。

3. 结果观察　阳性着色的凋亡细胞表现为细胞核呈棕褐色，部分细胞质也可因核

DNA 碎片的逸出而呈阳性着色。正常非凋亡细胞和阴性对照片的细胞核被苏木素复染成蓝色。

 本章小结

　　1. 细胞凋亡是机体活组织中,散在的单个细胞受其基因编程的调控,通过主动的生化过程而自杀死亡的现象,凋亡细胞最主要的形态改变是出现凋亡小体。

　　2. 细胞凋亡和细胞坏死存在着本质的区别,细胞凋亡多为生理情况下的细胞自然死亡,而细胞坏死是细胞受到病理性损伤时的意外死亡。两者不仅在形态及生化代谢等方面,而且在发生机制上都有着显著的不同。

　　3. 细胞凋亡的检测方法有形态学检测法(包括光学显微镜观察法、电子显微镜观察法、荧光显微镜观察法)和琼脂糖凝胶电泳法。

（赵　瑞）

简答题

1. 请解释凋亡或程序性细胞死亡、凋亡小体的概念。

2. 细胞凋亡的形态特征有哪些?主要的生化特征是什么?

3. 细胞凋亡与细胞坏死有何区别?

4. 细胞凋亡的常用检测方法有哪些?

第十五章 显微摄像技术

 学习目标

1. 掌握普通光学显微镜的结构、功能、使用和保养；显微摄像组织切片的要求；数码摄像系统的组成和优点。
2. 熟悉特殊光学显微镜的功能和特点。
3. 了解显微摄像的装置和技术。

第一节 光学显微镜简介

一、普通光学显微镜

（一）普通光学显微镜的成像原理

显微镜是利用凸透镜的放大成像原理，将人眼不能分辨的微小物体放大到人眼能分辨的尺寸，其主要是增大近处微小物体对眼睛的张角（视角大的物体在视网膜上成像大），用角放大率 M 表示它们的放大本领。因同一件物体对眼睛的张角与物体离眼睛的距离有关，所以一般规定像离眼睛距离为 25cm（明视距离）处的放大率为仪器的放大率。显微镜观察物体时通常视角甚小，因此视角之比可用其正切之比代替。显微镜由两个会聚透镜组成，光路图如图（图 15-1）所示。物体 AB 经物镜成放大倒立的实像 A_1B_1，A_1B_1 位于目镜的物方焦距的内侧，经目镜后成放大的虚像 A_2B_2 于明视距离处。

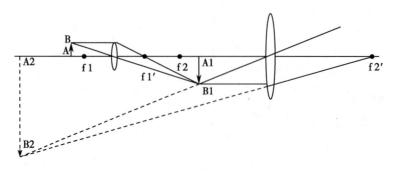

图 15-1 光学显微镜的成像原理

（二）普通光学显微镜的基本构造

普通光学显微镜的基本构造包括机械部分和光学部分。

1. 机械部分

（1）镜座：呈马蹄形、圆形或方形，它的作用是支撑全镜，位于显微镜的底部。

（2）镜柱：是镜座上的直立短柱，借倾斜关节与镜座相连。

（3）镜臂：用以支持镜座、载物台和调焦螺旋等，下部与镜柱相连，是搬动显微镜时手握的地方。

（4）镜筒：为上接目镜、下接转换器的圆筒，由金属制成，有单筒和双筒两种。

（5）物镜转换器：是镜筒下端的一个转盘，装有 3～4 个物镜，可使每个物镜通过镜筒与目镜构成一个放大系统。

（6）载物台：为方形或圆形的盘，用以载放被检物品，中央有一个通光孔。在载物台上，有的装有两个金属压夹，称标本夹，用以固定标本；有的装有标本推动器，能向前后左右方向推动标本。

（7）调焦螺旋：是调节物镜和标本间距离的装置，有粗准螺旋和细准螺旋，它们能使镜筒或镜台上下移动，当物品处在物镜和目镜焦点上时，人的视野中即出现清晰的图像。

2. 光学部分

（1）目镜：在镜筒上端，由两块透镜组成。目镜的作用是把物镜放大的物体实像再次放大，有 5×、10×、16× 等放大倍数，标示在镜筒的表面，可根据需要选用。

（2）物镜：物镜安装在镜筒下端的转换器上，作用是将物体第一次放大，是决定成像质量和分辨能力的重要部件。物镜上标有镜筒长度、放大倍数、数值孔径、焦距等主要参数，如 160/0.17；10×；NA 0.3；16mm。其中"160/0.17"表示镜筒长度和所需盖玻片厚度（mm），"10×"表示放大倍数，"NA 0.3"表示数值孔径，16mm 表示焦距。

（3）聚光器：聚光器由聚光镜和可变光阑组成，位于载物台下方，集聚由反光镜反射来的光线。调节聚光镜的高度和可变光阑的大小，可得到适当的光照和清晰的图像。

（4）光源：显微镜大多是采用附着在镜臂上的反光镜，反光镜是一个两面镜子，一面是凹面镜，一面是平面镜；较新式的显微镜其光源通常是安装在显微镜的镜座内，可以通过按钮来控制光源。

（三）普通光学显微镜的使用方法

1. 显微镜的使用　将显微镜从镜箱取出，取出时左手托底座，右手握镜臂，将其轻放在工作台偏左的位置。

（1）低倍镜的观察

1）对光：选择合适的目镜、物镜。旋转物镜转换器，将低倍镜对准载物台中央的通光孔。在目镜中观察，并调节反射镜或打开光源开关，直至视图明亮。

2）观察：将标本放置在载物台上，使标本位于通光孔正中，下降镜筒，并从侧面观察，使物镜下端与标本逐渐接近，但不能碰到盖玻片。然后从目镜观察，用粗准焦螺旋慢慢升起镜筒，直到看到标本为止，再调节细准焦螺旋至物像清晰。

（2）高倍镜的观察：在低倍镜下，找到要观察的目标部位，并将该部位移至视野中心，再上升聚光器、换成高倍镜。从低倍镜转换到高倍镜的距离要刚好适用，一般调节 1～2 转细准焦螺旋，即可看到清楚的物像。

（3）油镜的观察：油镜比较精密，在使用上要注意轻拿轻放。使用油镜时，要改用折射率比空气高的香柏油（折射率 n=1.515），这样可以提高显微镜的分辨力。观察完后，上升镜筒约 1.5cm，将油镜转离光轴，用干的擦镜纸轻轻地吸掉油镜和盖玻片上的油，再用浸湿二甲苯的擦镜纸擦拭，最后用干净的擦镜纸再轻轻擦拭。

2. 观察后的处理工作

1）清洁：用绸布或擦镜纸擦干净显微镜上的污物，若擦不干净可蘸少许二甲苯进行擦拭。

2）显微镜各部分的放置：将物镜转离光轴，把反光镜转到与载物台垂直的方向，再罩上镜套，放回镜箱内保存备用。

（四）使用显微镜的注意事项

1. 取放时动作要轻，否则会造成光轴偏斜而影响观察。

2. 观察标本一定要按照操作程序进行，先从低倍镜开始，找到标本目标部位后，再根据需要转用高倍镜、油镜。

3. 使用油镜时一定要在盖玻片上滴油后才能使用。油镜用完后，应立即将镜头、盖玻片上的油擦净，不然干后不易去掉，从而损伤镜头和标本。

4. 使用时不要用手摸光学玻璃部分。

5. 使用的盖玻片和载玻片不能过厚或过薄。标准的盖玻片为 0.17±0.02mm，载玻片为 1.1±0.04mm。

（五）普通光学显微镜的保养

1. 擦拭　显微镜要经常清洁，避免污物及试剂沾污显微镜的光学系统和机械装置。

1）光学镜头的擦拭：光学镜头是显微镜的最重要部分，一般不要随便擦拭。如有灰尘、油渍等附着物时，可用吸耳球吹去镜头表面的附着物，再用清洁而柔软的刷子轻轻扫除，最后用洁净而柔软的擦镜纸或绸布轻轻地擦拭。仍然擦不掉的污物，可用浸润少量二甲苯的湿绸布擦拭后，再用干绸布擦拭。

2）机械装置的擦拭：机械装置如有污垢，可用干净柔软的细布擦拭。如有擦不掉的污迹，可用擦拭纸或细绸布蘸少量二甲苯擦拭。

2. 保管

普通光学显微镜的保管工作主要包括防尘、防腐蚀、防热、防潮四个方面。

1）防尘：显微镜应放置在清洁的室内，避免灰尘落在显微镜上。不经常使用的显微镜应放在镜箱内，但镜筒上必须有目镜或镜盖，以防灰尘落入镜筒。经常使用的显微镜不必每次都放入镜箱内，但要罩上防尘罩。

2）防热：保存显微镜的房间室温应保持在 8～25℃，昼夜温差不宜超过 6℃。显微镜不能在阳光直射下曝晒，也不能放在靠近火炉或暖气的地方。因为显微镜是由精密机械和光学镜头两部分组成的，金属和玻璃的热膨胀系数不一样，在剧烈的冷热变化作用下，透镜就有变形与脱落的危险，机械部分也可能受损，而影响显微镜的性能。

3）防腐蚀：显微镜不要与腐蚀性的酸、碱放在一起，也不要与挥发性强的化学药品及其他有害药品放在一起，以免被腐蚀，缩短显微镜的使用寿命。

4）防潮：显微镜应放在通风干燥的房间里，房间的相对湿度要保持在 65%～70% 以下。在温度高的地方一定要采取防潮措施，特别是在高湿高温季节或多霉的地方，镜箱内一定要放上干燥剂。

二、特殊光学显微镜

（一）暗视野显微镜

暗视野显微镜是光学显微镜的一种，也叫超显微镜。暗视野显微镜的聚光镜中央有挡光片，使照明光线不直接进入物镜，只允许被标本反射和衍射的光线进入物镜，因而视野的背景是黑的，物体的边缘是亮的。利用这种显微镜能见到小至 4～200nm 的微粒子，分辨率可比普通显微镜高 50 倍。

暗视野显微镜常用来观察未染色的透明样品。如观察样本中的细菌、酵母和其他真菌；白细胞及血清中分子的布朗运动和血细胞的状态；活细胞的结构和线粒体的运动、胶体颗粒等。这些样品因为具有和周围环境相似的折射率，不易在一般明视野之下看得清楚，于是利用暗视野提高样品本身与背景之间的对比。但只能看到物体的存在、运动和表面特征，不能辨清物体的细微结构。

（二）相差显微镜

相差显微镜是荷兰科学家 Zernike 于 1935 年发明的，用于观察未染色标本的显微镜。活细胞和未染色的生物标本，因细胞各部细微结构的折射率和厚度的不同，光波通过时，波长和振幅并不发生变化，仅相位发生变化（振幅差），这种振幅差人眼无法观察。而相差显微镜通过改变这种相位差，并利用物体不同结构成分之间的折射率和厚度的差别，把通过物体不同部分的光程差转变为振幅（光强度）的差别，经过带有环状光阑的聚光镜和带有相位片的相差物镜实现观测的显微镜。主要用于观察活细胞或不染色的组织切片，有时也可用于观察缺少反差的染色样品。

（三）微分干涉相差显微镜

与相差显微镜相比，微分干涉显微镜形成的图像衬度高，立体感强，边界清楚，细微结构表现丰富，更能反映细胞的内部特征。其原理是当一束光通过起偏器后，再经过一组棱镜分裂出振动方向互相垂直且强度相等的两光束，分别处在距离很近的两个点上，经聚光镜后平行射过标本，再经物镜和另一组棱镜将两束光束重新复合，然后经检偏器，使其振动方向一致，便发生干涉，在像平面上形成三维立体浮雕图像。微分干涉相差显微镜对标本适应性较广，无论标本活体与否、染色与否、折射率相差大小、厚与薄等，均能观察。

（四）偏光显微镜

偏光显微镜是利用它的特殊装置——偏光器、检偏器和补偿器等，根据偏光的原理，鉴别组织的微细结构的化学性质。在生物体内，某些组织成分由于光学性质不同，可不经染色，利用偏光来区别。偏光显微镜可以清楚观察齿、骨、头发、指甲、卵巢、神经纤维、动物肌肉和植物纤维等的结构细节或活细胞的结晶内含物。也可用于区别正常细胞与肿瘤细胞，因为正常细胞对偏振光是左旋的，而肿瘤细胞多呈右旋。

（五）荧光显微镜

荧光显微镜是以紫外线为光源，用以照射被检物体，使之发出荧光，然后在显微镜下观察物体的形状及其所在位置。荧光显微镜用于研究细胞内物质的吸收、运输、化学物质的分布及定位等。细胞中有些物质，如叶绿素等，受紫外线照射后可发荧光；另有一些物质本身虽不能发荧光，但如果用荧光染料或荧光抗体染色（免疫荧光技术）后，经紫外线照射亦可发荧光。荧光显微镜在细胞遗传学的染色体分析、神经组织中的组织化学以及蛋白质和核酸的定位等实验中已是不可替代的工具。

（六）紫外光显微镜

凡是对紫外光有吸引力的生物质都可以用紫外光显微镜来研究，如染色体的重要成分——核酸。紫外光显微镜是用波长短于可见光的紫外光作光源，由于被检物体的各种成分对紫外光的吸收不一，所以用紫外光显微镜检时，可使未染色的标本容易鉴别。同时又因紫外光比可见光波长短一半，从而使显微镜的分辨力也增加为原来的两倍，所以能看到用染色方法所看不到的结构。

（七）倒置显微镜

倒置显微镜组成和普通显微镜一样，只不过物镜与照明系统颠倒，前者在载物台之下，后者在载物台之上，用于观察培养的活细胞，具有相差物镜。倒置显微镜和放大镜起着同样的作用，就是把近处的微小物体成一放大的像，以供人眼观察。只是显微镜比放大镜可以具有更高的放大率而已。物体位于物镜前方，离开物镜的距离大于物镜的焦距，但小于两倍物镜焦距。目镜的作用与放大镜一样。所不同的只是眼睛通过目镜所看到的不是物体本身，而是物体被物镜所成的已经放大了一次的像。

（八）激光扫描共聚焦荧光显微镜

采用点光源照射标本，在焦平面上形成一个轮廓分明的小的光点，该点被照射后发出的荧光被物镜收集，并沿原照射光路回送到由双向色镜构成的分光器。分光器将荧光直接送到探测器。光源和探测器前方都各有一个针孔，分别称为照明针孔和探测针孔。两者的几何尺寸一致，$100 \sim 200 \text{nm}$；相对于焦平面上的光点，两者是共轭的，即光点通过一系列的透镜，最终可同时聚焦于照明针孔和探测针孔。这样，来自焦平面的光，可以会聚在探测孔范围之内，而来自焦平面上方或下方的散射光都被挡在探测孔之外而不能成像。以激光逐点扫描样品，探测针孔后的光电倍增管也逐点获得对应光点的共聚焦图像，转为数字信号传输至计算机，最终在屏幕上聚合成清晰的整个焦平面的共聚焦图像。每一幅焦平面图像实际上是标本的光学横切面，这个光学横切面总是有一定厚度的，又称为光学薄片。由于焦点处的光强远大于非焦点处的光强，而且非焦平面光被针孔滤去，因此共聚焦系统的景深近似为零，沿 Z 轴方向的扫描可以实现光学断层扫描，形成待观察样品聚焦光斑处二维的光学切片。把 X-Y 平面（焦平面）扫描与 Z 轴（光轴）扫描相结合，通过累加连续层次的二维图像，经过专门的计算机软件处理，可以获得样品的三维图像。

第二节 显微摄像技术

显微摄像术，是一种利用显微照相装置，把显微镜视野中所观察到物件的细微结构真实地记录下来，以供进一步分析研究之用的一种技术。它可以获得将细胞或组织放大数百倍乃至上千倍的照片。

一、显微摄像的仪器设备

（一）显微镜

必须是性能较好的显微镜，应具备下列条件：

1. 具有直立镜筒或有直立摄像筒。

2．具有专用的摄像目镜或普通补偿目镜和平视场复消色差物镜。

3．具有可调式电光源。

4．具有带可调光圈的、像差纠正完善的聚光器。

5．载物台、聚光器与物镜之间有遮光罩，避免周围光线射入物镜。用带镜头普通照相机拍摄时，照相机镜头与目镜之间亦应有遮光罩。

（二）照相机

一般应是质量较高的单镜头反光式照相机，单用机身，不用镜头。也可以是双镜头反光式照相机，连镜头一起用，一镜头调好焦后，再换另一镜头拍摄，但应注意校正视差。

（三）连接辅助装置

其主要作用是将照相机与显微镜连接起来。较好的专用辅助装置还具有摄像调焦、测光、自动曝光等功能。

显微摄像装置通过连接辅助装置，摄像目镜与照相机身进行拍摄。此时显微镜的物镜和目镜起着照相机镜头的作用，从摄像目镜射出的光线直接投射到照相底片上。最常用的照相接筒比显微镜镜筒略粗，也长一些，一端套在显微镜镜筒上，再装进摄像目镜；另一端有专门接照相设备的接口，与照相机身相连接。一般在照相接筒上都带有摄像调焦目镜和快门。调焦目镜还常有适应摄像者不同视力的屈光度调节器。使用时先将显微镜调好焦，接上照相机，通过测距器，用显微镜细准焦螺旋调至影像最清晰。

二、显微摄像装置的使用与调试

显微摄像采用中心亮视野透射照明法，要求光源光束的主轴与显微镜的光轴严格合一，其关键在于聚光器的调节。为使视野亮度均匀，通常采用科勒照明法进行调节，该照明法是光源的灯丝在聚光器的孔径光阑上成像，即物镜后焦面上成像，不会烤焦被摄材料。现代显微镜的光源，皆按科勒照明法设计安装，一般无须另加调节，在使用上，稍加注意即可。

显微摄像调试主要包括以下几个步骤：

1．聚光器的调中　先将聚光器升至最高位置，开启光源，将被检样品放在载物台上，用低倍物镜聚焦清楚；缩小视野光阑，使视野中出现光阑的轮廓；缓降聚光器直至视野光阑的图像清晰；旋动聚光器调节螺丝，使光阑影像推移到视野正中央；再开大视野光阑直至边缘相接近，再次调整聚光器调节螺丝，使两者能完全重合。

2．光源的调中　调整照明灯箱的灯泡调节螺丝，使灯丝图像移至反光镜的中央；除去目镜向镜筒内看，可见灯丝图像，将其聚焦清楚，调整反光镜角度调节螺丝，使灯丝图像移至视野中央。如在视场光圈滤镜座加乳白色滤镜，可不去除目镜，直接看到灯丝进行调整。

3．调节照明光源的前后位置　有些摄像专用显微镜有光源距离调节环，摄像前灯的位置需要调节。方法为旋转调节环，使投射在反光镜上的灯丝图像比聚光器上的孔径光圈最大口略大一点。

4．聚光器孔径的调节　聚光器孔径小于物镜孔径时，图像反差和景深较大；聚光器孔径大于物镜的数值孔径时，图像清晰度降低；两种数值孔径相等时，图像分辨力最高。当聚光器光圈孔径开到物镜孔径的 70% 左右时，拍出的照片反差、清晰度和分辨力均较好。

调节的方法是：去除目镜，向镜筒内看，同时将聚光器光圈由小开大。当两种孔径相等时，光阑边缘与视野边缘重合。如需缩到 70%，可再将光阑缩小至视野面积的 2/3 左右。

5. 显微摄像连接辅助装置的调节　一般先用显微镜目镜对好焦，再对辅助装置进行下列调节：

（1）目镜屈光度调整：向辅助装置的调焦目镜内看，手旋屈光度调节环，直至视野中央双线十字的两条线分辨最清晰；

（2）被摄标本的位置调整：用显微镜移动器将被摄的目标部位调至视野景框的正中央，一般恰在双线十字的覆盖区域；

（3）显微摄像辅助装置调焦：虽然显微镜已调准焦，但从辅助装置的目镜看图像仍会有点模糊，需再次调焦，适当旋转显微镜细准焦螺旋，直至辅助装置目镜视野中图像最清晰。

三、胶片的选择

显微摄像用的胶片要求较高。胶片的性能是胶片中直接决定和影响拍摄质量的因素，如感色性、感光度和反差系数等是选择适宜胶片的重要因素。

（一）感色性

指胶片对不同色光的敏感程度，是胶片最主要的性能。根据感色性可将黑白胶片分为色盲片、分色片和全色片等不同的片种。

1. 色盲片　只能感受可见光谱中的蓝紫两色，为一种低速感光片，银粒细，反差大，适于黑白、蓝紫等色彩影像的显微摄像，不能用于拍摄红、绿和黄等色彩的影像。

2. 分色片　能感受蓝紫色和黄、绿等色，不感受红橙色光。它反差强、颗粒细，并能记录出较多的亮度等级和较宽的感受范围，除红橙色标本外，较广泛地用于显微摄像。

3. 全色片　能全部感受可见光谱的各波段色光，胶片的银料粗、感光速度快、反差小、黑白等级多。

（二）感光度

指胶片对光线作用的敏感程度，即感光速度。凡感光度高的胶片，乳剂的银粒细、反差小、灰雾大、保存性差；感光速度低的胶片，银粒粗、反差大、灰雾小、保存性好。感光度在 ASA50 以下适于显微摄像。

（三）反差和反差系数

反差是指被摄物体影像中明亮部分与阴暗部分亮度差别的程度。胶片的反差，用反差系数表示，它是胶片影像反差与被摄物体影像反差的比值。反差系数愈大，底片的影像反差愈强，黑白对比愈鲜明；反差系数愈小，底片反差愈弱，色调灰暗，影像黑白对比不鲜明。显微摄像宜使用高反差的胶片，以校正物像反差过小的弊病。

（四）黑白胶片的选择

一般宜选颗粒细、分辨力高、中等反差的胶片。黑白或蓝紫色标本宜选用色盲片；除红橙色以外的各种颜色标本，可选用分色片；全色片适用于各种颜色标本，但银粒粗，感光速度快，反差小，需选用 GB18°（ASA50）以下的低感光度胶片才能获得较好效果。

染色体、微生物等细小标本的显微摄像往往出现影像反差较弱，故最好选反差较高的感光胶片。此外眩光的影响会降低影像的反差，故聚光器与物镜之间一定要遮光。

（五）彩色胶片的选择

应根据照明光源选择相应的胶片，低压钨灯宜选灯泡型胶片；高压氙灯或荧光显微镜摄像宜选日光型胶片。常常还需用校色温滤镜校正色温误差。

显微摄像宜选择色彩记录准确、感光度较高的胶片。由于反差不能通过滤色镜控制，所以还应选择反差较大的胶片，如柯达显微镜专用彩色胶片。

四、曝光时间的确定

显微摄像由于光源较弱，曝光时间一般较长。具体曝光时间依光源强度、物镜的数值孔径和目镜的放大倍数、感光胶片的感光度和滤色镜使用情况。被摄物体的染色和光学性质等方面综合确定。

现代显微摄像装置多装有自动曝光控制器或显微摄像专用曝光表。使用自动曝光控制器时，先根据所用胶片，调好胶片速度选择盘上的数字，打开总开关，按下曝光开关，摄像系统便自动选择好最佳曝光时间自动曝光。显微摄像专用曝光表对光线非常敏感，而且量程广，能测出由低到高各种亮度。使用时先测出镜筒内的亮度，再根据计算表转换成曝光时间。

五、放大倍数的测定

底片影像放大倍数的计算公式是

$$放大倍数 = 物镜倍数 \times 目镜倍数 \times \frac{目镜至底片的距离}{250}$$

六、滤光片的选择

滤色镜是显微摄像必备的光学滤光元件。利用滤色镜对色光选择吸收的原理，可以控制色光，突出或抑制影像在胶片上的感应，从而提高图像的反差及清晰度。

显微摄像中选用滤光镜的原理：显微标本可以吸收白光中的部分单色光，让另几种单色光通过。如果选用的单色光恰恰是能被染色标本完全吸收的光，则标本染色区域透过的光线极少，故很暗，底片上这些部位便没有曝光或只有极少曝光，而其余部分有较强曝光，从而产生最大反差。表 15-1 是几种颜色标本应选用的滤光镜。

表 15-1　不同标本应先的滤色镜

标本颜色	紫	紫红	青	红	黄	棕	绿	淡绿	蓝	蓝紫	橙黄	黄绿	蓝绿	橘红	品红
滤色镜种类	绿	绿	黄	绿	蓝	蓝	红	红	红	黄	蓝	紫	红	蓝	绿

七、组织切片的要求

1. 选用标准的载玻片和盖玻片　光源入射光束，经载玻片透射标本，再经盖玻片进入物镜。处于光路之中的玻璃应是表面无痕、内无气泡、外无霉斑的，这样可以杜绝光线乱反射，防止阻光，保证拍摄清晰度。载玻片厚度不宜超出聚光镜的焦距，一般在 1.5mm 以内，可将光源的光束集中于载玻片的标本上。盖玻片的标准厚度为 0.17mm，若使用厚度较大的盖玻片，一者物镜前透镜会触及盖玻片，损伤镜头；二者不能准焦；三者球差过大，降低影像质量。

2．染色要鲜明适度　标本染色过度，染料堆集，使样品模糊成一块，难以辨别细节，缺乏质感；样品着色过浅，辨识不清，反差不大。如色彩鲜明，胶片易感受，拍摄效果好。

3．制片要无尘、无气泡　制片中的灰尘异物和气泡，有损影像的质量，妨碍观察。气泡为制片的常见问题，小的气泡会影响观察效果，而大的气泡会推挤被观察物，致使它们重叠，无法拍摄出理想的标本图像。要随时滴加所用的临时封固液，消除气泡。

第三节　数码显微摄像系统

数码显微摄像系统在装置上，一般使用数码相机通过各种接口和显微镜组合，然后将数码相机和计算机相连。

一、数码摄像系统的组成

一个基本的数码显微摄像系统的组成包括以下几个部分：

1．适合显微摄像的显微镜，配以相应适配器，与数码照相机连接。

2．高分辨率的显微数码照相机。

3．操作简单方便的控制器。

4．数据存储卡。

5．与计算机传输数据用设备，如直接连接的电缆或读卡器。

6．计算机。

7．相应软件系统。

8．输出设备，如照片打印机、底片打印机等。

在这些设备中，高性能的显微镜提供显微原像是先决条件，功能完备的软件系统是关键，高分辨率的数码照相机是整个系统的核心。

二、数码摄像的优点

数码显微摄像除了具备传统的显微摄像的优点外，还弥补了传统显微摄像的不足，如：即时浏览拍摄，拍摄后的照片可即时观看，减少废片率；拍摄后的照片可以及时传入计算机的分析软件，即刻得出分析结果，大大缩减因冲洗照片而耽误大量时间，从而解决了实验连续性的问题；此外，数码显微摄像拍摄的图片为数字化的文档，可即刻用于 power point 教学或日后的编辑出版工作。随着数码相机分辨率的不断提高，所拍摄显微图像的清晰度也在不断的提升。

本章小结

1．介绍了显微镜的成像原理、基本构造、使用方法、使用时的注意事项、保养方法及特殊显微镜的类型。

2．显微摄像主要由显微镜、照相机和边境辅助装置构成。使用与调试显微摄像的步骤是：聚光器、光源的调中，调试照明光源的前后位置，聚光器孔径的调节以及显微摄像连接辅助装置的调节。

3. 胶片性能是决定和影响拍摄质量的重要因素,选择胶片时应注意胶片的感色性、感光度和反差系数等。

4. 数码显微摄像系统主要由适合显微摄像的显微镜和高分辨率的显微数码照相机构成,数码摄像具有废片率少、出结果时间短、清晰度高等优点。

(严青春)

 复习题

一、填空题

1. 数码摄像系统由_____、_____、_____、_____、_____、_____、_____、_____组成。

2. 显微摄像技术对组织切片的要求是_____、_____、_____。

二、选择题

单项选择题

1. NA 0.3 表示的是( )

　　A. 镜筒长度　　　　　　　　　B. 放大倍数

　　C. 数值孔径　　　　　　　　　D. 焦距

　　E. 盖玻片厚度

2. 不属于使用显微镜的注意事项的是( )

　　A. 取放时动作要轻,否则会造成光轴偏斜而影响观察

　　B. 观察标本一定要按照操作程序进行,先从高倍镜到低倍镜

　　C. 使用时不要用手摸光学玻璃部分

　　D. 使用后用罩布保护

　　E. 使用完油镜应及时擦拭

3. 下列显微镜最适合于观察活细胞的是( )

　　A. 暗视野显微镜　　　　　　　B. 相差显微镜

　　C. 微分干涉相差显微镜　　　　D. 偏光显微镜

　　E. 荧光显微镜

4. 偏光显微镜( )

　　A. 双目镜筒中的左右两束光不平行

　　B. 不可选用复消色差物镜

　　C. 光源是紫外光

　　D. 光源是红外光

　　E. 物镜、聚光镜和光源颠倒放置

5. 倒置显微镜( )

　　A. 双目镜筒中的左右两束光不平行

　　B. 不可选用复消色差物镜

　　C. 光源是紫外光

D. 光源是红外光

E. 物镜、聚光镜和光源颠倒放置

三、简答题

1. 普通光学显微镜的机械部分和光学系统分别由哪些部分组成？分述这些组成部分的功能。

2. 数码显微摄像不同于传统的显微摄像的优点是什么？

第十六章　电子显微镜技术

1. 掌握超薄切片术及超薄切片染色技术；扫描电镜标本的制作。
2. 熟悉电镜冷冻抽样技术；免疫电镜技术；电镜细胞化学技术。
3. 了解电镜的种类、基本构造、及成像原理；扫描电镜的工作原理。

第一节　概　　述

电子显微镜（electron microscope，EM）简称电镜，是以电子束为照明源，通过电子流对生物样品的透射以及电磁透镜的多级放大后的荧光屏上成像的大型精密仪器。光学显微镜的分辨本领因可见光波长的限制，其放大倍数一般不超过 2000 倍。电子显微镜使用的是高速的电子波长，比可见光的波长短得多，故其分辨率更高、放大倍数更大。目前使用的电子显微镜有效放大倍数可达到 100 万倍。电子显微镜的分辨率（约 0.2nm）远高于光学显微镜的分辨率（约 200nm）。如此高的分辨本领已可看见病毒、蛋白质的分子结构等。随着制造技术的发展，随着电子显微镜的种类不断增多，性能不断提高，电子显微镜技术已经成为了临床病理诊断工作的一种重要方法。

一、电镜的种类

1. 透射式电子显微镜　简称透射电镜（transmission electron microscopy，TEM），因电子束穿透样品后，再用电子透镜成像放大而得名。它的光路与光学显微镜相仿，可以直接获得一个样本的投影。主要用来观察细胞内部及断裂面复型膜的平面超微结构，是目前病理学诊断和研究中最常用的一类电镜。

2. 扫描式电子显微镜　简称扫描电镜（scanning electron microscope，SEM），其电子束不穿过样品，仅以电子束尽量聚焦在样本的一小块地方，然后一行一行地扫描样本。主要用来观察细胞表面及断裂面的立体结构。

3. 专用电镜　专用电镜是为了满足特殊需要而研制的专门用途的电镜，如超高压电子显微镜、扫描探针电子显微镜、分析电子显微镜、数码电子显微镜等。

二、电镜的基本构造

不同类型的电镜其结构有所不同，通过对透射电镜结构的了解，我们可以初步掌握电

357

镜的基本结构。电子显微镜由镜筒、真空装置和电源柜三部分组成。

(一)镜筒

主要有电子源、电子透镜、样品架、荧光屏和探测器等部件,这些部件通常是自上而下地装配成一个柱体。

1. 电子源　是一个释放自由电子的阴极,栅极,一个环状加速电子的阳极构成的。阴极和阳极之间的电压差必须非常高,一般在数千伏到 3 百万伏之间。它能发射并形成速度均匀的电子束,所以加速电压的稳定度要求不低于万分之一。

2. 电子透镜　用来聚焦电子,是电子显微镜镜筒中最重要的部件。一般使用的是磁透镜,有时也有使用静电透镜的。它用一个对称于镜筒轴线的空间电场或磁场使电子轨迹向轴线弯曲形成聚焦,其作用与光学显微镜中的光学透镜(凸透镜)使光束聚焦的作用是一样的,所以称为电子透镜。光学透镜的焦点是固定的,而电子透镜的焦点可以被调节,因此电子显微镜不象光学显微镜那样有可以移动的透镜系统。现代电子显微镜大多采用电磁透镜,由很稳定的直流励磁电流通过带极靴的线圈产生的强磁场使电子聚焦。

3. 样品架　可以承载物品并用来改变样品(如移动、转动、加热、降温、拉长等)的装置。

(二)真空装置

用以保障显微镜内的真空状态,这样电子在其路径上不会被吸收或偏向,由机械真空泵、扩散泵和真空阀门等构成,并通过抽气管道与镜筒相联接。

(三)电源柜

由高压发生器、励磁电流稳流器和各种调节控制单元组成。

三、电镜的成像原理

电镜的成像原理与光镜有相似之处。电子枪类似于光学显微镜的光源,当灯丝中有电流通过时,其中的电子由于剧烈的热运动而脱离灯丝,在高电压的作用下,这些电子高速地奔向电子枪的阳极并在通过阳极上的小孔后经电子透镜的作用而聚焦。聚焦后的电子束以较高的速度照射样品时,电子与样品中的原子发生碰撞,运动方向改变而发生散射。由于样品中不同结构的原子密度不同,散射电子的能力也不相同,散射电子能力大的部分透过去的电子就少,散射能力小的部分透过去的电子就多,如果透过的电子束射到涂有荧光物质的荧光屏上,就形成明暗不同的黑白影像。如果电子影像射到照相干板或胶卷上,就可以使干板或胶卷感光,成为永久性记录。

扫描电镜的成像与透射电镜有所不同,它是通过检测器收集样品表面散射的电子后将其转变为电流信号,再传送到显像器转变为图像。

第二节　超薄切片技术与透视电镜

透射电镜是以电子束透过样品经过聚焦与放大后产生的物象,投射到荧光屏上或照相底片上进行观察的技术,主要用来观察细胞器、生物大分子平面超微结构、冷冻蚀刻复型膜中的细胞生物膜、细胞连接及细胞骨架等的超微结构。

在透射电镜中,图像细节的对比度是由样品的原子对电子束的散射形成的。由于电子需要穿过样本,因此样本必须非常薄。组成样本的原子的原子量、加速电子的电压和所希望获得的分辨率决定样本的厚度。样本的厚度可以从数纳米到数微米不等。原子量越高、电压越低,样本就必须越薄。样品较薄或密度较低的部分,电子束散射较少,这样就有较多的电子通过物镜光栏,参与成像,在图像中显得较亮,称电子密度低(electronlucent)。反之,样品中较厚或较密的部分,在图像中则显得较暗,称电子密度高(electrondense)。如果样品太厚或过密,则像的对比度就会恶化,甚至会因吸收电子束的能量而被损伤或破坏。

透射电镜的分辨率为 0.1~0.2nm,放大倍数为几万至几十万倍。由于电子易散射或被物体吸收,故穿透力低,必须制备更薄的超薄切片(通常为 50~100nm)。

透射电镜生物样品制备技术主要有超薄切片术和超薄切片染色术。

一、超薄切片技术

透射电镜的样品制备方法中,超薄切片技术是最基本、最常用的制备技术。超薄切片的制作过程基本上和石蜡切片相似,需要经过取材、固定、脱水、浸透、包埋聚合、切片及染色等步骤。

1. 组织样本超薄切片的制备

(1)取材:在 4℃下,准确取样,大小为 1mm×1mm×1mm 左右。

(2)固定:在 0~4℃下,将待检组织块固定于 2%~4% 戊二醛磷酸钠缓冲液(pH 7.2~7.3)中,浸泡 30~90 分钟;也可通过血管灌注,将 1%~2% 戊二醛灌注到需要固定的组织、器官内。

(3)漂洗:在 4℃下,将经过戊二醛固定的组织块用 0.1mol/L 磷酸缓冲液漂洗 1 小时或过夜,其间换液三次。

(4)后固定:在 0~4℃下,将组织块置于四氧化锇磷酸缓冲固定液中浸泡 60~120 分钟。

(5)脱水:组织块依次经 30% 或 50%、70%、90% 丙酮各 10 分钟,最后进入纯丙酮(更换 3 次,共 10 分钟),总计 40 分钟。

(6)浸透:组织块依次浸入①纯丙酮:树脂包埋剂(1:1),室温下 1 小时;②纯丙酮:树脂包埋剂(1:2),室温下 2 小时;③纯树脂包埋剂,室温下 3 小时以上或过夜。

(7)聚合:将充分浸透的组织块置入装满包埋剂的胶囊中,在 37℃烤箱内聚合 12 小时,然后在 60℃烤箱内聚合 24 小时。常用的树脂包埋剂有环氧树脂 618、812、Spurr、K4M 树脂等。在聚合过程中要注意保持干燥,否则,有可能聚合不均匀、硬度和弹性不当等,影响超薄切片。

(8)切片:用超薄切片机先做半薄切片(1μm)或薄切片(3μm 左右),进行光镜检查定位后再做超薄切片(60~70nm)。

(9)捞片和染色:用镊子夹取一个铜网,将满意的切片捞在铜网的中央,然后先后用 2% 醋酸铀和 6% 柠檬酸铅各染色 30 分钟。

2. 血液样本超薄切片的制备

(1)取经过 1% 肝素或 5%EDTA 抗凝的静脉血 2~4ml。

(2)1000~1500r/min 离心 10 分钟。

(3)尽量吸去离心后的上清液,沿管壁缓慢加入 2%~4% 戊二醛 1~2ml,进行固定。固定 2~4 小时,使浅黄色层凝结成块。

(4)取浅黄色层凝块,切成 1mm³ 细条,然后置入缓冲液漂洗。

(5)以后步骤同组织样本超薄切片的制备方法。

3. 骨髓样本超薄切片的制备

（1）取经过 1% 肝素或 5%EDTA 抗凝的骨髓穿刺物 0.5～1ml。

（2）1000～1500r/min 离心后取髓粒。

（3）2%～4% 戊二醛磷酸钠缓冲固定液固定 2～4 小时。

（4）以后步骤同组织样本超薄切片的制备方法。

二、超薄切片染色技术

生物标本本身的反差极低，需要经过染色才能在电镜下显示清晰的结构。染色的目的就是增强样品中各种结构图像之间的反差或选择性地显示某些结构和成分。超薄切片的染色是一种"电子染色"，它只显现黑白的对比。

电镜图像的反差实质上是电子密度的差异，它是由于样品不同部分对电子束的散射能力不同而形成的。散射的电子数越多，图像越暗；反之，散射的电子数越少，图像越亮。超薄切片染色就是利用重金属离子对不同细胞结构的结合能力不同，使细胞内各结构对电子产生强散射能力，从而增加反差。

1. 超薄切片染色步骤　制备好的切片，用醋酸铀（uranyl acetate）和柠檬酸铅（lead citrate）溶液进行双重染色，具体方法如下：

（1）用滴管将醋酸铀染液滴到胶板上，一次可染多片铜网，保证液体完全覆盖切片，胶板应置于避光培养皿中，此染色过程 10～15 分钟。

（2）倾掉胶板上的染色液，ddH$_2$O 清洗 20～30 次，然后用滤纸吸除铜网上的水滴（不要吸太干）。

（3）用滴管将柠檬酸铅染液滴到胶板上，保证液体完全覆盖切片，之后，胶板置于避光培养皿中，此过程 10～15 分钟（在培养皿周边放少许 NaOH 颗粒，用以吸收 CO$_2$，防止柠檬酸铅沉淀）。

（4）再用 ddH$_2$O 清洗 20～30 次，滤纸吸去水滴，晾干后即可进行电镜观察。

2. 溶液配制方法

（1）柠檬酸铅（Reynolds）溶液

硝酸铅 1.33g

柠檬酸三钠 1.76g

双蒸馏水 30ml

将上述成分放在 50ml 容量瓶中，用力振荡 30 分钟，使溶液呈乳白色，加入 NaOH 8ml，溶液变透明，再加双蒸水定容 50ml。

（2）醋酸双氧铀 50% 乙醇饱和溶液

醋酸双氧铀 2g

50% 乙醇 100ml

充分摇动 10 分钟，静置 1～2 天，使未溶解部分自然沉淀，取上清液使用。溶液呈鲜黄色，若变淡表示失效。溶液宜用棕色瓶避光保存。切片染色时间 15～30 分钟（室温），延长时间或提高温度可进一步增加反差。

3. 负染色液（Negative staining）病毒样品染色请用以下染色剂

（1）磷钨酸负染色液（PTA）

磷钨酸 1～2g

双蒸馏水 100ml

用 10%NaOH 或 KOH 调 pH 为 6.5～7.0,溶液经过过滤后使用,室温下可长期保存,也可以用磷钨酸钾或磷钨酸钠配制。

(2)醋酸双氧铀负染液(UA)

醋酸双氧铀 1g

双蒸馏水 100ml

稍加振荡后置室温下放置 24 小时。此液需置于棕色瓶中避光保存,一般在室温下可保存 2 周。

第三节　扫描电镜技术

扫描电镜(SEM)是介于透射电镜和光学显微镜之间的一种微观性貌观察手段,可直接利用样品表面材料的物质性能进行微观成像。扫描电镜的优点是:①有较高的放大倍数,20～20 万倍之间连续可调;②有很大的景深,视野大,成像富有立体感,可直接观察各种试样凹凸不平表面的细微结构;③试样制备简单。目前的扫描电镜都配有 X 射线能谱仪装置,这样可以同时进行显微组织性貌的观察和微区成分分析,因此它是当今十分有用的科学研究仪器。

一、扫描电镜的工作原理

扫描电镜是用极细的电子束在样品表面扫描,将产生的二次电子用特制的探测器收集,形成电信号输送到显像管,在荧光屏上显示物体(细胞、组织)表面的立体构像,并可摄制成照片。

扫描式电子显微镜的电子束不穿过样品,仅在样品表面扫描激发出次级电子。放在样品旁的闪烁晶体接收这些次级电子,通过放大后调制显像管的电子束强度,从而改变显像管荧光屏上的亮度。显像管的偏转线圈与样品表面上的电子束保持同步扫描,这样显像管的荧光屏就显示出样品表面的形貌图像,这与工业电视机的工作原理相类似。

二、扫描电镜标本的制作

扫描电镜不需要很薄的样品,要求样品尽可能表面结构保存好,样品不变形和无污染,干燥,具有良好的导电性能。扫描电镜图像有很强的立体感。其病理学诊断样品的制备方法如下:

1. 取材　样品大小一般可为(3～5)mm×(1～1.5)mm。

2. 样本表面处理　采用缓冲液、有机溶剂或酶消化等方法清除或清洗附着在样本表面的黏液、血液、组织液和灰尘等。

3. 固定　用 2%～3% 戊二醛固定 1～2 小时;1% 锇酸固定 1～1.5 小时。

4. 脱水　室温下用梯度乙醇(30% → 50% → 70% → 80% → 85% → 90% → 95% → 100%)脱水,除 100% 乙醇 15 分钟外,其他浓度各 10 分钟;也可用丙酮脱水。

5. 置换　样品脱水至 100% 乙醇或丙酮后再用纯丙酮置换 15～20 分钟以使醋酸异戊酯能更好地渗入样本中。

6. 醋酸异戊酯处理　将样本用醋酸异戊酯浸泡 15～30 分钟,以使液态 CO_2 容易渗入样本中。

7. 装样　将样本从醋酸异戊酯中挑入样本笼中,然后将其移入临界干燥仪的样本室内,在0℃下预冷10～15分钟,以保证液态CO_2浸入样本室。

8. 注液　注入液态CO_2依次打开CO_2钢瓶排气阀和仪器进气阀,在0～10℃下,向样本室逐渐注入液态CO_2至样本室容积的80%;关闭进气阀,停止注入。

9. 置换　在20℃下,使样本中的醋酸异戊酯与CO_2充分置换。

10. 气化　将温度旋钮调至临界温度以上(35～40℃),随着温度升高,CO_2由液态变为气态,界面也随之消失。当气压达到$1.0132×10Pa$,持续5分钟后,即可排气。

11. 排气　打开流量计排气阀门,以1.0～1.5L/min的速度排气,经45～60分钟排气完毕。

步骤6～11在临界点干燥仪中进行,通过以上干燥处理,使样品保持干燥。

12. 喷涂　将样本置于离子溅射镀膜仪的样本台上进行金属镀膜,以使样品表面导电,有利于形成清晰的图像。

13. 观察　将样本装入扫描电镜的样本室中进行观察。

第四节　电镜冷冻制样技术

低温电镜技术被认为是生物电子显微术中最有希望获得生物标本自然结构的手段。其理论基础是基于防止纯水或溶液经快速冷冻后冰晶的形成。快速冷冻后样品中的水直接变为玻璃态冰,可以避免因形成冰晶造成结构损伤,同时也避免了传统电镜制样时脱水、固定、吸附、染色、喷镀等处理对样品结构的破坏。

低温电镜技术包括快速冷冻固定、冷冻超薄切片、冷冻蚀刻等技术。

一、快速冷冻技术

快速冷冻技术采用物理的方法对新鲜的生物样品进行瞬间的快速冷冻,以达到固定样品的目的。如使用MM80E/KF80快速冷冻仪固定样品,冷冻速率可以达到10^6℃/s。

二、冷冻超薄切片技术

冷冻超薄切片技术是在快速冷冻固定后在低温下进行冷冻超薄切片。

三、冷冻蚀刻技术

冷冻蚀刻技术是透射电镜样品制备技术中的一种类型。由Hall等于1950年首先提出,经过几十年的发展,现已有广泛应用,是研究生物膜结构的重要方法之一。

1. 基本原理　将生物样品在液氮中快速冷冻固定后放到真空喷镀仪中,样品在结构脆弱部位断裂,再升高温度使冰升华,把断裂面上的膜结构暴露出来,这一步骤就称为冷冻蚀刻。再向暴露的膜结构上喷镀铂-碳,从而在断裂的样品表面形成一层复型膜。在此复型膜上印下了细胞切面的立体结构。在透射电镜下观察复型膜,即可了解细胞内部和膜内部的结构。

2. 制备方法

(1)取材:样品切成大小3mm×1mm×1mm。

（2）前固定：2%～3% 戊二醛于 4℃下固定 2 小时。

（3）清洗：用 0.075mol/L 的 PBS。

（4）冷冻保护：30% 甘油 - 生理盐水 4℃下浸泡 12 小时。

（5）冷冻固定：样品放入液氮中冷冻固定。

（6）断裂：在真空喷镀仪中，真空度为 1×10^{-5}Torr 时，升高温度至 $-110\sim-100$℃后进行断裂。

（7）蚀刻：样品继续升温至 $-100\sim-90$℃，组织表面冰升华，即蚀刻。

（8）喷镀：45°角喷铂 1 次，90°角喷碳 3～5 次，形成碳 - 铂复型膜。

（9）腐蚀：用次氯酸钠溶液。

（10）捞膜：用蒸馏水清洗两次复型膜后捞膜到 400 目铜网上。

（11）电镜观察。

第五节　免疫电镜技术

免疫电镜（immune electron microscope，IEM）技术是将电镜的高分辨能力与抗原抗体反应的特异性相结合，在亚细胞水平上对抗原物质进行定位分析的一种高度精确而灵敏的方法。特异性抗体用电子致密物质如铁蛋白等标记后，与组织超薄切片中的抗原结合，在电镜下观察到标记物所在位置即为抗原抗体反应的部位。目前用于免疫电镜技术的示踪物除铁蛋白外，还有过氧化物酶和胶体金等；标记物除抗体外，还可使用葡萄球菌 A 蛋白（SPA）、生物素和亲和素、凝集素等；检测方法有三大类（包埋前法、包埋后法和不包埋法）数十种。

一、免疫铁蛋白技术

免疫铁蛋白技术由 Singer 于 1959 年首创，也是最早开展的免疫电镜技术，但因其应用的局限性，现已逐渐被胶体金技术取代。

二、免疫电镜胶体金标记技术

胶体金标记技术（immunogold labelling technique）由 Faulk 和 Taylor 于 1971 年首创，它是利用胶体金在碱性环境中带有负电的性质，使其与抗体相吸附，从而将抗体标记。在电镜水平，金颗粒具有很高的电子密度，清晰可辨。胶体金标记抗体技术在电镜水平应用有许多优点：①步骤不如 PAP 法烦琐，不需用 H_2O_2 等损伤微细结构的处理步骤，对微细结构的影响较少；②金颗粒具有很高的电子密度，在电镜下金颗粒清晰可辨，易于与其他免疫产物相区别；③胶体金标记技术还可以和 PAP 法相结合进行双重或多重染色的超微结构定位；④抗原抗体反应部位结合金颗粒数量的多少可进行粗略的免疫细胞化学定量研究；⑤胶体金标记抗体还可加入培养液中，对培养细胞内抗原进行标记定位；⑥由于金具有强烈的激发电子的能力，因此，不仅可以用于透射电镜的超薄切片观察，也可以用于扫描电镜对细胞表面的抗原、受体进行标记定位观察。

免疫电镜胶体金标记技术分为包埋前法和包埋后法两种方法。包埋前法是指先制成较厚的组织切片，进行免疫细胞化学染色后再用树脂包埋并制成超薄切片进行电镜观察。包埋后法中组织先经树脂包埋并制成超薄切片，然后在超薄切片上进行免疫细胞化学染色。

由于包埋前染色对细胞膜的穿透性差，一般只用于细胞表面的抗原标记，如需穿透细胞膜，则需辅以冻融法或加入TritonX-100、皂素等活性剂，后者会加重细胞超微结构的破坏。因此，现较普遍采用包埋后染色。两种方法分别介绍如下：

（一）包埋后法

1. 标本用PBS洗两次后用0.5%戊二醛+2%多聚甲醛室温固定30～60分钟。

2. PBS漂洗5次，每次20分钟。

3. 用0.1mol/L甘氨酸漂洗组织5分钟，灭活自由醛基。

4. 用0.1mol/L二甲砷酸钠缓冲液或PBS漂洗组织后，室温下用1%～2%锇酸后固定1小时。

5. 脱水、包埋。

6. 超薄切片　切片厚50～70nm，捞在镍网上。

7. 置1%H_2O_2内10分钟～1小时（视树脂的硬度和切片的厚度而定），以去锇酸和增进树脂穿透性，有利抗体进入。操作时，滴入1%H_2O_2液1滴于蜡板上，将网的载体面轻浮于液滴上。对中枢神经系统切片，有人主张以1%过碘酸钾（KIO_4）代替H_2O_2。

8. 去离子双蒸水洗3～5次。

9. 阻断　切片用5%正常羊血清孵育15分钟，以阻断对第一抗体的非特异性结合。

10. 用无钙镁Dulbecco's PBS漂洗切片5次。

11. 孵育于第一抗体血清滴上，室温1～2小时。

12. PBS漂洗5次。

13. 室温下用适当稀释的胶体金探针（可以是二抗-胶体金，也可以是SPA-胶体金）孵育30分钟。

14. PBS漂洗5次。

15. 用去离子双蒸水洗净。

16. 用醋酸铀硝酸铅染色后双蒸水洗净。

17. 电镜观察。

18. 对照组可省略一抗或用正常血清、无关抗体代替一抗。

（二）包埋前法

1. 细胞表面抗原标记法（间接法）

（1）细胞用PBS洗两次后用0.5%戊二醛+2%多聚甲醛室温固定30～60分钟。

（2）PBS漂洗3～5次，每次20分钟。

（3）用0.1mol/L甘氨酸漂洗组织5分钟，灭活自由醛基。

（4）用无钙镁Dulbecco's PBS漂洗细胞15分钟，以阻断对一抗的非特异性结合。

（5）室温下用适当稀释的第一抗体孵育细胞1～2小时后，用无钙镁Dulbecco's PBS漂洗细胞5次，每次5分钟，以洗去未结合的一抗。

（6）用适当稀释的胶体金探针（可以是二抗-胶体金，也可以是SPA-胶体金等）在室温下孵育30分钟。

（7）用无钙镁Dulbecco's PBS漂洗细胞5次，每次5分钟。

（8）用2%戊二醛+2%多聚甲醛室温下再次固定细胞1小时。

（9）用0.1mol/L二甲砷酸钠缓冲液漂洗，1%锇酸后固定，常规脱水、包埋、超薄切片铀铅染色后透射电镜下观察。也可按扫描电镜样品制备方法处理，在扫描电镜下观察细胞表面的胶体金标记情况。

（10）对照组可省略一抗或用正常血清、无关抗体代替一抗。

2. 细胞表面抗原标记法（直接法）

（1）按间接法步骤1～4操作。

（2）用适当稀释的一抗 - 胶体金复合物在室温下孵育细胞1小时。

（3）按间接法步骤7～10操作。

三、免疫电镜技术应注意的问题

1. 不论哪一种免疫电镜技术都面临微细结构的保存和组织中抗原活性的保存这一对矛盾，如戊二醛、锇酸等固定液有利于微细结构的保存，但对抗原活性有影响，而 H_2O_2 能增加树脂穿透性，但对微细结构有损伤，能使反应部位产生孔洞。在生物样品处理过程中，应同时注意到这两个方面。

2. 每次免疫染色中的清洗工作应注意彻底，否则非特异性产物和其他污染物会影响特异性反应产物的显示和观察。有人以塑料水壶加锥形喷水头喷洗，与镍网面成平行方向，即顺网面喷洗，较之目前通用的杯水洗涤法易于达到清洁目的。冲洗的残留水滴以滤纸吸干时，应注意不要触及载网本身。可将滤纸剪成三角形，以尖端接触水滴，即可达到吸干水分的目的，整个过程中，必须应用双蒸水，容器应专用。

第六节　电镜细胞化学技术

电镜细胞化学（electron microscopic cytochemistry）技术是指通过酶的特异性细胞化学反应，从而显示酶在细胞内定位的一种检验技术。它既是光镜组织化学与电镜组织化学相结合，又是生物化学与超微结构相结合的技术方法。到目前为止，在细胞超微结构上可以定位的酶已有80余种。

（一）基本原理

在保持细胞原有的超微结构的前提下，通过特定的反应，使细胞内需要显示的成分在原位形成电子密度大、可见的金属沉淀物，再通过电镜进行观察和分析。

（二）基本原则

1. 切片中的样品既要保持细胞的超微结构，又要保持酶的活性。

2. 要保证反应产物在原位并能用于观察。

3. 需要对反应物的特异性进行分析，以确定酶的特异性。

（三）基本步骤

1. 取材　将组织切成大小 1mm×1mm×2mm。

2. 固定　用2% 戊二醛（二甲砷酸钠缓冲液），pH 7.2～7.4。

3. 漂洗　0.01mol/L，pH 为7.4 二甲砷酸钠缓冲液，4℃，2 小时或过夜。

4. 预切片　振荡切片，厚 20～40μm。

5. 预孵　切片浸入无底物的孵育液中，20℃，18～24 小时。

6. 孵育　切片置孵育液中，在恒温水浴箱中孵育。孵育的温度和时间因不同的反应而不同。

7. 漂洗　用与孵育液里相同的缓冲液洗 2～3 次，每次 5 分钟，再用 0.01mol/L 二甲砷酸钠缓冲液漂洗2~3次,4℃。

　　8. 后固定　用1%锇酸,4℃,1小时。

　　9. 脱水、包埋、切片和染色均同常规超薄切片法。

　　10. 电镜观察。

本章小结

　　1. 电子显微镜简称电镜,由镜筒、真空装置和电源柜三部分组成。电镜分透射式电镜、扫描式电镜和专用电镜三个类型。

　　2. 超薄切片的制作过程基本上和石蜡切片相似,需要经过取材、固定、脱水、浸透、包埋聚合、切片及染色等步骤。超薄切片包括组织样本超薄切片、血液样本超薄切片、骨髓样本超薄切片和骨髓样本。

　　3. 扫描电镜是介于透射电镜和光学显微镜之间的一种微观观察手段,可直接利用样品表面材料的物质性能进行微观成像. 扫描电镜病理学诊断样品的制备过程如下:取材、样本表面处理、固定、脱水、置换、醋酸异戊酯处理、装样、注入液态 CO_2、置换、气化、排气、喷涂及观察。

　　4. 低温电镜技术包括快速冷冻固定、冷冻超薄切片、冷冻蚀刻等技术。冷冻蚀刻技术是透射电镜样品制备技术中的一种类型。其样品制备方法如下:取材、前固定、清洗、冷冻保护、冷冻固定、断裂、蚀刻、喷镀、腐蚀、捞膜及电镜观察。

　　5. 免疫电镜技术是将电镜的高分辨能力与抗原抗体反应的特异性相结合,在亚细胞水平上对抗原物质进行定位分析的一种高度精确而灵敏的方法。目前用于免疫电镜技术的示踪物除铁蛋白外,还有过氧化物酶和胶体金等;免疫电镜胶体金技术分包埋前法和包埋后法两种。

　　6. 电镜细胞化学技术是指通过酶的特异性细胞化学反应,从而显示酶在细胞内定位的一种检验技术。其制片基本步骤如下:取材、固定、漂洗、预切片、振荡切片、预孵、漂洗、后固定、脱水、包埋、切片和染色及电镜观察。

（严青春）

复习题

一、填空题

1. 超薄切片技术的步骤为_____、_____、_____、_____、_____、_____、_____。

　　2. 用于电镜研究的组织块乙醇脱水的浓度梯度是、_____、_____、_____、_____、_____。

二、选择题
单项选择题

1. 观察组织细胞内部超微结构应选用哪种电镜（　　）

　　A. 透射电镜　　　　　　　　　　B. 原子力显微镜

　　C. 扫描电镜　　　　　　　　　　D. 磁力显微镜

E. 侧向力显微镜

2. 下面对扫描电镜的描述错误的是（ ）

    A. 利用反射电子和二次电子成像

    B. 用于观察组织细胞表面形貌

    C. 样品室大，可用于观察块状样品

    D. 景深长，立体感强

    E. 样品可被升降和倾斜

3. 下列包埋剂中，用于超薄切片的是（ ）

    A. 环氧树脂　　　　　　　　B. 石蜡

    C. 火棉胶　　　　　　　　　D. 明胶

    E. 碳蜡

4. 由于电镜电子穿透能力的限制，常用的超薄切片厚度是（ ）

    A. 10nm　　　　　　　　　　B. 50nm

    C. 500nm　　　　　　　　　 D. 1μm

    D. 4μm

5. 下列有关超薄切片前的准备工作不包括（ ）

    A. 修块　　　　　　　　　　B. 切厚片（半薄切片）

    C. 正染色　　　　　　　　　D. 制刀

    E. 载网和支持膜

三、简答题

1. 简述组织样本超薄切片的制备过程。

2. 透射电镜是如何成像的？

第十七章　远程病理诊断

1. 熟悉远程病理诊断的意义。
2. 了解远程病理诊断的概念；数据和图像的采集、处理与传送。

第一节　概　　述

　　远程病理是近年随着 Internet 网络技术发展而产生的新的外科病理诊断形式，对诊断病理的发展，特别是中小医院、边远地区的病理诊断水平的提高有很大的帮助。

　　国外是 1982 年开始临床应用远程病理图像传输及远程会诊，但准确率比较低。远程病理的发展受限于图像传输速度及图像质量的瓶颈，发展相对比较慢。从长远来看，随着人们生活水平的提高，对医疗服务质量也会提出更高的要求，而医疗服务质量的提高，很大程度取决于对疾病诊断的准确性和可靠性，病理诊断是最重要的治疗依据。很多疑难病例将通过远程病例进行诊断，特别是随着计算机技术、网络技术的完善，图像高保真压缩、传输技术的发展，远程病理的作用也会日益提高，远程病理将成为病理科日常工作的一部分。

一、远程病理诊断的概念

　　远程病理诊断是利用计算机和通讯网络技术在相距遥远的两个或两个以上地域，通过病理学数据和图像信息传输进行的病理学诊断。

二、远程病理诊断的意义

　　1. 远程诊断　　指通过数字切片扫描系统，在高倍物镜下，把整张病理切片快速扫描后存储在电脑里，全切片图像质量完全符合诊断需要，而且是全视野，（医院或病人）通过网络，将数字切片与相关病史上传到诊断平台。专家登录平台，对病人的病情进行分析和讨论，进一步明确诊断，指导确定治疗方案，是远程病理的主要内容。可以满足两方面的需要：一是快速冷冻切片；二是疑难病例诊断。这两方面工作的着重点不同，对病理医师的要求也不同，前者是在手术中进行，有严格时间的限制；后者尽管没有太大的时间限制，但要求会诊病例的疑难程度高，都是些少见病例、不典型病例，需要做许多特殊检查才能确定诊断，一部分病例甚至不能确诊。

　　2. 远程病理再教育　　依托 Internet 网，我们可以享受国内外各类医院、实验室、科研机构提供的大量信息及大量的再教育课程，对提高我们的临床实践、实验研究水平有很大帮助，可以节省大量的人力、物力。

第二节　远程病理诊断系统的组成

计算机远程病理诊断系统由计算机及其外围设备、计算软件、计算机教程网络技术组成，是计算机、通信网络、视频和专门医学设备等一系列技术的综合。计算机远程病理诊断系统具备病理图形数字化、数据管理和远程病理诊断的功能，当需要通过应用医学图像分析作出诊断或制订治疗计划时，常常需要许多图像和图表的处理功能。

1. 显微镜　显微镜要有"C-安装"接口，能够顺利与各种高分辨率视频照相机连接。

2. 视频摄像机　视频摄像机安装在显微镜顶端的照相机接口上。

3. 监视器　监视器是显微镜和照相机输出显示设备和远程医疗系统监控器。用常规的电视机作为监控器可能造成分辨率的丢失，最好购买高分辨率的 RGB 监控器。

4. 数字转换器　数字转换器是一种模拟数字信号的转化装置，可以是计算机内置的，也可以外置的，带有 RCA 接口或高分辨率 S- 视频端口。

5. 调制解调器　调制解调器是利用电话线路在两个站点计算机间进行数字通信的普通的计算机设备。

6. 计算机软件　能应用于病理信息系统的软件有数字捕获软件、图形管理软件、远程病理软件、图形分析软件、数据报告软件等。

7. 计算机远程网络通讯技术　可以借助普通电话线、综合数字网络 ISDN、光纤、微波、卫星等，经国际互联网或局域网传送病理学数据及图像。

第三节　远程病理诊断数据和图像的采集、处理与传送

一、数据和图像的采集

在进行远程病理诊断时，需要先对病理数据和图像进行采集和处理，然后能过计算机远程病理诊断系统进行传送，以便病理学专家根据病理学数据和图像进行分析后作出相应的病理诊断。

（一）病理学数据采集

包括临床资料、实验室检查结果、内镜检查结果、免疫组织化学、原位杂交结果、肿瘤图像分析、倍体分析、流式细胞计数分析结果等，可通过计算机扫描、数码照相、直接录入等方式储到病理学数据库。

（二）病理学图像采集

作为 CT、MRI 等医学图像，是在进行身体检查时通过相关设备从活动画面中捕获的单色图像。而病理学图像是从组织切片或细腻涂片标本中获取，强调的是图像的色彩、饱和度、强度以及图像结构等方面的变化，图像质量要求较高，需要经过专用的计算机视频摄像系统将图像数字化后，存储到图像库中。一般情况下，组织切片经 HE 染色或免疫组织化学染色后，用显微镜观察时，利用标准的显微目镜（2×、10×、40×）或 2.5× 的视频照相机，数字化 $1cm^2$ 切片区域的图像将产生 50 多幅图像。一笛膜的组织标本多大于 $1cm^2$，许多情况

下，需要一张以上的切片做诊断，因此单独存储图像进行诊断可能需要十几幅甚至上百幅图像。在进行远程病理诊断时，利用 2× 或 10× 显微目镜捕获的图像应该能够向病理学专家提供组织结构和排列、病变中病变细胞的主要类型、组织中病变部位的严重程度；利用 40× 显微目镜的图像应该能够向病理学专家提供细胞的形态学、细胞的变化程度。

二、数据和图像的处理

在不同的远程病理诊断应用中，对病理学图像的质量的要求有不同，如图像的初始分辨率、图像大小、动态图还是静态图、彩色还是黑白以及功能等方面均有不同要求，因此，需根据不同需求提供不同的图片。

（一）图像传输前的处理

图像的处理取决于图像本身及应用的类型，如仅以远程病理学和光学显微镜为例，可进行增强对比度、遮掩校正、降低噪声和去除模糊。增强对比度的功能是基于像素的对比度操作，目的是在一定的色调范围内达到最好的能见度。遮掩校正用于图像背景中的不均匀性，减少图像的利度。图像背景中的不均匀性，一般是由于不平坦分布式光线通过目标或者照相机或者透镜上有尘土所致。有些图像受到不同程度的来自光源和摄像机的噪声污染而变得模糊，可以通过滤色镜降低噪声，以清除这些偏离平均色调的异常像素。通过显微镜观察到的图像，一般含有聚焦不足或聚焦过度的部分，这种不正常的聚焦使图像产生的模糊，是显微镜光学部分的一种天然后果。可通过去卷积算法和最邻近算法，去除图像中不正确聚焦的部分。

（二）图像传输后的处理

图像在传输前后的压缩和解压缩产生的图像噪声和对比度降低，可以通过计算机数字处理后加以补偿。

三、数据和图像的传送

远程病理学系统主要有两个分支系统：静态系统和动态系统。在一个静态系统中，要求会诊的病理医生选择一定数量的图像，然后单独地传送到远程会诊的现场，病理学专家根据图像进行会诊；在一个动态系统中，来自显微镜的动态视频图像实时传输到远程会诊现场的监视器上，利用该系统，参与会诊的病理学专家可以远距离控制对方的显微镜，主动观察、选择诊断视野，调整焦距、放大倍数和照明。尽管静态系统对带宽的要求低，传输可靠，比动态系统经济，加上使用图像压缩后，能增加图像传输的数量，但有数据损失的缺点。然而，由于动态系统能实时控制动态图像，对病理学家而言，动态系统更具有吸引力，只是要求十分高速的通讯系统连接。

1. 图片传输　不需要特别的投资，是一种比较经济的方式，目前广泛地应用于专家定点会诊和病理网站的病例讨论。缺点是由于提供的图像信息有限，不免受到供图者的主观判定意见的影响，所提供的图片也不一定就是病灶图像，不太适合一些疑难的肿瘤诊断。

2. 在线会诊　专家通过远程控制显微镜浏览切片，完成诊断。这需要专门的控制设备和较宽网络带宽，对使用环境要求高，必须是设备、系统和人员都准备好才能进行诊断，同时受时间和空间限制。

3. 全视野数字切片（whole slide imaging，WSI）　利用 WSI 扫描技术，和以 WSI 为核心的远程会诊和交流中心，通过观察 WSI 进行远程会诊时，可以事先将需要会诊的 WSI 发送到会诊平台,通过网络在线寻找合适的专家,进行快速地会诊,无时间和空间限制。专家们在进行远程会诊的时候,能够任意选择、快速浏览整个数字切片,并给出诊断意见和报告,方便快捷。

目前的远程病理是在有限的、被动的图像进行病理诊断,具有比常规病理更大的风险性,因此,送检单位提供的图像、文字资料及音像资料具有法律效应,这些资料必须长期保存,以备必要时查询。

本章小结

1. 远程病理诊断是近年随着 Internet 网络技术发展而产生的新的外科病理诊断形式,随着计算机技术、网络技术的完善,图像高保真压缩、传输技术的发展,远程病理的作用也会日益提高,远程病理将成为病理科日常工作的一部分。

2. 计算机远程病理诊断系统由计算机及其外围设备、计算软件、计算机教程网络技术构成。

3. 进行远程病理诊断的主要步骤为:病理学数据和图像的采集、处理与传送。

(严青春)

复习题

一、填空题

1. 远程病理诊断系统由_____、_____、_____、_____、_____、_____、_____组成。

2. 远程病理诊断中数据和图像的处理包括_____和_____。

二、选择题

单项选择题

1. 远程病理的主要内容为( )

　A. 远程诊断　　　　　　　　　B. 图像数据库

　C. 远程病理再教育　　　　　　D. 远程病理质量评价

　E. 远程传输

2. 全视野数字切片最大优点( )

　A. 无时间和空间限制　　　　　B. 信息量大

　C. 方便　　　　　　　　　　　D. 快捷

　E. 信息可信度高

三、简答题

1. 什么叫远程病理学?

2. 远程病理学有何意义?

实 验

实验1 参观病理科的布局、设备

【实验目的】

1. 熟悉病理科的整体布局。

2. 熟悉病理科检验工作的基本过程。

3. 掌握病理科的基本设备及用途。

【实验准备】

联系沟通好学校或医院的病理科，安排学生前往参观学习。

【实验学时】

2学时。

【实验方法与结果】

（一）实验方法

在老师的带领下赴学校或医院病理科参观学习。按照病理科日常工作流程，参观各个病理工作室：标本检查室、常规技术室、细胞学制片室、病理诊断室和病理档案室等，详细介绍每个工作室内配置的相关仪器设备及其用途。

（二）实验结果

了解病理科日常工作内容，熟悉病理科的布局、工作程序，掌握病理科常用设备仪器的名称及作用。提高对病理科工作重要性的认识，培养严谨求实、一丝不苟的工作作风。

【实验评价】

制作一份病理科的组建计划书，要求布局合理，能够满足病理科日常工作的正常运行。

实验2 洗液的配制和新购置的玻璃器皿、载玻片、盖玻片的洗涤

【实验目的】

1. 掌握洗液的配制方法。

2. 掌握新购置的玻璃器皿、载玻片、盖玻片的洗涤方法。

【实验准备】

1. 材料　重铬酸钾、浓硫酸、盐酸、蒸馏水、肥皂、洗衣粉、无水乙醇等。

2. 器械　新购置的玻璃器皿、载玻片、盖玻片、耐酸手套、耐酸围裙、防护口罩、烧杯、量筒、搪瓷缸/盆、长玻璃棒、电热炉及石棉网、毛刷或海绵、镊子、洁净绸布、研钵、电子天平及药匙、有孔架、温箱等。

【实验学时】

2 学时。

【实验方法与结果】

一、实验方法

(一)分组配制洗液

1. 配制清洁液

(1)称取重铬酸钾,用研钵将其研细。

(2)量取蒸馏水加入大烧杯中,垫石棉网将水加热,倒入重铬酸钾粉末,用玻璃棒搅动使之充分溶解后,冷却至室温。

(3)沿着烧杯壁或玻璃棒向重铬酸钾溶液中缓慢加入浓硫酸,边加边用玻璃棒搅拌均匀。

(4)配好的清洁液冷却至室温,转移到容器中,加盖封口保存。

2. 配制 1%~2% 盐酸水溶液

3. 配制 95% 乙醇

4. 配制 1% 洗衣粉水溶液

(二)分组清洗新购置的玻璃器皿、载玻片及盖玻片

1. 清洗新购置的玻璃器皿

(1)先用毛刷或海绵沾上肥皂、洗衣粉等洗涤剂浸泡洗刷玻璃器皿。

(2)再用自来水彻底冲洗至无泡沫。

(3)放入 1%~2% 盐酸水溶液中浸泡数小时。

(4)取出后用自来水冲洗干净,再用蒸馏水洗 2~3 次。

(5)把器皿倒置于有孔架上自然晾干或温箱中烤干。

2. 清洗新购置的载玻片

(1)清洁液浸泡法

1)逐片投入清洁液中浸泡过夜(5~12 小时)。

2)取出,充分流水冲洗,再用蒸馏水清洗 2~3 次。

3)95% 乙醇中浸泡片刻,取出用洁净绸布擦干或放在 37℃温箱中烘干,边角整齐的放入载玻片盒中。

(2)洗衣液煮沸法

1)逐片放入 1% 的洗衣粉水溶液中,完全浸没加热煮沸 5~20 分钟。

2)冷却后用自来水充分清洗,蒸馏水冲洗 2~3 次,放入 95% 乙醇中浸泡片刻。

3)取出干燥后整理入盒存放。

3. 清洗新购置的盖玻片

(1)逐片投入清洁液中,浸泡 1~2 小时左右。

(2)流水冲洗干净,再用蒸馏水冲洗 2~3 次。

(3)投入 95% 乙醇中浸泡数分钟,再转入无水乙醇中浸泡,用洁净绸布擦干或在温箱中烤干备用。

二、实验结果

1. 清洁液严格按照操作流程进行配制,新配制的清洁液为红褐色,封口保存。

2. 按正确操作流程洗涤新购置的玻璃器皿、载玻片、盖玻片。洗净后的玻璃器皿透明无杂质，表面附着均匀水膜，既不凝聚成滴也不成股流下。清洗干燥后的载玻片、盖玻片干净透明，清晰度和折光度良好，无水渍、雾状斑痕等残留。

【实验评价】

1. 写出清洁液的配制步骤及注意事项。

2. 写出新购置的玻璃器皿、载玻片及盖玻片的清洗步骤。

实验 3　使用过的玻璃器皿、载玻片、盖玻片的洗涤

【实验目的】

掌握使用过的玻璃器皿、载玻片、盖玻片的洗涤方法。

【实验准备】

1. 材料　清洁液、二甲苯、蒸馏水、肥皂、洗衣粉、无水乙醇等。

2. 器械　使用过的玻璃器皿、载玻片、盖玻片、耐酸手套、耐酸围裙、烧杯、搪瓷缸 / 盆、量筒、电热炉及石棉网、酒精灯、长玻璃棒、毛刷、镊子、电子天平及药匙、有孔架、温箱等。

【实验学时】

2 学时。

【实验方法与结果】

一、实验方法

分组清洗使用过的玻璃器皿、载玻片及盖玻片。

（一）清洗使用过的玻璃器皿

1. 自来水冲洗，把残余药液或染液洗去。

2. 用毛刷蘸取洗衣粉仔细擦洗。

3. 自来水反复冲洗干净后，倒置于有孔架上自然晾干或温箱中烤干。

4. 把晾干的器皿轻轻放入清洁液内浸泡 24 小时。

5. 取出器皿，用自来水彻底冲洗干净，再用蒸馏水冲洗 2～3 次。

6. 有孔架上自然晾干或温箱中烤干。

（二）清洗使用过的载玻片

1. 将使用后的载玻片放在酒精灯上加热，待盖玻片下的树胶熔化后，将盖玻片剥离。

2. 将载玻片逐片放入 1% 的洗衣粉水溶液中，完全浸没加热煮沸 30 分钟左右，直至载玻片上的染料等残留物自行收缩脱落或溶解。

3. 冷却后用毛刷经自来水充分刷洗，蒸馏水冲洗 2～3 次，放入 95% 乙醇中浸泡片刻。

4. 取出用洁净绸布擦干或放在 37℃ 温箱中烘干，剔除有划痕、毛光、钙化变白的载玻片，整理入盒存放。

（三）清洗使用过的盖玻片

1. 从载玻片上剥离的盖玻片浸入二甲苯中，至树胶完全溶解。

2. 取出放入 1% 洗衣粉液中，煮沸 1 分钟，离火，待沸腾水泡平下后，再行煮沸，反复 2～3 次即可。

3. 取出后用温水浸泡降温，再用自来水充分冲洗，投入 95% 乙醇中浸洗一下，再入无水乙醇浸泡。

4. 取出用洁净绸布擦干或在温箱中烤干，剔除有划痕、毛光、钙化变白的盖玻片，整理入盒。

二、实验结果

按正确操作流程洗涤使用过的玻璃器皿、载玻片、盖玻片。洗净后的玻璃器皿透明无杂质，表面附着均匀水膜。清洗干燥后的载玻片、盖玻片干净透明，清晰度和折光度良好，无水渍、雾状斑痕、划痕、毛光等。

【实验评价】

写出使用过的玻璃器皿、载玻片及盖玻片的清洗步骤。

实验 4　固定液、脱水剂、透明剂、浸蜡剂的配制

【实验目的】

1. 掌握常用组织固定液、脱水剂、透明剂、浸蜡剂的配制及应用。

2. 学会各种玻璃器材的清洗方法。

【实验 / 实训准备】

1. 器械　烧杯、量筒、量杯、试剂瓶、酒精比重计、称量器、酒精灯。

2. 试剂　蒸馏水、40% 甲醛、乙醇、醋酸、磷酸二氢钠、磷酸氢二钠、二甲苯、石蜡、火棉胶。

【实验学时】

2 学时。

【实验方法与结果】

（一）实验 / 实训方法

1. 分组将实验所用各种玻璃器材按要求进行清洗，分类放置，备用。

2. 配制常用组织固定液

（1）10% 福尔马林	甲醛溶液（福尔马林）	10ml
	水	90ml
（2）中性甲醛液	40% 甲醛	120ml
	磷酸二氢钠（无水）	4g
	磷酸氢二钠	13g
	蒸馏水	880ml

3. 配制各种浓度乙醇

（二）实验结果

1. 配制的各种溶液清亮，无杂质或沉淀物。

2. 有毒试剂按要求处理。

【实验评价】

1. 熟练掌握各种溶剂的配制方法。

2. 熟悉有毒试剂的处理方法。

实验 5　组织块的固定、脱水、透明、浸蜡

【实验目的】

1. 掌握组织块固定、脱水、透明和浸蜡的基本操作流程。

2. 熟悉组织块固定、脱水、透明和浸蜡的注意事项。

3. 了解自动脱水机的操作流程。

【实验准备】

1. 材料　病理组织或实验动物。

2. 器械　烧杯、量筒、量杯、试剂瓶、酒精比重计、称量器、酒精灯、玻璃容器、振动器、搅拌器、计时器等。

3. 试剂　蒸馏水、40% 甲醛、乙醇、醋酸、磷酸二氢钠、磷酸氢二钠、二甲苯、石蜡、火棉胶等。

【实验学时】

2 学时

【实验方法与结果】

（一）实验方法

1. 分组配制组织固定剂、脱水剂，了解不同固定剂、脱水剂的应用。

2. 进行组织块的固定、脱水、透明和浸蜡的操作、观察。

脱水顺序：70% 乙醇、80% 乙醇、90% 乙醇、95% 乙醇Ⅰ、95% 乙醇Ⅱ、无水乙醇Ⅰ、无水乙醇Ⅱ。

透明顺序：二甲苯Ⅰ、二甲苯Ⅱ，每缸浸泡 15～20 分钟左右。

3. 自动脱水机使用示教，了解自动脱水机使用方法、注意事项。

（二）实验结果

1. 根据组织块的大小、性质和类别选择正确的固定剂、脱水剂。

2. 固定、脱水、透明、浸蜡操作流程无误。

3. 组织原有结构保持完整，无损伤或破坏。

【实验评价】

1. 组织固定、脱水、透明、浸蜡操作熟练。

2. 了解自动脱水机的操作流程。

实验 6　磨　　刀

【实验目的】

1. 掌握切片刀手工研磨技术、被刀操作。

2. 了解磨刀机的使用和注意事项。

【实验准备】

1. 器械　切片刀、磨石、刀背套、刀柄、磨刀机、被刀带等。

2. 试剂　石蜡、润滑剂。

【实验学时】

2 学时

【实验方法与结果】

（一）实验方法

1. 手工磨刀训练，学会磨刀、被刀手法。

（1）磨刀：将磨石放在一条粗面（或铺一层湿布）实验台上，右手握住刀柄，左手拇、示、中三指握住刀背远端，刀刃朝向磨刀者前方，将切片刀从磨石的右下角刀端向磨石的左上角向前斜推进至刀跟，将刀刃从上面翻转，翻转时刀夹不能离石，此时刀刃向着磨刀者。将刀横向移动使刀跟的刀刃处于磨石前端的中心，再斜着拉回。此时再将刀刃从上面翻且将刀横向移动使切片刀在磨面上处于原来的位置。切片刀应与磨石全部接触到，反复进行。每次磨刀需 15～30 分钟。

（2）被刀：用左手捏住被刀带的一端（另一端固定在墙上），右手持刀。被刀与磨刀的动作相反，刀背向前，刀刃向后，将刀缓慢推至皮带的一端，刀背紧贴被刀带翻转，再反方向移动。被刀一般需 20～30 次。

2. 磨刀机使用示教，了解使用方法和注意事项。

（二）实验结果

1. 手工磨刀基本手法正确。

2. 切片刀锋利。

【实验评价】

1. 熟练掌握手工磨刀、被刀的手法。

实验 7　组织块的包埋与石蜡切片

【实验目的】

1. 掌握切片机的使用。

2. 掌握石蜡切片的操作流程。

3. 掌握展片、捞片和烤片操作。

【实验准备】

1. 材料　病理组织或实验动物。

2. 器械　石蜡切片机、切片刀和刀片、粗细磨石（磨石机）、定时器、显微镜、恒温箱、烤箱、冰箱、毛笔、记号笔、钻石笔、恒温水浴箱、手术刀、称量器、微波炉、包埋框、无齿镊、粗孔滤纸、纱布等。

3. 玻璃器具　烧杯、量筒、量杯、试剂瓶、酒精比重计、酒精灯、玻璃容器、玻璃棒、载玻片、盖玻片等。

4. 试剂　蒸馏水、40% 甲醛、乙醇、醋酸、磷酸二氢钠、磷酸氢二钠、二甲苯、石蜡等。

【实验学时】

2 学时

【实验方法与结果】

（一）实验方法

1. 分组轮流进行石蜡切片操作，学会切片机的正确使用。

2. 轮流进行展片、捞片和烤片操作，掌握其操作技巧。

石蜡切片制作流程如下：

（1）切取组织，浸泡于中性甲醛液固定液中，室温 24 小时。

（2）倒掉甲醛固定液，将组织块放入广口瓶，流水冲洗 2～4 小时。

（3）打开烘箱，调温至 62℃，融石蜡。

（4）乙醇梯度脱水（30%、50%、70%、80%、90%、95%×2、无水乙醇 ×2），隔 30 分钟更换一次。

（5）50% 乙醇 +50% 二甲苯 30 分钟（过渡步骤）。

（6）100% 二甲苯，时刻观察组织块至透明。

（7）放入烘箱中已经预融的 50% 石蜡 +50% 二甲苯中，30 分钟。

（8）100% 石蜡两遍，每次 2 小时。

（9）100% 石蜡纸盒内凝固（先用蜡打底，再放入组织块，浇上蜡包埋，放入 4 ℃冰箱或水中冷凝，标明组织块放入方向），4℃存放备用。

（10）修块。

（11）将切片刀安装到切片机刀架上，调整好刀的角度，一般为 20°～30°。

（12）将修好、冷却的蜡块固定在切片机组织块夹具上。

（13）调整组织块夹具的调节螺旋，使蜡块切面与刀口平行。向前推动刀架使切片刀靠近蜡块，调整至合适位置，一般刀刃与蜡块切面的夹角呈 5°～10°，旋紧固定螺旋。

（14）先用较大进刀量（15～20μm）粗切蜡块，直到组织最大切面暴露。再将切片厚度调至需要刻度（4～6μm），准备正式切片。

（15）左手持毛笔，右手连续旋转切片机转轮，切出连成带状的蜡片带（即蜡带）。

（16）左手用毛笔沿切片刀的刀刃轻轻托起蜡带，右手用眼科弯镊轻轻夹起蜡带远端，正面向上把蜡片放入 50℃水中摊平（展片），并用镊子帮助展片。

（17）将已经展平的蜡带从温水中捞起、贴附在载玻片上，贴片后必须立即在载玻片的标签端写上编号。

（18）贴好的切片室温下稍微干燥后，放到 60℃恒温烤箱或烤片仪中烤干，备用。

（二）实验结果

1. 熟练掌握石蜡切片制作的基本操作流程。

2. 石蜡切片组织结构完整，清晰。

【实验评价】

熟悉石蜡切片制作的基本操作流程。

实验 8　冷冻组织的包埋与冷冻切片

【实验目的】

1. 熟悉冷冻切片的操作技术和注意事项。

2. 了解冷冻切片机的构造和使用方法。

【实验准备】

1. 材料　病理组织或实验动物。

2. 仪器　恒冷箱冷冻切片机、切片刀和刀片、粗细磨石（磨石机）、定时器、显微镜、毛笔、记号笔、钻石笔、恒温水浴箱、手术刀、称量器、微波炉、包埋框、无齿镊等。

3. 玻璃器具 烧杯、量筒、量杯、试剂瓶、酒精比重计、酒精灯、玻璃容器、玻璃搅拌棒、载玻片、盖玻片等。

4. 试剂 OCT 冷冻切片包埋剂。

【实验学时】

2 学时。

【实验方法与结果】

（一）实验方法

分组轮流进行冷冻切片操作，熟悉冷冻切片机使用方法和注意事项。

冷冻切片制作流程如下：

（1）切取最有代表性组织。

（2）切片前 2～3 小时，将切片机温度控制器调整到所需温度。温度一般调至 -25～$-18℃$。

（3）打开恒冷箱冷冻切片机观察窗，在组织样本托上加少量 OCT（optimum cutting temperature）冷冻切片包埋剂或羧甲基纤维素，然后将取好的组织固定到组织样本托上，放入箱内速冻台上迅速冷冻 1～2 分钟。

（4）组织样本托固定在切片机上，调整组织块的切面，用较大进刀量粗切，修平组织切面。

（5）调节抗卷板的高度。

（6）将切片机厚度调节钮调至所需厚度，一般为 4～8μm。关闭观察窗，转动手轮，开始切片。

（7）毛笔帮助展平，贴附于室温存放的洁净的载玻片上，进行吹干或固定。

（二）实验结果

1. 熟悉恒冷箱冷冻切片制作的基本操作流程。

2. 切片组织结构完整，清晰。

【实验评价】

熟悉恒冷箱冷冻切片制作的基本操作流程。

实验 9 常用染液的配制

【实验目的】

1. 熟练掌握常用染液的配制技术。

2. 了解常用染液配制的注意事项。

【实验准备】

1. 物品 苏木素、无水乙醇、硫酸铝钾、蒸馏水、氧化汞、醇溶伊红 Y、95% 乙醇、冰醋酸、盐酸、75% 乙醇、氨水等。

2. 器械 三角烧瓶、烧瓶、量筒、滴管、玻璃棒、天平、电炉子等。

【实验学时】

2 学时。

【实验方法与结果】

（一）实验方法

1. 苏木素染液的配制

（1）将苏木素 1g 溶于无水乙醇 10ml 中，加热溶解。

（2）将硫酸铝钾 20g 和蒸馏水 200ml 放入较大的三角烧瓶中加温并搅拌溶解。

（3）硫酸铝钾溶液倒入苏木素乙醇溶液混合后，煮沸 1 分钟。

（4）稍冷却，慢慢加入红色氧化汞 0.5g，改用小火加温。

（5）当染液变为紫红色时，将烧瓶浸入冷水中，使染液迅速冷却。

2. 醇溶伊红染液的配制

（1）先将醇溶伊红 Y 0.5g 溶解于 95% 乙醇 100ml 中，用玻璃棒研碎溶解。

（2）加 1 滴冰醋酸。

3. 盐酸乙醇分化液的配制：将浓盐酸 0.5～1ml 溶于 75% 乙醇 99ml。

4. 1% 氨水溶液的配制：氨水 1ml 溶于蒸馏水 100ml。

（二）实验结果

见染色结果。

【实验评价】

针对同学们在操作过程中出现的问题，总结染液配制过程中的注意事项。

实验 10～11　石蜡切片的苏木素 - 伊红染色步骤

【实验目的】

1. 熟练掌握苏木素 - 伊红染色技术的操作程序。

2. 掌握苏木素 - 伊红染色的注意事项及封片方法。

【实验准备】

1. 物品　组织切片、二甲苯、各级乙醇、苏木素液、伊红染液、盐酸乙醇分化液、稀氨水、中性树胶、盖玻片等。

2. 器械　染色架、染色缸。

【实验学时】

4 学时

【实验方法与结果】

（一）实验方法

分组轮流进行石蜡切片苏木素 - 伊红染色操作。

1. 二甲苯 I 脱蜡	10 分钟。	
2. 二甲苯 II 脱蜡	5 分钟。	
3. 无水乙醇	1～2 分钟。	
4. 95% 乙醇	1 分钟。	
5. 85% 乙醇	1 分钟。	
6. 75% 乙醇	1 分钟。	
7. 自来水洗	2 分钟。	
8. 蒸馏水洗	2 分钟。	

9. Harris 苏木素液染色　　　　5～10 分钟。

10. 自来水洗　　　　　　　　1 分钟。

11. 0.5%～1% 盐酸乙醇分化数秒～30 秒钟（眼观淡紫红色为度）。

12. 自来水洗　　　　　　　　1 分钟。

13. 用温水（50℃）蓝化　　　5～15 分钟（或用稀氨水蓝化 30 秒，自来水洗 5～10 分钟）。

14. 蒸馏水　　　　　　　　　1 分钟。

15. 95% 乙醇　　　　　　　　1 分钟（水溶性伊红，不经此步，直接入伊红）。

16. 醇溶伊红液染色　　　　　数秒～2 分钟（水溶性伊红，应用蒸馏水洗 30 秒）。

17. 85% 乙醇　　　　　　　　20 秒。

18. 95% 乙醇Ⅰ　　　　　　　1 分钟。

19. 95% 乙醇Ⅱ　　　　　　　1 分钟。

20. 无水乙醇Ⅰ　　　　　　　1 分钟。

21. 无水乙醇Ⅱ　　　　　　　1 分钟。

22. 石炭酸 - 二甲苯液（1∶3）1 分钟（或用乙醇 - 二甲苯 1∶1）。

23. 二甲苯Ⅰ　　　　　　　　1～2 分钟。

24. 二甲苯Ⅱ　　　　　　　　1～2 分钟。

25. 用中性树胶封片。

26. 附贴标签和书写病理编号。

（二）实验结果

细胞核被苏木素染成鲜明的蓝色，细胞质被伊红染成淡红色，染色核质分明，红蓝适度，透明洁净，封裱美观。

【实验评价】

将染好的切片进行评比，不断总结经验。

实验 12～13　冷冻切片的苏木素 - 伊红染色步骤

【实验目的】

1. 熟练掌握冷冻切片苏木素 - 伊红染色技术的操作程序。

2. 掌握冷冻切片苏木素 - 伊红染色的注意事项及封片方法。

【实验准备】

1. 物品　冷冻切片、苏木素液、伊红染液、盐酸乙醇分化液、稀氨水、二甲苯、各级乙醇、中性树胶、盖玻片等。

2. 器械　染色架、染色缸。

【实验学时】

4 学时。

【实验方法与结果】

（一）实验方法

分组轮流进行冷冻切片苏木素 - 伊红染色操作。

1. 冷冻切片贴片后，用 95% 乙醇 95ml 和冰醋酸 5ml 的混合固定液固定 1 分钟，自来水洗 30 秒～1 分钟。

2. Harris 苏木素液染色 1～2 分钟（加温）。

3. 自来水洗　　　　　　　20 秒钟。

4. 0.5%～1% 盐酸乙醇分化数秒钟。

5. 自来水洗　　　　　　　20 秒钟。

6. 温水（50℃）蓝化　　　30 秒～1 分钟（或 1% 稀氨水蓝化 30 秒，自来水洗 20 秒钟）。

7. 醇溶伊红液染色　　　　10～30 秒钟。

8. 85% 乙醇　　　　　　　20 秒钟。

9. 95% 乙醇Ⅰ　　　　　　30 秒钟。

10. 95% 乙醇Ⅱ　　　　　30 秒钟。

11. 无水乙醇Ⅰ　　　　　1 分钟。

12. 无水乙醇Ⅱ　　　　　1 分钟。

13. 石炭酸 - 二甲苯　　　30 秒钟。

14. 二甲苯Ⅰ　　　　　　1 分钟。

15. 二甲苯Ⅱ　　　　　　1 分钟。

16. 中性树胶封片。

17. 附贴标签和书写病理编号。

（二）实验结果

细胞核被苏木素染成鲜明的蓝色，细胞质被伊红染成淡红色，染色核质分明，红蓝适度，透明洁净，封裱美观。

【实验评价】

将染好的切片进行评比，不断总结经验。

实验 14　结缔组织、胶原纤维、网状纤维、肌组织染色

【实验目的】

1. 掌握 Masson 三色、VG、Gordon-Sweet、PTAH 染色法的染液配制。

2. 熟悉 Masson 三色、VG、Gordon-Sweet、PTAH 染色方法和步骤。

3. 了解 Masson 三色、VG、Gordon-Sweet、PTAH 染色结果。

【实验准备】

1. 材料　三角烧瓶、烧瓶、量筒、滴管、玻璃棒、天平、电炉子、药匙、蒸馏水等。

2. 试剂　丽春红、亮绿、苯胺蓝、苏木素、三氯化铁、盐酸、冰醋酸、酸性品红、无水乙醇、硝酸银、氨水、氢氧化钠、高锰酸钾、硫酸、草酸、硫酸铁铵、甲醛、核固红、硫酸铝、磷钨酸等。

【实验学时】

2 学时。

【实验方法】

（一）分组完成组织石蜡切片，配制染液。

1. 共同配制染液

（1）Gordon-Sweet 氨银液配制：10% 硝酸银水溶液 5ml，盛于小烧杯内，逐滴加入浓氨水，边加边摇动容器，直到产生的沉淀恰好溶解为止。然后再加入 3% 氢氧化钠溶液 5ml，

则又产生沉淀。以后再滴加浓氨水，直至沉淀恰好溶解。为避免氨水过量，以溶液呈微乳白色为宜。最后用蒸馏水补足 50ml，过滤后置棕色瓶中备用。此液可保存数周。

（2）磷钨酸苏木素：苏木素　　　　0.1g

　　　　　　　　　　磷钨酸　　　　2g

　　　　　　　　　　蒸馏水　　　　100ml

将苏木素加入 20ml 蒸馏水中，加热溶解；再将磷钨酸溶于 80ml 蒸馏水中。苏木素溶解冷却后，将两液混合放置，自然成熟 3～4 个月后使用。此液可保存数年。如果急需使用，可加高锰酸钾 0.15g 促其成熟，12～24 小时即可使用。

2．其余染液分组配制。

（二）分组进行染色

1．网状纤维 Gordon-Sweet 染色步骤

（1）石蜡切片，脱蜡至水。

（2）酸化高锰酸钾水溶液氧化 5 分钟。

（3）水洗。

（4）1% 草酸水溶液漂白 1～2 分钟。

（5）水洗、蒸馏水洗。

（6）入 2.5% 硫酸铁铵水溶液媒染 5～10 分钟。

（7）蒸馏水洗 2 次。

（8）入 Gordon-Sweet 氨银液 1～2 分钟。

（9）蒸馏水洗 3 次。

（10）10% 福尔马林液还原 1 分钟。

（11）流水冲洗 5～10 分钟。

（12）用核固红复染 5～10 分钟，或 HE 复染。

（13）稍水洗。

（14）常规乙醇脱水。

（15）二甲苯透明。

（16）中性树胶封固。

2．PTAH 染色染色步骤

（1）组织固定以 Zenker 液最佳。若用甲醛固定，应再把切片置入 Zenker 液中 37℃温箱处理 3 小时，或室温 12～24 小时。

（2）切片脱蜡至水，需用碘液除汞，用 95% 乙醇或硫代硫酸钠液脱碘。

（3）充分水洗。

（4）酸性高锰酸钾溶液处理 5～10 分钟。

（5）自来水洗 2 分钟。

（6）1% 草酸漂白 1 分钟。

（7）自来水洗，蒸馏水洗 2 次。

（8）磷钨酸苏木素液浸染 24～48 小时。

（9）直接用 95% 乙醇分化。

（10）无水乙醇脱水。

（11）二甲苯透明。

（12）中性树胶封固。

3．Masson 三色，VG 染色的染液及染色步骤根据时间配制操作。

（三）实验结果

观看显微镜下染色切片

染色结果横纹肌纤维、纤维蛋白、神经胶质纤维、胞核等均呈紫蓝色，胶原纤维、网状纤维、软骨基质和骨呈玫瑰红色或黄色，粗弹性纤维有时被染成淡紫色，缺血缺氧早期病变的心肌呈紫蓝色或棕黄色。

染色结果胶原纤维呈蓝色（用苯胶蓝染）或绿色（用亮绿染），肌纤维、细胞质和红细胞呈红色，细胞核呈蓝褐色。

染色结果胶原纤维呈红色，肌纤维、细胞质、红细胞和神经胶质细胞呈黄色，细胞核呈黑色。

染色结果网状纤维呈黑色，细胞核呈红色（核固红复染）或蓝色（HE 复染），胶原纤维黄棕色，细胞质淡红色（HE 复染）。

【实验评价】

根据染色结果进行评价。

实验 15　脂肪、黏液、糖原染色

【实验目的】

1．掌握脂质染色染液、PAS、ABPAS 染色染液的配制。

2．熟悉脂质染色染液、PAS、ABPAS 染色方法和步骤。

3．了解染色结果。

【实验准备】

1．材料　三角烧瓶、烧瓶、量筒、滴管、玻璃棒、天平、电炉子、药匙、蒸馏水等。

2．试剂　苏丹Ⅲ、95% 酒精、明胶、甘油、盐酸、碱性品红、偏重亚硫酸钠、奥新蓝、冰醋酸、麝香草酚、过碘酸等。

【实验学时】

2 学时。

【实验方法】

（一）分组完成组织石蜡切片，配制染液。

1．染液配制

（1）苏丹Ⅲ染液：苏丹Ⅲ　　　　　　　　0.15g

　　　　　　　　　60%～70% 乙醇　　　　100ml（或 60%～70% 乙醇 50ml 加 50ml 丙酮）

将苏丹Ⅲ染料溶于 60%～70% 乙醇（或乙醇丙酮混合液）中，此液配制完毕后应充分溶解，形成饱和溶液，作为较长时间备用液。临用时配制的溶液需要过滤后才能使用。备用液每次使用时不能摇动试剂瓶，轻轻倾倒上清液即可使用。本溶液存放的容器必须密封，避免溶液挥发以致染色时发生沉淀。

（2）Schiff 液：碱性品红　　　　　　　　1g

　　　　　　　　1mol/L 盐酸　　　　　　20ml

　　　　　　　　偏重亚硫酸钠（钾）　　　1g

双蒸馏水　　　　　　　　　　200ml

先将双蒸馏水 200ml 煮沸,稍有火焰,加入 1% 碱性品红,再煮沸 1 分钟。冷却至 50℃ 加 1mol/L 的盐酸 20ml,待温度降低至 25℃ 时,加入偏重亚硫酸钠(钾)1~1.5g,室温 2 小时后见稍带红色,5 小时后为无色液体,若有颜色应加入活性炭 1~1.5g,用双层滤纸过滤。盛于棕色磨口瓶内,放入 4℃ 冰箱保存。

Schiff 液改良配制法:材料　碱性品红饱和水溶液(0.4%)100ml

　　　　　　　　　　偏重亚硫酸钠　　　　1.0g

　　　　　　　　　　浓盐酸　　　　　　　0.8ml

方法:将偏重亚硫酸钠 1.0g 投入盛有碱性品红饱和水溶液的烧瓶内稍加振荡,待溶液明显变淡时,滴加浓盐酸并密封烧瓶口,继续振荡 8~10 分钟,此时溶液呈无色透明状。若还带粉红色,可以用少许活性炭过滤。4℃ 冰箱备用(棕色瓶)染色 PAS 阳性物质呈红色。

(二)染色步骤

1. 脂质染色染色步骤

(1)冷冻切片厚 8~10μm。

(2)蒸馏水稍洗。

(3)Harris 苏木素 1~2 分钟。

(4)自来水洗、盐酸乙醇分化、返蓝。

(5)水洗、蒸馏水洗。

(6)70% 乙醇浸洗。

(7)苏丹Ⅲ染液 30~60 分钟,如果置于 56℃ 温箱中可适当缩短时间。

(8)70% 乙醇分化数秒。

(9)蒸馏水洗。

(10)在空气中稍晾干。

(11)甘油明胶液封固。

2. 糖原染色染色步骤

(1)石蜡切片,脱蜡至水。

(2)蒸馏水洗。

(3)0.5% 过碘酸氧化液 10~20 分钟。

(4)充分蒸馏水洗。

(5)进入 Schiff 液染色 10 分钟(如室温低于 15℃ 可稍加温)。

(6)自来水洗 10 分钟。

(7)用 Mayer 或 Harris 明矾苏木素染细胞核 3~5 分钟。

(8)盐酸乙醇分化。

(9)水洗。

(10)无水乙醇脱水。

(11)二甲苯透明。

(12)中性树胶封固。

【实验结果】

染色结果脂肪呈橘红色,脂肪酸不着色,细胞核呈淡蓝色

染色结果糖原及其他 PAS 反应阳性物质染成红色,细胞核染成蓝色

染色结果酸性黏液物质呈蓝色,中性物质呈红色,中性和酸性混合物呈紫色。

【实验评价】

小组同学分别配制染液,分别染色,最后共同观看结果。

实验16　细胞学制片及染色

【实验目的】

1．掌握细胞学制片技术。

2．掌握细胞学常见染色液的配制及染色方法。

3．熟悉恶性肿瘤细胞的镜下特点。

【实验准备】

1．材料　痰液、尿液。

2．器械　载玻片、盖玻片、棉签、乙醇、二甲苯、HE 染色液,巴氏染色液,离心机,薄层液基细胞学制片机等。

3．鳞癌细胞学涂片。

【实验学时】

2 学时。

【实验方法与结果】

（一）实验方法

1．痰液、尿液细胞学涂片的制作

（1）准备好痰液、尿液。

（2）手工制片及薄层液基细胞学制片机制片,95% 乙醇固定。

2．配制巴氏染色液

3．巴氏染色步骤

（1）经固定的涂片入水、苏木精染核、盐酸乙醇分化、返蓝同 HE 染色。

（2）70%、80%、95% 乙醇逐级脱水各 1 分钟。

（3）橘黄 G^6 3～5 分钟。

（4）95% 乙醇两缸漂洗各 1 分钟。

（5）EA^{36} 或 EA^{50} 5 分钟。

（6）95% 乙醇两缸漂洗各 1 分钟。

（7）无水乙醇两缸漂洗各 1 分钟。

（8）二甲苯两缸透明各 1 分钟。

（9）中性树胶封片。

4．自看涂片　宫颈鳞状细胞癌细胞学涂片

（二）实验结果

1．涂片　背景干净、细胞数量适中、厚薄均匀、核质对比明显。

2．识别鳞癌细胞的镜下特点。

【实验评价】

绘图:1．宫颈角化性鳞癌

2．痰涂片

实验 17　观摩尸体剖检过程

【实验目的】

1. 熟悉尸体病理解剖室布局及常用解剖器械。

2. 熟悉病理解剖方法和步骤。

3 了解病理解剖室清洁和消毒。

【实验准备】

1. 材料　一次性手术衣、防护用品、解剖室消毒物品。

2. 器械　常用的解剖用具。

【实验学时】

2 学时。

【实验方法与结果】

（一）实验方法

参观病例解剖室,观摩病理解剖一例。

（二）实验结果

了解病理解剖的过程,使用的器械,及解剖记录等

【实验评价】

通过观摩,对解剖全程有所了解,对解剖室布局及常用器械有了解。

实验 18　大体标本的制作

【实验目的】

1. 熟悉病理大体标本制作程序。

2. 熟悉病理大体标本的裱装及封存方法。

3. 了解有机玻璃标本缸的制作方法。

【实验准备】

1. 材料　无色透明有机玻璃,502 胶或三氯甲烷。

2. 器械

（1）电锯和砂轮：可用 1 部电机来带动,小型细齿的锯盘和细砂轮。

（2）不锈钢尺和三角板：30.5cm 和 60cm 不锈钢尺各 1 把,大三角板 1 个。另外要备有折断的钢锯条,以用于在有机玻璃上画线。

（3）锉刀和砂纸：40cm 和 25cm 长板锉各一把；粗、细砂纸数张。

（4）手摇钻和钻头：小型手摇钻 1 把,2～3mm 钻头若干。

（5）台虎钳：4 英寸台虎钳 1 台。

（6）可调变压器：1～3kV 均可。

（7）电炉丝：1000～1500W 电炉丝 1 条。

（8）加热成型装置：加热用 40～45cm 长的电炉丝,一端固定,另一端接弹簧,接通电源将电炉丝拉直后使用。成型用木板制成"L"形；40cm×10cm×5cm 长方形木块 1 块,用于将有机玻璃折成直角。

（9）刨光：用牙膏和刨光机,如不刨光不用此设备。

【实验学时】

2 学时。

【实验方法与结果】

（一）实验方法

锯料和磨边

（1）裁料：按测量标本的高、宽、厚度的一定比例裁料，裁成长方形板料。

（2）磨边：长方形板材一端的边线为粘贴处，必须用砂纸磨平，两边线夹角要保持 90°，否则标本缸倾斜。

（3）电热成型。

（4）粘合。

（5）裱装。

（6）封存。

（二）实验结果

参观或参加有机玻璃标本缸的制作过程，学会普通标本的整修。

学会标本缸制作技术。

【实验评价】

根据现场制作进行评价。

实验 19　免疫组织化学标本的取材、固定、切片

【实验目的】

1. 掌握免疫组化标本的取材、固定和切片的操作方法。

2. 熟悉免疫组化标本的取材、固定和切片的注意事项。

3. 了解自动脱水机、组织石蜡包埋机、摊片烤片机和切片机的使用方法。

【实验器材】

1. 所用仪器　自动脱水机、组织石蜡包埋机、摊片烤片机、切片机、电热恒温干燥箱或湿盒、冰箱、离心机、微量加样器和微型振荡器。

2. 实验材料　取材刀、取材剪、眼科弯镊子、取样台、载玻片及盖玻片、铅笔或钻石笔等。

【实验试剂】

乙醇、二甲苯、蒸馏水、3%H_2O_2 液、10% 中性甲醛液、pH 7.2～7.4 中性磷酸盐缓冲液、苏木素和试剂盒。

【实验学时】

2 学时。

【实验内容与方法】

一、取材

（一）取材原则

选取具有代表性并对诊断有重要价值的部位。

（二）组织块大小

1cm×1cm×0.2cm。

（三）记录取材组织的数目及编号

（四）注意事项

1．取材部位　病变部位、病变的切缘、病变与正常组织交界处以及远离病灶的正常组织。

3．取材用刀剪　应锋利，避免挤压组织，组织的切面应平整。

4．切片厚度　要求薄切、一般为 3～5μm。

5．组织离体后应及时取材（最好在 2 小时内）并立即进行固定。

二、固定（最常用的方法是用 10% 中性甲醛液浸泡）

（一）固定液性质

1．渗透力强、能迅速深入组织内部。

2．不会使组织收缩或膨胀。

3．能硬化、固化组织，使细胞成分的形态和位置与生活状态时相似。

4．使组织对染料产生较强的亲和力，并产生较佳的折光率。

（二）固定目的

使细胞内蛋白质凝固，保持细胞和组织的固有形态和结构，重要的是保存组织或细胞的抗原，防止抗原被破坏和弥散。

（三）注意事项

1．要及时固定，否则组织会干涸、自溶、腐败。

2．固定容器宜大。

3．固定液应足量。

4．防止组织变形。

5．固定时间依据组织块的大小、厚薄及固定液种类和环境温度，组织块大小为 1cm×1cm×0.2cm 时，固定时间为 12～24 小时。

 知识链接

10% 中性甲醛液的配制

将甲醛气溶于水的饱和液，最大饱和度为 36%～40%；配制甲醛液时，一般以 100% 浓度计算，按甲醛和 pH 7.2～7.4 中性磷酸盐缓冲液 1：9 的比例配成。

三、脱水处理

依次用 75% / 80% 乙醇→ 90% 乙醇→ 95% 乙醇→ 95% 乙醇→ 100% 乙醇→ 100% 乙醇处理组织块。

四、石蜡包埋

把组织块放入包埋盒内，用组织石蜡包埋机包埋成蜡块。

五、石蜡切片

（一）切片前准备

1．切片刀　预先磨好或准备好一次性刀片，检查刀口是否锋利。

2．载玻片及盖玻片　经清洁液、95%乙醇处理后备用，将载玻片与盖玻片放入清洁液时，要一片一片地放入，使其不重叠。

3．调试好摊片机和烤片仪　摊片水温为 42～45℃，烤片温度在 60℃左右（自制温水浴），用小功率电炉加热搪瓷碗内温水摊片，用恒温箱烤片。

4．修蜡　切片前应将蜡块组织面周围多余的石蜡修去。修整好的蜡块用冷水或置入冰箱冷却，以增加硬度便于切片。

（二）切片制作

1．蜡块安装　将修好、冷却的蜡块在旋转式切片机固定器上夹紧，调整相关旋钮使蜡块切面与操作台垂直。

2．切片刀安装　将切片刀安装到切片机刀座上，调整好角度，20°左右，刀刃与蜡块夹角一般为 5°，固定紧后移动刀座使刀刃与蜡块接触。

3．切修组织块　用较大进刀量（15～20μm）粗切蜡块，直到切出组织最大面，再将切片厚度调到需要刻度（4～6μm），准备正式切片。

4．切片　左手持毛笔，右手连续旋转切片机转轮，切出连成带状的蜡片带。

5．展片　右手用眼科弯镊子轻轻夹住蜡带远端，左手用毛笔沿切片刀的刀刃轻轻托起蜡带，正面朝上把蜡片放入 50℃水中摊平（展片），水温过高，会引起组织细胞散开；过低，切片皱褶无法摊平。如展片困难，可先将蜡片放入 30%乙醇中初展，让乙醇的张力把皱褶展开。

6．贴片　用镊子轻轻将连续的蜡片分开，选择完整无划痕、厚薄适中、均匀的蜡片，用载玻片捞起。单个切片要贴到载玻片的左侧 1/3～2/3；连续切片的贴片顺序一般是从左到右。贴片后必须立即在载玻片的标签端写上编号。

7．烤片　贴好的切片室温下稍微干燥后，放到 60℃恒温烤箱中烤干，备用。烤片时间一般为 30～60 分钟。温度过高、时间过长会引起细胞收缩，组织抗原性丢失；相反（少于 20 分钟）容易脱片。

 知识链接

切片制作过程中的注意事项

1．切片机安装放置要求　宜放置在距地面 65～80cm 高的操作台上，操作台必须平整、稳固，机器的四周要留足够空间给使用者操作。室内应通风、整洁。

2．切片前蜡块要冷冻　以增加硬度利于切片，特别是夏季，气温高，蜡块发软不利切片。刚包埋好的热蜡块不能冷冻，否则会使蜡块出现裂痕，一夹就碎。

3．切片刀和蜡块固定要牢固　固定不牢会使切片厚薄不匀，切片上形成横向皱纹，甚至在切片过程中崩裂。但也要避免过分用力夹碎了蜡块。

4．切片刀的倾角以 15°～20°为好　切片角度要慢慢调试，一旦找到最佳切片角度，不要随意改变。操作切片机时用力要均匀、柔和、平稳，避免用力不匀或过重。

5．展片用的水要清洁　水面漂浮的蜡片碎屑要及时清理，以免污染后续切片。

6．对脱钙组织、骨髓以及已知的钙化组织，应选用固定位置刀口切片，以减少其出现缺口。

7．连续切片放入热水漂片时，不要捞取第一、二张蜡片，因为前两张蜡片较厚，镜下往往可见空洞。

六、脱蜡

1. 三缸二甲苯（纯）依次脱蜡，每缸 3～5 分钟。
2. 三缸乙醇依次脱蜡（100%），每缸 3～5 分钟。
3. 水洗后进行免疫组织化学染色。

【实验报告】

记录本次实验结果并简要叙述本次实验的方法和注意事项。

实验 20　免疫组织化学技术常用液体、抗体的配制及常用仪器的使用方法

【实验目的】

1. 掌握抗体稀释度的测定方法。
2. 熟悉常用仪器的使用方法。
3. 了解影响抗体稀释度的因素。

【实验器材】

BENCHMARK，WENTANA 全自动免疫组化染色仪。

【实验试剂】

有商品化的即用型一抗，不用稀释，买来即可使用。

【实验学时】

2 学时。

【实验内容与方法】

一、免疫组织化学技术常用液体、抗体的配制

（一）抗体稀释液的配制

取 0.05mol/L pH7.4 TBS 100ml，加热至 60℃，加明胶 0.1g，搅拌溶解、冷却至室温，再加牛血清蛋白 1.0g 和 NaN_3 0.2g，溶解后过滤分装，4℃条件下保存可用 1 年。

（二）影响抗体稀释度的因素

1. 抗体的浓度　抗体的浓度越高，稀释度就越高。
2. 非特异性蛋白　也能吸附在组织上引起背景染色。
3. 孵育时间　如适当延长孵育时间，抗体的稀释度可相应提高；
4. 染色方法　染色方法的灵敏度高，所用抗体的稀释度可随之提高。

（三）抗体最佳稀释度测定——直接测定法

适于在已知二抗或三抗稀释度的情况下检测一抗的最佳稀释度。具体方法是将一抗按 1∶50、1∶100、1∶200、1∶400、1∶500 等浓度稀释，分别滴加在切片上染色，同时设阴性对照。染色结果见实验表 20-1。

从表中可以看出，最佳稀释度应该在 1∶400～1∶500 之间。同样，再做 1∶420、1∶440、1∶460、1∶480、1∶500 稀释后染色，即可找出该抗体的最佳稀释度。

（四）抗体的分装和保存

1. 购入的抗体一般分装在小塑料管中，根据需要每管分装 5～20μl。除留一支现用外，其余应放 -20℃ 以下低温冰箱保存，可保存数年有效。

实验表20-1　一抗最佳稀释度直接测定法

一抗稀释度	特异性染色强度	非特异性染色强度
1：50	++++	++
1：100	++++	++
1：200	++++	++
1：400	+++	+
1：500	++	－
阴性对照	－	

2．抗体要避免反复冻融，以免抗体效价降低。

3．即用型抗体（预稀释抗体），由于其采取了稳定性处理，4℃可保存1年以上。

二、常用仪器的使用方法

（一）自动组织处理机

自动组织处理功能使组织块按程序自动浸入各种试剂脱水、透明、浸蜡，极大地提高了工作效率。自动组织处理机结构和性能各异，使用前应熟悉机器的使用说明及注意事项、按程序操作。使用时，首先要在各试剂缸内按顺序放入相应试剂，依据组织块处理的具体要求，设定各步骤运行程序、所需时间、温度等，然后将组织块放入升降主轴提篮，确定无误后启动程序。机器调好后，不要随意变动，使用过程中要注意运行情况、温度、时间控制等是否准确，经常检查试剂的量和性质，并及时补充和更换。机器应置于干燥、通风、平稳处，按说明书要求做好维护。

 知识链接

切片机种类

1．石蜡切片机　按其结构分为：

（1）轮转式切片机：最常用，它借转动手摇轮使夹有包埋组织的蜡块上下移动，同时向切片刀方向推进，进行切片。推进的距离根据要求用刻度调节器调节，切片刀的切制角度也可调整，常规切片厚度为3～5μm。此种切片机机体较重，稳定性好，非常适用于切制石蜡切片。

（2）自动石蜡切片机：带有电动装置，可通过按住功能键使蜡块前进或回缩，让蜡块的组织切面靠近刀锋，并自动转动切片手轮，使蜡块上下移动进行修切蜡块和自动切片；电动推式滑动切片机可自动推拉蜡块进行修切蜡块和切片。修切蜡块时，为了节省时间，切片厚度可调至15～20μm，切片时则调回至合适的厚度。

（3）滑动式与推动式切片机：推式滑动切片机蜡块滑动的距离或拉式滑动切片机切片刀滑动的距离，比轮转式切片机蜡块上下移动的距离大得多，因此可用于大标本的切片。一些重型切片机属于推式滑动切片机，用于进行整个器官如肺、肝和肾等的大切片。

2．冷冻切片机　在主机上带有冷冻装置的切片机。恒冷箱式将轮转式切片机置于−30℃低温密闭冷冻箱内，利用压缩机通过制冷剂循环制冷，切片时不受外界温度和环境影响，可连续切4～8μm的薄片，是目前主流类型，主要用于术中快速病理诊断及组织化学、免疫组织化学。低温恒冷切片机是病理科开展术中快速活体组织病理学检查必需的仪器。利用低温恒冷切片机进行冷冻切片，通常在15～20分钟即可完成切片和HE染色的制片过程。

（二）全自动切片机的使用方法

切片机是精密仪器,不应随意拆卸零部件以免影响精度,每次使用后要及时打扫、清洁,避免灰尘及有机物污染,应涂抹优质机油防止生锈;日常必须注意维护和保养(包括不经常使用的切片机)。日常操作如下:

1. 打开仪器电源,待自检结束后再操作仪器。

2. 装夹样品和刀片时,将大手轮锁住,以防样品头下落。

3. 移动整个刀座,做初步的对刀,可以慢慢摇下样品头,以确认位置,建议刀片此时离样品$1\sim2mm$左右,固定刀座。

4. 检测样品表面与刀片,必要时可以调整万向头方向,以减少修块量(针对小样品组织比较适用),调整后一定将万向头锁定。

5. 将控制面板切换至"修块"状态,设置修块厚度,同时使用"进退"按钮,慢慢靠近刀片,转动大手轮修块至目的。

6. 将控制面板切换至"切片"状态,设置修块厚度,转动大手轮进行切片。

7. 工作完成后,将样品头回退至初始位置,关闭电源。

8. 清扫刀座、刀架,取下刀片放置在安全位置,倒掉垃圾,盖上防尘罩。

注:不可用二甲苯、丙酮等化学试剂擦拭机器。

（三）全自动免疫组化染色仪（VENTANA）的操作流程

1. 备足使用液体,清空废液桶。

2. 开机,放置试剂盛放架(二抗及 DAB 试剂套盒),并确定试剂瓶为开放状态,检查试剂架是否吻合于试剂托盘上。

3. 核对信息,打印标签并贴于待检的载玻片上。

4. 待检玻片放在仪器待测区,确定数量和位置录入电脑。

5. 点击运行键,使机器保持运行状态。

6. 运行结束后保持信息并对机器清洗维护。

【实验报告】

1. 记录本次实验结果。

2. 简要叙述抗体稀释的操作方法和注意事项。

实验 21 ~ 22　载玻片的防脱片处理和抗原的修复

【实验目的】

1. 掌握常用的抗原修复方法。

2. 熟悉常用载玻片的防脱片处理方法。

3. 了解常用液体的配制方法。

【实验器材】

包括载玻片、玻片架、染色缸、试剂缸;有商品化的防脱片载玻片。

【实验试剂】

1. 氨丙基三乙氧基硅烷(3-aminopropyltriethoxy-silane, APES, SIGMA 产品)。

2. 多聚赖氨酸(poly-L-lysine, SIGMA 产品)。

3. 0.1% 胰蛋白酶、0.4% 胃蛋白酶盐酸水溶液。

4. 无水乙醇、蒸馏水。

【实验学时】

4 学时。

【实验内容与方法】

一、载玻片的防脱片处理

（一）硅化载玻片的操作步骤

1. 载玻片经酸洗,冲洗干净后烤干,插在玻片架上。

2. 将载玻片浸泡在 2% 的 APES 无水乙醇溶液中 1～2 分钟。

3. 分别在无水乙醇（Ⅰ）和（Ⅱ）中浸洗 1～2 分钟。洗去未结合的 APES。

4. 烤干备用。

在载玻片侧面用铅笔画线做记号,以与普通载玻片区别。用无水乙醇代替丙酮,硅化载玻片的效果一样。

（二）多聚赖氨酸载玻片的操作步骤

1. 载玻片经酸洗,冲洗干净后烤干,插在玻片架上。

2. 将载玻片浸泡在 0.01% 的多聚赖氨酸水溶液中 30 秒。

3. 取出烤干或室温晾干备用。

将 0.1% 的商品化多聚赖氨酸水溶液,临用前按 1∶9 稀释 10 倍,浸泡载玻片。制备好的多聚赖氨酸载玻片可在载玻片侧面用铅笔画线做记号,与普通载玻片区别。

二、抗原的修复

（一）胰蛋白酶法

将切片置入预热 37℃的 0.1% 胰蛋白酶修复液中作用 30 分钟,时间长短取决于组织经甲醛固定时间的长短及被检测抗原的种类。主要用于细胞内抗原的修复。

（二）胃蛋白酶法

将切片置入预热 37℃的 0.4% 胃蛋白酶盐酸水溶液中作用 10～30 分钟。主要用于细胞间质和基底膜抗原的修复。

（三）热诱导的抗原修复（HIAR）

HIAR 对大多数抗原有效,对核抗原的修复作用尤其明显。最常用的抗原修复液是 pH6.0 的枸橼酸缓冲液或 pH8.0 的 EDTA 缓冲液。修复液的 pH 非常重要,同一种修复液修复抗原能力随着 pH 升高而增强。最佳 pH 范围为 6.0～10.0,绝大多数抗原在此范围内都能进行有效的修复。在进行 HIAR 时,应防止切片干燥,加热要达到规定的温度,保温时间要足够。HIAR 方法有以下几种:

1. 水浴加热法　将脱蜡至水的切片放入盛有修复液的容器中,再放入加热煮沸的热水中,当修复液温度达到 95℃左右计时 15 分钟,自然冷却,PBS 洗 3 分钟 ×3 次。

2. 微波加热法　将脱蜡至水的切片放入修复液中,置微波炉加热,使温度达 96℃左右计时 10 分钟,微波炉中停留 2 分钟、室温自然冷却,PBS 3 分钟 ×3 次。

3. 高压加热法　最常用的抗原修复法。将 EDTA 修复液在高压锅中煮沸,将脱蜡至水的切片插在染色架上,放入锅中（修复液要淹没切片）,盖上锅盖并扣上压力阀,计时 2 分钟～5 分钟；停止加热，自然冷却或冷水冲淋锅体冷却至室温，取出切片，蒸馏水冲洗后，PBS 冲洗 3 分钟 ×2 次。

 知识拓展

1. 0.1% pH 7.8 胰蛋白酶消化液：

胰蛋白酶（trypsin）	0.1g
0.1% pH 7.8 无水氯化钙水溶液	100ml

必要时可用 0.1mol/L NaOH 水溶液调 pH 至 7.8。

胰蛋白酶消化液新鲜配制，当天可重复使用。

2. 0.4% 胃蛋白酶消化液：

胃蛋白酶	0.4g
1mol/L 盐酸水溶液	100ml

3. pH 8.5 EDTA 应用液

原液用水按 1∶50 比例稀释后使用。

【实验报告】

1. 记录本次实验结果。

2. 简要叙述载玻片的防脱片处理方法和注意事项。

3. 简要叙述抗原的修复方法和注意事项。

实验 23～25　免疫组织化学常用染色方法（1）

【实验目的】

1. 熟练掌握免疫组织化学的常用染色方法（PAP 法和 ABC 法）的染色原理及具体操作步骤。

2. 严格按照操作规程进行染色，注意染色过程中可能出现的问题。

3. 学会染色结果的观察、分析与评价。

4. 培养学生严肃认真、一丝不苟的科学态度。

【实验准备】

1. 物品

（1）组织切片：鳞状细胞癌、胃腺癌等组织切片。

（2）试剂：胰蛋白酶、柠檬酸盐缓冲液、PBS 缓冲液、蒸馏水、正常动物非免疫血清、一抗（细胞角蛋白、上皮膜抗原等）、与一抗相对应的酶标二抗、DAB 显色剂、PAP 或 ABC 试剂盒等。

2. 器械　电炉、微波炉、湿盒、微量加样器、塑料吸头、耐高温塑料杯、滴管等。

3. 环境　免疫组织化学实验室。

【实验学时】

6 学时。

【实验方法与结果】

（一）实验方法

1. 分组　将学生分成两组，一组做 PAP 法染色，另一组做 ABC 法染色（两组也可分别选用 PAP 或 ABC 试剂盒进行染色）。

2. 染色方法

（1）PAP 法：染色原理：先将酶（HRP）注入动物体内，制备出效价高、特异性强的抗酶抗体。再将酶与抗酶抗体结合，形成免疫复合物（即 PAP 复合物），然后用第二抗体作"桥梁"，先与特异性一抗结合，再与 PAP 复合物连接，形成抗原 - 特异性一抗 - 第二抗体 -PAP 复合物。最后再用底物显色剂显色，以显示抗原成分。

染色方法：

1）常规石蜡切片经脱蜡、逐级乙醇入水。

2）PBS 液冲洗三次，每次冲洗 3～5 分钟，冲洗完毕，用吸水纸擦干组织块周围多余的液体。

3）3% 过氧化氢甲醇溶液处理切片，室温下，湿盒内作用 10～20 分钟。

4）PBS 液冲洗三次，每次冲洗 3～5 分钟，冲洗完毕，用吸水纸擦干组织块周围多余的液体。

5）需要进行抗原修复的，可根据需要采用酶消化法或物理化学法对抗原进行修复，修复完毕后，PBS 液冲洗三次，每次冲洗 3～5 分钟，冲洗完毕，用吸水纸擦干组织块周围多余的液体。不需要进行抗原修复的组织切片，可直接进入下一步。

6）滴加动物非免疫血清，室温下，湿盒内作用 10～30 分钟。作用完毕，倾去并用吸水纸擦干组织块周围多余的血清液体，不必冲洗。

7）滴加适当稀释的特异性抗体（一抗），放入湿盒内，室温下作用 30～60 分钟，或 4℃ 冰箱过夜。

8）PBS 液冲洗三次，每次冲洗 3～5 分钟，冲洗完毕，用吸水纸擦干组织块周围多余的液体。

9）滴加适当稀释的第二抗体，放入湿盒内，室温下作用 30～60 分钟。

10）PBS 液冲洗三次，每次冲洗 3～5 分钟，冲洗完毕，用吸水纸擦干组织块周围多余的液体。

11）滴加 PAP 复合物，湿盒内，室温下作用 30～60 分钟。

12）PBS 液冲洗三次，每次冲洗 3～5 分钟，冲洗完毕，用吸水纸擦干组织块周围多余的液体。

13）滴加新配制的 DAB 显色剂，作用 3～5 分钟，镜下观察，待出现阳性颗粒，而背景清晰时，即可终止显色。

14）自来水冲洗，苏木素复染，乙醇脱水，二甲苯透明，中性树胶封固。

（2）ABC 法：染色原理：ABC 法是利用卵白素与生物素之间具有高度亲和力这一生物学性质。先将生物素与辣根过氧化物酶（HRP）结合，形成生物素化的 HRP，再与卵白素按一定比例混合，即形成 ABC 复合物。用生物素化的第二抗体先与特异性一抗结合，再与 ABC 复合物连接，形成抗原 - 特异性抗体 - 生物素化二抗 -ABC 复合物。最后用底物显色剂显色。

染色方法：

1）常规石蜡切片脱蜡、经逐级乙醇入水。

2）PBS 液冲洗三次，每次冲洗 3～5 分钟，冲洗完毕，用吸水纸擦干组织块周围多余的液体。

3）3% 过氧化氢甲醇溶液处理切片，室温下作用 10～20 分钟。

4）PBS 液冲洗三次，每次冲洗 3～5 分钟，冲洗完毕，用吸水纸擦干组织块周围多余的液体。

5）染细胞角蛋白可用 0.1% 或 0.05% 胰蛋白酶消化，放入 37℃ 温箱中，消化 10～30 分钟。

6）PBS 液冲洗三次，每次冲洗 3～5 分钟，冲洗完毕，用吸水纸擦干组织块周围多余的液体。不需要进行抗原修复的，可直接进入下一步。

7）滴加动物非免疫血清，室温下作用 20 分钟。作用完毕，吸去多余的血清液体，不必冲洗。

8）滴加适当稀释的特异性一抗（细胞角蛋白或上皮膜抗原）后，放入湿盒内，室温下作用 60 分钟，或 4℃ 温箱过夜。

9）PBS 液冲洗三次，每次冲洗 3～5 分钟，冲洗完毕，用吸水纸擦干组织块周围多余的液体。

10）滴加适当稀释的生物素化的二抗，室温下，湿盒内作用 40～60 分钟。

11）PBS 液冲洗三次，每次冲洗 3～5 分钟，冲洗完毕，用吸水纸擦干组织块周围多余的液体。

12）滴加 ABC 复合物，室温下，湿盒内作用 40～60 分钟。

13）PBS 液冲洗三次，每次冲洗 3～5 分钟，冲洗完毕，用吸水纸擦干组织块周围多余的液体。

14）滴加新配制的 DAB 显色剂，作用 3～5 分钟，镜下观察，出现阳性结果，而背景清晰时，即可终止显色。

15）自来水冲洗，苏木素复染，乙醇脱水，二甲苯透明，中性树胶封片。

（二）实验结果

1. 染色结果　阳性部位呈现棕黄色 - 棕褐色颗粒。

2. 细胞角蛋白阳性颗粒主要位于细胞质内，少数位于细胞核内。

3. 上皮细胞膜抗原阳性颗粒主要位于细胞膜上，尤其是分布于近腔缘的细胞膜上，少数可位于细胞质内。

【实验评价】

本次实验操作步骤比较繁多，多数学生能在老师的指导下，能顺利完成实验，通过对学生的染色切片的观察，做如下几方面的评价：

（1）本次实验主要目的是学习染色方法，因选择的抗体从理论上讲均为实验切片的阳性抗体，故本次实验可不做阳性和阴性对照，但在常规病理诊断工作或科研中，必须做阳性和阴性对照。

（2）染色结果的判断：良好的染色应为背景清晰，阳性细胞呈现棕黄 - 棕褐色颗粒，阳性颗粒应定位于抗原所在的部位上，细胞角蛋白应位于细胞质中，上皮细胞膜抗原应位于细胞膜上，否则，如果阳性颗粒不在抗原的特定部位上，则应为阴性。抗原的表达有强弱之分，只要在抗原的特定部位上，即使有个别细胞阳性表达，也应判为阳性。

（3）如果背景染色不清晰呈弥漫棕黄色，表明有背景着色，分析背景着色的原因可能与组织脱蜡不彻底、防脱片剂使用不当、内源性过氧化物酶阻断不完全、PBS 液冲洗不充分、正常动物非免疫血清使用不正确、抗体浓度过高、底物显色时间过长等因素有关。

实验 26～28　免疫组织化学常用染色方法（2）

【实验目的】

1. 熟练掌握免疫组织化学的常用染色方法（SP 二步法和三步法）的染色原理及具体操作步骤。

2. 学会抗体的选择及应用。

3. 学会染色结果的观察、分析与评价。

4. 培养学生严谨求实的科学态度和动手操作的能力。

【实验准备】

1. 物品

（1）组织切片：淋巴瘤、黑色素瘤等组织切片。

（2）试剂：胰蛋白酶、柠檬酸盐缓冲液、PBS 缓冲液、蒸馏水、正常动物非免疫血清、一抗（LCA、CD20、CD45R、CD45RO、S-100 蛋白、HMB-45）、与一抗相对应的酶标二抗、DAB 显色剂、PAP 或 ABC 试剂盒等。

2. 器械　电炉、微波炉、湿盒、微量加样器、塑料吸头、耐高温塑料杯、滴管等。

3. 环境　免疫组织化学实验室。

【实验学时】

6 学时。

【实验方法与结果】

（一）实验方法

1. 分组　将学生分成两组，一组做二步 SP 法染色，另一组做三步 SP 法染色（两组也可分别选用二步 SP 法或三步 SP 法试剂盒进行染色），每一组再分成三个小组，每一小组分别染 LCA、CD45RO 或 CD20、CD45R 或 S-100、HMB-45。

2. 染色方法

（1）SP 二步法

染色原理：先将二抗与生物素结合，再将链霉菌、抗生物素蛋白和辣根过氧化物酶以适当比例混合，形成 SP 复合物（链霉菌 - 抗生物素蛋白 - 过氧化物酶复合物），然后将 SP 复合物与生物素化的二抗结合，再与已结合了抗原的特异性一抗结合，形成抗原 - 特异性一抗 - 生物素化二抗 -SP 复合物，最后再用底物显色剂显色，以显示抗原所在部位。

染色方法：

1）常规石蜡切片经脱蜡、逐级乙醇入水。

2）PBS 冲洗三次，每次冲洗 3～5 分钟，冲洗完毕，用吸水纸擦干组织块周围多余的液体。

3）3% 过氧化氢甲醇液处理切片，室温下，湿盒内作用 10～30 分钟。

4）PBS 液冲洗三次，每次冲洗 3～5 分钟，冲洗完毕，用吸水纸擦干组织块周围多余的液体。

5）需要进行抗原修复的，可根据需要采用酶消化法或物理化学法对抗原进行修复，修复完毕后，PBS 液冲洗三次，每次冲洗 3～5 分钟，冲洗完毕，用吸水纸擦干组织块周围多余的液体。不需要进行抗原修复的组织切片，可直接进入下一步。

6）滴加适当稀释的动物非免疫血清，室温下作用 10～20 分钟。作用完毕，倾去多余的血清液体，并擦干组织块周围多余的液体，不必冲洗。

7）滴加适当稀释的特异性抗体，放入湿盒内，室温下作用30～60分钟。

8）PBS液冲洗三次，每次冲洗3～5分钟，冲洗完毕，用吸水纸擦干组织块周围多余的液体。

9）滴加适当的生物素-SP复合物连接的第二抗体，放入湿盒内，室温下作用10～20分钟。

10）PBS液冲洗三次，每次冲洗3～5分钟，冲洗完毕，用吸水纸擦干组织块周围多余的液体。

11）滴加新配制的DAB显色剂，作用3～5分钟，显微镜下观察，当抗原所在部位呈现棕色颗粒，而背景清晰时，则可终止显色反应。

12）自来水冲洗，苏木素复染，乙醇脱水，二甲苯透明，中性树胶封固。

（2）SP三步法

染色原理：SP法的染色原理基本上与ABC法相同。只是用链霉菌抗生物素蛋白代替ABC复合物中的卵白素，即先将生物素化的辣根过氧化物酶与链霉菌抗生物素蛋白混合，形成SP复合物。再用生物素化的二抗，将特异性的一抗和SP复合物连接起来，形成抗原-特异性抗体-生物素化二抗-SP复合物。最后用底物显色剂显色，以显示抗原的部位及含量。

染色方法：

1）石蜡切片常规脱蜡，经逐级乙醇入水。

2）PBS液冲洗三次，每次冲洗3～5分钟，冲洗完毕，用吸水纸擦干组织块周围多余的液体。

3）用3%过氧化氢甲醇溶液处理切片，室温下，湿盒内作用10～30分钟。

4）PBS液冲洗三次，每次冲洗3～5分钟，冲洗完毕，用吸水纸擦干组织块周围多余的液体。

5）细胞角蛋白应用0.05%～0.1%的胰蛋白酶消化，37℃温箱中，作用10～20分钟。然后PBS液冲洗三次，每次冲洗3～5分钟，冲洗完毕，用吸水纸擦干组织块周围多余的液体。如不需要进行抗原修复的组织切片，可直接进入下一步。

6）滴加适当稀释的动物非免疫血清（或滴加SP试剂盒A液），室温下，湿盒内作用10～20分钟。作用完毕，吸去多余的血清液体，不必冲洗。

7）滴加适当稀释的特异性一抗后，放入湿盒内，室温下作用60分钟，或4℃冰箱过夜。

8）PBS液冲洗三次，每次冲洗3～5分钟，冲洗完毕，用吸水纸擦干组织块周围多余的液体。

9）滴加适当稀释的生物素标记的二抗（或滴加SP试剂盒B液），室温下，湿盒内作用10～20分钟。

10）PBS液冲洗三次，每次冲洗3～5分钟，冲洗完毕，用吸水纸擦干组织块周围多余的液体。

11）滴加SP复合物（或滴加SP试剂盒C液），室温下，湿盒内作用10～20分钟。

12）PBS液冲洗三次，每次冲洗3～5分钟，冲洗完毕，用吸水纸擦干组织块周围多余的液体。

13）滴加新配制的DAB显色剂，作用3～5分钟，镜下观察，出现阳性结果，且背景清晰，即可终止显色。

14）自来水冲洗，苏木素复染，乙醇脱水，二甲苯透明，中性树胶封片。

（二）实验结果

1. 染色结果　阳性部位呈现棕黄色 - 棕褐色颗粒。

2. LCA 阳性表达的颗粒主要位于细胞质内。

3. CD20、CD45R、CD45RO，阳性颗粒主要位于细胞膜上，少数也可位于细胞质内。S-100 蛋白、HMB-45 阳性表达的颗粒主要位于细胞质内，少数可位于细胞核内。

【实验评价】

本次实验应用的抗体类型较多，多数学生在老师的指导下，均能顺利完成实验，通过对学生的染色切片的观察，做如下几方面的评价：

（1）本次实验主要目的是进一步学习染色方法、抗体的选择和应用，虽抗体种类较多，但所选抗体从理论上讲均为实验切片的阳性抗体，故本次实验可不做阳性和阴性对照，但在常规病理诊断工作或科研中，必须做阳性和阴性对照。

（2）染色结果的判断：良好的染色应为背景清晰，阳性颗粒应定位于抗原所在的部位上，LCA 阳性表达的颗粒主要位于细胞质内。CD20、CD45R、CD45RO，阳性颗粒主要位于细胞膜上，少数也可位于细胞质内。S-100 蛋白、HMB-45 阳性表达的颗粒主要位于细胞质内，少数可位于细胞核内。否则，如果阳性颗粒不在抗原的特定部位上，则应视为阴性。抗原的表达有强弱之分，根据阳性细胞数及阳性颗粒染色的深浅可分为（+）～（++++）。只要在抗原的特定部位上，即使有个别细胞阳性表达，也应判为阳性。

（3）如果切片染色没有着色，则为假阴性染色，分析出现假阴性染色的原因可能与组织固定液应用不当、组织处理过程中温度过高，抗原破坏过多、抗体浓度过低、孵育时间过短、染色步骤不正确或染色过程中切片过于干燥等因素有关。

（4）本次实验有的同学染的切片有脱片现象：分析原因可能与防脱片处理不当、组织切片过厚等因素有关。

实验 29　肝硬化乙型肝炎病毒（HBV-DNA）的原位杂交检测

【实验目的】

1. 掌握原位杂交对组织切片的要求，学会常用试剂的配制。

2. 熟悉光学显微镜下原位杂交的操作步骤，学会对阳性结果的判断方法。

【实验用品】

1. 物品　采用经福尔马林固定、石蜡包埋的肝硬化组织标本。主要试剂为地高辛标记的寡核苷酸探针及原位杂交检测试剂盒。

2. 器械　烤箱、切片机。

3. 环境　室温下操作。

【实验学时】

4 学时。

【实验方法与结果】

（一）实验方法

1. 切片　将肝硬化组织蜡块 5μm 厚连续切片，黏附于涂有黏片剂的载玻片上，烤箱中 43℃过夜。

2．脱蜡　将切片在烤箱中 75℃烘烤 10 分钟后趁热浸入二甲苯中 30 分钟，再转入新鲜二甲苯中 10 分钟。

3．逐级乙醇水化　100%、95%、90%、80%、70% 各 5 分钟，PBS 洗涤 2 次，共 5 分钟。

4．0.2mol/L 的 HCl 室温作用 20 分钟，然后在含 0.2% 甘氨酸的 PBS 中孵育 15 分钟。

5．蛋白酶 K（5μg/ml）37℃消化 15 分钟，然后在含 0.2% 甘氨酸的 PBS 中室温孵育 10 分钟。

6．4% 多聚甲醛（PBS 新鲜配制）室温下固定。

7．用含 5mmol/L MgCl$_2$ 的 PBS 漂洗两次，各 10 分钟。

8．逐级乙醇脱水，空气干燥。

9．预杂交　加预杂交液 20μl/ 片，在杂交温度下如 42℃孵育 1 小时。

10．杂交　去除预杂交液，每片加 10～20μl 杂交液，覆盖硅化盖玻片；将切片置于 95℃蒸浴 10 分钟，使病毒 DNA 变性，然后迅速置于冰上 1 分钟，再将切片放于盛有 2×SSC 的湿盒内，42℃杂交过夜（16～18 小时）。

11．杂交后漂洗

（1）将杂交切片从湿盒中取出，用 2×SSC 洗脱盖玻片。

（2）2×SSC 37℃洗 2 次，每次 15 分钟。

（3）1×SSC 42℃洗 2 次，每次 15 分钟。

（4）0.5×SSC 37℃洗 2 次，每次 15 分钟。

（5）PBS 洗 2 次，每次 5 分钟。

12．显色

（1）用 Buffer A（100mmol/L Tris-HCl，150mmol/L NaCl，pH 7.5）振荡漂洗切片 3 次，共 5 分钟。

（2）滴加封闭液（2% 小牛血清蛋白，0.1%Triton X-100，Buffer A 稀释），37℃湿盒内 30 分钟。

（3）抖去封闭液，每张切片加 AKP 标记抗地高辛抗体 20μl（1∶500 用封闭液配制），37℃湿盒内孵育 1 小时。

（4）用 Buffer A 振荡漂洗切片 3 次，共 15 分钟。

（5）用 Buffer B（100mmol/L Tris-HCl，100mmol/L NaCl，50mmol/L MgCl$_2$，pH 9.5）孵育切片 10 分钟。

（6）滴加 NBT 和 BCIP 显色液，室温下避光显色 2～24 小时。

（7）显色满意后用 Buffer C（10mmol/L Tris-HCl，1mmol/L EDTA，pH 8.0）漂洗 3 分钟，终止显色反应。

（8）双蒸水洗，0.1% 核固红复染细胞核 1～2 分钟。

（9）用自来水洗 2 次，共 10 分钟。

（10）水溶性封片剂如甘油封片。

（二）实验结果

HBV-DNA 阳性反应呈蓝紫色细颗粒状，主要位于肝细胞细胞质内，部分为细胞核细胞质同时存在。

【实验评价】

1．操作过程中的温度应严格控制，而且在反应前把液体预温到所要求的温度，检测中所使用的设备例如盖玻片、载玻片都应注意预热。

2．各步骤时间应准确，每次操作都要迅速。

3．为防止淬灭，杂交后的洗脱和晾干要注意避光。可以加入抗淬灭剂。

实验 30　乙肝病毒的 PCR 检测

【实验目的】

1．掌握 PCR 方法检测乙肝病毒的操作步骤。

2．学会阳性结果的判断方法。

【实验用品】

1．物品　待检血清、HBV-PCR 反应液 20 管（20μl/ 管）、HBV-DNA 裂解液、阳性模板、溴化乙锭。

2．器械　PCR 扩增仪、电泳仪、紫外线分析仪。

3．环境　室温下操作。

【实验学时】

4 学时。

【实验方法与结果】

（一）实验方法

1．标本处理　取混匀的血清 20μl 加 20μl 裂解液，搅匀后 100℃沸水浴 10 分钟，最后 15 000rpm/ 分钟离心 3 分钟，取 4μl 上清待检。

2．加样及 PCR　取反应液一管（使用前稍加离心），加 4μl 待检上清或阳性对照于底层反应液中，混匀后高速离心片刻，然后置 94℃预变性 2 分钟，再按 94℃/30 秒、55℃/30 秒、72℃/60 秒扩增 35 个循环。

（二）实验结果

取 15μl 反应液，经 2% 琼脂糖凝胶电泳（5V/cm）30 分钟后，在紫外灯下观察结果，若 410bp 处出现橙黄色带，则 HBV 为阳性。

【实验评价】

1．反应液的表面为固体封盖剂，电泳取样时从反应管底部吸液。

2．注意无菌操作，以免出现假阳性。

参 考 文 献

1. 姜元庆，马越，刘贞明，等. 病理检验技术. 北京：人民卫生出版社，2002.

2. 龚志锦，詹镕洲. 病理组织制片和染色技术. 上海：上海科学技术出版社，1994.

3. 王伯沄，李玉松，黄高昇，等. 病理学技术. 北京：人民卫生出版社，2000.

4. 邓步华，刘红，罗湘，等. 病理检验技术. 北京：高等教育出版社，2005.

5. 王学民，田乃增，黄晓红，等. 免疫组织化学和分子生物学常用实验技术. 北京：人民卫生出版社，2002.

6. 梁英杰，凌启波，张威，等. 临床病理学技术. 北京：人民卫生出版社，2011.

7. 王德田，董建强，梁智勇，等. 实用现代病理学技术. 北京：中国协和医科大学出版社，2012.

8. 刘树范，阚秀，吴旭增，等. 细胞病理学. 北京：中国协和医科大学出版社，2011.

9. 徐云生，张忠，金月玲，等. 病理与病理检验技术. 北京：人民卫生出版社，2015.

10. 李光武，刘文辉，王金凤，等. 病原生物与免疫学基础. 北京：中国医药科技出版社，2009.

11. 吕申，张景义，毛宇飞，等. 病理检验技术. 北京：人民军医出版社，2012.

12. 潘琳，赵天德，潘子昂，等. 实验病理学技术图鉴. 北京：科学出版社，2012.

13. 中华医学会. 临床技术操作规范：病理学分册. 北京：人民军医出版社，2004.

14. 李一雷，王建伟，倪劲松，等. 病理学与病理学技术精选模拟习题集. 北京：人民卫生出版社，2011.

彩图 5-1　苏木素

苏木素为淡黄色的粉末

彩图 5-2　苏木素 - 伊红染色结果

细胞核呈蓝色,细胞质呈红色

彩图 6-1　Masson 三色染色

胶原纤维粘液呈蓝色,细胞质呈红色,细胞核呈蓝褐色

彩图 6-2　Van Gieson 染色

胶原纤维呈红色,血管壁平滑肌呈黄色,细胞核呈黑色

彩图 6-3　Gomori 网状纤维染色

网状纤维呈黑色,胶原纤维呈红色

彩图 6-4　磷钨酸苏木素(PTAH)染色

横纹肌纤维呈蓝色

彩图 6-5　苏丹 III 染色

脂类物质呈橙红色,细胞核为淡蓝色

彩图 6-6　奥辛蓝粘液物质染色

酸性粘多糖呈蓝色,细胞核呈红色

彩图 6-7　Bennhola 刚果红染色

淀粉样物质呈红色,其他组织呈浅红色,细胞核呈蓝色

彩图 6-8　AgNOR 染色

细胞核与胞质背景呈淡黄色,AgNOR 呈棕黑色颗粒

彩图 7-1　宫颈液基细胞巴氏染色结果

彩图 7-2　宫颈液基细胞 HE 染色结果

彩图 7-3　癌细胞形态特点

彩图 7-4　成堆癌细胞形态特征

彩图 11-1　鳞状细胞癌　CK 阳性
SP 法 ×100

彩图 11-2　EMA 阳性
SP 法 ×100

彩图 11-3　T 细胞淋巴瘤　CD3 细胞膜阳性
SP 法 ×100

彩图 11-4　腺癌　CEA 阳性
SP 法 ×100

彩图 11-5　乳腺浸润性导管癌　C-erbB-2　阳性
SP 法×100

彩图 11-6　乳腺浸润性导管癌　ER 阳性
SP 法×100

彩图 11-7　乳腺浸润性导管癌　PR 阳性
SP 法×100

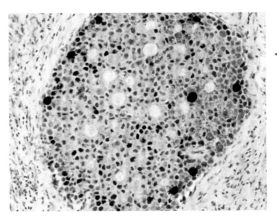

彩图 11-8　乳腺浸润性导管癌 PCNA 阳性
SP 法×100

彩图 11-9　乳腺浸润性导管癌　Ki-67 阳性
SP 法×100